Wecken Sie Ihre Selbstheilungskräfte

Sichere und sanfte Hilfe,
die langfristig wirkt

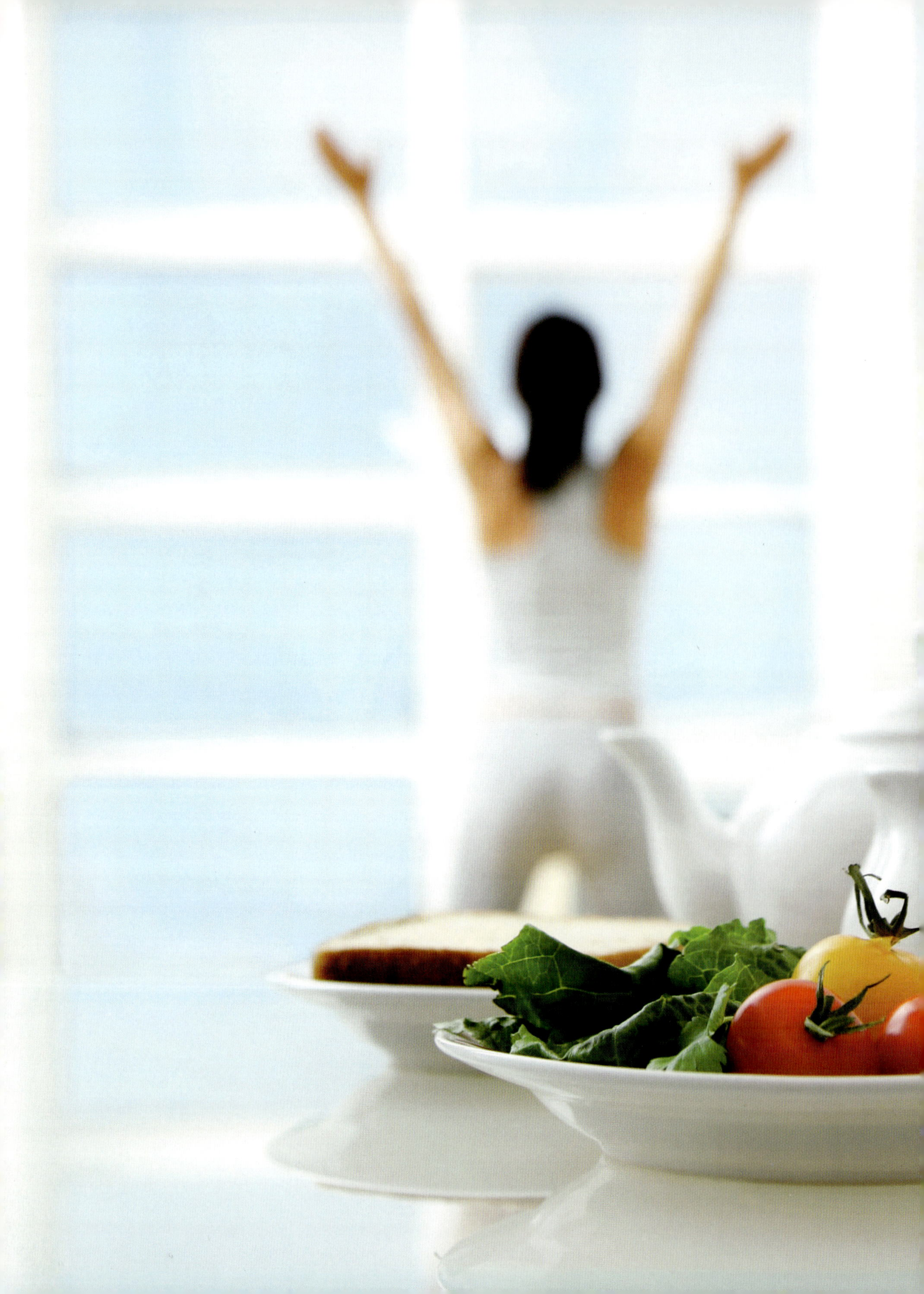

Wecken Sie Ihre Selbstheilungskräfte

Sichere und sanfte Hilfe,
die langfristig wirkt

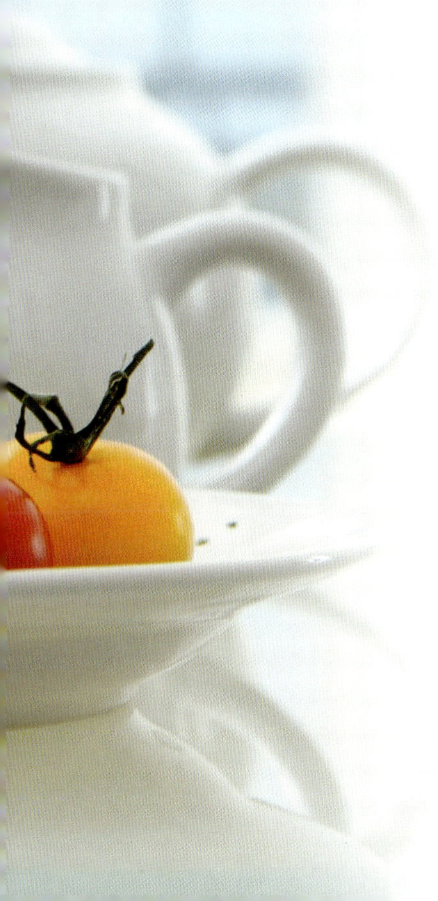

Inhalt

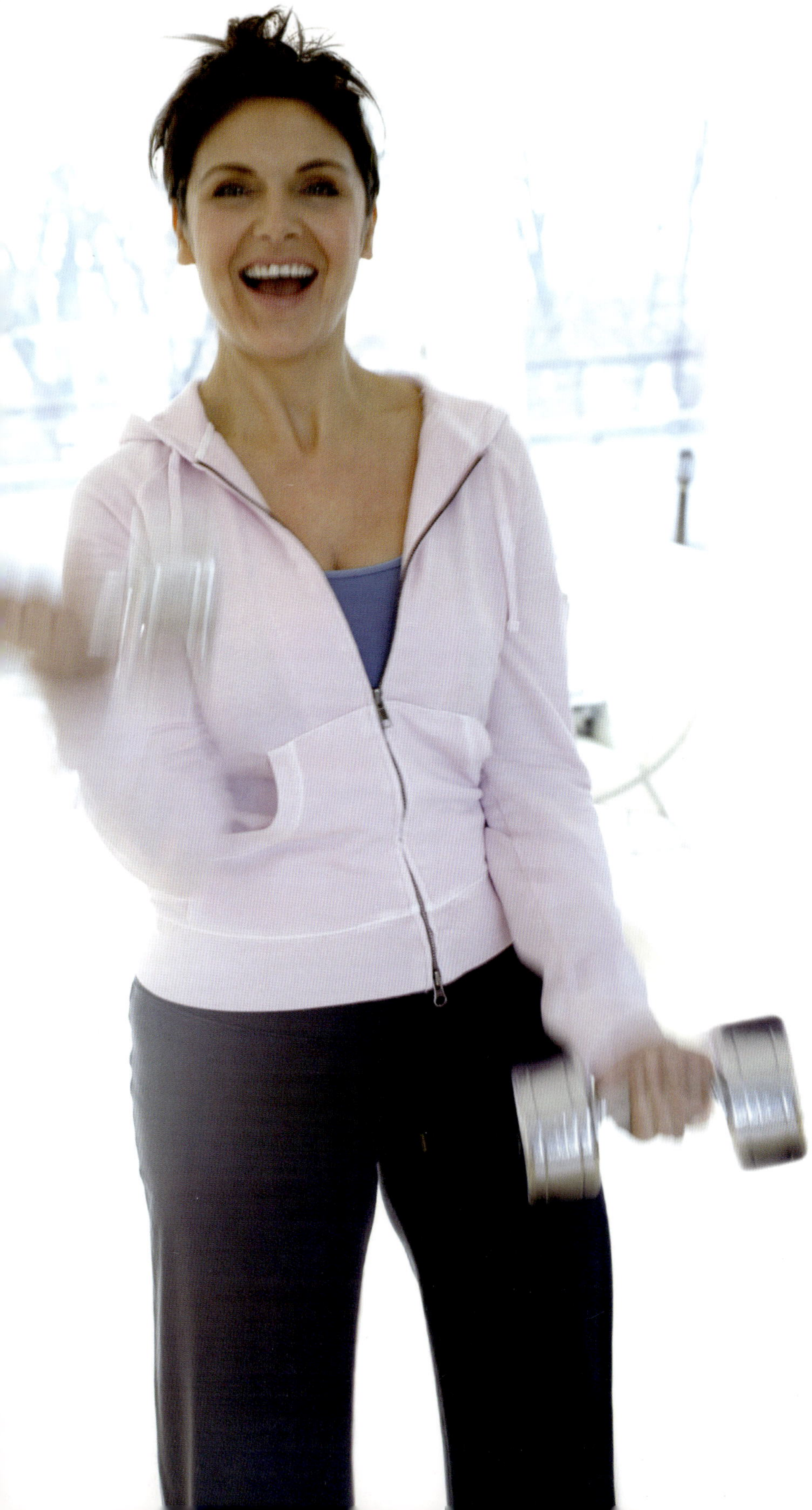

Liebe Leser,

die in diesem Buch enthaltenen medizinischen Informationen sind kein Ersatz für eine ärztliche Diagnose und Behandlung. Der Verlag empfiehlt allen Patienten mit Krankheits- bzw. Schmerzsymptomen, sich an einen Arzt zu wenden. Das vorliegende Buch ist sorgfältig erarbeitet worden. Dennoch erfolgen alle Angaben ohne Gewähr. Weder Autoren noch Verlag übernehmen eine Haftung für eventuelle Nachteile oder Schäden, die aus den im Buch enthaltenen praktischen Hinweisen resultieren.

Vorwort

Abgesehen von einigen Arztbesuchen pro Jahr sind wir für unser Wohlergehen selbst verantwortlich. Das ist kein Problem, solange wir gesund sind. Doch sobald wir erkranken – womöglich chronisch – oder eine Operation hinter uns haben, müssen wir gut auf uns aufpassen und sorgsam die Selbstheilungskräfte fördern, über die jeder von uns verfügt.

Obwohl die medizinische Wissenschaft wirkungsvolle Therapien und Medikamente entwickelt hat, sieht die Realität so aus, dass der niedergelassene Arzt nicht die tägliche Fürsorge bieten kann, die für eine Rückkehr des Patienten zur vollkommenen Gesundheit erforderlich ist. Hier kommt die „Selbstsorge“ ins Spiel: Sie umfasst alles, was man über die vom Arzt verordnete Behandlung hinaus für das eigene Wohlbefinden oder das seiner Familie selbst tun kann. Dabei möchte dieses Buch helfen. Es ist voller praktischer, nützlicher Tipps und Ratschläge, welche die medizinischen Maßnahmen ergänzen und dafür sorgen können, dass man sich schneller besser fühlt und positiver mit einer oft belastenden Situation umgeht.

Besonders wertvoll ist dieses Buch für diejenigen unter uns, die dauerhaft mit einer Erkrankung leben müssen. Millionen Menschen in Mitteleuropa leiden unter einer chronischen Krankheit, sei es ein Herzleiden, Arthritis, Asthma, Rückenschmerzen, Diabetes, ein Reizdarmsyndrom, eine Allergie oder eine Depression. *Wecken Sie Ihre Selbstheilungskräfte* ist ein Buch für Menschen, die aktiv mit ihrer Krankheit – ob chronisch oder nicht – umgehen möchten, um die ärztliche Behandlung zu unterstützen. Darüber hinaus finden Sie zahlreiche Ratschläge zu mentalen Strategien, deren Wirksamkeit wissenschaftlich nachgewiesen ist, z. B. um Schmerzen und Stress zu bekämpfen oder eine Krankheit auch psychisch zu bewältigen.

All diese Bemühungen haben Aussicht auf Erfolg, weil wir über die wunderbare Fähigkeit verfügen, Krankheit und Schäden an Leib und Seele zu überwinden. *Wecken Sie Ihre Selbstheilungskräfte* will Ihnen helfen, diese Fähigkeit zu fördern.

Die Redaktion

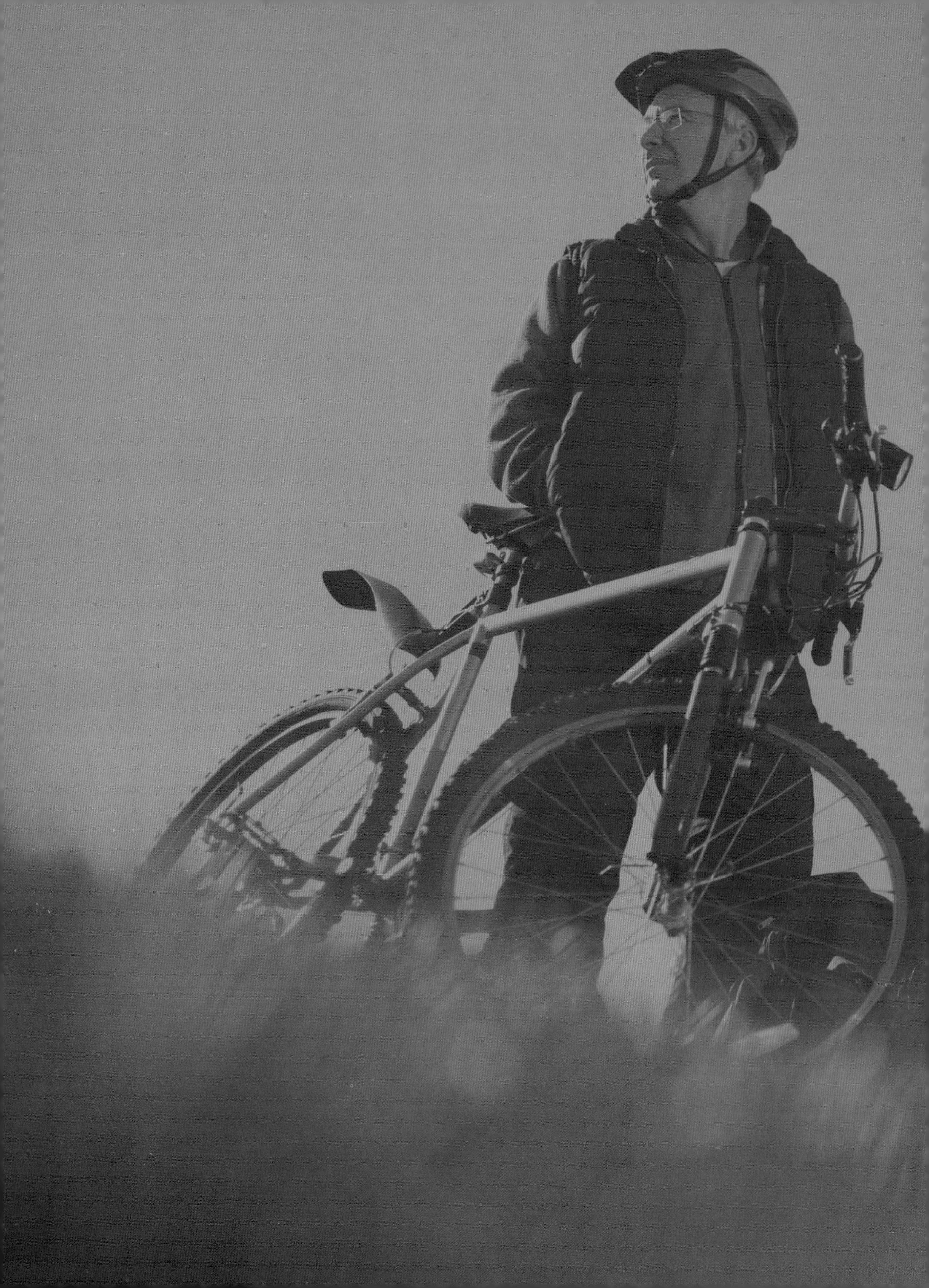

TEIL EINS

Werden Sie selbst aktiv

Es liegt in Ihrer Hand

Wohl niemand hat das Glück, ohne die geringste Erkrankung durchs Leben zu kommen. Sei es ein relativ kleines oder ein gravierendes Problem – seine eigene Rolle beim Heilungsprozess zu verstehen trägt zu einer rascheren Besserung und Genesung bei.

Wenn Sie krank sind, wird Ihr Arzt alles ihm Mögliche tun, um Ihnen zu helfen. Aber Sie müssen auch Ihren eigenen Beitrag zur Genesung leisten. In *Wecken Sie Ihre Selbstheilungskräfte* wird Schritt für Schritt aufgezeigt, wie sich optimale Voraussetzungen für eine vollständige und schnelle Erholung bei Beschwerden – seien es Kopfschmerzen oder ein Herzinfarkt – schaffen lassen. So erhalten Sie das nötige Wissen, um nach einer Erkrankung wieder auf die Beine zu kommen bzw. im Falle eines chronischen Leidens mit der Krankheit so umzugehen, dass sich die Auswirkungen in Grenzen halten. Sie werden staunen, wie viel sich mit Eigeneinsatz erreichen lässt.

Das Buch zeigt auf, was Sie selbst tun können. Wenn man versteht, mit Diagnosen umzugehen, und unterschiedliche Behandlungsmethoden einzuschätzen weiß, ist es nur noch ein kleiner Schritt, die richtigen Fragen zu stellen und selbst das Ruder in die Hand zu nehmen.

Leitfaden zur Selbsthilfe

Ärzte stellen die Diagnose und leiten die Behandlung ein, haben aber nicht die Möglichkeit, eine aktive Rolle bei der Genesung ihrer Patienten zu spielen. Deshalb ist dieses Buch wichtig. *Wecken Sie Ihre Selbstheilungskräfte*

- **bringt Sie wieder auf die Beine** mit praktischen Tipps und Strategien nach leichteren oder ernsteren Erkrankungen und Unfällen;
- **erklärt Übungstechniken,** die zur Genesung bei zahlreichen Krankheiten und nach häufigen Operationen empfohlen werden;
- **bietet ergänzende Strategien,** um die Stimmung zu heben, Schmerzen zu lindern und sich zu entspannen;
- **vermittelt das nötige Wissen,** um daheim wirksam für Ihre Familie – Jung und Alt – sorgen zu können;
- **liefert inspirierende Fallbeispiele** von Menschen, die selbst vieles durchgemacht oder betroffene Angehörige gepflegt haben.

Forschungsergebnisse belegen zunehmend, dass die Lebensführung einen großen Einfluss darauf hat, wie ein Mensch mit seiner Krankheit umgeht und sich davon erholt. Lernen Sie, in jeder Phase Ihres Weges zu einer besseren Gesundheit die richtige Entscheidung zu treffen.

WAS VERURSACHT EINE KRANKHEIT?

Stellen Sie sich vor, dass mehrere Personen vom gleichen Erkältungsvirus befallen werden: Einige haben daraufhin schlimme Halsschmerzen, und die Nase läuft, andere verspüren lediglich milde Symptome oder gar nichts. Hier spielen Gene, Umwelt und Lebensstil eine Rolle und beeinflussen sich gegenseitig auf eine Art und Weise, die wir erst allmählich zu verstehen beginnen. Während der Mensch wenig Einfluss auf Faktoren wie Gene und Umwelt hat, kann er eine ganze Menge tun, um mitzubestimmen, wie sein Körper auf Infektionen, Traumata oder potenzielle Allergene reagiert. Und wir können lernen, so mit Emotionen umzugehen, dass wir uns unsere seelische Gesundheit erhalten.

EINE FRAGE DER LEBENSFÜHRUNG

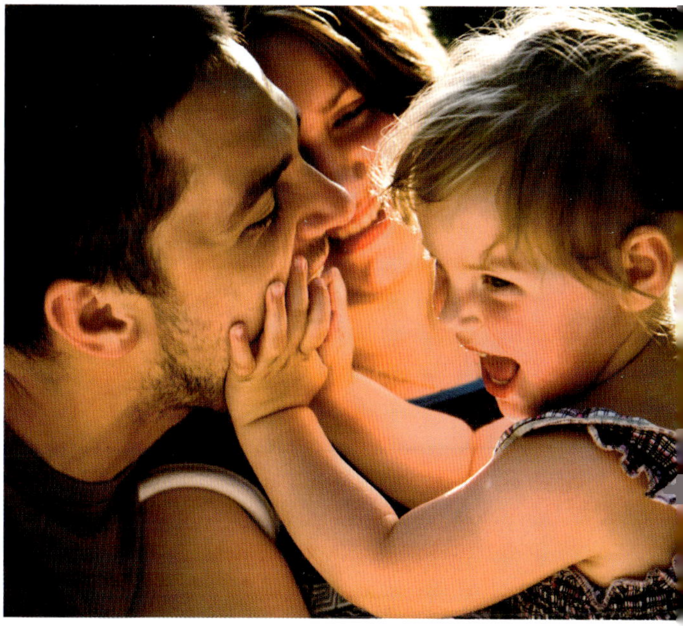

Ein Teil aller Krebserkrankungen ließe sich wohl durch Veränderungen des Lebensstils verhindern. Studien belegen, dass solche Veränderungen – keine Zigaretten, kein Alkohol, gesunde Ernährung, reichlich Bewegung und genügend Schlaf – ebenfalls die Überlebensrate bereits Krebskranker beeinflussen können. Auch die Mehrzahl erster Herzinfarkte ließe sich so vermeiden. Selbst Menschen mit genetischen Veranlagungen für bestimmte Krankheiten sollten nicht resignieren und denken, dass sie doch nichts an ihrer erhöhten Anfälligkeit ändern können.

Früher ging man davon aus, dass in Familien mit überdurchschnittlich vielen Herzerkrankungen nachfolgende Generationen ebenfalls stark gefährdet seien. Das aber muss nicht sein. Beispielsweise reduzieren Menschen mit einem erhöhten Cholesterinspiegel heute die Gefahr eines Herzinfarkts drastisch, indem sie Medikamente nehmen, ihre Ernährung umstellen und körperlich aktiv sind.

Selbstverständlich kann man sich nicht gegen jede Krankheit wappnen. Umso wichtiger ist es dann im Falle einer Erkrankung, möglichst viel zum Heilungsprozess beizutragen. Ärzte tun das Ihre, aber die „vier Säulen der Gesundheit" (siehe S. 14) liegen in Ihrer Hand.

Wie Sie zur Genesung beitragen können

Ganz gleich, was Ihr gesundheitliches Problem sein mag – Ärzte sind Ihre besten Verbündeten. Und von einem guten Verhältnis zu denjenigen, die sich um Sie kümmern, profitiert Ihre Gesundheit.

NEHMEN SIE JEMAND MIT ZUM ARZTTERMIN

Niemand weiß mit Sicherheit, wie er in den ersten Momenten nach einer Diagnose reagieren wird, vor allem nicht im Falle einer ernsthaften Erkrankung. Wenn Sie einen Arzttermin haben, bei dem möglicherweise schlechte Nachrichten anstehen, sollten Sie vorsichtshalber jemanden mitnehmen. Halten Sie eine Fragenliste bereit (siehe links unten *Fragen an der Arzt)* mit reichlich Platz für die Antworten. Falls Sie zu durcheinander sind, kann Ihre Begleitung mitschreiben.

VERHALTEN SIE SICH NICHT UNNÖTIG PASSIV

Machen Sie sich keine Gedanken, ob es den Arzt ärgern könnte, dass Sie Fragen zu Ihrer Krankheit und Therapiemöglichkeiten stellen. Die große Mehrheit der Ärzte begrüßt es, wenn Patienten sich bemühen, denn die Behandlung wird in solchen Fällen mit größerer Wahrscheinlichkeit erfolgreich sein. Studienauswertungen belegen, dass Menschen, die das Gefühl haben, bei einer Therapie eine aktive Rolle zu spielen, zufriedener damit sind.

Fragen an den Arzt

Wenn Sie zum Arzt gehen – ob Haus- oder Facharzt –, kommen Sie gut vorbereitet mit einer Liste von Fragen, beispielsweise:

- *Was ist das für eine Krankheit, die ich habe?*
- *Was ist die Ursache?*
- *Was sind die Symptome? Wie und wie schnell werden sich die Dinge entwickeln?*
- *Wird das Leiden von selbst weggehen, sich verschlimmern oder chronisch werden?*
- *Welche Behandlungsmöglichkeiten gibt es?*
- *Lässt sich die Krankheit heilen?*
- *Wo bekomme ich weitere Informationen?*
- *Was geschieht als Nächstes?*

ERFAHREN SIE MEHR

Je besser man über seinen Zustand informiert ist, desto leichter ist es, die richtigen Fragen zu stellen und zu wissen, welche Therapie einen erwartet. Gute Informationsquellen finden Sie auf Seite 340/341 unter *Hilfreiche Adressen*. Bei anderen Internet-Seiten, die sich mit Gesundheitsthemen befassen, schauen Sie immer zuerst auf das Impressum, um zu sehen, wer dahintersteht, denn nicht selten handelt es sich bei solchen Seiten um verkappte Werbung.

Vielleicht stellt sich heraus, dass Sie ins Krankenhaus müssen. Oft liegt dann die Entscheidung, in welches, beim Patienten. Erste Infos finden Sie im Internet unter www.klinikbewertungen.de.

WELCHE BEHANDLUNG KÖNNTE IN IHREM FALL DIE RICHTIGE SEIN?

Nachdem Ihr Arzt eine Diagnose erstellt hat, wird er die in Frage kommenden Therapien gegeneinander abwägen. Einige einfach zu erkennende Krankheiten – wie Grippe – brauchen schlicht nur Zeit und ein paar simple Hausmittel (siehe S. 36–65 *Mit Beschwerden umgehen*). Bei derartigen Erkrankungen sind Sie weitgehend selbst für Ihre Genesung verantwortlich.

In ernsten Fällen – etwa einer Herzerkrankung – kann der Arzt Medikamente verschreiben (siehe S. 120–141 *Eine Herzerkrankung überwinden*), die Sie wie vorgeschrieben einnehmen müssen. Darüber hinaus gibt es aber noch zusätzliche Maßnahmen, wie Ernährungsumstellung und sportliche Betätigung, die Ihnen auf dem Weg zur Gesundung helfen werden. Manchmal ist auch ein chirurgischer Eingriff erforderlich, und in einem solchen Fall gibt es reichlich Möglichkeiten, wie Sie vor und nach der Operation dazu beitragen können, recht schnell wieder gesund zu werden (siehe S. 196–213 *Vor und nach einer Operation*).

EINE ZWEITMEINUNG EINHOLEN

Weil das Vertrauen zu Ihrem Arzt über den Erfolg der Therapie entscheidet, ist es wichtig, dass Sie alle Bedenken, die Sie vielleicht zu irgendeinem Aspekt Ihrer Behandlung hegen, mit dem Arzt besprechen. Sollten Sie daraufhin immer noch nicht zufrieden sein, sollten Sie eine Zweit- oder gar Drittmeinung einholen. Falls Ihr Arzt in einer Gemeinschaftspraxis arbeitet, ist vielleicht sogar ein Termin bei einem seiner Kollegen möglich. Möchten Sie den Facharzt wechseln, sollten Sie das mit Ihrem Hausarzt besprechen. Einen Arzt zu finden, den Sie mögen und dem Sie vertrauen, kann darüber bestimmen, wie gut Sie sich betreut fühlen. Anfängliche Unannehmlichkeiten bei der Suche nach einem anderen ärztlichen Rat sind ein geringer Preis, verglichen mit dem enorm hohen Gewinn.

Selbstmanagement der Patienten

Lungenärzte vertreten häufig den Standpunkt, dass eine gezielte Schulung von Asthma-Patienten dazu führt, dass diese zunehmend Selbstverantwortung in der Langzeittherapie übernehmen können. Auch verringern Patientenschulungen den Medikamentenbedarf.

Indem die Betroffenen ein Asthma-Tagebuch führen, stellen sie fest, welche Auslöser in ihrem Fall eine Attacke herbeiführen können. Sie lernen, was bei einem Asthma-Anfall in der Lunge geschieht und was sie im Notfall tun müssen.

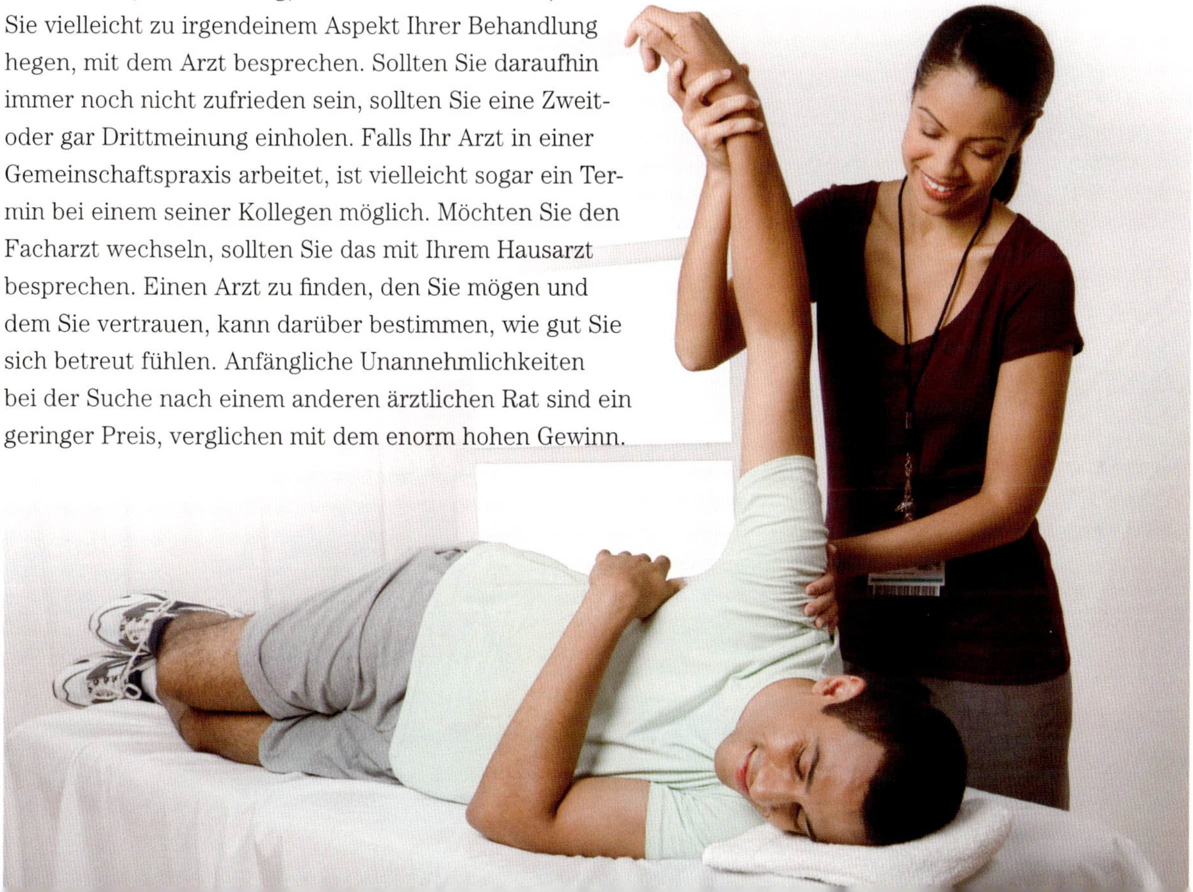

Vier Säulen der Gesundheit

Ein Expertenbefund, eine rechtzeitige Behandlung und eine wirkungsvolle Medikation spielen Schlüsselrollen bei der Linderung von gesundheitlichen Problemen. Aber Menschen sind keine Maschinen, und der Genesungsprozess muss nicht unbedingt automatisch einsetzen. Ihre körperliche Verfassung, die Stärke Ihres Immunsystems und nicht zuletzt Ihre Willensstärke sind allesamt wichtige Faktoren.

Die folgenden Seiten befassen sich mit vier Aspekten Ihres Lebensstils. Veränderungen, die Sie selbst vornehmen können, werden Ihre körperliche und mentale Gegenwehr beträchtlich stärken und Ihnen helfen, wieder auf die Beine zu kommen.

AUF DIE EINSTELLUNG KOMMT ES AN

Niemand wird behaupten, dass man sich gesund denken kann, aber es besteht kaum Zweifel, dass die geistige Haltung bei vielen Beschwerden eine große Rolle spielt. Eine US-Studie analysierte die Berichte von mehr als 1000 Patienten, die unter Symptomen wie Brustschmerzen, Kopfschmerzen, Rückenschmerzen, Bauchschmerzen und Gewichtsverlust litten.

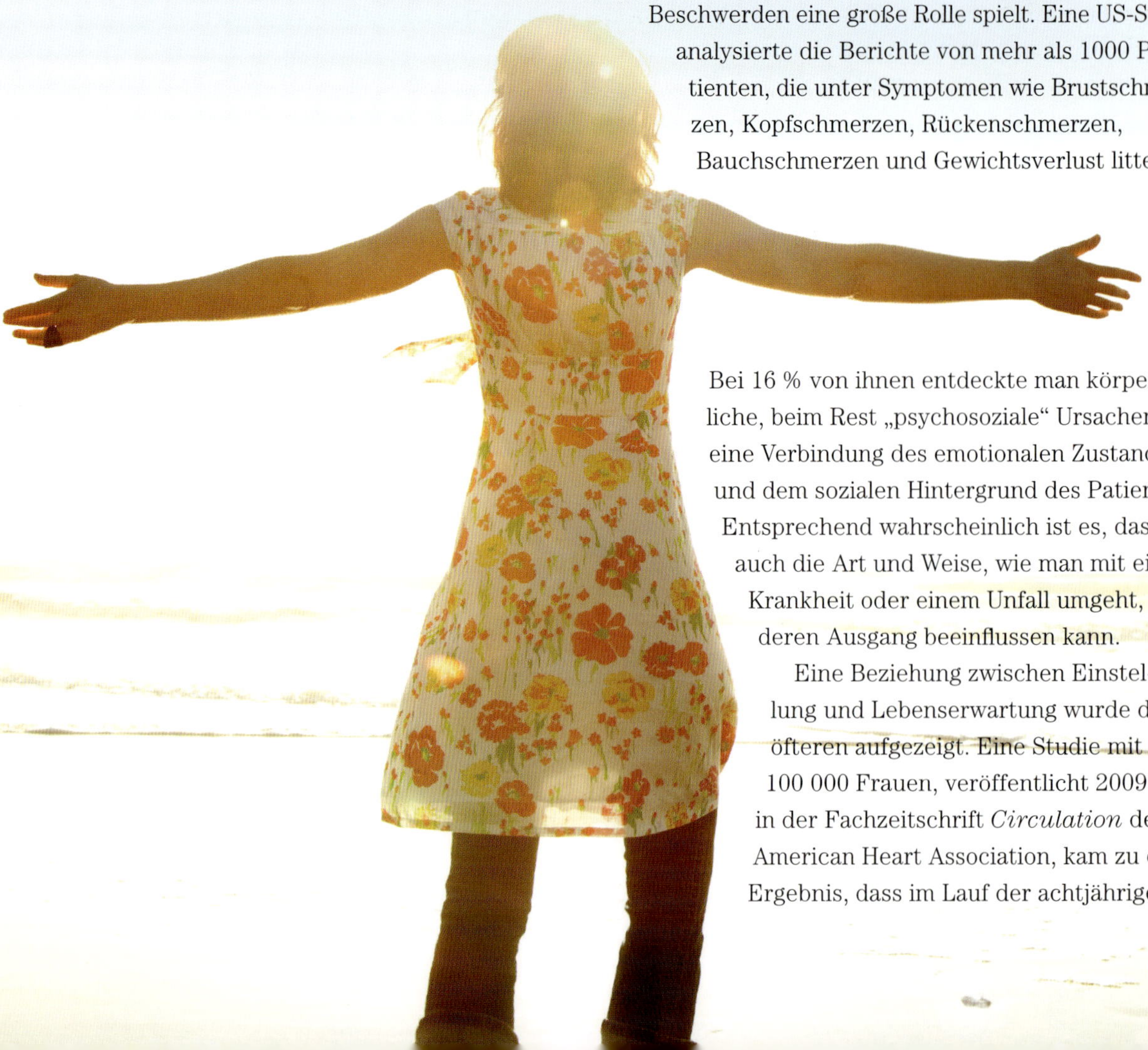

Bei 16 % von ihnen entdeckte man körperliche, beim Rest „psychosoziale“ Ursachen, eine Verbindung des emotionalen Zustands und dem sozialen Hintergrund des Patienten. Entsprechend wahrscheinlich ist es, dass auch die Art und Weise, wie man mit einer Krankheit oder einem Unfall umgeht, deren Ausgang beeinflussen kann.

Eine Beziehung zwischen Einstellung und Lebenserwartung wurde des öfteren aufgezeigt. Eine Studie mit fast 100 000 Frauen, veröffentlicht 2009 in der Fachzeitschrift *Circulation* der American Heart Association, kam zu dem Ergebnis, dass im Lauf der achtjährigen

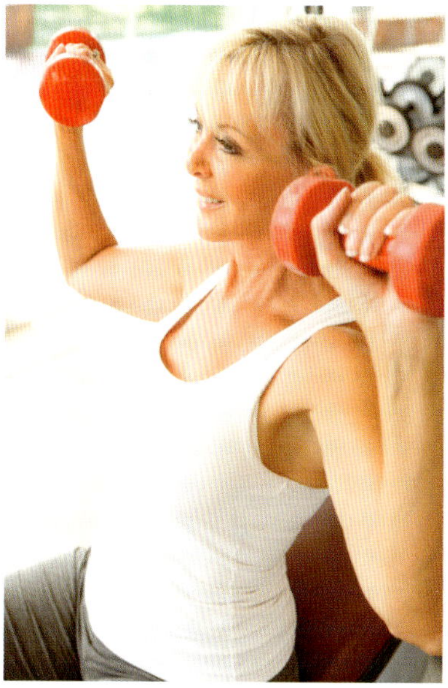

Studie die Wahrscheinlichkeit, an einer Krankheit zu sterben, bei den Optimistischsten um 14 % geringer war als bei den ausgeprägten Pessimisten, selbst unter Berücksichtigung von Wohlstand und Lebensstil.

EINE GESUNDE ERNÄHRUNG

Eine gesunde Kost spielt eine Schlüsselrolle bei der Erhaltung der Gesundheit – zumindest ein Teil aller Krebserkrankungen könnte auf eine falsche Ernährung zurückgehen. Was Sie essen, wirkt sich darauf aus, wie Ihr Körper sich verhält, wenn er angegriffen wird. Lebensmittel, welche die richtigen Nährstoffe enthalten, unterstützen das Immunsystem, indem sie diesem helfen, Infektionen abzuwehren.

Eine gute Kost liefert Energie und all die Nährstoffe, die der Körper benötigt, um die Zellregeneration zu fördern und die Gewebeerneuerung zu beschleunigen. Eine ungesunde Ernährung kann die Genesung beeinträchtigen und das Risiko von Komplikationen erhöhen. Bei der Lektüre dieses Kapitels werden Sie erfahren, wie eine ausgewogene Diät, die Lebensmittel aus allen Hauptnahrungsgruppen enthält, Sie auf den Weg zu optimaler Gesundheit bringen kann.

KÖRPERLICHE BETÄTIGUNG STÄRKT

Ruhe ist in den ersten Stadien vieler Krankheiten Pflicht, aber sobald man das Schlimmste überstanden hat, ist die Rückkehr zur Aktivität ein wichtiger Teil des Genesungsprozesses und stärkt die Moral ebenso wie die Muskeln. Dazu brauchen Sie nicht ins Fitnessstudio zu gehen oder Leistungssport zu treiben; zwanglose körperliche Bewegung tut es ebenso: Garten- und Hausarbeit oder einfaches Gassigehen mit dem Hund tragen zur Bewältigung vieler Gesundheitsprobleme bei, darunter Depressionen, Rückenschmerzen, Diabetes, Herzerkrankungen und Osteoporose. Oft reichen 30 Minuten mäßige Bewegung, die Sie nur ein wenig aus der Puste kommen lässt, an 5 Tagen in der Woche.

DIE HEILENDE WIRKUNG DES SCHLAFS

Sind Sie schneller genervt, wenn Sie müde sind? Forschungen an der Carnegie Mellon University in den USA kamen zu dem Ergebnis, dass das Erkältungsrisiko umso mehr steigt, je weniger wir geschlafen haben. Das mag daran liegen, dass Schlafmangel das Immunsystem schwächt und die Fähigkeit des Körpers beeinträchtigt, Viren abzuwehren. Eine weitere Studie, ebenfalls aus den Vereinigten Staaten, hebt den Zusammenhang zwischen schlechtem Schlaf und dem Auftreten von gastrointestinalen Symptomen bei Frauen, die unter den Reizdarmsyndrom (RDS) leiden, hervor.

1: Einstellung

Eine positive Einstellung ist Voraussetzung bei der Überwindung vieler Krankheiten, vor allem wenn der Patient größere Veränderungen in der Lebensführung vornehmen muss. Auch können sich seine Erwartungen sehr positiv auf den Verlauf der Krankheit auswirken.

POSITIV ODER NEGATIV?

Eine optimistische Einstellung ist gut für die Gesundheit. Menschen, die ein glückliches Leben führen, sind einer Studie der Columbia University in New York zufolge weniger anfällig für Herzerkrankungen. Vielleicht bewältigen Menschen mit einer positiven Grundhaltung Stresssituationen besser, wodurch sich die schädlichen Auswirkungen von Stress auf den Körper reduzieren. Umgekehrt kommen Personen, die sich dem Leben gegenüber hilflos fühlen oder die dafür, was ihnen geschieht, äußere Faktoren verantwortlich machen (Opferhaltung), weniger gut mit Gesundheitsproblemen zurecht.

DIE DENKWEISE VERÄNDERN

Das Gefühl, sich nicht mehr im Griff zu haben, ist ein Hauptaspekt der zunehmenden Verwundbarkeit, die viele empfinden, wenn sie an einer ernsthaften Erkrankung leiden. Man kann seine Persönlichkeit nicht verändern, aber man kann die Art, wie man mit Krankheit umgeht, ändern. Kardiologische Rehabilitationsprogramme können Herzinfarktpatienten Angst nehmen, sodass diese bereit sind, sich bewusst mehr zu bewegen, was wiederum der Heilung zugute kommt. Folgende Strategien könnten dabei helfen, sich von fruchtlosen negativen Gedanken zu befreien:

Nicht ständig an das Problem denken Befassen Sie sich 15 Minuten täglich konzentriert mit Ihrer Krankheit, anstatt den ganzen Tag daran zu denken.

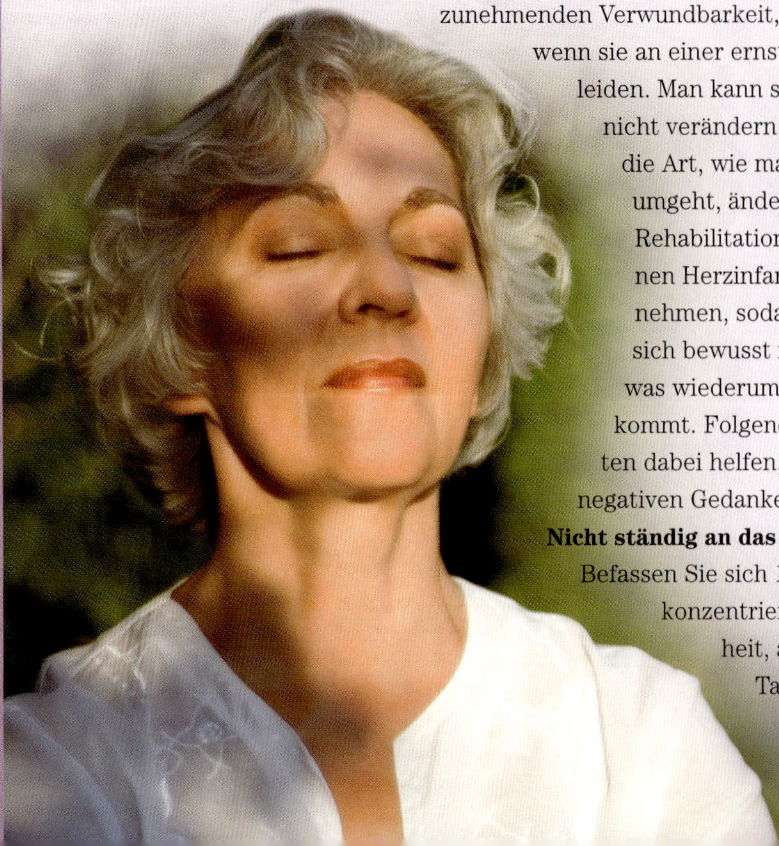

Immer nur ein Tag auf einmal Konzentrieren Sie sich auf das Heute und Jetzt, anstatt über eine ungewisse Zukunft zu sinnieren.
Umgeben Sie sich mit positiv denkenden Menschen Verbringen Sie Ihre Zeit mit Personen, die konstruktiv sind, Sie unterstützen, zum Lachen bringen und Ihnen gute Ratschläge geben. Meiden Sie Pessimisten, die Sie mit ihrer negativen Einstellung herunterziehen.
Leben Sie bewusst Im Wesentlichen bedeutet dies, jeden Moment mit all Ihren Sinnen voll auszukosten, vom Duft der Seife unter der Dusche über das Hören des zischenden Dampfeisens beim Bügeln bis hin zum köstlichen Genuss der Nahrung beim Kauen.

WIE SICH DER GEIST AUF DEN KÖRPER AUSWIRKT

Sie haben rasende Zahnschmerzen und sehen sich Ihre Lieblingsserie im Fernsehen an. Eine halbe Stunde lang vergessen Sie Ihre Schmerzen. Wenn die Sendung zu Ende ist, beginnt die Qual erneut. Warum? Da kommen mehrere Faktoren ins Spiel – der Einfluss des Geists auf den Körper ist für Forscher nach wie vor ein faszinierendes Thema. Eine Studie an der Universität von Rochester in den USA fand heraus, dass bei Männern die Gefahr, Opfer einer Herzattacke oder eines Schlaganfalls zu werden, dreimal niedriger war, wenn sie glaubten, bei ihnen läge das Risiko einer koronaren Arterienerkrankung unter dem Durchschnitt.

> Gott, gib mir die Gelassenheit, Dinge hinzunehmen, die ich nicht ändern kann, den Mut, Dinge zu ändern, die ich ändern kann, und die Weisheit, das eine vom anderen zu unterscheiden.

„Gelassenheitsgebet" des Theologen Reinhold Niebuhr

PLACEBO- UND NOCEBO-EFFEKT

In klinischen Studien zu neu entwickelten Medikamenten zeigte sich bei einigen Patienten der Vergleichsgruppe, denen ein Placebo (lat. „ich werde gefallen") oder Scheinmedikament verabreicht wurde, eine Besserung der Symptome – weil sie diese Wirkung erwarteten. Die optimistische Grundhaltung spielt hierbei ganz offenbar eine wichtige Rolle.

Bei einer Placebo-Reaktion geht es aber nicht nur um positives Denken. Scheinmedikamente lösen chemische Veränderungen im Gehirn aus. Professor Fabrizio Benedetti von der Universität Turin wies nach, dass bei Parkinson-Patienten, deren Symptome sich besserten, nachdem man ihnen im Rahmen einer Medikamentenstudie Placebo-Pillen

Effektive Arznei

Amerikas angesehene Mayo-Klinik nennt mögliche Vorteile von positivem Denken:

- Besseres seelisches und körperliches Wohlbefinden
- Niedrigere Depressionsraten
- Geschickterer Umgang mit Notlagen und Stresszeiten
- Höhere Widerstandskraft bei Erkältungen
- Vermindertes Risiko, Opfer einer Herz-Kreislauf-Erkrankung zu werden.

gegeben hatte, ein Anstieg des Dopamin-Spiegels vorlag, ganz ähnlich dem derjenigen Probanden, die das echte Medikament einnahmen.

Der Placebo-Effekt ist eine chemische Reaktion, die durch eine positive Erwartungshaltung ausgelöst wird. Es ist wichtig, wer die „Pille" verabreicht, was dazu gesagt wird und in welchem Rahmen dies stattfindet – all das kann die Stärke der Reaktion beeinflussen. Dieser Effekt spielt wahrscheinlich bei allen medizinischen Interaktionen eine Rolle. Wie die wissenschaftliche Zeitschrift *New Scientist* berichtete, lässt sich dies daraus erklären, dass der Placebo-Effekt ebenso wie das echte Medikament die Ausschüttung natürlicher schmerzhemmender Substanzen, der Endorphine, ankurbelt.

Umgekehrt kann der Nocebo-Effekt (lat. „ich werde schaden") negative Auswirkungen haben, z. B. durch Angst. Angst löst bei Patienten oftmals Symptome und unerwünschte Nebenwirkungen aus, weil sie eben damit rechnen. Bei Studien hierzu war die Wirkung letztendlich real; entsprechend den berichteten Empfindungen ließen sich messbare Veränderungen im Gehirn feststellen.

Ein Nocebo-Effekt lässt sich oft bei Chemotherapie-Patienten beobachten. Bei annähernd einem Drittel all jener Krebspatienten, die eine Chemo durchlaufen, stellt sich im Voraus eine Übelkeit ein. Etwa einer von zehn erbricht sich bereits vor der Behandlung. Psychotherapeutische Maßnahmen, beispielsweise Hypnose und Entspannungstechniken, können Nocebo-Reaktionen mindern oder ausschalten (siehe auch S. 185 *Die Chemotherapie*).

Stressmanagement

Die Verbindung zwischen Stress und Krankheit ist etwas, was den Menschen nur allzu vertraut ist. Der Chef macht Ihnen die Hölle heiß, das Baby weckt Sie Nacht für Nacht auf, ein enger Freund macht eine zermürbende Scheidung durch – und Sie bekommen eine Grippe.

Wissenschaftliche Studien bestätigen dieses Bild. Forschungen an der Ohio State University in den USA belegen, dass Gestresste sich leichter anstecken und bei ihnen die Wundheilung länger dauert. Der BHF (**B**ritish **H**eart **F**oundation) zufolge können Stresssituationen wie eine Scheidung oder Probleme am Arbeitsplatz das Diabetesrisiko erhöhen, insbesondere bei familiär vorbelasteten Menschen. Stress kann sich auch darauf auswirken, wie gut sich der Diabetes eines Patienten behandeln lässt. Eine 2010 im *European Heart Journal* veröffentlichte Studie ergab, dass das Risiko eines Herzproblems bei Arbeitern, die

ExpertenSicht

LACHEN IST DIE BESTE MEDIZIN

Wie ein Komiker Menschen zum Lachen brachte, die sich von Krebs erholten – und ihnen damit half

Der Comedian John Cremer hielt bei der britischen Hilfsorganisation „Chai Cancer Care" improvisierte Sessions mit Krebspatienten ab und berichtete, was dabei geschah.

„Bei den Improvisationen brachten Patienten ihre Mitpatienten zum Lachen und fingen dann selbst an zu lachen. Man konnte sehen, wie sich alle Gesichter veränderten. Die Augen strahlten, es gab mehr Blickkontakt untereinander, und die Patienten saßen aufrechter und wurden selbstbewusster. Manche erzählten, ihre Schmerzen hätten nachgelassen. Eine Frau sagte sogar, sie habe noch zehn Tage nach jeder Sitzung deutlich weniger Schmerzen verspürt.

Das Gehirn schafft habituelle, d. h. gewohnheitsmäßige Nervenbahnen bei Menschen, die schwer krank und stark depressiv sind. Lachen unterbricht diese Muster und lässt etwas Neues entstehen."

täglich mehr als 3 Überstunden machten, um 60 % erhöht war. Wissenschaftler gehen davon aus, die zugrundeliegenden Ursachen seien möglicherweise Bluthochdruck, Schlafmangel und mentaler Stress.

Man nimmt an, dass eine langfristige Belastung des Nervensystems das Immunsystem bei der Abwehr von Krankheiten beeinträchtigt. Stress stört die Produktion der körpereigenen Substanzen, welche die Aktivität der weißen Blutkörperchen stimulieren und koordinieren.

RUHE UND GELASSENHEIT

So wie Stress das Immunsystem schwächt und uns anfälliger für Krankheiten macht, können Ruhe und Gelassenheit die Auswirkungen von Stress abbauen. Die wohltuende Wirkung des Lachens wird oben auf dieser Seite sowie auf Seite 141 beschrieben, und auf den folgenden Seiten finden Sie eine Menge hilfreicher Tipps zum Stressabbau. Ergänzend lässt sich Stress durch eine Entspannungstherapie mindern. Viele halten Reflexzonenmassage, Massage und Aromatherapie für hilfreich. Andere schwören auf Akupunktur und Hypnose. Entspannungstipps finden Sie auch im Abschnitt zu Schlaf (siehe S. 30–33).

SIE BRAUCHEN EINEN FREUND

Wenn wir uns krank fühlen, trägt der Beistand von Freunden zur Besserung bei. Diese Unterstützung ist nicht nur dann von unschätzbarem Wert, wenn man nach einer Operation aus dem Krankenhaus nach Hause kommt. Studien belegen, dass es der Gesundheit generell zuträglich ist, mit anderen zusammen sein. Bei einer Untersuchung in den USA schien eine Gruppentherapie, die bei Patienten mit Hautkrebs seelische Belastungen reduzieren sollte, den Spiegel der T-Zellen (der Immunabwehr dienende weiße Blutzellen) ansteigen zu lassen und somit die Lebenserwartung zu erhöhen. Menschen, denen Unterstützung fehlt, sind anfälliger als jene, deren Leben mit Freunden und Familie angefüllt ist. Wissenschaftler gehen davon aus, dass sich dauernde Einsamkeit auf Stresshormone, das Immunsystem und die Herz-Kreislauf-Funktion auswirkt und einen kumulativen Effekt haben kann, der in seiner Wirkung mit dem des Rauchens vergleichbar ist. Von Tierversuchen her weiß man, dass Isolierung die Anfälligkeit für Krankheiten erhöhen kann. Von ihren Müttern getrennte Affenbabys erzeugten weniger infektionsbekämpfende T-Zellen und weniger Antikörper zur Abwehr von Viren, vor allem, wenn sie auch noch allein und nicht in Gruppen im Käfig gehalten wurden.

Hilfe gibt es in vielen Formen. Hier ein paar Vorschläge, wie man Personen erreicht, die möglicherweise Hilfe leisten können:

- Fragen Sie Ihren Arzt oder suchen Sie im Internet nach einer Selbsthilfegruppe in der Nähe Ihres Wohnortes.
- Viel bringen auch Internet-Chatforen, über die Sie mit einem Personenkreis mit ähnlichen Beschwerden in Verbindung treten können.
- Bitten Sie Ihre Gesundheitsbehörde oder Ihre Krankenkasse um eine Liste mit Selbsthilfegruppen.
- Falls Sie religiös sind, kann der Gottesdienstbesuch tröstlich sein. In der Gemeinde lernen Sie sicherlich auch neue Freunde kennen.
- Wer anderen hilft, nützt auch sich selbst. Studienergebnisse belegen, dass ehrenamtliche Tätigkeiten Stress und Depressionen mildern und helfen, weniger zu rauchen und zu trinken.

KREATIV WERDEN

Kreative Beschäftigungen stellen eine erfreuliche, befriedigende und entspannende Ablenkung von Ihrer Krankheit dar und tragen dazu bei, den Stresslevel zu senken.

Schreiben Sie Versuchen Sie es mit kreativem Schreiben. Ein guter Anfang ist ein Tagebuch, in dem Sie Ihre Erfahrungen und Erlebnisse festhalten. Eine schriftliche Bewältigung traumatischer, stressvoller oder belastender Ereignisse kann zu einer Besserung sowohl der körperlichen als auch der mentalen Gesundheit führen.

Hören Sie Musik Nehmen Sie sich Zeit, und legen Sie Ihre Lieblingsmusik auf. Wenn Patienten vor einer Operation Gelegenheit haben, sich Musik auszuwählen, reduziert dies ihre Angst und somit die nötige Narkosedosis. Eine finnische Studie von 2010 kam zu dem Ergebnis, dass Musikhören bei Schlaganfallpatienten Veränderungen im Gehirn hervorrief, die zu einer besseren Funktion führen könnten.

Entdecken Sie Ihre künstlerische Ader Wie wär's mit Malen oder Bildhauen? Versuchsprojekte dieser Art halfen Teilnehmern, positiver zu denken, minderten ihre Einsamkeit und Ängste und verhalfen zu mehr Selbstvertrauen, sozialen Kontakten und Selbstachtung.

DER EINFLUSS DER UMGEBUNG AUF DIE STIMMUNG

Leuchtende Farben und abwechslungsreiche Formen leisten einen großen Beitrag zur Genesung. Schaffen Sie eine schöne, gesundheitsfördernde Umgebung (siehe auch S. 270 *Räume umgestalten):*

- Lassen Sie die Vorhänge aufgezogen, und hängen Sie gegenüber den Fenstern Spiegel auf. Falls dichtes Laub die Fenster verdunkelt, lichten Sie es aus. Natürliches Licht ist Balsam für Körper und Seele.
- Der Blick ins Grüne mindert Stress und fördert positive Gefühle.
- Umgeben Sie sich mit Farben, die Sie mögen – neue Kissen, Bilder oder eine Decke in Ihren Lieblingsfarben wirken Wunder.
- Zerstäuben Sie mit einem Raumsprüher Düfte, die Sie entspannen oder aber anregen – je nachdem, was Ihnen angenehm ist.

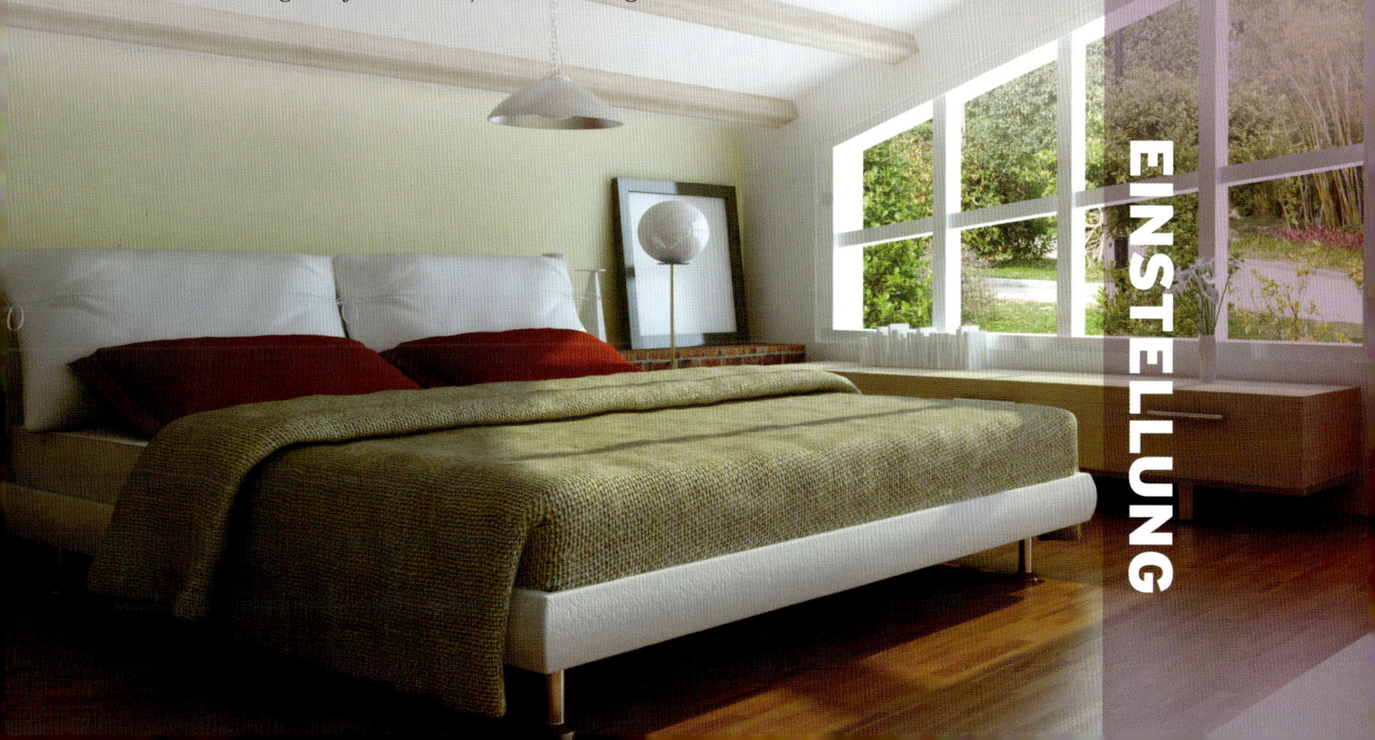

2: Ernährung

Niemand bezweifelt, dass sich das, was wir essen, auf unsere Gesundheit auswirkt, und ständig werden neue Zusammenhänge zwischen Ernährung und Krankheiten entdeckt. Umso wichtiger ist es für Genesende, dem Körper die bestmögliche Stärkung zu gewähren.

DEN GENESENDEN KÖRPER STÄRKEN

„Es ist wichtig, dass man in der Genesungszeit gut isst und trinkt", sagt Rick Wilson, Direktor für Ernährung und Diätetik am Londoner King's College Hospital. „Der Körper befindet sich ständig im Umbau und produziert jede Sekunde durchschnittlich 3 Mio. Zellen. Das Rohmaterial zur Herstellung dieser Zellen kommt aus der Nahrung, die wir zu uns nehmen. Wenn man sich von einer Krankheit erholt, ist es Grundvoraussetzung, dass die Abwehrkräfte des Körpers das Rohmaterial bekommen, das sie benötigen, um ihre Aufgabe zu erfüllen."

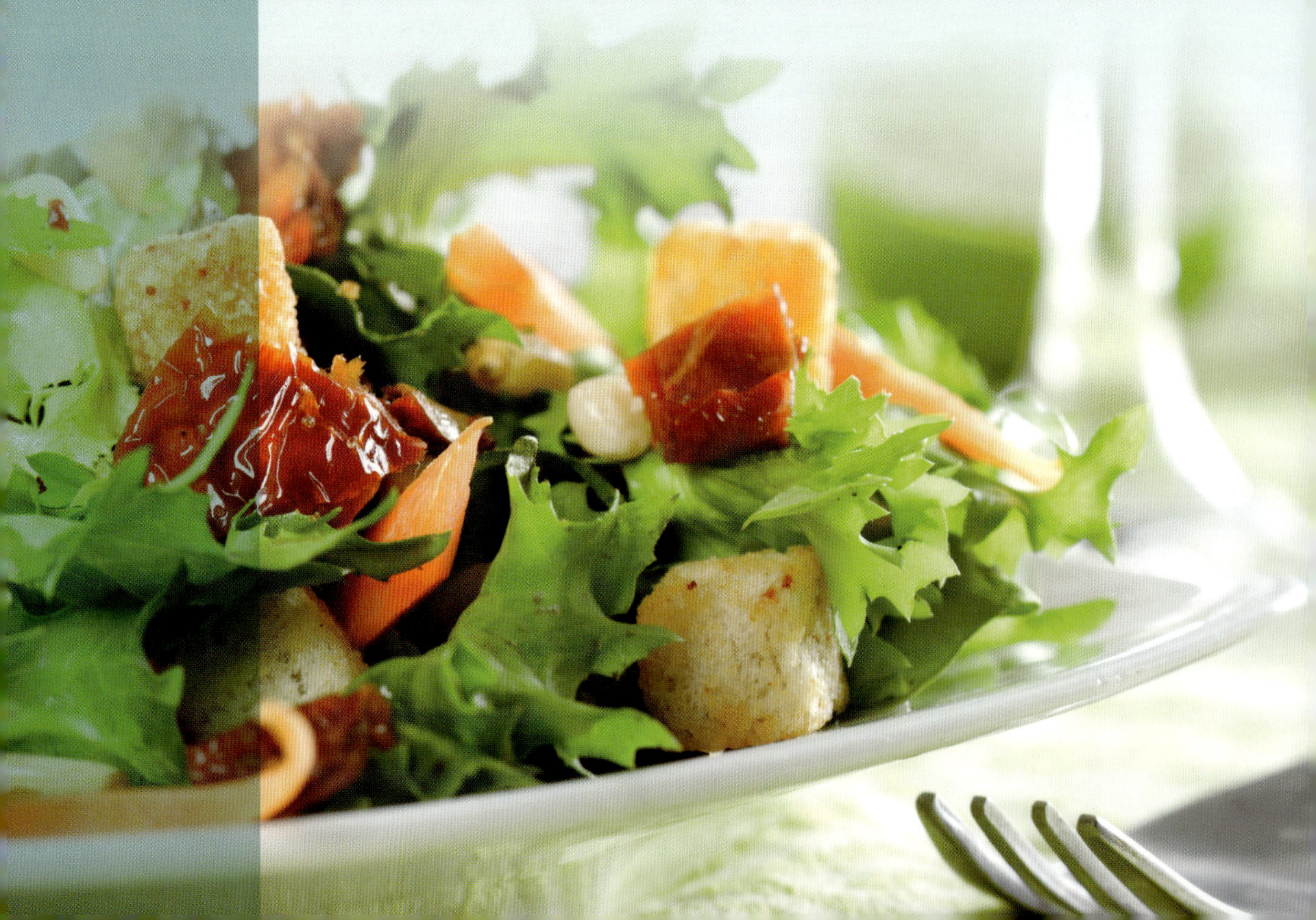

ExpertenSicht

ESSEN FÜR DIE GESUNDHEIT

Wie ein 65-Jähriger durch die Änderung seiner Essgewohnheiten die Lebenslust wiedergewann

Der Ernährungswissenschaftler Rick Wilson erzählt die Geschichte des 65-jährigen Bill. Seit seine Frau ein Jahr zuvor gestorben war, fühlte sich Bill ständig erschöpft, litt unter Atemnot und kam überhaupt nicht mehr mit dem Alltag zurecht.

“ Bill schob es immer wieder auf, zum Arzt zu gehen, dachte, die Symptome seien durch den Verlust seiner Frau verursacht. Bei Untersuchungen stellte sich jedoch heraus, dass er an Anämie litt. Bill gestand, nichts Anständiges gegessen zu haben, seit seine Frau tot war, denn er konnte nicht kochen. Bill litt unter Eisenmangel, was seine Symptome erklärte. Sein Arzt verschrieb Eisen- und Multivitamin-Präparate und schickte Bill zu einem von der Gesundheitsbehörde angebotenen Kochkurs.

In dem Kurs lernte Bill nicht nur kochen, sondern auch so einiges über stark eisenhaltige Lebensmittel wie rotes Fleisch, angereicherte Frühstücksflocken und grünes Blattgemüse. Innerhalb von 6 Monaten hatte er mehr Energie und fühlte sich insgesamt besser. Im Kochkurs fand Bill auch neue Freunde. Soweit ich weiß, hat er sie schon zum Abendessen eingeladen. ”

ERNÄHRUNG UND KRANKHEIT

Eine ausgewogene Ernährung gibt uns die Chance, gesund zu bleiben, keine Fettleibigkeit zu entwickeln und Krankheiten zu begegnen. Nach Schätzungen der Weltgesundheitsorganisation (WHO) ist für 40 % der Gesundheitsbeschwerden in Industriestaaten schlechte Ernährung verantwortlich. Dazu gehören gravierende Probleme wie Herzerkrankungen, Diabetes und Krebs, aber auch Krampfadern, Blinddarmentzündung und Hämorrhoiden. Studien zufolge zeigt das Immunsystem schon 48 Stunden, nachdem die Ernährung vernachlässigt wurde, Anzeichen von Belastung und wehrt Angriffe durch Erreger weniger effektiv ab.

Von Expertengremien wie der DGE (**D**eutsche **G**esellschaft für **E**rnährung) ausgearbeitete Grundlagen einer gesunden Kost gelten für jeden, es sei denn, man hat gerade eine schwere Krankheit, einen Unfall oder eine Operation hinter sich. Der Teller auf Seite 109 gibt eine anschauliche Anleitung (siehe auch S. 271 *Eine heilende Kost).*

GESUNDE KOST – DIE GRUNDREGELN

Wenn Sie sich ausgewogen ernähren, erhält Ihr Körper alle Nährstoffe, die er braucht. Genauso wichtig ist aber auch, was Sie alles nicht essen. Sie brauchen nicht übertrieben penibel zu sein mit dem, was Sie pro Mahlzeit zu sich nehmen, sollten aber das Gesamtbild über den Tag im Auge behalten. Im Folgenden finden Sie elementare Grundregeln, die helfen, ein ausgewogenes Verhältnis zu schaffen.

Lebensmittel	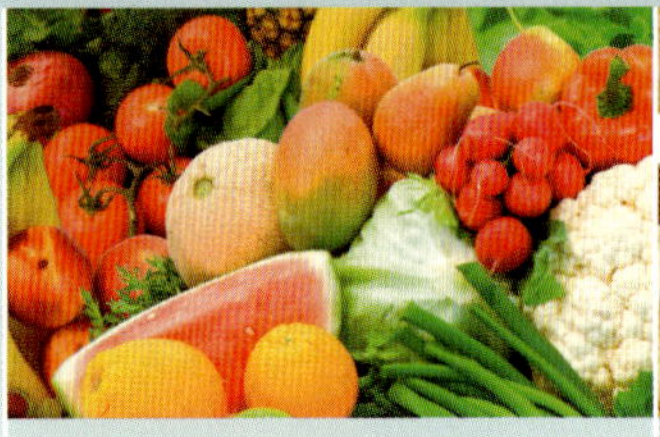 **Obst und Gemüse**	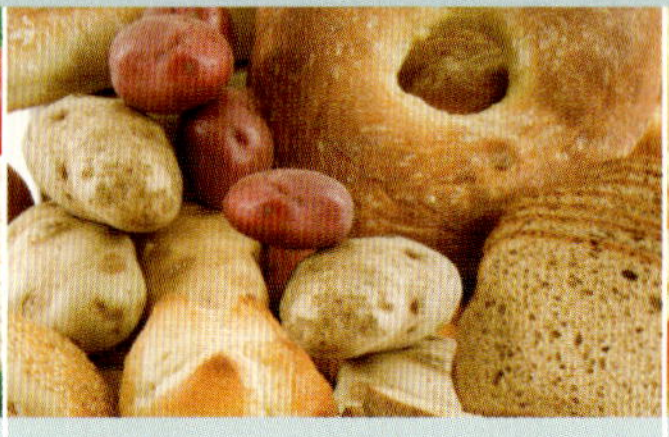 **Stärkehaltige Nahrung**	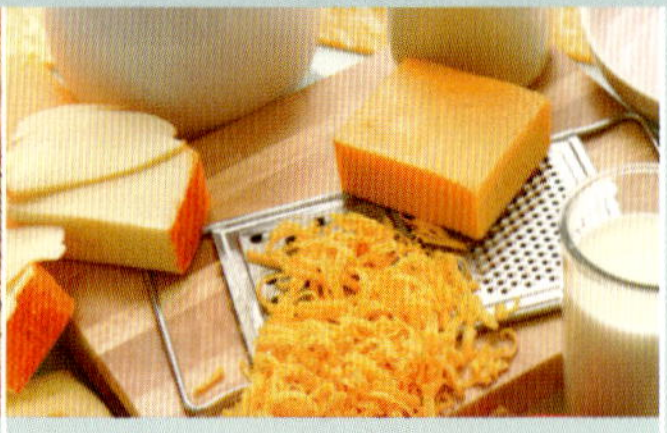 **Milch und Molkereiprodukte**
Weshalb?	Diese pflanzlichen Nahrungsmittel sind eine hervorragende Quelle für Vitamine und Mineralstoffe sowie Antioxidantien, die krankheitsverursachende freie Radikale bekämpfen.	Kohlenhydratreiche Lebensmittel versorgen uns mit Energie und Faserstoffen (Ballaststoffen) und sind wichtig für Verdauung und Darmgesundheit. Stärkehaltige Lebensmittel enthalten u. a. Kalzium, Eisen und B-Vitamine.	Molkereiprodukte stellen eine ausgezeichnete Quelle dar für Eiweiß, die Vitamine A und B_{12} sowie Kalzium für starke Knochen.
Welche Sorte?	Essen Sie möglichst viele verschiedene Sorten, ob roh, gekocht, getrocknet, aus der Dose oder dem Gefrierschrank. Beim Kochen sollten Sie möglichst wenig Wasser verwenden und das Gemüse auch nicht zu lange garen lassen.	Nudeln, Reis, Kartoffeln, Hafer, Brot, Körner und Hülsenfrüchte. Vollkornnudeln, -reis und -brot enthalten mehr Ballaststoffe. Zucker ist reines Kohlenhydrat, enthält aber keine zusätzlichen Nähr- oder Faserstoffe.	Diese Kategorie umfasst aller Arten von Milcherzeugnissen, einschließlich Käse und Joghurt. Erwachsene sollten Produkte mit reduziertem Fettgehalt nehmen. Für Veganer eignen sich als Alternative Sojamilch und Reismilch.
Wie viel?	Ein Drittel Ihrer Nahrung sollte aus Obst und Gemüse bestehen. Essen Sie mindestens 5 Portionen am Tag. Als 1 Portion zählen: 1 Apfel, 2 Pflaumen oder 3 gehäufte Esslöffel Gemüse. Saft zählt als 1 Portion am Tag, ganz gleich, wie viel Sie trinken.	Etwa ein Drittel der Nahrung, die Sie mengenmäßig zu sich nehmen, sollte aus stärkehaltigen Lebensmitteln bestehen. Von stark zuckerhaltigen Produkten sollten Sie lieber die Finger lassen.	Milchprodukte sollten bei einem Erwachsenen maximal ein Siebtel seiner täglichen Nahrungsmenge darstellen. Siehe auch gegenüberliegende Seite *Fette und Öle*.

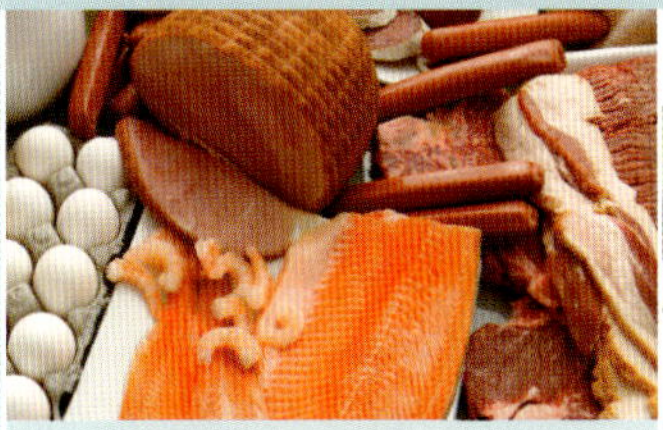	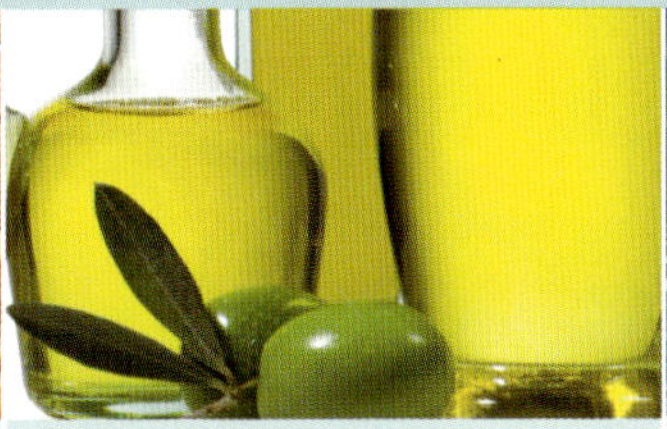	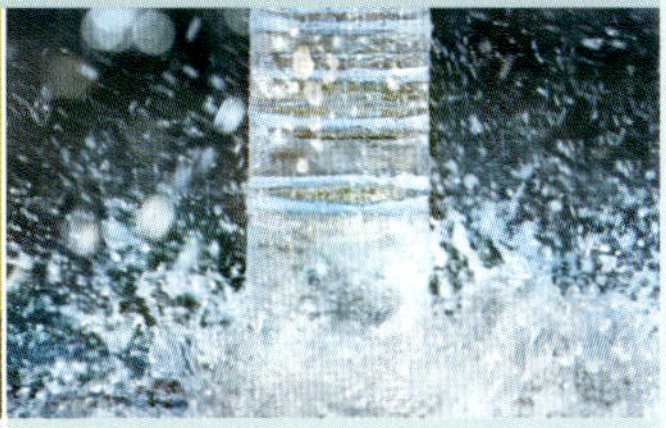
Fleisch, Fisch, Eier, Bohnen	**Fette und Öle**	**Flüssigkeit**
Diese Lebensmittel enthalten viel Eiweiß. Fisch und Schalentiere sind reich an Selen und Jod. Fetter Fisch ist eine gute Quelle für Omega-3-Fettsäuren. Rotes Fleisch liefert Eisen, Selen, Zink und B-Vitamine. Eier enthalten Vitamin A, D und B2.	Fette helfen dem Körper, diverse Nährstoffe aufzunehmen, und liefern essenzielle Fettsäuren, die er nicht selbst herstellen kann. Aber Vorsicht! Fette sind kalorienreich und tragen somit zur Gewichtszunahme bei.	Die meisten chemischen Reaktionen, die in Zellen ablaufen, benötigen Wasser. Zu wenig Flüssigkeit im Körper kann eine Vielzahl von Funktionen beeinträchtigen und Symptome wie Kopfschmerzen, Übelkeit und Verstopfung hervorrufen.
Wählen Sie magere Stücke von rotem Fleisch und Geflügel ohne Haut. Weißer Fisch enthält wenig Fett, ist aber nicht so nährstoffreich wie fetter. Nichttierische Eiweißlieferanten wie Bohnen und andere Hülsenfrüchte enthalten kaum Fett.	Fette sind entweder gesättigt (meist tierischer Herkunft) oder ungesättigt (viele, aber nicht alle pflanzlichen Fette). Zu viel gesättigtes Fett kann den Cholesterinspiegel im Blut ansteigen lassen. Bevorzugen Sie ungesättigte Fette.	Wasser enthält keine Kalorien und kann den Zähnen nicht schaden. Trinken Sie Tee, Kaffee, Milch und Saft in Maßen. Softdrinks sollten Sie möglichst meiden, denn sie sind meist voller Zucker.
Eiweißhaltige Lebensmittel sollten etwa ein Siebtel der Nahrung ausmachen. Frauen im gebärfähigen Alter und darunter sollten nicht mehr als zwei Portionen Meeresfisch pro Woche verzehren, denn er könnte schadstoffbelastet sein.	Nicht mehr als 35 % Ihrer täglichen Kalorienzufuhr sollten aus Fett bestehen und nicht mehr als 10 % aus gesättigten Fettsäuren.	Der durchschnittliche Tagesbedarf eines Erwachsenen liegt bei 2 l Flüssigkeit. Bei weniger als 1,2 l beginnt der Körper zu dehydrieren. Keine Sorge, wenn Sie nicht jeden Tag 2 l trinken – einen Teil der Flüssigkeit nehmen Sie mit der Nahrung auf.

Vorsicht bei Alkohol

Regelmäßiger Alkoholgenuss über die gemeinhin geltenden Grenzwerte hinaus erhöht das Risiko eines Leberschadens und diverser Krebserkrankungen sowie von Bluthochdruck, Herzleiden, Schlaganfall und Depressionen. Gemäß der DGE (**D**eutsche **G**esellschaft für **E**rnährung) ließe sich die Gefahr, an bestimmten Krebsarten zu erkranken, bei Männern um 90 % und bei Frauen um 50 % senken, wenn sie sich mit Alkohol mehr zurückhielten. Diese Aussage basiert auf der Auswertung von Meta-Analysen zu Krebsarten, für die Alkohol als Auslöser gilt. Als Faustregel gilt gemeinhin:

Männer
Täglich nicht mehr als 20 g Alkohol. Das wären beispielsweise 2 Glas Bier, 2 Glas Wein oder 2 Glas Schnaps.

Frauen
Täglich nicht mehr als 10 g Alkohol. Die nehmen Sie mit etwa 1 Glas Bier, 1 Glas Wein oder 1 Glas Schnaps zu sich.

WENN SIE KRANK SIND

Wenn ein Kranker unterernährt ist – für Übergewichtige übrigens ein nicht weniger großes Risiko als für Normalgewichtige –, ist die Gefahr von Komplikationen groß. Weil eine beeinträchtigte Gesundheit auch den Appetit verringern und den ohnehin Geschwächten dazu bringen kann, Mahlzeiten auszulassen, ist es doppelt wichtig, sich anständig zu ernähren, wenn man krank ist.

Vielleicht empfinden Sie es sogar als Vorteil, wenn Sie infolge einer Erkrankung abnehmen, aber in Wahrheit ist das eine schlechte Nachricht. Wenn man in 3 Monaten oder weniger 10 % seines Körpergewichts verliert, heißt es aufpassen. Was verloren geht, ist nicht Fett, sondern Muskelgewebe, das der Körper bei der Genesung benötigt, um seine Widerstandskraft aufzubauen. Man braucht dann eine starke Atemmuskulatur, um die Lunge frei husten zu können, und starke Muskeln in den Beinen, um wieder mobil zu werden. Zu den Symptomen von Unterernährung gehören Depressionen und Antriebslosigkeit, was leicht dazu führt, dass Betroffene sich nach einer überstandenen Krankheit nicht dazu durchringen können, an wichtigen Rehabilitationsprogrammen teilzunehmen.

Falls Sie sich um jemanden kümmern, der sich gerade von einer Operation oder einer Krankheit erholt, sollten Sie darauf achten, dass er gut isst. Auf Seite 272–274 finden Sie Tipps, wie sich mit nur geringem Aufwand gesunde Mahlzeiten zubereiten lassen.

WO MAN AUFPASSEN SOLLTE

Ob Sie nun von einer Krankheit genesen oder sich einfach nur gesund ernähren möchten – es ist stets von Vorteil, bestimmte Zutaten und Genussmittel nur in geringen Mengen zu sich zu nehmen. Vor allem:

Zucker Er ist schlecht für die Zähne und enthält „leere" Kalorien, die zu einer Gewichtszunahme führen können, ohne einen Vorteil für die Nährstoffzufuhr zu bringen. Besonders problematisch ist Zucker für Diabetiker (siehe S. 108–112 *Bessere Ernährung)*.

Salz Zu viel Salz lässt den Blutdruck ansteigen, was die Gefahr eines Herzinfarkts oder eines Schlaganfalls erhöht. Das größte Problem sind nicht die paar Körner aus dem Salzstreuer, sondern vor allem der hohe Salzanteil in Fertiggerichten. Menschen mit Bluthochdruck oder Herzproblemen sollten ihren Salzkonsum reduzieren.

Alkohol Schweres, regelmäßiges Trinken ruiniert die Gesundheit. Die gemeinhin gültigen Grenzwerte finden Sie in dem Kasten links oben. Die ganze Woche über nichts zu trinken und dann am Wochenende doppelt und dreifach so viel ist keine empfehlenswerte Alternative.

3: Bewegung

Fitness ist ein entscheidender Faktor im Heilungsverlauf. Unzählige Studien belegen, dass Bewegung dazu beiträgt, Krankheiten abzuwehren, und oft hilft, mit chronischen Zuständen klarzukommen bzw. zu verhindern, dass diese sich verschlechtern.

DIE VORTEILE VON FITNESS

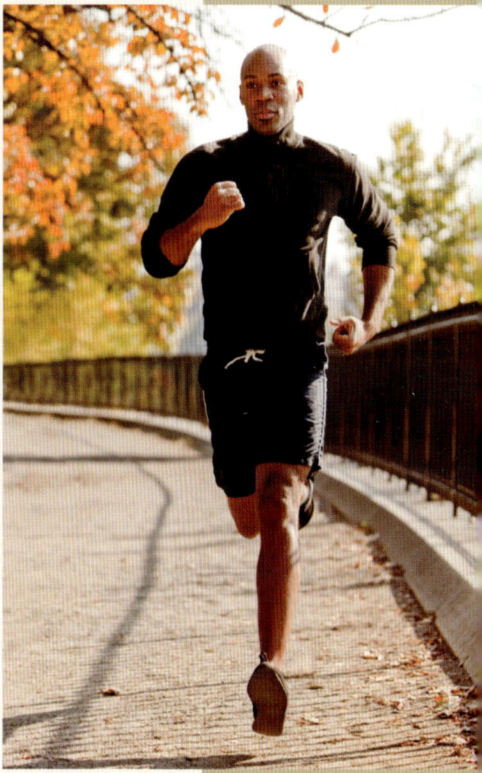

Regelmäßige Bewegung bringt zahlreiche körperliche und mentale Vorteile. Mediziner sind sich einig, dass sie Folgendes bewirken kann:

- Bewegung reduziert die Gefahr eines Schlaganfalls und eines Herzinfarkts. Sport senkt den Blutdruck und erhöht den Spiegel des „guten" Cholesterins (HDL). Das Risiko, Opfer einer Herz-Kreislauf-Erkrankung zu werden, lässt sich so halbieren (siehe S. 134 *Das Herz trainieren* und S. 159 *Aktive Rehabilitation*).
- Bewegung sorgt für einen gesunden Blutzuckerspiegel, womit das Diabetesrisiko sinkt. Das ist besonders wichtig, wenn bei Ihnen die Gefahr besteht, Diabetes Typ 2 zu entwickeln, weil Sie übergewichtig sind, unter hohem Blutdruck leiden oder familiär vorbelastet sind. Diabetikern hilft Bewegung, den Blutzuckerspiegel niedrig zu halten und gesund zu bleiben (siehe S. 112 *Werden Sie aktiv*).
- Bewegung schützt vor diversen Krebsarten, insbesondere Darm-, Gebärmutter- und – bei Frauen nach der Menopause – Brustkrebs.
- Sich sportlich zu betätigen verbessert die geistige Gesundheit und baut Stress ab. Eine 2010 durchgeführte britische Studie kam zu dem Ergebnis, dass Studenten, die viel Sport trieben, psychisch gesünder waren (siehe S. 260 *Sport weckt die Lebensgeister*).
- Reichlich Bewegung erhöht die Knochendichte und beugt somit gegen Osteoporose vor; bei älteren Menschen verlangsamt sie den Knochenabbau.

Hilfe gegen Übergewicht

In Bewegung bleiben bringt einen doppelten gesundheitlichen Vorteil. Fitness hat eine direkte Wirkung auf alle Arten von Krankheit und trägt indirekt zum Wohlbefinden bei, indem sie hilft, das Gewicht unter Kontrolle zu behalten. Übergewichtig oder fettleibig zu sein ist ein Risikofaktor für viele Krankheiten, darunter Herzerkrankungen, Diabetes und

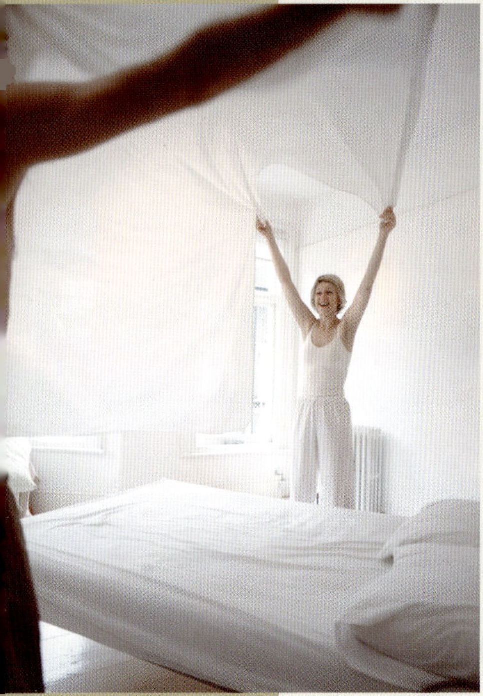

Arthrose. Potenzielle Diabetes-Kandidaten halbieren ihr Risiko schon, wenn sie nur 5 % ihres Gewichts verlieren – stark Übergewichtigen fällt es schwerer, diese Krankheiten zu bekämpfen. Dem Statistischen Bundesamt zufolge ist etwa jeder zweite Deutsche zu dick.

WIE MAN AKTIV BLEIBT

Empfehlenswert sind 30 Minuten mäßiger körperlicher Bewegung an mindestens 5 Tagen in der Woche. Um das gesundheitlich gut zu nutzen, sollte man sich dabei warm und leicht außer Atem fühlen. Sie brauchen diese 30 Minuten nicht auf einmal zu absolvieren, sondern können sich auch über den Tag verteilt betätigen.

Viele Sportarten bringen gesundheitliche Vorteile. Es ist eine Frage der persönlichen Neigung, wie Sie aktiv bleiben. Übungen im Wasser bieten sich bei vielen Indikationen an, darunter Muskel- und Skeletterkrankungen, sowie bei der Rehabilitation nach Operationen, weil sich die Muskeln ohne das Risiko von Stürzen stärken lassen.

Man braucht nicht gleich in ein Fitnessstudio zu gehen oder in einen Sportverein einzutreten, um sich lange genug und richtig zu bewegen. Es ist ohne Weiteres möglich, genauso effektive Betätigungen in den Alltag zu integrieren. Das von der Mayo-Klinik in den USA entwickelte NEAT-System (**N**on-**E**xercise **A**ctivity **T**hermogenesis; zu Deutsch: Verbrennung durch nicht an Sport gebundene Aktivitäten) befasst sich mit dem Bewegungswert alltäglicher Tätigkeiten. Hier ein paar von diesem System inspirierte Vorschläge, wie man sich verstärkt bewegen kann:

Bei der Arbeit Steigen Sie vor Ihrem Fahrtziel aus dem Bus oder der U-Bahn, und gehen Sie den Rest der Strecke zu Fuß. Nehmen Sie möglichst oft die Treppe statt des Aufzugs. Gehen Sie in der Mittagspause zügigen Schrittes zur Kantine.

Zu Hause Laufen Sie mehrmals die Treppen rauf und runter. Packen Sie bei der Hausarbeit ordentlich zu. Zu den Tätigkeiten, die am meisten bringen, gehören Staubsaugen, Aufwischen, Bettwäsche wechseln, Fenster putzen und Bad oder Herd schrubben.

Unterwegs mit den Kindern Bringen Sie die Kinder zu Fuß zur Schule oder in den Kindergarten, oder gehen Sie mit ihnen einkaufen.

Im Garten Zweige stutzen, Rasen mähen, Harken, Hacken, Jäten, Pflanzen – alles Tätigkeiten, die viele Übungen eines Workouts im Fitnessstudio beinhalten. Sie können bei der Gartenarbeit so viele Kalorien verbrennen wie beim Laufen, Radfahren oder Schwimmen.

Freizeitaktivitäten Ob Sie nun schwimmen, tanzen, Yoga machen, radfahren oder laufen – integrieren Sie Ihre Lieblingsaktivitäten in Ihren Tages- bzw. Wochenrhythmus.

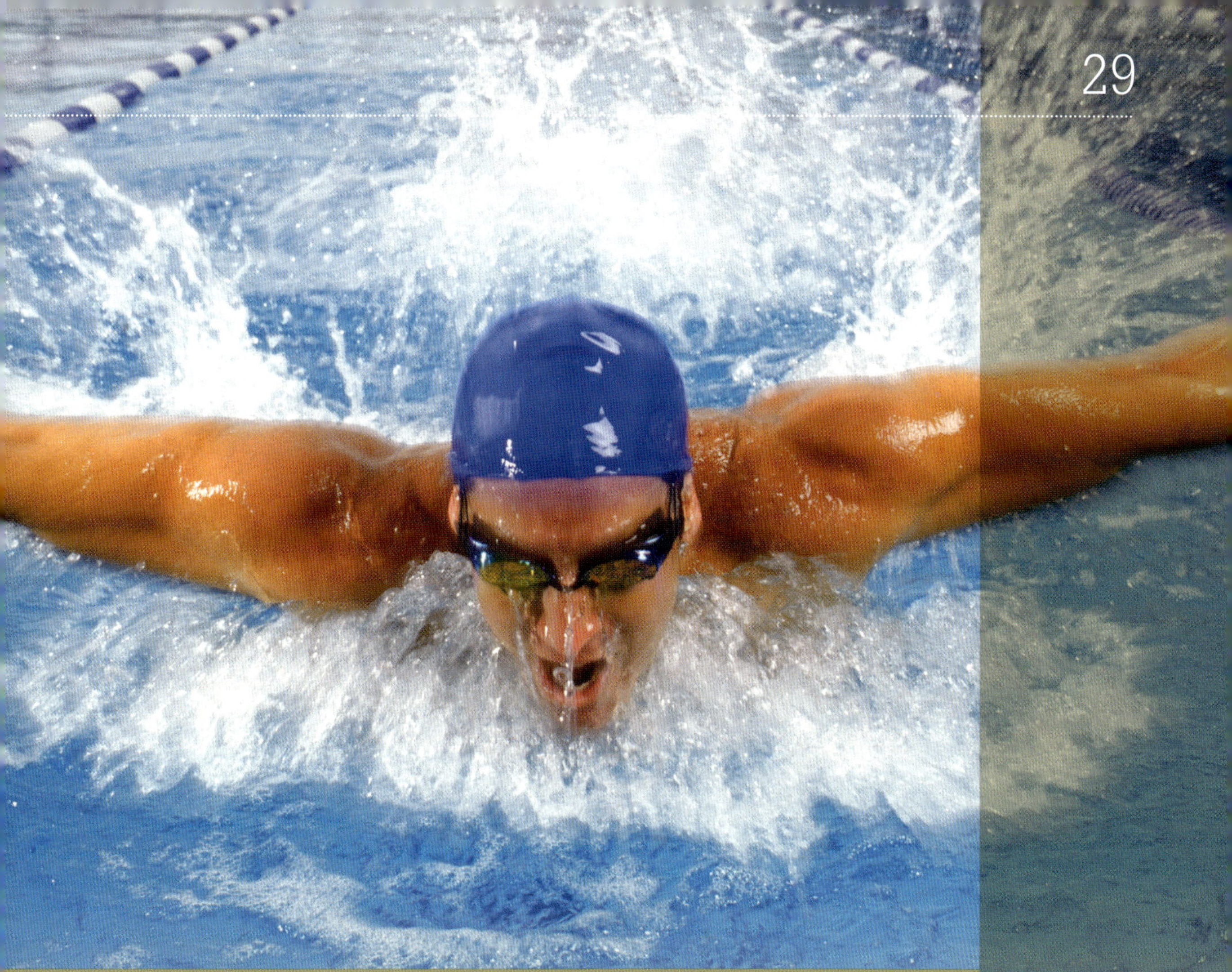

ExpertenSicht

HEILENDE SCHWIMMZÜGE

Wie Schwimmen einem Patienten mit künstlicher Hüfte wieder auf die Beine half

Die Shaw-Methode zum Heilen durch Schwimmen wurde von dem Briten Steven Shaw entwickelt. Hier beschreibt er, wie Hydrotherapie einem Arthrose-Patienten half.

„Ein Mann in den Fünfzigern kam zu uns, weil er eine künstliche Hüfte bekommen sollte. Er hatte sich vorgenommen, vor der OP den Schmetterlingsstil zu lernen. Von Brustschwimmen wird nach einem Hüftersatz abgeraten, weil man dann den Fuß nicht mehr ganz auswärts drehen kann.

Er war schon wenige Tage nach der Entlassung aus dem Krankenhaus wieder im Wasser und schwamm Bahn für Bahn. Der Schmetterlingsstil ist optimal für Menschen mit künstlicher Hüfte, weil er den Rücken öffnet und stärkt. Die Ärzte staunten, wie schnell der Mann seine Krücken los wurde. So etwas hatten sie noch nicht gesehen.“

4: Schlaf

Nur wenig erfrischt Körper und Geist so sehr wie guter Schlaf. Und wir wissen heute, dass dies weitgehend auf die Beziehung zwischen physiologischen Vorgängen, die während des Schlafens im Körper stattfinden, und dem Immunsystem zurückzuführen ist.

DIE HEILKRAFT DES SCHLAFS

Wir alle kennen das: Man fühlt sich schlecht, wenn man zu Bett geht, aber am Morgen nach dem Aufwachen hundertmal besser. Das liegt aber nicht nur an der Ruhe, denn während wir schlafen, arbeitet das Immunsystem auf Hochtouren: Es bekämpft Keime und setzt Hormone frei, die beschädigtes Gewebe reparieren. Die Verbindung zwischen dem Immunsystem und Schlaf wirkt übrigens in beide Richtungen: Während Schlafmangel die Immunfunktion beeinträchtigt, stört ein angegriffenes Immunsystem den regenerierenden Schlaf. Diesen Teufelskreis zu unterbrechen kann beträchtlich zur Genesung beitragen.

WIE VIEL SCHLAF BRAUCHT DER MENSCH?

Manchen Menschen scheinen 5 Stunden Schlaf pro Nacht zu reichen, andere meinen, sie bräuchten 8 Stunden und mehr. Professor Colin Espie, Direktor des Schlaflabors der Universität Glasgow, schätzt, dass Erwachsene durchschnittlich 7–8 Stunden Schlaf in der Nacht

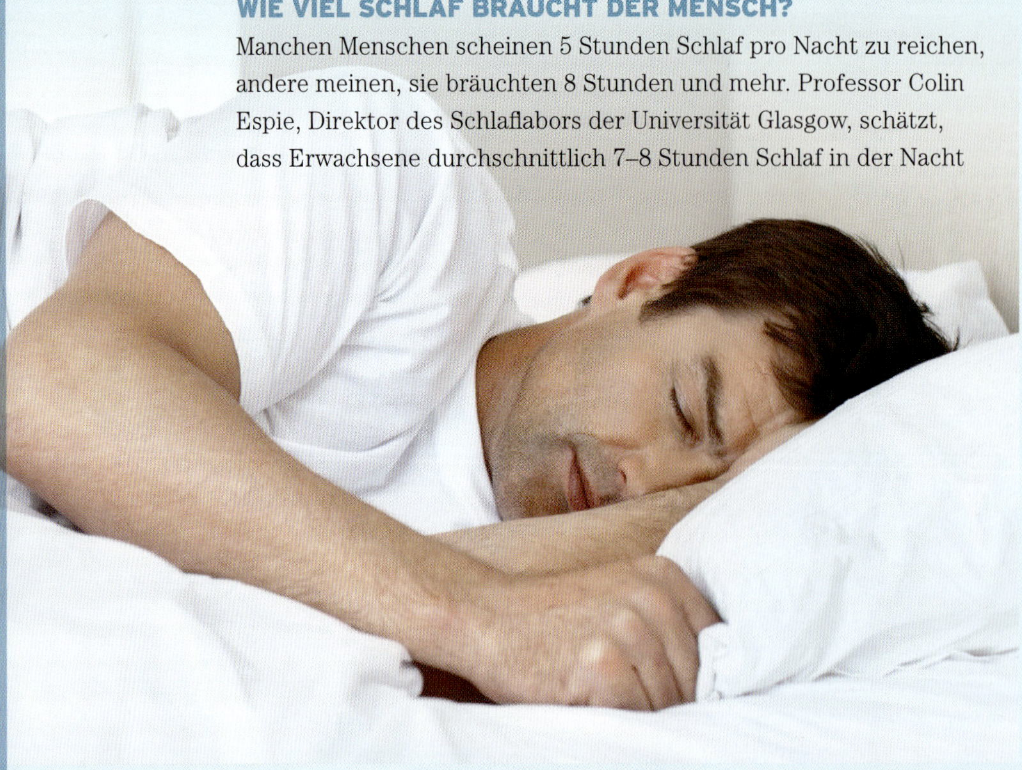

Entspannungsübung

Sind Sie gestresst? Wenn ja, dann probieren Sie doch einmal folgende Technik aus, die am Massachusetts General Hospital gelehrt wird, das in der Mind-Body-Medizin weltweit führend ist:

1 Wählen Sie ein Wort, einen kurzen Satz, eine Klangfolge oder ein Gebet, die Ihnen etwas bedeuten.

2 Sitzen Sie ruhig in einer bequemen Haltung, und schließen Sie die Augen.

3 Entspannen Sie Ihre Muskeln, ausgehend von den Füßen zu Waden, Bauch, Schultern, Hals und Kopf.

4 Atmen Sie ruhig und natürlich, und sagen Sie beim Ausatmen leise Ihr Mantra.

5 Sobald Ihnen andere Gedanken kommen, wiederholen Sie Ihr Mantra.

6 Fahren Sie auf diese Weise 10–20 Minuten fort.

7 Lassen Sie Ihr Bewusstsein zurückkehren. Öffnen Sie die Augen und bleiben Sie 1–2 Minuten sitzen, bevor Sie aufstehen.

8 Machen Sie diese Übung ein oder zwei Mal täglich. Gute Zeiten sind vor dem Frühstück und vor dem Abendessen.

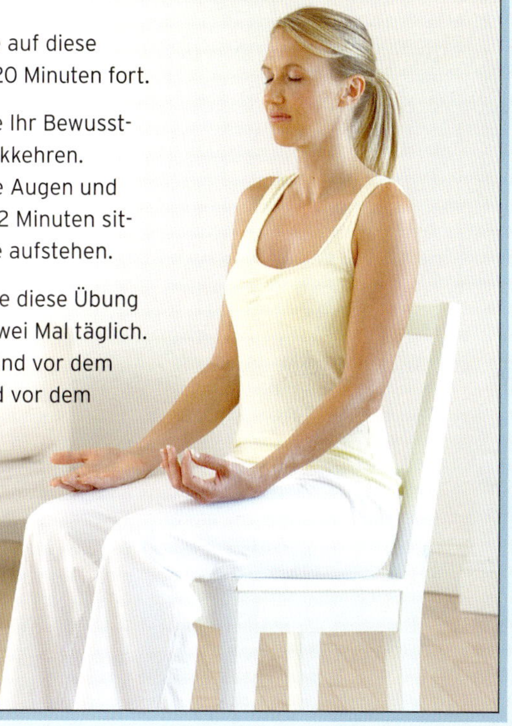

benötigen und später im Leben mit 6 Stunden auskommen, wobei die einen mehr brauchen, die anderen weniger. Der Mensch benötigt Schlaf, um tagsüber gut zu funktionieren – körperlich, mental und emotional. Wer sich beim Aufwachen erfrischt fühlt und seine täglichen Aktivitäten ausführen kann, ohne vor Müdigkeit die Konzentration zu verlieren, bekommt vermutlich ausreichend Schlaf.

STRESS UND SCHLAF

Schlaflosigkeit kann die Folge von Stress im Alltag sein. Man kann schwer einschlafen, wenn einen Sorgen erdrücken. Sei es beruflicher Ärger oder ein privates Problem – wir haben alle schon schlaflose Nächte durchlebt, in denen die Gedanken immer wieder zu etwas gerade Erlebtem zurückkehren oder uns die Furcht vor einem anstehenden Ereignis quält. Falls Sie diese Art von Schlafstörungen bei sich feststellen, sollten Sie versuchen, die Ursache in den Griff zu bekommen – dann löst sich das Schlafproblem von selbst.

Zunächst aber lässt sich schon eine ganze Menge tun, um die Auswirkungen des Stressfaktors zu reduzieren und Körper und Seele auf eine erholsame Nacht vorzubereiten. Diverse Entspannungsübungen, die sich tagsüber und abends vor dem Zubettgehen anbieten, helfen dabei. Ein guter Einstieg ist die Entspannungsübung auf Seite 31 – entweder, wie gezeigt, auf einem Stuhl oder im Bett liegend. Die Atemübung auf Seite 250 eignet sich ebenfalls, um Spannungsgefühle abzubauen. Viele Menschen lenken ihre Gedanken auch mittels Visualisieren von den täglichen Sorgen ab. Stellen Sie sich vor, weit weg von jedem Ärgernis zu sein. Siehe auch S. 223 *Visualisieren Sie.*

EIN GUTER NACHTSCHLAF – WAS HILFT, WAS STÖRT

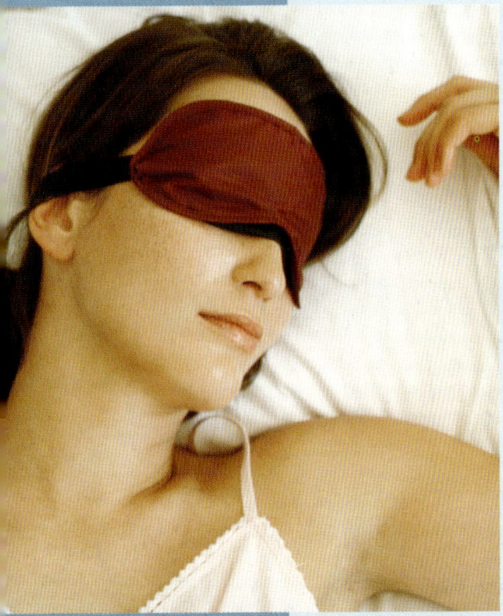

Der Begriff „Schlafhygiene" beschreibt die optimalen Bedingungen, die einen guten Schlaf fördern. Dazu gehören das Vermeiden von Stimulanzien, das Schaffen einer schlaffreundlichen Umgebung sowie das Einüben einer Zubettgehroutine. Lesen Sie, was hilft und was stört:

Das hilft Bewegen Sie sich während des Tages reichlich. Wer körperlich fit ist, findet leichter in den Schlaf.

Das hilft Lüften Sie vor dem Zubettgehen das Schlafzimmer.

Das hilft Falls Sie auswärts besser schlafen, sollten Sie zu Hause vielleicht Bettdecke und Kissen auswechseln.

Das hilft Baden Sie bis eine Stunde vor dem Schlafengehen nicht mehr.

Das hilft Stellen Sie fest, was Ihr Schlafmuster stören könnte – zum Beispiel kurz vor der Bettzeit fernsehen oder im Internet surfen. Schreiben Sie auf, was Sie abends tun und wie Sie danach schlafen.

Das hilft Wenn es zu hell ist, nehmen Sie eine Schlafmaske. Sollte es zu laut sein, helfen Ohrstöpsel.

Das hilft Gewöhnen Sie sich ein Ritual an – lesen Sie oder hören Sie Musik, bevor Sie die Zähne putzen und sich fürs Bett fertig machen.

Das hilft Sind Sie nach 15 Minuten noch immer nicht eingeschlafen, tun Sie etwas Entspannendes in einem anderen Raum.

Das hilft Indem Sie morgens stets zur gleichen Zeit aufstehen – auch nach einer schlechten Nacht –, etablieren Sie einen gesunden Schlafrhythmus.

Das stört Koffein (Kaffee, Tee und Cola), Nikotin oder scharf gewürzte bzw. süße Gerichte am Abend. Zwischen der letzten Mahlzeit und dem Zubettgehen sollten 4–6 Stunden liegen.

Das stört Alkohol kurz vor dem Schlafengehen. Trinken Sie mindestens 4 Stunden vorher nichts mehr, sonst schlafen Sie womöglich schnell ein,

ExpertenSicht

ENTSPANNT DURCH DIE NACHT

Wie das Erlernen von Entspannungstechniken, die zu besserem Schlaf führen, einer Krebspatientin half

Der britische Psychologe Dr. Ray Owen stellte fest, dass Patienten seelisch und körperlich stark profitieren, wenn sie Entspannungstechniken erlernen. Hier erzählt er die Geschichte einer seiner Patientinnen:

„Eine Krebspatientin konnte nicht schlafen aus Angst, ihr Krebs könne wiederkehren, eine Angst, die in den frühen Morgenstunden noch realer erschien. Aber auch tagsüber machte sie sich viele Sorgen. Das stresste sie, was zu Muskelschmerzen führte, und sie schrie ihre Kinder an.

Der Hausarzt empfahl ihr eine einfach durchzuführende Entspannungsübung. Sie sollte alle Muskeln anspannen und wieder entspannen und sich dann auf das Atmen konzentrieren. Täglich etwa 20 Minuten lang. Wenn sie nachts verängstigt aufwachte, auch dann.

Mit einiger Übung merkte die Frau, wie sie sich ruhiger fühlte, lernte „loszulassen“, wenn sich Spannung aufbaute. Dank ihrer Übung konnte sie wieder einschlafen.

Besser ausgeruht verfügte sie nun über mehr Energie am Tag und schaffte mehr. Da sie entspannter war, schmerzten ihre Muskeln weniger und sie stellte fest, dass sie mit dem normalen Alltagsstress besser umgehen konnte.“

wachen aber mitten in der Nacht auf, weil dann die sedierende Wirkung des Alkohols nachlässt.

Das stört Hungrig oder aber mit vollem Magen zu Bett zu gehen. Essen Sie etwas Leichtes im Laufe des Abends.

Das stört Kraftübungen kurz vor der Bettruhe. Es sollten mindestens 2 Stunden zwischen dem Training und der Bettruhe liegen.

Das stört Ein zu warmes bzw. zu kaltes Schlafzimmer. Am besten sind Temperaturen um die 18 °C.

Das stört Ein tickender Wecker dicht neben dem Bett. Stellen Sie ihn irgendwo hin, wo Sie ihn nicht hören können.

Das stört Sich stundenlang hin und her zu wälzen, wenn man nicht einschlafen kann. Stehen Sie auf, und trinken Sie ein Glas warme Milch. Milch enthält Tryptophan, das entspannend wirkt.

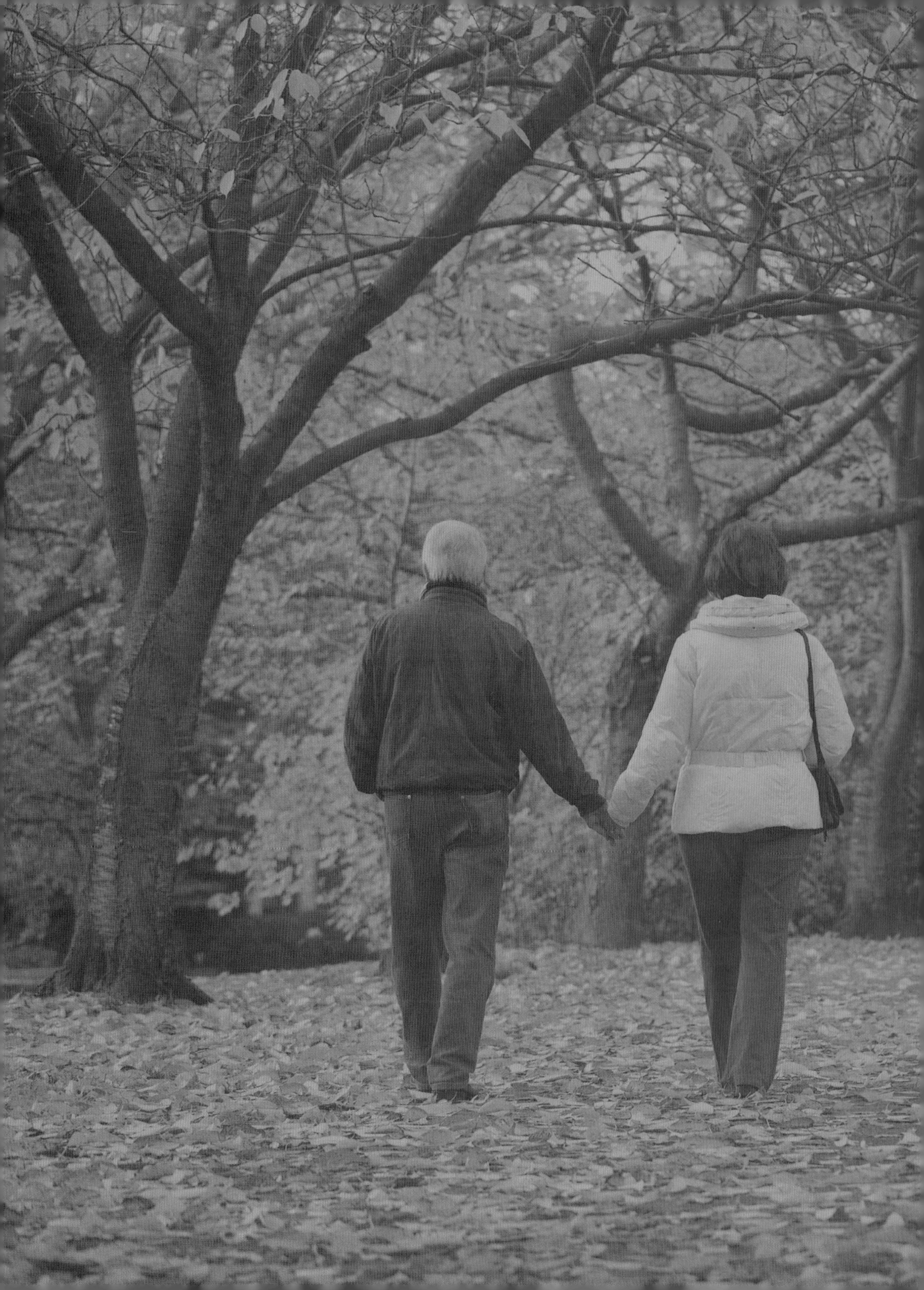

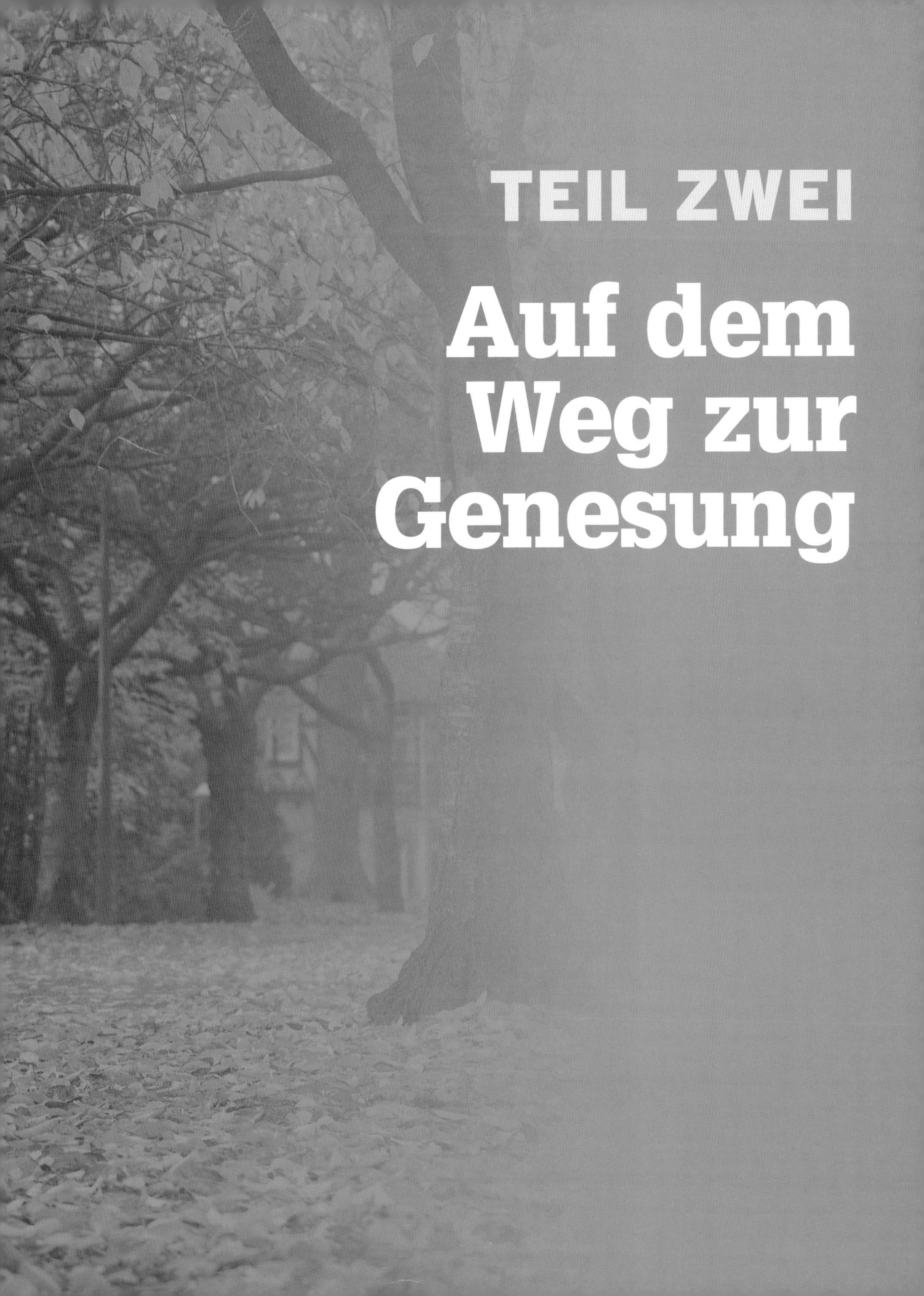

TEIL ZWEI

Auf dem Weg zur Genesung

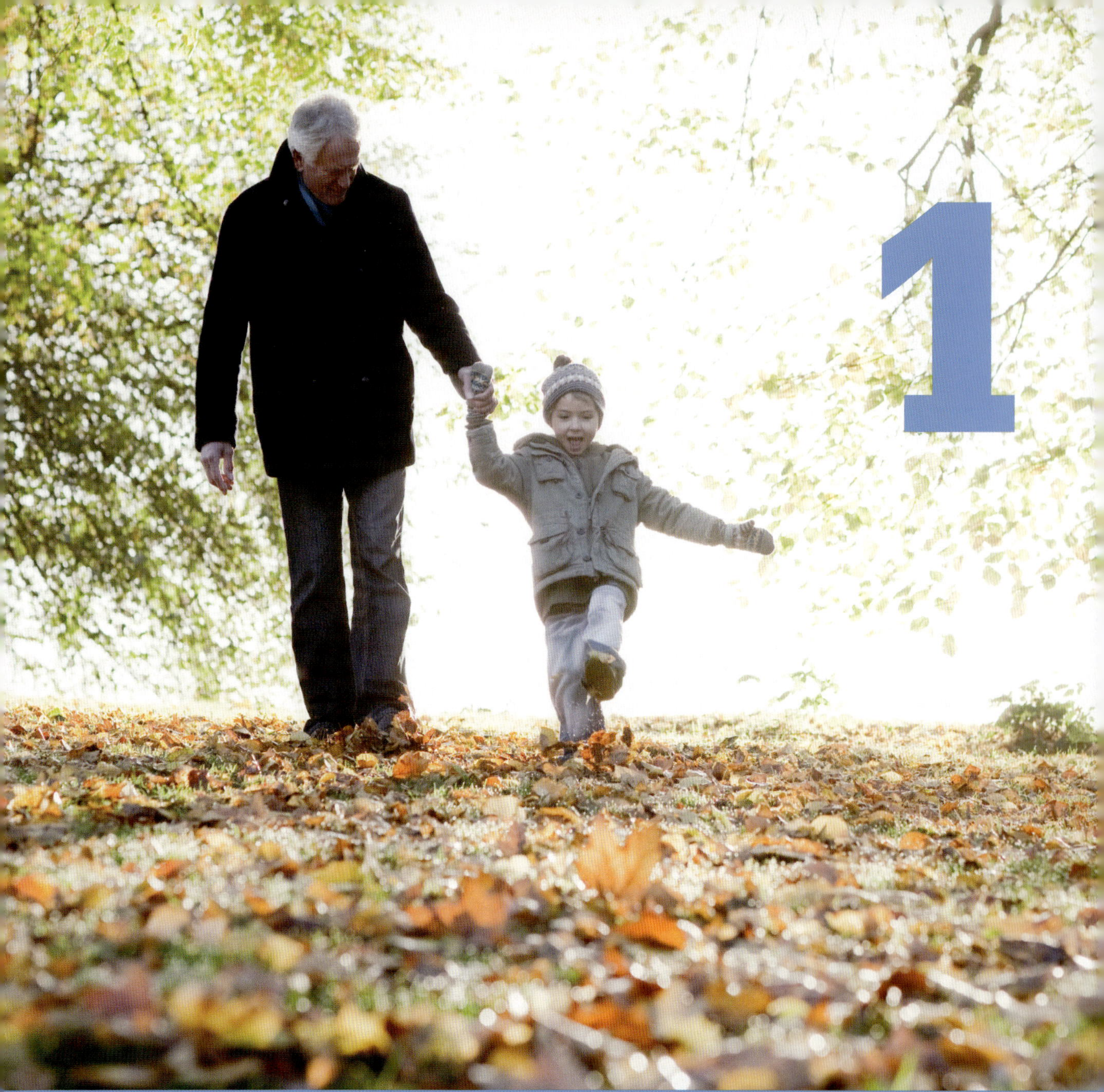

1

Mit Beschwerden umgehen

Ob „Zipperlein“ oder ernstere Erkrankung: Hier erfahren Sie, was zu tun ist, wenn es Ihnen einmal nicht gutgeht.

Lernen, wie man sich richtig verhält

Der Körper hat eine enorme Fähigkeit zur Selbstheilung – das bedeutet, dass sich die meisten Erkrankungen nach ein paar Wochen erledigt haben. In einigen Fällen kann man die Genesung mithilfe einfacher Hausmittel oder frei verkäuflicher Medikamente beschleunigen. Es ist jedoch sehr wichtig zu unterscheiden, welche Erkrankungen man selbst behandeln kann und bei welchen man den Arzt anrufen sollte oder, in ernsteren Fällen, den Notarzt. Zwar gibt es viele Beschwerden, die keinen Arzt erfordern, doch Sie sollten immer Hilfe holen, wenn die Symptome schwer sind oder die betroffene Person besonders anfällig oder schwach ist; zu dieser Gruppe gehören Babys und Kleinkinder, alte Menschen und alle, die unter Vorerkrankungen leiden. In weniger besorgniserregenden Fällen hingegen bietet sich eine Reihe von Maßnahmen an, die Sie ergreifen können, um die Symptome zu lindern, die Genesung zu beschleunigen und Rückfälle zu verhindern.

HAUSMITTEL AUF DEM PRÜFSTAND

Viele von uns kennen traditionelle Hausmittel, die bei alltäglichen Beschwerden wie Erkältung, Sodbrennen oder Wespenstichen Erleichterung bringen sollen. Aber helfen sie wirklich? Es überrascht vielleicht, dass es für vieles aus der Volksmedizin wissenschaftlichen Rückhalt gibt. Aber woher soll man wissen, was funktioniert und was nicht? Muss man wirklich einen „Schnupfen füttern, Fieber aushungern“, wie eine alte Regel besagt? Wirkt Joghurt tatsächlich gegen Scheidenpilz? Hilft Honig bei Husten? Stimuliert Echinacea (Sonnenhut) das Immunsystem? Dieses Kapitel enthält Antworten nicht nur auf all diese Fragen, sondern noch auf viele weitere.

WANN ÄRZTLICHE HILFE NÖTIG IST

Für Ihre eigene Gesundheit und die Ihrer Familie ist es wichtig zu wissen, wann die Hilfe eines Arztes eingeholt werden sollte – ob gleich am Anfang einer Erkrankung oder wenn die heimische Behandlung nicht angeschlagen hat. Allgemein gesprochen ist es klug, sich Rat und Hilfe zu holen, wenn die Symptome nach einer gewissen Zeit der Behandlung zu Hause nicht besser werden, wenn sie sich verschlechtern oder wenn zusätzliche Symptome auftreten. Vertrauen Sie Ihrer Intuition, und wenn Sie sich Sorgen machen, fragen Sie den Arzt. Haben Sie keine Angst, er könnte sagen: „Da hätten Sie mich nun nicht gebraucht.“

Unpässlichkeiten, die Sie zu Hause behandeln können

Bei folgenden Erkrankungen und Symptomen ist eine Behandlung mit Hausmitteln möglich, solange die Beschwerden nur leicht sind und nicht lange andauern:

- Insektenstiche
- Verstopfung
- Hautausschlag bei Allergie
- Husten
- Durchfall
- Verdorbener Magen
- Leicht erhöhte Temperatur
- Heuschnupfen
- Kopfschmerzen
- Sodbrennen
- Kleine Verletzungen
- Zahnfleischgeschwür
- Verstopfte oder triefende Nase
- Halsschmerzen
- Leichter Sonnenbrand
- Erkältung
- Erbrechen

WANN DER ARZT ODER DER RETTUNGSWAGEN GERUFEN WERDEN MUSS

Jede Verletzung oder Erkrankung, die das Leben oder die Gesundheit eines Menschen in Gefahr bringt, ist ein medizinischer Notfall, der umgehend ärztlich behandelt werden muss.

Zu den Symptomen und Krankheitserscheinungen, die sofort behandelt werden müssen, gehören:

- Atemnot oder Kurzatmigkeit, die das Sprechen behindern oder unmöglich machen
- Plötzliche Verwirrung, unnatürliche Müdigkeit oder Schwierigkeiten, aus dem Schlaf zu erwachen
- Schluckunfähigkeit
- Brustschmerzen, vor allem, wenn sie von Hals, Kiefer oder Armen ausgehen oder von Schwitzen, Atemnot, Benommenheit oder Erbrechen begleitet sind
- Lähmung oder Schwäche, insbesondere auf einer Seite des Gesichts oder Körpers
- Ein Asthma-Anfall, der trotz Einnahme der üblichen Medikamente länger als 10 Minuten andauert
- Schmerzen in der Wade, begleitet von Brustschmerz, Atemnot oder Aushusten von Blut
- Plötzliche sehr starke Kopfschmerzen
- Plötzliche Erblindung oder Sehstörungen

In diesen Fällen sofort den EU-weiten Notruf 112 anrufen oder die betroffene Person in die Notaufnahme des nächsten Krankenhauses bringen

Rufen Sie innerhalb eines Tages den Arzt, wenn Folgendes auftritt:

- Dramatische Verschlechterung aller Symptome und Krankheitserscheinungen, die nicht als Notfälle (links) aufgeführt sind
- Stärker werdende Schmerzen
- Hohes Fieber
- Erbrechen, das länger als 24 Stunden anhält
- Unerklärliches Bluten aus einer Körperöffnung oder Blut in Urin, Stuhl, Auswurf oder Erbrochenem
- Eine Hautinfektion oder Wunde, die heiß und rot wird, pochend schmerzt oder eitert
- Harnverhaltung
- Plötzliche oder schwere Verstopfung, besonders bei über 50-Jährigen, oder wenn Blut im Stuhl ist oder Bauchschmerzen dazukommen
- Unerklärlicher beträchtlicher Gewichtsverlust über 2 Monate oder länger
- Heiserkeit, die länger als 2 Wochen andauert
- Halsschmerzen mit Fieber, geschwollenen Lymphknoten am Hals und Schmerzen beim Schlucken

MAN MUSS NICHT IMMER GLEICH ZUM ARZT GEHEN

Manchmal müssen Sie ärztliche Hilfe in Anspruch nehmen, für sich oder einen Angehörigen. Sie gehen dann zu Ihrem Hausarzt oder bitten ihn um einen Hausbesuch. Wenn es dringend ist, fahren Sie in die Notaufnahme Ihres örtlichen Krankenhauses oder rufen den EU-weiten Notruf 112 an. Aber oft spüren Sie selbst, dass eine Unpässlichkeit nichts Ernstes ist. Dann brauchen Sie nur einen Rat, wie Sie sich weiterhin verhalten sollen, oder ein leichtes Arzneimittel. In diesem Fall gibt es noch eine andere Quelle für Hilfe und Rat, die Sie meist schnell erreichen können. Und das ist Ihr Apotheker.

BERATUNG IN DER APOTHEKE

Apotheker haben ein Studium der Pharmazie absolviert und kennen sich mit Medikamenten und Heilpflanzen bestens aus. Deshalb können sie Ihnen fachkundig wertvollen Rat erteilen. Sie schlagen Ihnen zu den Beschwerden, die Sie ihnen beschrieben haben, die passenden frei verkäuflichen, das heißt nicht rezeptpflichtigen Medikamente vor. Apotheker wissen über die bekannten Nebenwirkungen von Medikamenten, ob verschreibungspflichtig oder nicht, Bescheid und informieren Sie, wie man diese Nebenwirkungen gering halten oder ihnen entgegenwirken kann. Ein Apotheker wird Sie auch über die möglichen Wechselwirkungen einer Arznei mit anderen Medikamenten, Nahrungsmitteln, pflanzlichen Präparaten oder Nahrungsergänzungsstoffen aufklären. Unter Umständen legt er Ihnen auch nahe, ärztlichen Rat einzuholen. Das sollten Sie auch tun, wenn Sie trotz der Empfehlung des Apothekers unsicher sind, ob das betreffende Präparat für Sie richtig ist.

Apotheker können Ihnen fachkundig wertvollen Rat erteilen

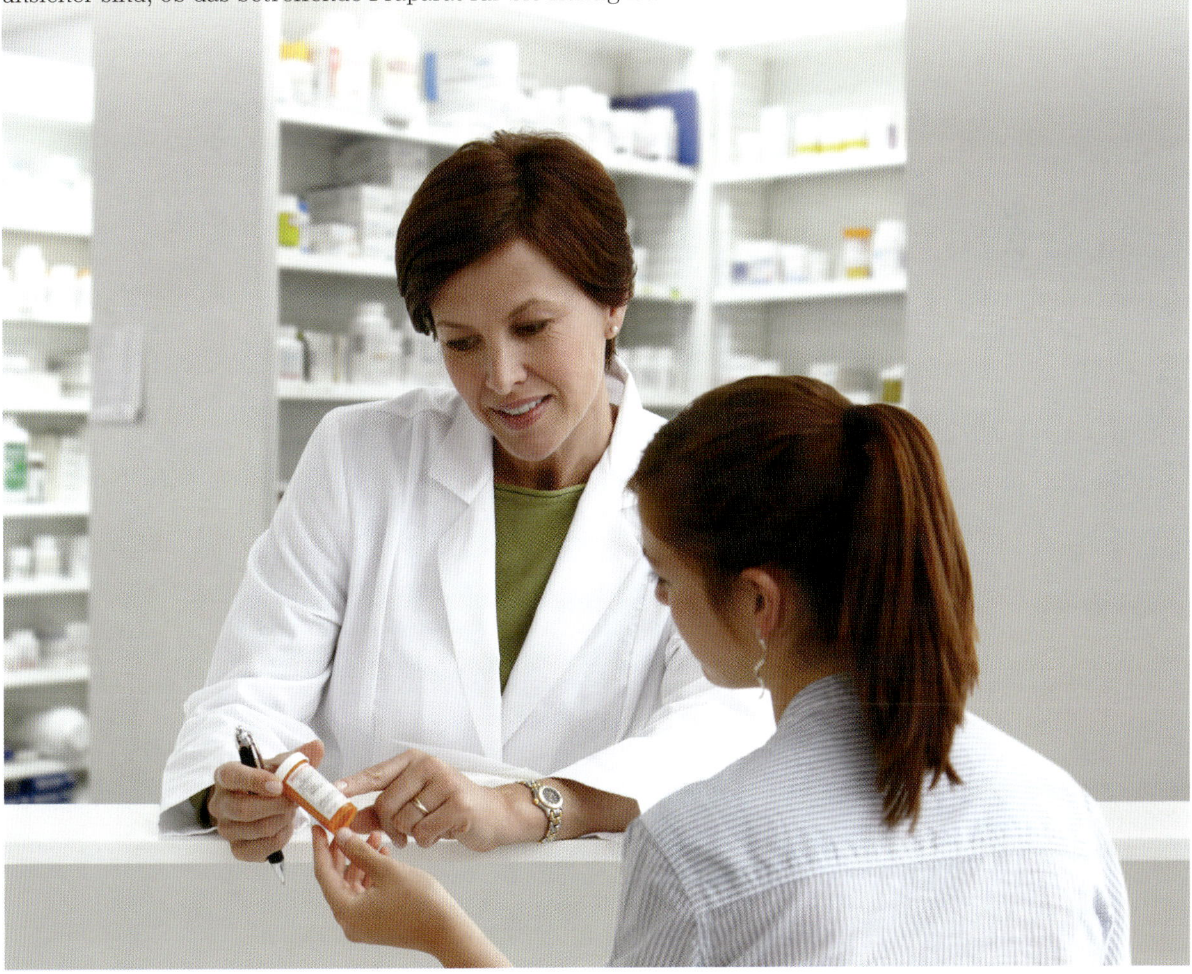

Erkrankungen der Atemwege

Jeder Erwachsene bekommt im Durchschnitt zwei- bis dreimal im Jahr eine Erkältung oder sogar eine Grippe. Asthma und Heuschnupfen sind ebenfalls häufig. In all diesen Fällen kann eine vernünftige Behandlung zu Hause die Besserung fördern.

Benutzen Sie Papiertaschentücher, um zu verhindern, dass sich die Erkältungsviren verbreiten

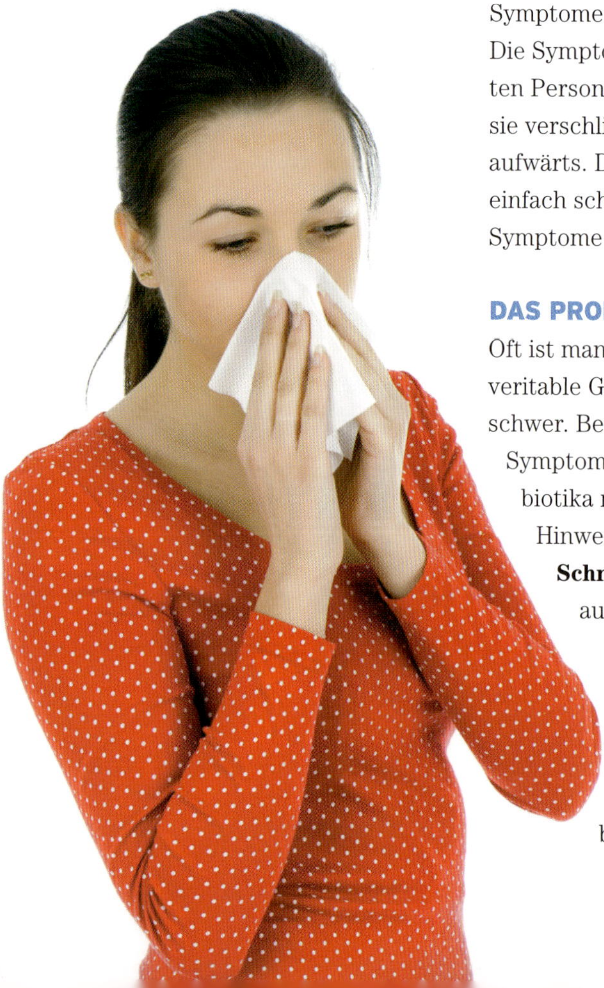

Erkältung und Grippe

Bei den meisten Infektionen der oberen Atemwege, wie Erkältungen (grippale Infekte) oder den meisten Arten von Influenza (Grippe), entzünden sich die Schleimhäute in Nase und Rachen. Die Nase trieft, der Hals ist entzündet, man hustet. Im Fall von Grippe werden diese Symptome meist begleitet von Fieber, Gliederschmerzen und Kopfweh. Die Symptome beginnen etwa 2–5 Tage, nachdem Sie mit einer infizierten Person oder mit etwas, das sie berührt hat, in Kontakt waren, und sie verschlimmern sich 2–3 Tage lang; dann geht es langsam wieder aufwärts. Diese Probleme sind meist nicht ernst, doch man fühlt sich einfach schlecht. Zum Glück kann man einiges unternehmen, um die Symptome zu lindern und die Genesung zu beschleunigen.

DAS PROBLEM ERKENNEN

Oft ist man sich nicht sicher, ob man nun schwer erkältet ist oder eine veritable Grippe hat. Selbst Ärzte erkennen den Unterschied manchmal schwer. Beides sind Infektionen der oberen Atemwege mit ähnlichen Symptomen, und beide werden von Viren verursacht, weshalb Antibiotika nicht helfen – sie wirken nur gegen Bakterien. Es gibt aber Hinweise, um eine Erkältung von einer Grippe zu unterscheiden:

Schnupfen Üblich bei einer Erkältung, tritt aber gelegentlich auch bei einer Grippe auf.

Husten Üblich sowohl bei einer Erkältung als auch bei einer Grippe. Bei einer Erkältung ist der Husten oft von Schleim (Auswurf) begleitet, während bei einer Grippe der Husten meist trocken und sehr schmerzhaft ist.

Halsschmerzen Gehen oft einer Erkältung voraus oder begleiten sie, treten manchmal aber auch bei einer Grippe auf.

Triefende Nase Oft Symptom einer Erkältung, meist nicht einer Grippe; eine verstopfte Nase ist ebenfalls eher für eine Erkältung typisch.
Schüttelfrost Üblich bei Fieber, das durch eine Grippe verursacht wird; bei einer Erkältung selten.
Fieber Die Temperatur ist bei Grippe fast immer erhöht, kann sogar hoch sein (mehr als 38 °C), und zwar 2–3 Tage lang. Fieber tritt bei einer Erkältung seltener auf, und wenn, dann meist in Form leicht erhöhter Temperatur.
Gliederschmerzen Wenn Sie sich sehr krank fühlen und kaum aus dem Bett kommen, handelt es sich mit ziemlicher Sicherheit um Grippe. Erkältungen können zwar mit allgemeinen Schmerzen einhergehen, doch diese sind weniger häufig und geringer.
Kopfschmerzen Häufig bei einer Grippe, selten bei einer Erkältung
Abgeschlagenheit und allgemeines Krankheitsgefühl Das Kennzeichen einer Grippe, es kann aber auch bei einer Erkältung auftreten. Bei einer Grippe fühlt man sich extrem schlecht, und das kann über viele Tage oder sogar Wochen anhalten.

PRAXIS-KNOWHOW

Die Luft befeuchten

Eine der besten Möglichkeiten, die Reizung der Schleimhäute zu lindern, besteht darin, der Luft Wasserdampf zuzuführen. Das geht mit einem Luftbefeuchter, oder indem man Wasserschüsseln auf die Heizkörper stellt. Alternativ kann man sich ein Weilchen in ein dampfiges Badezimmer setzen. Trockene Luft trocknet die Schleimhäute aus, was eine verstopfte Nase, Halsentzündung und Husten fördert. Wenn Sie einen Luftbefeuchter verwenden, müssen Sie das Wasser und – falls vorhanden – den Filter täglich austauschen und das Gerät regelmäßig reinigen. Sonst erreichen Sie das Gegenteil: Das Gerät wird zur Keim- und Schimmelsporenschleuder.

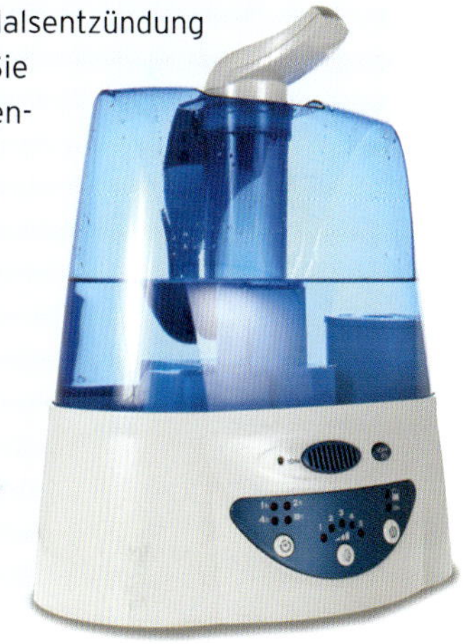

In den meisten Fällen ist der einzige Unterschied zwischen einer Erkältung und einer Grippe, dass man sich bei einem Grippeanfall für längere Zeit sehr viel schlechter fühlt. Es ist jedoch wichtig, die Warnsignale zu erkennen, falls die Infektion auf die Lunge übergegriffen hat (siehe S. 44: *Und wenn es mir schlechter geht?*).

Erkältungs- und Grippesymptome verschwinden meist nach einer Woche, wobei Husten zwei oder drei Wochen andauern kann. Auf den folgenden Seiten erfahren Sie, wie Sie die Symptome lindern können.

PASSEN SIE AUF SICH AUF

Sie erholen sich schneller, wenn Sie sich pflegen, anstatt den Infekt tapfer durchzustehen. Quälen Sie sich nicht zur Arbeit, wenn Sie sich krank fühlen. Bleiben Sie zu Hause, vor allem, wenn Sie Fieber und starken Husten haben – so wird es Ihnen schneller besser gehen, und Sie stecken Ihre Kollegen nicht an. Halten Sie Bettruhe, wenn Sie sich abgeschlagen fühlen – Schlaf hilft Ihrem Immunsystem bei der Bekämpfung des Infekts. Essen Sie Kost, die reich an infektionsbekämpfenden Nährstoffen ist (siehe S. 44: *Top-Tipps*), und meiden Sie staubige oder verräucherte Räume, die Ihr Befinden verschlechtern. Ruhe und Schlaf sind zwar wichtig, aber Forschungen zeigen, dass bei einer Atemwegserkrankung leichte körperliche Bewegung das Immunsystem stärkt und dazu beitragen kann, das Fieber zu bekämpfen. Aber strengen Sie sich nicht an – kräftezehrende Übungen können zu einem Rückfall führen. Wenn Sie erkältet sind oder eine Grippe haben, sollten Sie viel trinken, damit der Schleim locker bleibt und der Körper nicht austrocknet. Viel trinken wirkt zudem Verstopfung entgegen, da es den Feuchtigkeitsverlust durch Schleimbildung und Fieber ausgleicht. Wasser, Säfte und Suppen sind ideal, während Alkohol und Kaffee zu meiden sind.

ERGÄNZUNGSMITTEL KÖNNEN HELFEN

Beim ersten Anflug einer Erkältung oder Grippe können Sie ein Mittel mit Echinacea-Extrakt nehmen. Dieses Heilkraut hilft laut Forschungsergebnissen, die 2007 in der wissenschaftlichen Zeitschrift *The Lancet Infectious Diseases* veröffentlicht wurden, gegen Erkältungssymptome. Forscher fassten in einer Metastudie die Ergebnisse von 14 Studien mit mehr als 2900 Probanden zusammen und stellten fest, dass die Einnahme von Echinacea, entweder allein oder in Kombination mit anderen Arzneimitteln, das Risiko einer Infektion um 58 % senkte und die durchschnittliche Dauer einer Erkältung um 1,4 Tage verkürzte. Da Echinacea offenbar das Immunsystem stärkt, dürfen Menschen mit Autoimmunerkrankungen, etwa Multipler Sklerose und Rheumatoider Arthritis, es nicht nehmen.

Einigen Studien zufolge kann Zink, nach den ersten Symptomen eingenommen, ebenfalls dazu beitragen, die Dauer der Erkältung abzukürzen. Nehmen Sie ein Ergänzungsmittel, aber keine Zink-Nasensprays, da diese Ihren Geruchssinn schädigen können. Zink in Kombination mit einer hohen Dosis (2 g) Vitamin C soll noch wirkungsvoller sein. Außerdem zeigen Studien laut einer Auswertung am Alfa Institute of Biomedical Sciences in Athen, dass Nahrungsergänzungsmittel mit „guten Bakterien" (z. B. Lactobacillus) die Schwere und Dauer von Erkältungs- und Grippesymptomen mindern können – wenn auch nicht die Wahrscheinlichkeit einer Infektion.

TRINKEN UND GURGELN

Hinter dem althergebrachten Rat, warme Zitrone zu trinken, steckt Wissenschaft. Zitronen sind reich an Vitamin C, das die Funktion der Makrophagen fördert; Makrophagen sind weiße Blutkörperchen, die Viren zerstören können. Zitrone verringert auch

Richtig oder Falsch?

„Schnupfen füttern, Fieber aushungern"

Bei Schnupfen stimmt's, bei Fieber kommt es darauf an Der althergebrachte Rat bedeutet, dass man bei Erkältung essen soll, bei Fieber nicht. Es scheint erwiesen zu sein, dass eine Mahlzeit die antivirale Reaktion des Körpers anregt, die antibakterielle aber senkt. Deshalb ist Essen gut gegen den stets von Viren verursachten Schnupfen und auch gegen das ihn evtl. begleitende Fieber. Da Fieber aber auch von einer bakteriellen Infektion herrühren kann, ist Essen in diesem Fall offenbar nicht so günstig für das Abwehrverhalten des Körpers. Eins aber ist wichtig: Bei Fieber jeglicher Ursache muss man reichlich trinken.

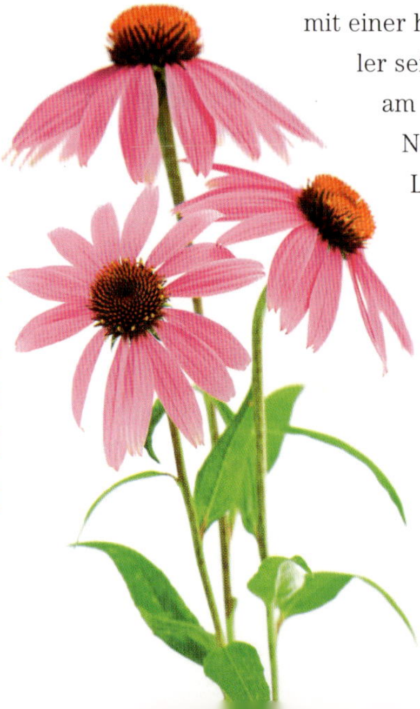

Echinacea ist ein Heilkraut, das vielen Menschen bei Erkältung hilft

F&A

Ich habe eine verstopfte Nase. Soll ich Milchprodukte meiden?

Der weit verbreitete Glaube, Milch würde die Schleimbildung fördern, hat sich als Irrtum erwiesen. Forscher an der Universität von Adelaide und am Royal Adelaide Hospital (Australien) testeten 60 Freiwillige, die mit einem Erkältungsvirus infiziert und 10 Tage lang beobachtet wurden, während sie unterschiedliche Mengen Milch, von keiner bis zu 11 Glas täglich, zu sich nahmen. Obwohl über ein Viertel der Probanden glaubte, Milch und andere Molkereiprodukte seien schleimbildend, konnte kein Zusammenhang zwischen der Milchzufuhr und Erkältungssymptomen oder der Verschleimung der Atemwege beobachtet werden.

die Schleimbildung. Geben Sie etwas Honig in den warmen Zitronensaft, das beruhigt die Rachenschleimhaut und lindert Reizhusten. Ein Hausmittel gegen Halsschmerzen und festsitzenden Schleim ist das Gurgeln mit Salzwasser. Lösen Sie einen halben Teelöffel Salz in einem halben Glas lauwarmen Wassers auf, und gurgeln Sie 1–2 Minuten.

EINE TABLETTE GEGEN DAS FIEBER?

Immer noch wird kontrovers diskutiert, ob es gut sei, Fieber zu senken, da es seine Aufgabe ist, Krankheitserreger abzuwehren. Schmerzmedikamente wie Paracetamol, Acetylsalicylsäure (ASS) oder Ibuprofen, die Kopf- und Gliederschmerzen bekämpfen, senken auch das Fieber. Wenn man sich sehr elend fühlt, wird man sich in der Regel für das Medikament entscheiden. Kindern unter 16 Jahren sollte allerdings kein ASS gegeben werden. Die maximale Tagesdosis für Paracetamol (bei Erwachsenen 4000 mg oder acht 500-mg-Tabletten, verabreicht in vier Dosen) sollte nicht überschritten werden, sonst kann die Leber geschädigt werden. Achten Sie darauf, dass Sie bei Dosisberechnungen alle möglichen Quellen berücksichtigen – Paracetamol ist oft auch in rezeptfreien Erkältungsmedikamenten enthalten.

HUSTENMITTEL – JA ODER NEIN

Da Husten den Sinn hat, die Atemwege schleimfrei zu halten, sollte man ihn nicht unterdrücken. Wenn jedoch anhaltender Husten Sie nachts wach hält, ist

Knoblauch und Zwiebeln

Im Volksmund heißt es, eine ganze rohe Zwiebel, beim ersten Anzeichen einer Erkältung verzehrt, bekämpfe die Infektion wirksam. Obwohl dies wissenschaftlich nicht belegt ist, spricht doch vieles dafür. Denn sowohl Zwiebeln als auch Knoblauch enthalten den Wirkstoff Allicin, der das Immunsystem stärken und die Schwere von Erkältungs- und Grippesymptomen mindern kann. Zwiebeln enthalten zudem Schwefelverbindungen mit antimikrobiellen Eigenschaften sowie Quercetin, das das Immunsystem stärkt. Außerdem reizen Verdunstungsstoffe, die beim Zwiebelhacken entstehen, den Tränenfluss. Da dabei auch die Nase läuft, können Virenteilchen ausgespült werden, bevor sie sich festsetzen, und das hilft sicher auch bei der Lockerung des Schleims. Knoblauch kann roh gegessen, beim Kochen verwendet oder in Form von Kapseln eingenommen werden.

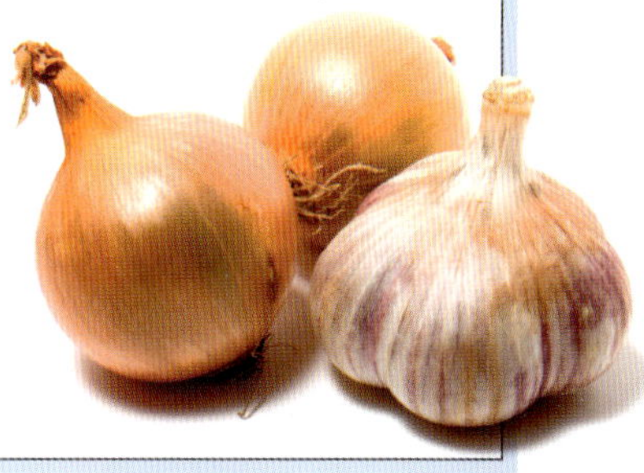

Top-Tipps

Stärken Sie Ihr Immunsystem

Kurbeln Sie Ihren Genesungsprozess an, indem Sie folgende infektionsbekämpfende Nährstoffe in Ihre Mahlzeiten integrieren:

- **Protein** Baut Kraft auf; viele Proteinquellen liefern zudem B-Vitamine, Zink und Selen, die für das Immunsystem wichtig sind. Versuchen Sie, mindestens 50 g Protein täglich aus magerem Fleisch, Geflügel, Fisch, Eiern, Hülsenfrüchten, Nüssen und Körnern zu sich zu nehmen.
- **Antioxidantien** Gesundheitsfördernde Verbindungen, wie die Vitamine C, E und Beta-Karotin, kommen in vielen pflanzlichen Nahrungsmitteln vor. Versuchen Sie, täglich mindestens 5 Portionen Obst und Gemüse zu essen. Dünsten Sie Gemüse in wenig Wasser - kochen Sie es nicht, um den Nährstoffverlust gering zu halten.
- **Glutathion** Ein Antioxidans, welches das Immunsystem stärkt, sodass die Infektion bekämpft wird. Wassermelone kann Glutathion liefern. Es ist aber auch in Kreuzblütler-Gemüse, etwa Grünkohl, Brokkoli, Rosenkohl, Zucchini und Weißkohl enthalten.
- **Bioflavonoide** Antioxidantien, die die Immunreaktion stärken und die Genesung von einer Infektion beschleunigen. Sie kommen in Zitrusfrüchten vor, z. B. in Orangen, Zitronen und Grapefruit, die auch das hochwirksame immunstärkende Vitamin C enthalten.
- **Quercetin** Ein Bioflavonoid mit der Fähigkeit, das Immunsystem zu stimulieren. Quercetinreiche Nahrungsmittel sind Brokkoli, Zitrusfrüchte und Zwiebeln.
- **Zink** Dieses Mineral ist wichtig für ein gesundes Immunsystem und die Abwehr von Infektionen. Zu den zinkhaltigen Nahrungsmitteln gehören beispielsweise Austern, Eier, Körner, Nüsse und Vollkornlebensmittel (Brot, Zerealien).

es sinnvoll, ein Mittel einzunehmen, das den Hustenreiz dämpft. Ihr Apotheker wird Sie bei der Wahl des Hustenmedikaments beraten. Es gibt:

- Lindernde Mittel, wie Mischungen aus Glyzerin, Honig und Sirup; sie überziehen die Schleimhäute und lindern den Reiz. Sie sind oft auch in Hustenbonbons enthalten.
- Reizstillende Mittel, die aktive Inhaltsstoffe wie Pholcodin, Dextromethorphan und Antihistaminika enthalten. Sie wirken auf das Zentralnervensystem, unterdrücken den Hustenreiz und können dazu beitragen, den Husten auszutrocknen.
- Schleimlösende Mittel, die Inhaltsstoffe wie Guaifenesin, Ammoniumchlorid, Meerzwiebel und Brechwurz enthalten, fördern das Abhusten.

UND WENN ES MIR SCHLECHTER GEHT?

Erschwert eine Infektion der Atemwege Ihnen das Atmen, oder fühlen Sie sich sehr benommen, brauchen Sie unbedingt ärztliche Hilfe. Rufen Sie Ihren Arzt an, wenn sich die Symptome nicht nach einer Woche bessern – erst recht, wenn sie sich verschlimmern. Denn Erkältungs- und Grippeviren können auch andere Organe befallen. Dann wird es ernst. Warnsignale sind:

- Heiserkeit, die länger als 2 Wochen anhält
- Schmerz oder Druck im Bereich von Nase, Augen oder Stirn, der länger als 2 Wochen andauert (Anzeichen einer Nasennebenhöhlenentzündung)
- Halsentzündung, die sich verschlimmert, begleitet von Fieber, geschwollenen Lymphknoten am Hals, Heiserkeit und Schmerzen beim Schlucken
- Husten, der sich verschlimmert, begleitet von graugrünem Auswurf, eventuell auch von Fieber, pfeifenden Atemgeräuschen, Atemnot und Schmerzen im Brustkorb (Anzeichen einer Bronchitis)
- Starkes Krankheitsgefühl, möglicherweise zusammen auftretend mit anhaltendem Husten, Atemnot, hohem Fieber, Schüttelfrost, Schmerzen im Brustkorb, Gliederschmerzen und Kopfschmerzen (Anzeichen einer Lungenentzündung)

VIRUS- ODER BAKTERIELLE INFEKTION?

Sowohl Bakterien als auch Viren können Infektionen der Atemwege auslösen, und es ist schwierig, sie allein aufgrund der Symptome zu unterscheiden. Doch eine solche Unterscheidung ist sehr wichtig, weil Antibiotika nicht gegen Viren wirken, die Erkältungen mit Schnupfen und Husten verursachen. Der ungerechtfertigte Einsatz von Antibiotika für virale Atemwegsinfekte ist einer der Gründe, warum Bakterien immer resistenter gegen Antibiotika werden.

Manchmal wird ein viraler Infekt durch eine bakterielle Infektion verschlimmert. Eine solche „Superinfektion" kann auftreten, weil die von Viren vorgeschädigten Schleimhäute Angriffsflächen für Bakterien bieten. Einige Erkrankungen, etwa Lungenentzündung, können von Viren oder Bakterien ausgelöst werden. Im Allgemeinen ist die Wahrscheinlichkeit, dass ein bakterieller Infekt der oberen Atemwege vorliegt, größer, wenn die Erkrankung länger als 7–10 Tage dauert.

Ohne Rachenabstrich oder Sputumprobe lässt sich nicht sicher sagen, ob eine Infektion von einem Virus oder einem Bakterium ausgelöst worden ist, aber einige der typischen Unterschiede sind hier aufgeführt:

Virusinfektion	**Bakterielle Infektion**
Im Winter sehr viel häufiger als sonst	Kommt gleich häufig zu allen Jahreszeiten vor
Erledigt sich meist innerhalb einer Woche von selbst	Bessert sich möglicherweise ohne Antibiotika nicht
Löst manchmal Fieber aus	Löst oft Fieber aus

Gut leben trotz Asthma

Asthma bronchiale – so die korrekte Bezeichnung –, das in den Industriestaaten immer häufiger vorkommt, ist eine potenziell gefährliche Erkrankung, jedoch eine, die mit Medikamenten und Anpassung der Lebensgewohnheiten erfolgreich gehandhabt werden kann. Asthma wird oft durch eine allergische Reaktion ausgelöst, die zu einer Verengung der Bronchien führt und Symptome wie Husten und Atemnot zur Folge hat. Für einen Asthmatiker ist es wichtig, regelmäßig Kontakt zu seinem Arzt zu halten und bei einem Asthma-Anfall die geeigneten Medikamente (meist in Form von Sprays) zur Hand zu haben. Wenn sich die Asthma-Anfälle häufen, ist der Arzt unverzüglich davon zu unterrichten. Die Selbsthilfe-Ratschläge in diesem Kapitel sollen die vom Arzt verordnete Behandlung ergänzen und keinesfalls ersetzen!

ESSEN, UM ZU ATMEN

Wenn Sie Asthmatiker sind, müssen Sie auf Ihre Ernährung ganz besonders achten. Die typische westliche Ernährung – bestehend aus zu viel gesättigten Fetten, Zucker, Salz und industriell verarbeiteten Kohlenhydraten, aber zu wenig frischem Obst, Gemüse und Fisch – geht einher mit einem höheren Asthma-Risiko, schlimmeren Symptomen und mehr Anfällen.

! ACHTUNG

Wenn ein Anfall gefährlich wird

Ein Asthmatiker braucht sofortige ärztliche Hilfe, wenn:

- Ein akuter Anfall sich trotz Behandlung (siehe S. 48) nicht innerhalb von 10 Minuten bessert.
- Der Asthmatiker bei einem Anfall nicht mehr als ein paar Worte zusammenhängend sprechen kann.
- Die Brustmuskeln sich zusammenziehen, um das Atmen überhaupt zu ermöglichen.
- Der Asthmatiker ungewöhnlich starke Atemnot oder pfeifende Atemgeräusche entwickelt, vor allem nachts oder früh am Morgen.

Außerdem verursacht eine solche Ernährungsweise Übergewicht, das das Asthma-Risiko sowohl bei Erwachsenen als auch bei Kindern erhöht. Zum Glück ist es nicht schwer, kleinere Veränderungen in der Ernährung vorzunehmen, und bereits eine geringe Gewichtsabnahme kann die Lungenfunktion verbessern, den Bedarf an Asthma-Medikamenten senken und die Häufigkeit der Anfälle reduzieren. Hier sind ein paar Ernährungstipps, damit Sie leichter atmen können:

Meiden Sie Fastfood An der Universität Newcastle wurde 20 Freiwilligen mit Asthma eine Mahlzeit aus fett- und kalorienreichen Burgern und Röstis gegeben, 20 anderen eine fettreduzierte, kalorienarme Mahlzeit mit Joghurt. Diejenigen, die die fettreiche Mahlzeit aßen, zeigten eine deutliche Zunahme der Entzündungszellen im Sputum (d. h. sie waren näher an einem Asthma-Anfall) und reagierten weniger gut auf Medikamente.

Ernähren Sie sich salzarm Es sieht so aus, als ob eine salzreiche Ernährung mit der Schwere von Asthma-Anfällen zusammenhängt. Das meiste Salz in unserem Essen stammt aus verarbeiteten Nahrungsmitteln, daher sollten Sie beim Einkauf auf den Natriumgehalt (Tafelsalz ist Natriumchlorid) und den Salzgehalt achten (siehe S. 26).

Essen Sie mehr Fisch Die Omega-3-Fettsäuren EPA und DHA in fettreichem Fisch können Atemwegsentzündungen hemmen. In einer Studie der Universität Cambridge mit 750 Teilnehmern berichteten Asthmatiker, die regelmäßig fetten Fisch aßen, seltener über keuchende Geräusche beim Ausatmen, Kurzatmigkeit oder ein Engegefühl in der Brust beim Aufwachen. Essen Sie möglichst zweimal in der Woche Fisch, und wählen Sie fetten Fisch wie Lachs, Forelle, Hering, Thunfisch, Sardinen und Makrelen. Wenn Sie keinen Fisch mögen, versuchen Sie es mit Fischöl-Kapseln, die 1–1,2 mg EPA plus DHA enthalten.

Essen Sie täglich 5 Portionen Obst und Gemüse Pflanzliche Nahrungsmittel haben einen hohen Gehalt an Antioxidantien, die die Lungenfunktion verbessern. Eine Studie mit über 50 000 Kindern ergab, dass diejenigen, die am meisten Obst aßen, am wenigsten husteten.

F&A

Ich habe vor, an einem Wohltätigkeits-Lauf teilzunehmen. Was kann ich tun, um einem Asthma-Anfall vorzubeugen?

Essen Sie weniger Salz. In einer Studie half die Reduzierung der Salzzufuhr über nur 2 Wochen, die Symptome bei Menschen abzumildern, deren Asthma-Anfälle häufig durch körperliche Bewegung oder Sport hervorgerufen werden (Belastungsasthma). Insgesamt wurde die Lungenfunktion verbessert. Sinnvoll wäre auch, hohe Dosen von Vitamin C (1–2 g täglich) zu sich zu nehmen; dies könnte besonders bei Belastungsasthma hilfreich sein.

FOKUS

Kampf den Allergien

Obwohl es möglich ist, dass die Anfälligkeit für Allergien ererbt sein kann, so ändert dies nichts daran, dass die Symptome von Allergenen in der Umwelt ausgelöst werden. Man kann einiges tun, um sich vor den Auslösern zu schützen, damit sich aus der Allergie kein Asthma entwickelt.

Die häufigsten allergischen Erkrankungen, die die Atemwege betreffen, sind Heuschnupfen (oder Allergische Rhinitis) und Hausstaub-Allergie. Heuschnupfen, eine saisonale Beschwerde mit den Hauptsymptomen Niesen, triefender Nase und juckenden Augen, wird von Pollen in Luft ausgelöst, denen man praktisch nicht entgehen kann. Auslöser der Hausstaub-Allergie sind Hausstaubmilben (unten abgebildet) bzw. ihr Kot. Tierhaare und Schimmelsporen gehören ebenfalls zu den häufigen Allergenen. Säuberungsstrategien zur Dezimierung von Allergenen im Haus können Abhilfe schaffen.

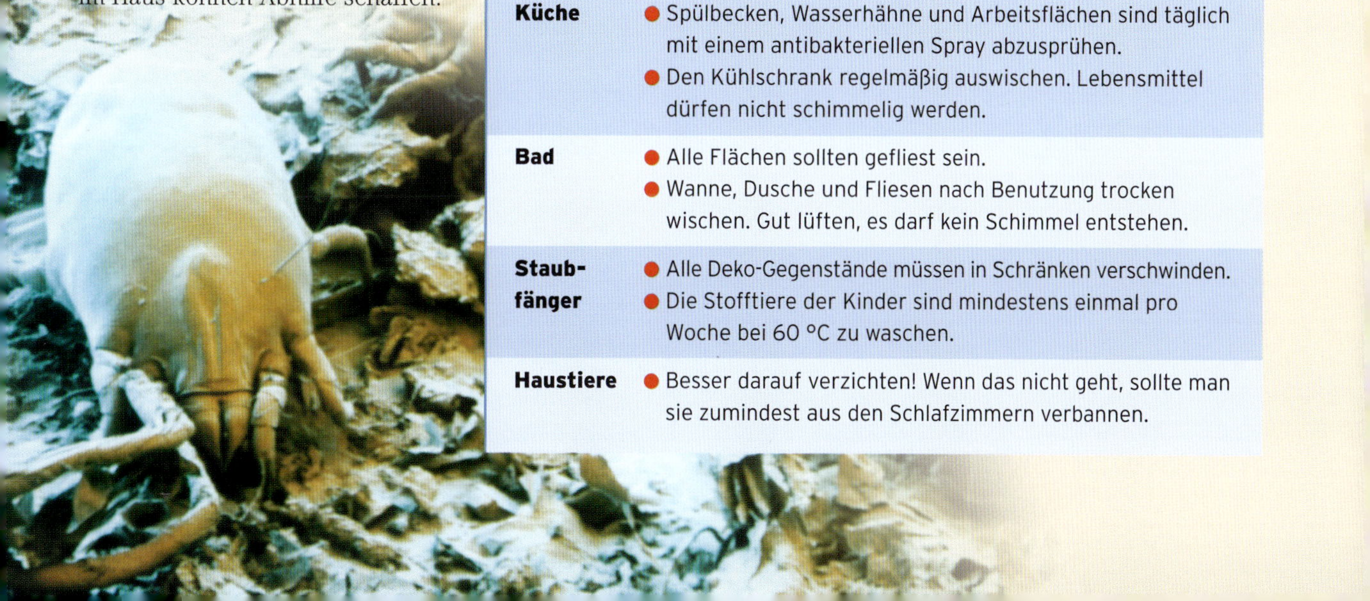

DIE ALLERGIKERFREUNDLICHE WOHNUNG

Fußböden	• Es sollten glatte Böden (Fliesen, Holz, Vinyl) verlegt sein, die mindestens einmal pro Woche feucht gewischt werden. • Teppiche sind geeigneter als Teppichboden. • Bei Teppichen: besser kurzflorige als langflorige, und diese mindestens einmal pro Woche saugen
Fenster	• Abwischbare Jalousien sind Vorhängen vorzuziehen (falls Vorhänge, dann aus waschbarem Stoff). • Während der Pollensaison bleiben die Fenster geschlossen. • Falls sich Kondenswasser an den Fensterrahmen bildet, ist es regelmäßig abzuwischen.
Möbel	• Möbel sollten aus Holz, Metall oder Kunststoff sein, Möbelbezüge aus Leder. Auf Polstermöbel verzichten. • Alle Möbel mindestens einmal pro Woche feucht abwischen.
Betten	• Bettbezüge sollten mindestens einmal pro Woche gewaschen werden (60 °C). Matratzen, Bettdecken und Kopfkissen mit Milbenschutzbezügen (Encasings) beziehen. • Bettdecken und Kopfkissen alle paar Wochen waschen.
Küche	• Spülbecken, Wasserhähne und Arbeitsflächen sind täglich mit einem antibakteriellen Spray abzusprühen. • Den Kühlschrank regelmäßig auswischen. Lebensmittel dürfen nicht schimmelig werden.
Bad	• Alle Flächen sollten gefliest sein. • Wanne, Dusche und Fliesen nach Benutzung trocken wischen. Gut lüften, es darf kein Schimmel entstehen.
Staubfänger	• Alle Deko-Gegenstände müssen in Schränken verschwinden. • Die Stofftiere der Kinder sind mindestens einmal pro Woche bei 60 °C zu waschen.
Haustiere	• Besser darauf verzichten! Wenn das nicht geht, sollte man sie zumindest aus den Schlafzimmern verbannen.

Essen Sie zwischendurch Nüsse und Körner Diese Snacks tragen dazu bei, Asthma-Anfällen vorzubeugen (es sei denn, Sie sind dagegen allergisch). Diese Nahrungsmittel sind reich an Omega-3-Fettsäuren, die Entzündungen bekämpfen und Asthma-Symptome abmildern. Insbesondere Walnusskerne und Leinsamen sind gute Quellen für diese Nährstoffe.

SPORT UND ASTHMA

In der Vergangenheit hieß es, dass Asthmatiker anstrengende Aktivitäten meiden sollten, aber heute weiß man, dass regelmäßige körperliche Bewegung die Symptome längerfristig verbessert. Wenn physische Anstrengung Ihr Asthma verschlimmert, sprechen Sie mit Ihrem Arzt. Doch wenn Ihr

PRAXIS-KNOWHOW

Der Sechs-Punkte-Plan ...
bei einem Asthma-Anfall

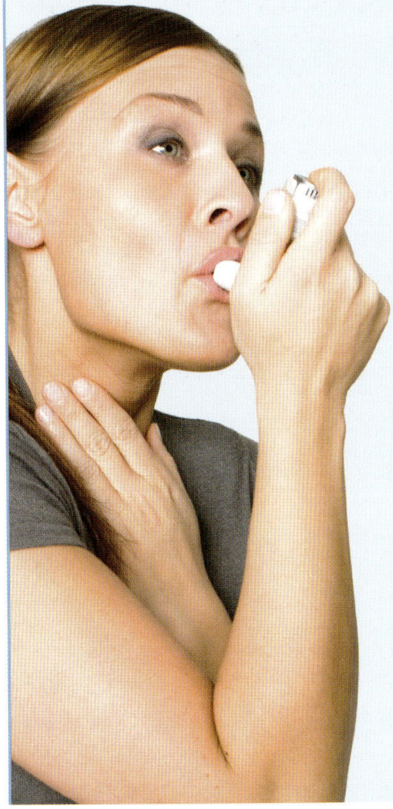

1 **Benutzen Sie umgehend Ihren Inhalator** Alle Asthma-Anfälle müssen so rasch wie möglich mit einem schnell wirkenden Spray behandelt werden. Nehmen Sie sofort 2–3 Hübe. Wenn Sie einen Symbicort-Turbohaler benutzen, inhalieren Sie gemäß der Verordnung Ihres Arztes.

2 **Geraten Sie nicht in Panik** Stress verschärft die Symptome. Wenn Sie jemandem helfen, der einen Asthma-Anfall hat, bewahren Sie Ruhe.

3 **Hinsetzen** Befreien Sie sich von beengender Kleidung. Legen Sie sich nicht hin, da dadurch das Atmen erschwert wird.

4 **Wiederholen Sie die Inhalator-Anwendung** Tritt nicht sofort eine Besserung ein, nehmen Sie 10 Minuten lang alle 2 Minuten zwei Hübe.

5 **Den Arzt rufen** Haben Sie den Eindruck, die Situation nicht beherrschen zu können, nehmen Sie sofort ärztliche Hilfe in Anspruch. Wählen Sie den EU-weiten Notruf 112. Wenn Sie selbst betroffen sind, fahren Sie nicht allein ins Krankenhaus – warten Sie auf den Notarztwagen.

6 **Benutzen Sie weiter Ihren Inhalator** Wiederholen Sie Schritt 4, wenn nicht innerhalb von 15 Minuten Hilfe eintrifft.

Sie sollten Ihren Inhalator immer mit sich führen. Kommt es trotzdem vor, dass Sie Ihn nicht dabei haben, trinken Sie, wenn ein Anfall droht, eine Tasse starken Kaffee. Kaffee erweitert die Atemwege und verbessert die Funktion der Atemmuskulatur. Er kann die Lungenfunktion bei Asthmatikern für 2–4 Stunden verbessern, was in der Regel reicht, um Hilfe zu bekommen.

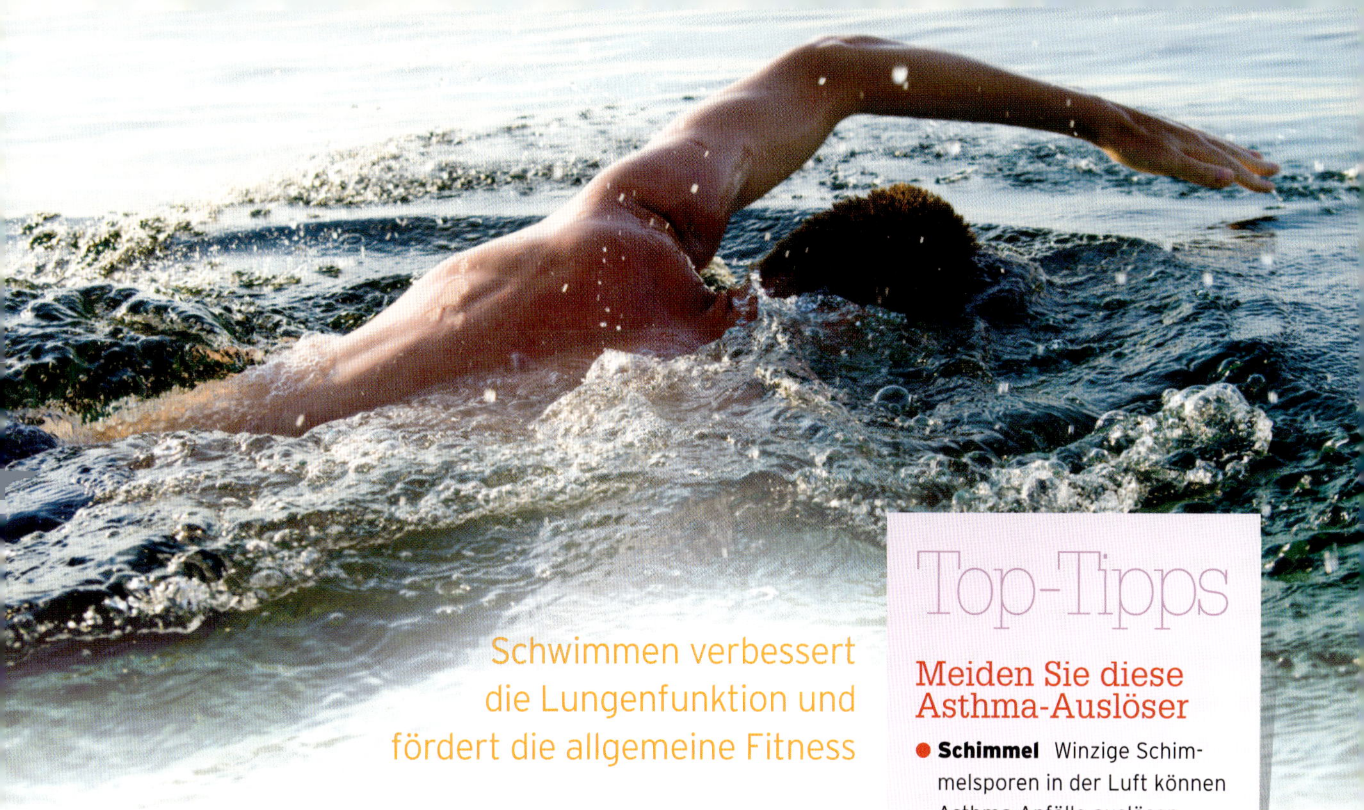

Schwimmen verbessert die Lungenfunktion und fördert die allgemeine Fitness

Asthma unter Kontrolle ist und Sie ein paar Vorsichtsmaßnahmen beachten, gibt es keinen Grund, sich nicht sportlich zu betätigen. Sollten Symptome auftreten, hören Sie auf, benutzen Ihren Inhalator und warten, bis es Ihnen besser geht. Es könnte helfen, wenn Sie kurz vor dem Aufwärmen inhalieren. Halten Sie Ihren ärztlich erstellten Medikationsplan korrekt ein. Wenden Sie immer die richtigen Aufwärm- und Abkühltechniken an, und vermeiden Sie eine plötzliche Erhöhung der Trainingsintensität.

WELCHE SPORTART IST DIE RICHTIGE?

Zwar gibt es Hinweise darauf, dass ein längerer Aufenthalt in chlorhaltigem Wasser Asthma verschlimmern könnte, aber Schwimmen ist eine für Asthmatiker sehr günstige Sportart: Es erweitert das Lungenvolumen, sorgt für eine gute Atemtechnik und verbessert die Fitness. In einer Studie an der Medizinischen Universität von Taipei, Taiwan, hatten Asthma-Kinder, die an einem sechswöchigen Schwimmkurs teilnahmen und dabei ihre Medikamente regelmäßig einnahmen, mildere Asthma-Anfälle und weniger Einweisungen ins Krankenhaus.

Auch viele andere Formen der körperlichen Betätigung sind für Asthmatiker günstig. Yoga z. B. kann die Atemtechnik verbessern und hat eine entspannende Wirkung. Aktivitäten wie Golf und Walking sind geeigneter als Ausdauertraining, bei dem man schwer atmet, wie Laufen oder Fußballspielen. Auch Squash ist ungeeignet

Belastungsasthma kann durch Kälte, trockene Luft, Pollen oder Luftverschmutzung ausgelöst oder verschlimmert werden. Berücksichtigen Sie deshalb auch das Wetter und die Örtlichkeit, wenn Sie entscheiden, welchen Sport Sie ausüben wollen.

Top-Tipps

Meiden Sie diese Asthma-Auslöser

- **Schimmel** Winzige Schimmelsporen in der Luft können Asthma-Anfälle auslösen. Meiden Sie Komposthaufen, verrottende Laubberge und feuchtes Holz. Sorgen Sie dafür, dass Ihr Zuhause gut belüftet ist, lassen Sie keine feuchten Handtücher herumliegen, und wischen Sie Kondenswasser gleich ab. Nirgendwo im Haus darf es Schimmel geben.
- **Gelée Royale** Präparate, die das von Bienen erzeugte Gelée Royale enthalten, können für Asthmatiker gefährlich sein. Es kann zu lebensbedrohlicher Atemnot kommen.
- **Luftverschmutzung** Eine 2007 im *New England Journal of Medicine* veröffentlichte Studie stellte fest, dass schon ein zweistündiger Aufenthalt an einer von Dieselabgasen verschmutzten Straße eine deutlich nachteilige Wirkung auf die Lungenfunktion der Fußgänger hatte, besonders bei Asthmatikern.

Verdauungsstörungen: Was man tun kann

In der Regel kümmert man sich wenig um den Verdauungstrakt – bis irgend etwas schief läuft. Ob es um einen verdorbenen oder schmerzenden Magen, Reisedurchfall oder Verstopfung geht: Sie können schnell etwas unternehmen, damit Sie sich bald besser fühlen.

Magenschmerzen oder Herzinfarkt?

Sind vermeintliche Magenschmerzen anders oder stärker als sonst? Stellen sie sich bei körperlicher Betätigung eher ein als nach dem Essen? Strahlen sie in andere Körperpartien aus? Tritt zudem Kurzatmigkeit, Schwitzen oder Übelkeit auf? In all diesen Fällen rufen Sie unverzüglich den Arzt, denn es könnte sich um einen Herzinfarkt handeln. Das gleiche gilt für einen plötzlichen Anfall von Aufstoßen, oft mit begleitendem Brustschmerz.

Ein Herzinfarkt muss sofort notärztlich behandelt werden. Versuchen Sie gar nicht erst, selbst eine Diagnose zu stellen, sondern wählen Sie den EU-weiten Notruf 112. Rettungswagen kommen lieber zu einem falschen Alarm, als dass ein mögliches Herzinfarkt-Opfer keine vielleicht lebensrettende Hilfe bekommt.

Magenbeschwerden in den Griff bekommen

Unwohlsein, Schmerzen, Sodbrennen, Völlegefühl, Blähungen, Übelkeit, Magengrummeln- oder krämpfe, Aufstoßen – Magenbeschwerden können sich auf vielerlei Art äußern. Eine der Hauptursachen ist eine ungünstige Lebensweise, zum Beispiel zu schnell oder zu falschen Zeiten essen, keine guten Nahrungsmittel zu sich nehmen, übergewichtig sein oder zu viel Alkohol trinken. Eine Änderung solcher schlechten Gewohnheiten hilft, das Problem zu lindern, aber es gibt auch andere Maßnahmen, die Sie ergreifen können.

ERLEICHTERUNG FINDEN

Oft muss man mehrere Mittel ausprobieren, um herauszufinden, was einem persönlich hilft. Viele Betroffene schwören auf Medikamente, die die Magensäure neutralisieren, wie z. B. Antazida (Aluminiumhydroxid und Magnesiumkarbonat) und Protonenpumpenhemmer. Auch einige natürliche Heilmittel haben ihre Wirksamkeit bei Magenproblemen bewiesen:

Ingwer Dieses Heilmittel der Natur, das seit Jahrhunderten bei Magenproblemen eingesetzt wird, kann helfen, Magenkrämpfe zu beruhigen und die Bildung von Magensäften zu stimulieren. Am besten wirkt die Zubereitung als Tee: Etwa 2 g Ingwerpulver (bzw. 1 Teebeutel) oder ein paar Scheiben Ingwerknolle mit kochendem Wasser übergießen, 5 Minuten ziehen lassen und nach jeder Mahlzeit trinken.

Kümmel Trinken Sie Kümmeltee (Teebeutel), oder tropfen Sie etwas Kümmelöl in ein Glas mit warmem Wasser. Sie können auch einen Tee aus einer Mischung von Kümmel und Pfefferminz probieren, der noch besser wirken kann als die einzelnen Zutaten für sich.

SO BEUGT MAN AM BESTEN VOR

Wenn Sie häufig unter Magenbeschwerden leiden, könnte Ihnen die Furcht davor die Freude am Essen verderben. Deshalb sollten Sie mehrere kleine Mahlzeiten am Tag zu sich nehmen, sodass Ihr Magen nie überlastet ist. Und essen Sie nichts mehr nach 18 Uhr. Hier ein paar weitere nützliche Tipps:

- Essen Sie langsam, kauen Sie mit geschlossenem Mund, und reden Sie nicht dabei. So schlucken Sie keine Luft, und die Nahrung gelangt in kleinen Stücken in den Magen, was dem Verdauungsprozess zugute kommt.
- Es könnte hilfreich sein, wenn Sie zu den Mahlzeiten nichts trinken.
- Verzichten Sie auf Alkohol sowie auf kohlensäure- und koffeinhaltige Getränke.
- Rauchen Sie nicht.
- Meiden Sie scharf gewürzte und fettige Speisen.
- Tragen Sie keine Kleidung mit stramm sitzendem Bund oder Gürtel.
- Meiden Sie ASS und entzündungshemmende Medikamente, die die Magenschleimhaut reizen könnten.
- Meiden Sie eine halbe Stunde nach jeder Mahlzeit körperliche Anstrengungen.
- Achten Sie auf Ihr Gewicht. Wenn Sie übergewichtig sind, versuchen Sie, ein paar Pfunde loszuwerden. So wird der Druck auf den Magen verringert und der Rückfluss von Magensäure reduziert.

PRAXIS-KNOWHOW

Kopf hoch

Wenn Sie häufig Sodbrennen haben (d. h. die Magensäure fließt in die Speiseröhre zurück), könnte ein hochgestelltes Kopfteil oder ein zusätzliches Kopfkissen helfen, die Beschwerden abzustellen.

FRAGEN SIE IHREN ARZT

Wenn Hausmittel und Änderung der Lebensweise das Problem nicht lösen, schildern Sie dem Arzt Ihr Problem. Möglicherweise untersucht er Sie auf Magengeschwür (siehe S. 239); Magengeschwüre und Verdauungsstörungen ähneln sich in einigen Symptomen. Falls auch Symptome wie anhaltendes Erbrechen, Blut im Erbrochenen, Blut im Stuhl, Beschwerden beim Schlucken, unerklärlicher Gewichtsverlust oder extreme Müdigkeit auftreten, suchen Sie sofort den Arzt auf.

Der Arzt verschreibt Ihnen möglicherweise Antazida, die die Magensäure neutralisieren, oder andere Medikamente, damit die Magenschleimhaut weniger gereizt wird. Sollte er den Verdacht haben, dass sich hinter Ihren Magenbeschwerden eine andere Erkrankung als ein Magengeschwür verbirgt, z. B. eine Hiatushernie (bei der der obere Teil des Magens durch den Schlitz im Speiseröhrenmuskel nach oben gedrückt wird), werden Sie vielleicht an einen Spezialisten im Krankenhaus überwiesen, der notfalls operiert, um das Problem zu beheben.

Minze nach der Mahlzeit

In England ist es üblich, nach dem Essen ein Pfefferminzbonbon zu lutschen. Das hat seinen Sinn: Das Menthol im Pfefferminz beugt Verdauungsbeschwerden und Blähungen vor. Wenn Sie lieber Pfefferminztee mögen, trinken Sie eine Tasse. Sodbrennen allerdings könnte dadurch noch verstärkt werden; probieren Sie deshalb Pfefferminz erst vorsichtig aus.

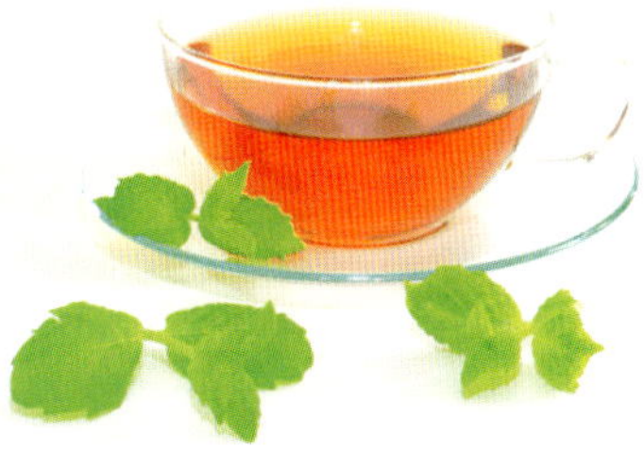

Übelkeit und Durchfall bekämpfen

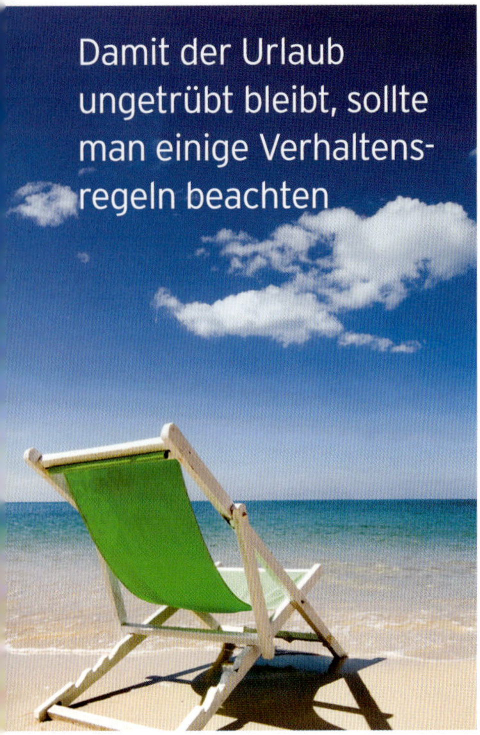
Damit der Urlaub ungetrübt bleibt, sollte man einige Verhaltensregeln beachten

Wenn Durchfall, Übelkeit, Erbrechen und manchmal Bauchschmerzen oder Bauchkrämpfe zusammen auftreten, so ist dies eine klassische Indikation für eine infektiöse Magen-Darm-Erkrankung. Obwohl Durchfall meist nur 1–2 Tage dauert, kann man ihn, wenn es die Situation erfordert – weil man z. B. nicht zu Hause bleiben kann –, mit rezeptfreien Arzneimitteln behandeln. So verschaffen etwa Präparate, die Loperamid enthalten, schnell Linderung. Hat sich der Durchfall allerdings nicht nach 2 Tagen gebessert, verschlimmert er sich oder treten weitere Probleme auf (Schleim, Blut oder Eiter im Stuhl), wenden Sie sich unbedingt an einen Arzt. Dasselbe gilt für anhaltende Übelkeit und häufiges, heftiges Erbrechen sowie Bauchkrämpfe.

In den harmloseren Fällen – also in den meisten – schaffen Hausmittel Abhilfe. Die folgenden Maßnahmen werden Ihnen helfen, schnell wieder gesund zu werden:

Trinken Sie viel Wasser Versuchen Sie, auch wenn Ihnen übel ist, häufig kleine Schlucke Wasser, Kräutertee, verdünnten Saft oder klare Brühe zu trinken. Das ist für jeden wichtig, aber besonders für Babys und Kleinkinder, ältere Menschen und solche mit Vorerkrankungen, die für Austrocknung und deren Folgen besonders anfällig sind. Alle Betroffenen sollten ungefähr alle 10 Minuten einen Schluck trinken. Spezielle Trinklösungen, erhältlich in der Apotheke, die das richtige Gleichgewicht von Salzen (Elektrolyten) im Blut wieder herstellen, sind am besten geeignet. Ein Baby sollte weiter wie gewohnt gestillt oder mit der Flasche ernährt werden.

Essen Sie Schonkost Nehmen Sie, wenn sich die Symptome bessern, nur weiche, leicht verdauliche Schonkost zu sich, um die Symptome zu lindern, bis es Ihnen wieder besser geht.

Meiden Sie fette Speisen Wenn Sie das Gefühl haben, Sie können wieder normal essen, machen Sie trotzdem einen großen Bogen um fette und scharf gebratene Speisen, weil Übelkeit und Durchfall erneut auftreten könnten. Verzichten Sie auch auf Milch und Milchprodukte (z. B. Käse und Speiseeis) sowie Zitrusfrüchte. Hüten Sie sich ebenfalls vor zuckerreichen Speisen und Getränken, wie Kuchen, Keksen und Softdrinks. Halten Sie sich lieber weiterhin für einige Tage an Schonkost. Essen Sie Bananen, Reis, gekochte Kartoffeln, Toast und Nudeln. Gebackene Hühnerbrust ohne Haut ist eine gute Proteinquelle, falls Sie Appetit auf Fleisch haben.

So erkennen Sie eine Dehydration

Leiden Sie oder ein anderer Erwachsener in Ihrer Familie unter Durchfall und/oder Erbrechen? Dann achten Sie auf folgende Warnsignale einer Dehydration (Austrocknung):

- Durst
- Mundtrockenheit
- Geringe Urinmenge
- Dunkler Urin
- Trockene Haut
- Müdigkeit
- Schwindelgefühl oder Ohnmachtsanfall

Dehydration bei Kindern wird unter *Wann ärztliche Hilfe zu holen ist* (S. 54) behandelt.

LEBENSMITTELVERGIFTUNG

Eine Lebensmittelvergiftung wird durch Speisen oder Getränke verursacht, die durch Keime oder andere giftige Substanzen verunreinigt sind. Die Symptome sind denen einer nicht durch Nahrung ausgelösten infektiösen Magen-Darm-Erkrankung sehr ähnlich, treten aber meist plötzlicher auf. Eine Lebensmittelvergiftung wird am häufigsten durch mangelnde Hygiene bei der Nahrungszubereitung oder durch Lebensmittel, die zu lange oder unter falschen Bedingungen gelagert wurden, verursacht.

Auf Reisen und in den Ferien „Montezumas Rache“, der Reisedurchfall, kann die schönsten Ferien oder die wichtigste Geschäftsreise gründlich verderben. Ein hohes Risiko besteht in Afrika, Nahost, Asien und Südamerika. Weil Sie gegen die Erreger nicht immun sind, können Sie erkranken, selbst wenn Einheimische die gleiche Kost folgenlos essen und trinken können. Zum Glück lassen sich solche Infektionen in vielen Fällen vermeiden. Trinken Sie nur Wasser aus geschlossenen Flaschen, und putzen Sie sich auch die Zähne damit. Meiden Sie Getränke mit Eiswürfeln. Verzichten Sie auf Fisch und Meeresfrüchte, aufgewärmte oder lauwarme Speisen sowie ungekochte Speisen, die in kontaminiertem Wasser gewaschen sein können, wie beispielsweise Salat. Schälen Sie Obst vor dem Verzehr.

PRAXIS-KNOWHOW

Hände waschen!

Leiden Sie oder ein Familienangehöriger an Durchfall und/oder Erbrechen, müssen Sie bzw. muss der Erkrankte eine strenge Hygiene einhalten. Dazu gehört, sich nach dem Toilettengang, dem Windelwechseln oder dem Reinigen von Bad und Toilette sowie vor der Zubereitung einer Mahlzeit gründlich die Hände zu waschen. Desinfizieren Sie alle Oberflächen, die mit der betroffenen Person oder ihren Körperflüssigkeiten in Berührung gekommen sind. Wer sich von einer Magen-Darm-Infektion erholt, sollte noch 48 Stunden nach dem Verschwinden der Symptome nicht zur Arbeit oder zur Schule gehen, um eine Ausbreitung der Keime zu verhindern.

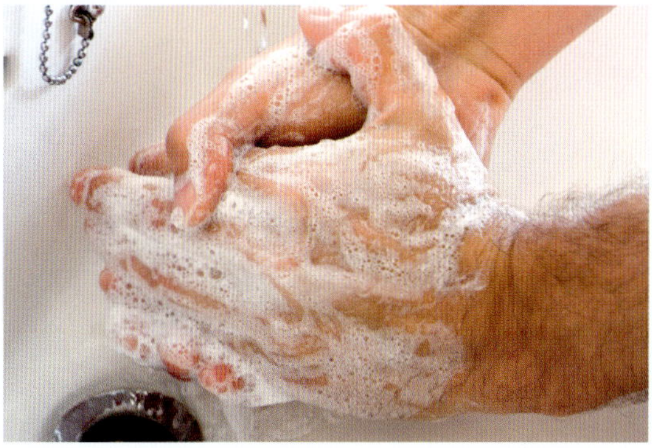

Verstopfung vorbeugen

Osteosynthese Verstopfung ist eine Unpässlichkeit, die die Lebensqualität stark beeinträchtigen kann. Die normale Häufigkeit des Stuhlgangs schwankt zwischen dreimal täglich bis dreimal wöchentlich. Wer sich am Ende dieser Skala befindet, mag denken, er habe Verstopfung, wenn das vielleicht gar nicht der Fall ist. Verstopfung bedeutet nämlich: Schwierigkeiten bei der Darmentleerung, die nur unter größter Anstrengung gelingt, harter Stuhl sowie das Gefühl, dass man den Darm nicht ganz entleert hat, sodass ein gewisser Stuhldrang zurückbleibt. Zum Glück ist eine Verstopfung oft nur vorübergehend. Zu den Ursachen gehören Medikamente, Krankheit, das Fehlen einer privaten

! ACHTUNG

Wann ärztliche Hilfe zu holen ist

Falls sich die Verdauungsstörungen nicht nach 48 Stunden gebessert haben oder sich gar verschlimmern, suchen Sie ärztliche Hilfe. Tun Sie dies auch, wenn Sie außerdem folgende Symptome haben:

- starke Schmerzen im Bauch oder Darm
- Fieber
- Blut im Stuhl oder Schmerzen beim Stuhlgang
- Anzeichen einer Dehydration (siehe S. 52).

Holen Sie sofort ärztliche Hilfe, wenn Blut im Erbrochenen oder Stuhl ist oder eines der folgenden Anzeichen einer schweren Dehydration auftritt:

- eingesunkene Augen
- schneller Puls
- blasse oder gefleckte Haut
- zunehmende Benommenheit.

Ist die betroffene Person ein Kind unter 5 Jahren, ein alter Mensch oder jemand mit einer Vorerkrankung, suchen Sie Hilfe, wenn:

- die Symptome nicht nach 12 Stunden verschwinden
- Flüssigkeiten nicht behalten werden können
- Anzeichen von Dehydration auftreten
- Sie sich über den Zustand des Betroffenen Sorgen machen.

oder hygienischen Toilette, Schwangerschaft, mangelnde Bewegung oder ballaststoffarme Kost. Unter Umständen genügt als Ursache auch eine Änderung der täglichen Gewohnheiten, der Ernährung (z. B. eine Schlankheitsdiät) oder der Zeitzone. Glücklicherweise gibt es aber viele Möglichkeiten, den Darm auf Trab zu bringen.

ESSEN SIE MEHR BALLASTSTOFFE

Als erste Maßnahme sollte man mehr Ballaststoffe verzehren. Die unverdaulichen, faserreichen Teile von Pflanzen geben dem Stuhl Fülle, machen ihn weich und steigern den Stuhldrang. Essen Sie täglich 5–9 Portionen Obst und Gemüse, und wählen Sie Vollkornbrot und -nudeln sowie ungeschälten Reis statt der weißen Varianten. Oder nehmen Sie ein Ergänzungsmittel, wie z. B. Flohsamen (Psyllium). Trinken Sie mehr, weil Flüssigkeit den Stuhl weich und leichter macht, und zwar mindestens 6–8 Glas Flüssigkeit pro Tag. So lässt sich der Stuhlgang in den meisten Fällen verbessern.

EINE FRAGE DER GEWOHNHEIT

Sie können Ihren Darm daran gewöhnen, sich zu einer bestimmten Tageszeit zu entleeren. Um das zu erreichen, halten Sie einen regelmäßigen Toilettengang ein. Am Morgen, gleich nach dem Frühstück, ist meist die beste Zeit dafür. Aber pressen Sie nicht, wenn Ihnen nicht danach ist; das fördert die Entstehung von Hämorrhoiden. Wenn Sie Stuhldrang verspüren, zögern Sie den Toilettengang nicht hinaus, sondern gehen Sie gleich und nehmen sich Zeit.

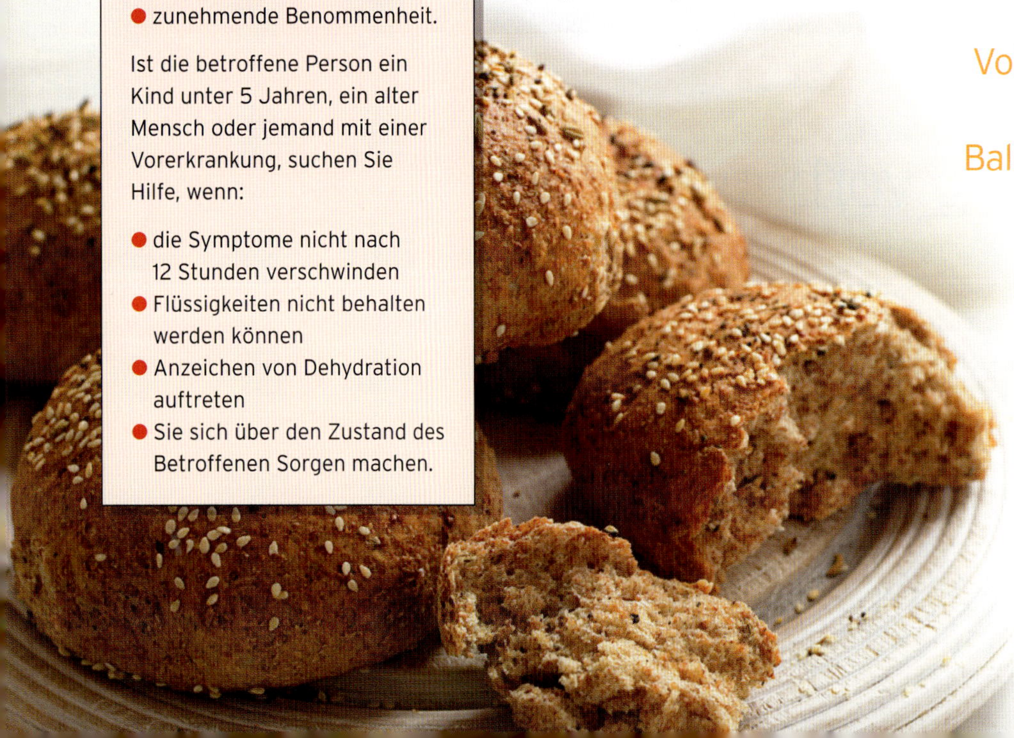

Vollkornbrot enthält mehr Nähr- und Ballaststoffe als Brot aus Weißmehl

F&A

Ich koche nur selten selbst und esse deshalb oft Fertigkost. Wenn ich Verstopfung habe, nehme ich einfach ein Abführmittel - ist das ok?

Abführmittel, die vermeintlich einfache Lösung, sollten nur in seltenen Fällen genommen werden. Einige dieser Mittel bewirken, dass der Darm träger und träger wird, weshalb eine gewohnheitsmäßige Einnahme die Verstopfung nur verschlimmert. Eine ballaststoffreiche Ernährung mit frischem Obst, Gemüse und Vollkorn ist auf längere Sicht weit sinnvoller.

Den Reizdarm beruhigen

Das RDS (**R**eiz**d**arm**s**yndrom) betrifft den Dickdarm. Es handelt sich nicht um eine ernste Krankheit, aber die Symptome sind sehr belastend. Bauchkrämpfe, Blähungen, ein Gefühl des Aufgeblähtseins sowie Durchfall, Verstopfung oder der Wechsel zwischen beiden quälen die Betroffenen. Dennoch ist es den meisten möglich, die Beschwerden in den Griff zu bekommen, und zwar mit wenigen einfachen Maßnahmen.

FÜHREN SIE EIN ERNÄHRUNGSTAGEBUCH

An RDS leidende Menschen stellen oft fest, dass bestimmte Nahrungsmittel ihre Symptome verschlimmern. Deshalb sollte man 3 Wochen lang alles, was man isst und trinkt, zusammen mit den Symptomen aufschreiben. Man kann dann die in Verdacht geratenen Dinge meiden. Oft sind die Übeltäter Alkohol, Tee, Kaffee, Schokolade, Milchprodukte oder Süßstoffe wie Sorbitol.

EXPERIMENTIEREN SIE MIT DER BALLASTSTOFFZUFUHR

Eine Erhöhung des Ballaststoffanteils in der Ernährung lindert bei manchen Menschen das Reizdarmsyndrom, während sie bei anderen die Symptome verstärkt, weil die zusätzlichen Faserstoffe zwar gegen die Verstopfung wirken, aber Blähungen fördern. Ballaststoffreiche Lebensmittel sind Obst und Gemüse sowie Vollkornprodukte. Ein Nahrungsergänzungsmittel wie Flohsamen (Psyllium) kann man ausprobieren, doch auch dies kann die Blähungen verschlimmern.

BLÄHUNGEN BEKÄMPFEN

Wenn Blähungen Ihre Hauptsymptome sind, streichen Sie Hülsenfrüchte und alle Kohlsorten (auch Brokkoli) aus Ihrem Ernährungsplan. Achten Sie darauf, ob möglicherweise einige

Magische Minze

Mehrere Studien haben belegt, dass Pfefferminz die Symptome eines RDS reduzieren kann. Trinken Sie Pfefferminztee nach den Mahlzeiten und zwischendurch. Alternativ können Sie Pfefferminz-Kapseln einnehmen.

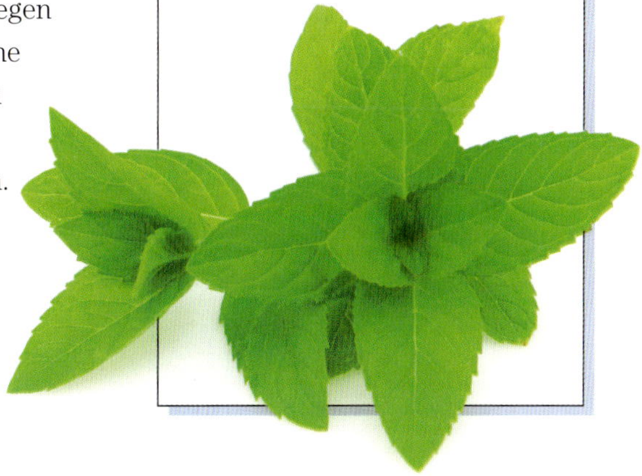

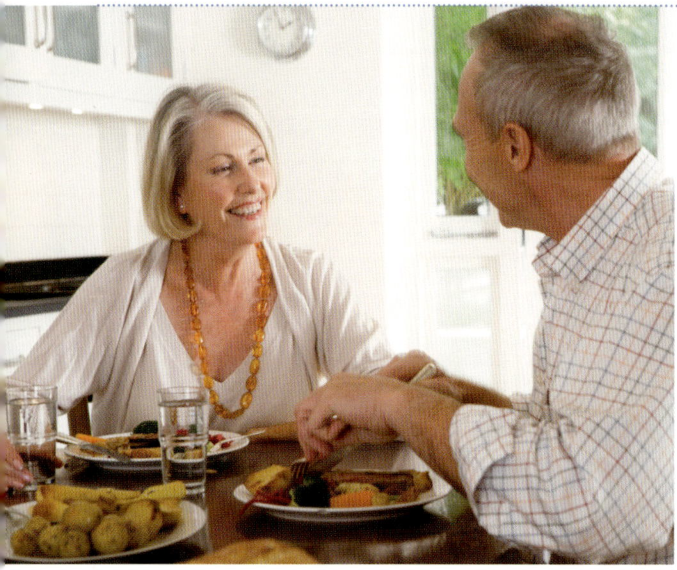

Obstsorten Ihr Problem verschärfen. Auch der Genuss von kohlensäurehaltigen Getränken, Kaugummi und Drinks, die mit Strohhalm getrunken werden, erhöht die Luftmenge, die in den Darm gelangt.

REGELMÄSSIGE MAHLZEITEN

Unregelmäßige Mahlzeiten, zudem rasch heruntergeschlungen, können zu einem Reizdarmsyndrom beitragen. Es ist daher wichtig, regelmäßige Essenszeiten einzuhalten und sich die Zeit zu nehmen, in Ruhe zu speisen. Ihr Darm gewöhnt sich daran, in regelmäßigen Abständen „gefüttert" zu werden; versuchen Sie daher, jeden Tag etwa zur gleichen Zeit zu essen. Kleine, häufige Mahlzeiten scheinen jenen zu helfen, die unter Durchfall leiden, während größere, seltenere und ballaststoffreiche Mahlzeiten denjenigen nützen, deren Hauptproblem Verstopfung ist.

Stellen Sie geruhsame und regelmäßige Mahlzeiten ins Zentrum Ihres RDS-Heilplans

Gegen Verstopfung hilft auch reichliches Trinken, vor allem Wasser. Denken Sie daran, dass alkoholische Getränke oder Tee, Kaffee und andere koffeinhaltige Getränke den Durchfall verschlimmern können.

VIELLEICHT SOLLTEN SIE IHREN LEBENSSTIL ÄNDERN

Bei einem Reizdarmsyndrom spielen sowohl physiologische als auch psychologische Faktoren eine Rolle. Die meisten Ärzte empfehlen mehr Bewegung – das regt die Darmtätigkeit an und wirkt darüber hinaus Stress entgegen. Obwohl Stress und Anspannung kein RDS verursachen, können sie doch die Symptome verstärken. Gehen Sie viel an die frische Luft – in eine ruhige, grüne Umgebung, wenn möglich –, und nehmen Sie sich jeden Tag etwas Zeit, um sich zu entspannen. Eine regelmäßige Massage, stressreduzierende Aktivitäten wie Yoga, Tai-Chi oder Autogenes Training helfen Ihnen dabei.

! ACHTUNG

Veränderungen beachten

Wenn Sie ohne erkennbaren Grund unter Verstopfung oder Durchfall leiden und diese Beschwerden von Bauchschmerzen, Gewichtsverlust oder Blut im Stuhl begleitet sind, wenden Sie sich an Ihren Arzt. Es könnte ein Problem dahinterstecken, das eine Behandlung erfordert.

NOCH ZWEI RATSCHLÄGE

Bei einem Reizdarm werden möglicherweise die „freundlichen", von Natur aus im Darm vorkommenden Bakterien in ihrem hilfreichen Tun gestört. Deshalb kann ein probiotisches Nahrungsergänzungsmittel bei Bauchschmerzen und Blähungen Erleichterung bringen. Studien haben gezeigt, dass Joghurt, der probiotische Organismen enthält, oder probiotische Ergänzungsmittel zur Gesundung des Darms beitragen können.

Auch Akupunktur könnte etwas bringen. Obwohl nicht bewiesen ist, dass sie RDS-Symptomen entgegenwirkt, finden manche Patienten, dass sie Bauchkrämpfe vermindert und den Stuhlgang normalisiert.

Harnwegs- und Scheideninfektionen

Harnwegsinfekte (HWI) und Scheideninfektionen gehören zu den häufigsten Frauenkrankheiten. Zum Glück sind diese Erkrankungen meist nicht schwer, und es gibt vieles, was man tun kann, um die vom Arzt verordnete Behandlung zu ergänzen, eine schnelle Ausheilung zu erreichen und einen Rückfall zu verhindern.

HWI: Vorbeugen und die Therapie unterstützen

Wer schon einmal einen HWI (**H**arn**w**egs**i**nfekt) oder eine Blasenentzündung gehabt hat, weiß, wie schmerzhaft das sein kann. Glücklicherweise verschafft eine Behandlung gewöhnlich schnell Erleichterung. Zu den Symptomen einer HWI gehören ein häufiger Harndrang und brennende Schmerzen beim Wasserlassen. Oft kann man trotz des Harndrangs nur wenig Wasser lassen. Der Urin ist getrübt, riecht stark oder enthält Blut. Manchmal wird ein HWI von erhöhter Temperatur, Übelkeit, Druck oder Schmerz im Unterleib oder Rücken begleitet.

Frauen sind häufiger von HWI betroffen als Männer, weil sie eine kurze Harnröhre haben, sodass Keime leichter in die Blase eindringen können. Außerdem liegt die Öffnung der Harnröhre bei Frauen dichter am After als bei Männern. Die Entzündung beginnt gewöhnlich in der Harnröhre (Urethritis) und kann dann zur Blase aufsteigen (Zystitis).

Es ist wichtig, den Arzt aufzusuchen, wenn Sie einen HWI vermuten, weil unbehandelte Infektionen bis zu den Nieren aufsteigen und zu bedrohlichen Krankheitsbildern führen können. Bestätigt sich ein HWI, erhalten Sie vermutlich ein Antibiotikum, das meist schnell hilft.

SPÜLEN SIE DAS PROBLEM WEG

Während Sie auf die Wirkung des Antibiotikums warten, können Sie einiges tun, um die Symptome zu lindern und die Gefahr eines Rückfalls zu verringern (siehe auch Schmerzlinderung bei Zystitis, S. 237).

Trinken Sie mehr Wasser Wenn Sie mehr trinken, wird Ihr Urin verdünnt, und die Bakterien werden ausgespült. Trinken Sie 6–8 Glas

! ACHTUNG

Symptome einer Nierenentzündung

Sie brauchen sofort ärztliche Hilfe, wenn Sie hohes Fieber mit Schüttelfrost haben, wenn Ihnen übel ist oder wenn Sie Rückenschmerzen haben, die in die Seiten ausstrahlen. Diese Symptome könnten auf eine Nierenentzündung hinweisen.

Bei einem Harnwegsinfekt muss man viel trinken

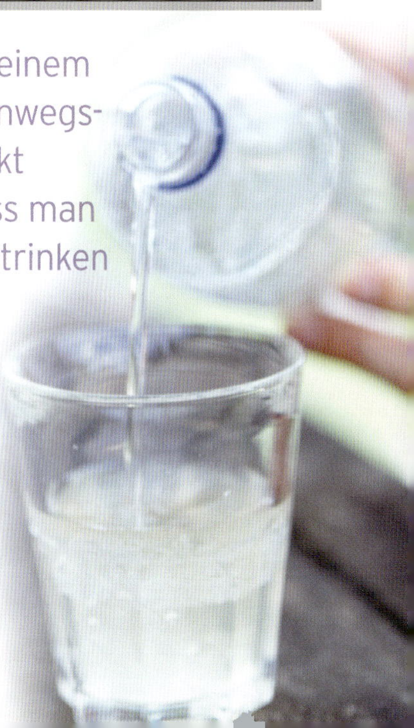

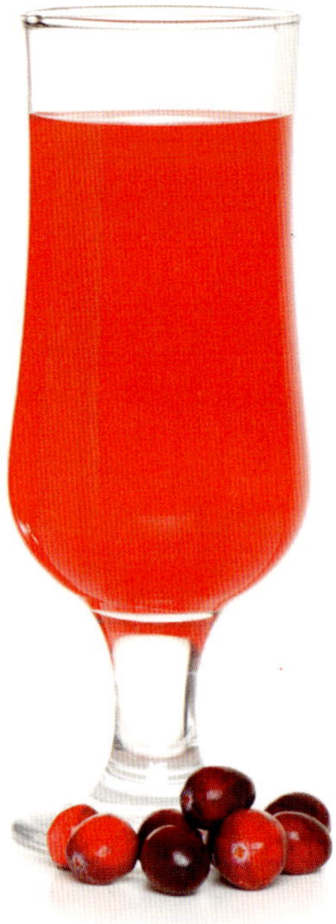

Cranberrysaft hilft bei der Vorbeugung und Behandlung einer Blasenentzündung

Flüssigkeit täglich. Meiden Sie Alkohol, Fruchtsäfte (außer Cranberrysaft), Kaffee, Tee und andere koffeinhaltige Getränke, welche die Blase noch mehr reizen und die Häufigkeit des Harndrangs erhöhen. Zusätzlich können Sie Folgendes tun:

Trinken Sie Cranberrysaft Zahlreiche Studien haben gezeigt, dass Cranberrysaft Harnwegsinfekte sowohl verhindern als auch die Symptome lindern kann. Cranberrys enthalten Substanzen, die Bakterien daran hindern, sich an die Blasenwand zu heften. Nehmen Sie Cranberrysaft in Ihren Speiseplan auf. Wenn Sie jedoch auf Blutverdünner wie Marcumar angewiesen sind, sprechen Sie erst mit Ihrem Arzt, weil Cranberrys die Wirkung dieses Medikaments verstärken können.

Gehen Sie häufig zur Toilette Auch wenn Sie Angst vor den Schmerzen haben – verschieben Sie den Toilettengang nicht; gehen Sie, sobald Sie Harndrang verspüren, weil Bakterien sich stärker vermehren können, wenn der Urin lange in der Blase verbleibt. Falls das Urinieren sehr schmerzt, kann es helfen, dabei in warmem Badewasser zu sitzen.

Von vorn nach hinten abwischen Damit keine Keime vom Darm in die Harnröhre gelangen, sollten Frauen sich nach dem Gang zur Toilette immer von vorn nach hinten oder beide Bereiche getrennt abwischen.

Lassen Sie nach dem Geschlechtsverkehr Wasser Vor allem bei Frauen können Bakterien während des Geschlechtsverkehrs in die Harnröhre eindringen. Wenn man gleich danach auf die Toilette geht, werden sie ausgespült. Manche Frauen meinen, die Verwendung eines Diaphragmas oder eines spermienabtötenden Gels begünstige eine Infektion. In diesem Fall kann eine andere Verhütungsmethode sinnvoll sein.

Tragen Sie Baumwollunterwäsche und lockere Kleidung Eine gute Belüftung beugt einer Infektion vor, die in einem feuchten Milieu gedeiht. Verzichten Sie auf Synthetik-Unterwäsche und enge Jeans.

Meiden Sie Intimpflegemittel Intimsprays, Intimspülungen und ähnliche Produkte für den Genitalbereich können eine bereits entzündete Harnröhre noch mehr reizen.

Verhütung

Durch Antipilzcremes und -zäpfchen kann das bei der Herstellung von Kondomen und Diaphragmas verwendete Latex brüchig werden. Während einer Scheidenpilzbehandlung ist es deshalb sinnvoll, auf Geschlechtsverkehr zu verzichten oder zu einer anderen Verhütungsmethode überzugehen.

Scheideninfektionen

Die meisten Frauen haben schon einmal eine Scheideninfektion gehabt. Die Symptome sind je nach Art der Infektion unterschiedlich, aber fast allen gemeinsam sind Juckreiz und Ausfluss. Für den Frauenarzt ist die Diagnose meist einfach, ebenso wie die Behandlung. Nach kurzer Zeit sind die Beschwerden verschwunden. Wer allerdings anfällig ist, muss mit einem gelegentlichen Wiederauftreten rechnen.

F&A

Ich leide häufig unter Scheidenpilzinfektionen. Stimmt es, dass dies ein Zeichen für Diabetes sein könnte?

Frauen, die aufgrund eines unbehandelten Diabetes hohe Blutzuckerwerte haben, sind tatsächlich besonders anfällig für Scheidenpilzerkrankungen. Das liegt daran, dass Pilze den Zucker gut verstoffwechseln und sich dadurch vermehren können. Wenn Sie mehr als viermal im Jahr Scheidenpilz haben, lassen Sie vom Arzt Ihre Blutzuckerwerte kontrollieren.

VORSICHT BEIM GESCHLECHTSVERKEHR

Einige Scheideninfektionen werden beim Geschlechtsverkehr übertragen und sind am besten durch die Verwendung von Kondomen zu verhindern. Wenn Sie den Verdacht haben, Sie könnten sich eine sexuell übertragbare Erkrankung (STD = **S**exually **T**ransmitted **I**nfection) zugezogen haben, gehen Sie zum Arzt.

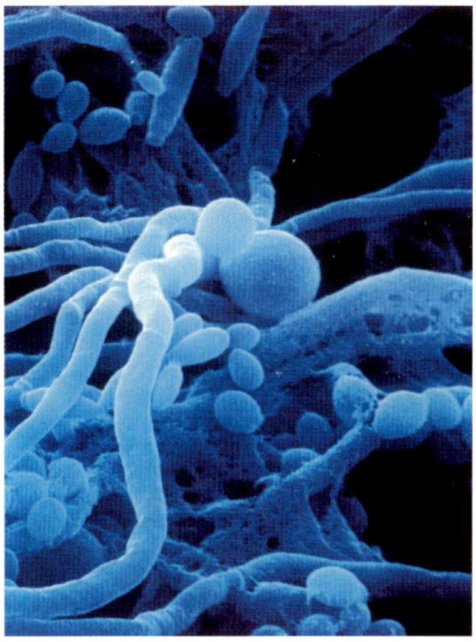

NAHAUFNAHME
Der Pilz Candida albicans, hier im vielfacher Vergrößerung, ist für Pilzinfektionen verantwortlich.

CANDIDA-INFEKTIONEN: RATSCHLÄGE

Die häufigste vaginale Infektion, Candidiasis genannt, wird von dem Hefepilz *Candida albicans* ausgelöst. Sie verursacht einen dicken, weißen Ausfluss, der mit starkem Juckreiz und gelegentlich Schmerzen im Bereich der Vulva einhergeht.

Wer diese Infektion schon einmal gehabt hat und die Symptome kennt, kann ein rezeptfreies Antimykotikum (Antipilzmittel) kaufen, das schnell damit Schluss macht. Wenn allerdings die Symptome anders sind als die, die Sie kennen, wenn die Symptome andauern oder trotz Behandlung wiederkehren, oder wenn Sie kürzlich einen neuen Sexualpartner hatten oder schwanger sind, wenden Sie sich an Ihren Arzt. Bis die Heilung einsetzt, können Sie ein paar Maßnahmen ergreifen, mit denen sich die Symptome mildern lassen. Auch einem erneuten Auftreten kann man damit vorbeugen:

Tragen Sie Baumwollunterwäsche Meiden Sie Synthetik. Unterwäsche aus Baumwolle mindert das Schwitzen und lässt den Genitalbereich „atmen“, sodass er trockener bleibt, was Infektionen mit Hefepilzen entgegenwirkt. Aus dem gleichen Grund tragen Sie besser keine Strumpfhosen oder eng sitzende Jeans, und ziehen Sie einen nassen Badeanzug so schnell wie möglich aus. Trocknen Sie sich nach dem Schwimmen gründlich ab, und ziehen Sie saubere, trockene Unterwäsche an.

Meiden Sie Pflegeprodukte mit Chemikalien und Duftstoffen Alles, was die zarten Schleimhäute von Vulva und Vagina reizt, begünstigt Infektionen; deshalb sollten Sie auf Intimsprays, Duschgels, Badezusätze

Richtig oder Falsch?

Der Sexualpartner muss mitbehandelt werden, wenn Sie Scheidenpilz haben

Falsch Scheidenpilz gilt nicht als sexuell übertragbare Erkrankung, da es auch ohne Geschlechtsverkehr zu einer Infektion kommen kann. Trotzdem wird der Pilz gelegentlich beim Geschlechtsverkehr auf den Mann übertragen, sodass sich die Eichel entzündet. Zu den Symptomen gehören Rötung, Jucken und Schwellung. In diesem Fall ist eine Behandlung erforderlich.

und farbiges oder duftendes Toilettenpapier verzichten. Nehmen Sie eine duftstofffreie Seife, und wählen Sie eine milde Waschlotion. Ein in kaltem Wasser getränkter Waschlappen, auf den Bereich gelegt, kann vorübergehend das äußere Jucken lindern.

Nehmen Sie ein Probiotikum Manche Frauen scheinen die Erfahrung gemacht zu haben, dass es die Symptome des Scheidenpilzes lindert, wenn sie probiotischen Joghurt in die Vagina einführen. Es könnte tatsächlich sein, dass die „freundlichen Bakterien" im Joghurt das natürliche Milieu in der Vagina erhalten und den Candida-Pilz vertreiben. Obwohl noch keine statistisch relevanten Studien dazu durchgeführt wurden, gibt es Hinweise in einigen kleinen Studien, dass *Lactobacillus,* ein in der Vagina und im Joghurt vorkommendes Bakterium, den Hefepilz in der Vagina erfolgreich reduzieren und die Symptome mildern kann, ob oral eingenommen oder in die Vagina eingeführt. Eine Studie zeigte, dass der tägliche Verzehr von 225 g Joghurt mit lebenden Kulturen das wiederholte Auftreten einer Pilzinfektion bei dafür anfälligen Frauen um das Dreifache verringerte. Daher ist diese Therapie einen Versuch wert. Wenn Sie Joghurt verwenden, benutzen Sie zum Einführen einen Tampon oder einen Vaginalapplikator aus Kunststoff.

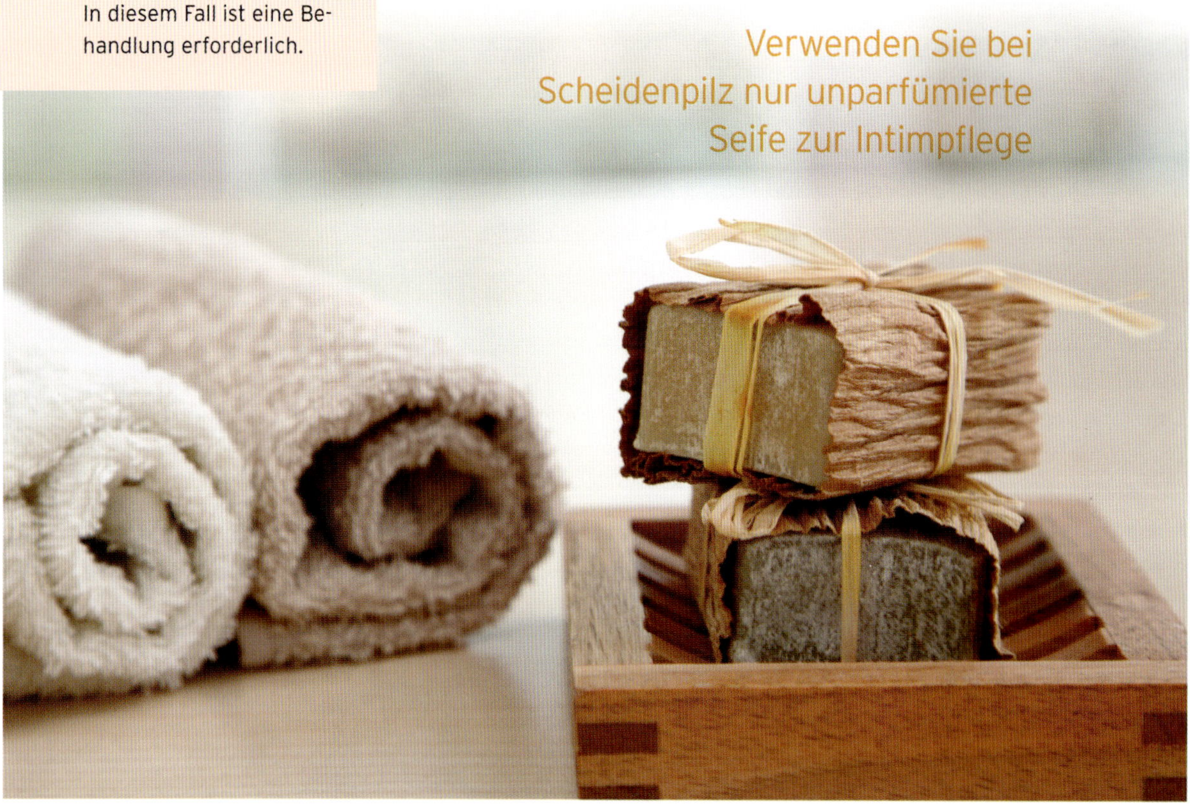

Verwenden Sie bei Scheidenpilz nur unparfümierte Seife zur Intimpflege

Retten Sie Ihre Haut

Die meisten Hautprobleme sind harmlos, aber sie können lästig oder sogar schmerzhaft sein. Glücklicherweise können Sie eine Menge tun, um die störenden und manchmal quälenden Symptome zu lindern, damit sich Ihre Haut wieder glatt anfühlt und gut aussieht.

Ekzeme bessern

Von einem Ekzem spricht man bei roten, juckenden, schuppenden, spannenden oder nässenden Flecken, die meist auf den Armen oder in den Kniekehlen auftreten. Die Erkrankung ist zwar harmlos, aber für Betroffene sehr belastend. Diese Form von Dermatitis – was einfach nur Hautentzündung bedeutet – kommt meist familiär gehäuft vor und tritt oft zusammen mit Asthma und Heuschnupfen auf, und zwar in Schüben. Ekzeme beginnen meist in der frühen Kindheit und bessern sich mit dem Älterwerden; manchmal verschwinden sie auch ganz.

Sie können einiges tun, um das Abheilen zu beschleunigen, wenn ein Ekzem aufflammt:

Versuchen Sie, nicht zu kratzen Das ist leichter gesagt als getan, vor allem, wenn ein Kind betroffen ist, denn Ekzeme können stark jucken. Beim Kratzen werden Substanzen in der Haut freigesetzt, die das Jucken noch verschlimmern. Hilfreich ist es, die Nägel kurz zu halten und nachts, wenn das Jucken und damit das Kratzen schlimmer werden, dünne Baumwollhandschuhe anzuziehen.

Eine beruhigende Creme verwenden Kaufen Sie eine Feuchtigkeitscreme; es muss keine teure sein, Hauptsache, sie ist unparfümiert. Produkte, die Steroide enthalten – es gibt auch rezeptfreie –, sollten Sie ohne ärztlichen Rat nicht verwenden.

PRAXIS-KNOWHOW

Warmduscher

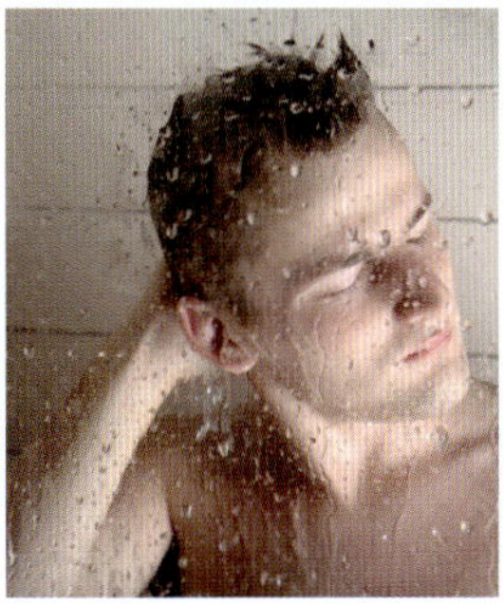

Baden oder duschen Sie mit warmem – nicht heißem – Wasser. Heißes Wasser kann den Juckreiz verstärken, ebenso wie Schwitzen oder ein rascher Temperaturwechsel.

Halten Sie trockene, gereizte Haut mit einer einfachen Pflegecreme feucht

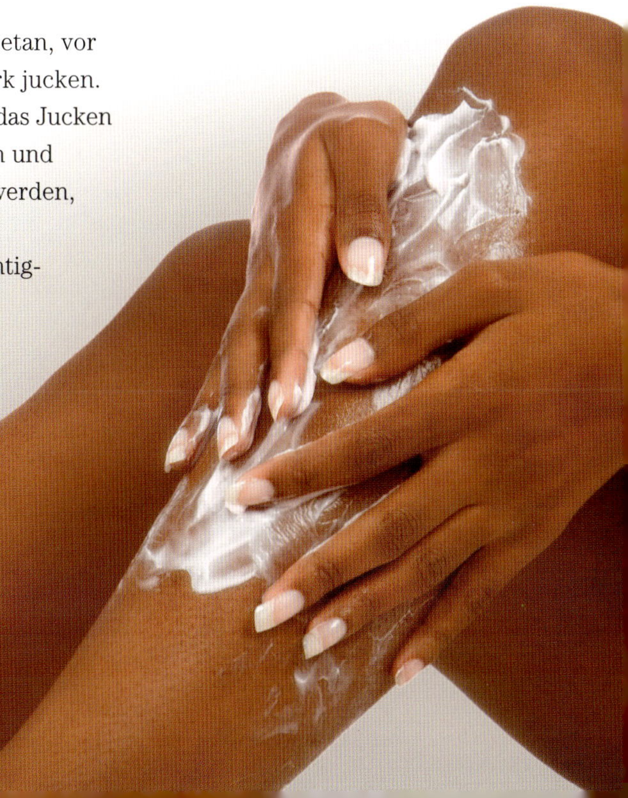

Top-Tipps

Trockene Haut pflegen

Gehen Sie gegen dieses Problem mit folgenden Strategien vor:

- **Feuchtigkeitscreme auftragen** Sie können nie zu viel und zu oft Feuchtigkeit zuführen. Cremen Sie sich abends, morgens und nach jeder Waschung mit einer Feuchtigkeitscreme ein, während Ihre Haut noch feucht ist. Sie brauchen keine teuren Markenprodukte; billigere Feuchtigkeitscremes wirken genauso gut.
- **Weniger baden** Duschen und Baden entzieht der Haut Fette. Vielleicht können Sie sich damit anfreunden, nur die kritischen Stellen, wie Achseln, Genitalien und Füße täglich mit einem Einmal-Waschlappen zu waschen und nur alle paar Tage ein warmes (nicht heißes) Vollbad zu nehmen oder zu duschen. Das sollte nicht länger als 15 Minuten dauern.
- **Nehmen Sie keine scharfen Seifen** Versuchen Sie, ganz ohne Seife auszukommen, und waschen Sie sich an den meisten Stellen nur mit warmem Wasser. Oder benutzen Sie eine speziell für trockene Haut entwickelte Waschlotion.
- **Die Raumluft feucht halten** Verwenden Sie einen Luftbefeuchter, oder stellen Sie Wasserschüsseln auf die Heizkörper.
- **Nicht lange in der Sonne bleiben** Hitze und UV-Strahlen beschleunigen das Austrocknen und Altern der Haut, selbst wenn Sie eine Sonnenschutzcreme aufgetragen haben.
- **Stoffe sorgfältig wählen** Wo möglich, sollten Sie natürliche Fasern wie Baumwolle oder Seide bevorzugen, damit die Haut atmen kann – aber meiden Sie Wolle, sie ist nicht weich und zart genug. Nehmen Sie anorganische, unparfümierte Waschmittel, wenn Sie Kleidung, Handtücher und Bettbezüge waschen.

Sie verschlimmern auf längere Sicht die Symptome, weil sie die Haut dünner machen und schädigen. Man könnte auch ein Badeöl (Ihr Hautarzt kann Ihnen ein geeignetes Produkt empfehlen), Bikarbonat (Natron) oder Haferflocken ins Badewasser schütten.

Probieren Sie ein orales Antihistaminikum aus
Ein solches Mittel schafft es möglicherweise, den Juckreiz zu lindern. Da die meisten Präparate müde machen, sollten Sie das Medikament nur zur Nacht einnehmen und nicht tagsüber, wenn Sie vielleicht Auto fahren oder eine Maschine bedienen müssen.

NEUEN SCHÜBEN VORBEUGEN

Um einem Ekzem-Schub vorzubeugen, tun Sie alles, um nicht mit Seifen, Cremes, Shampoos und Reinigungsmitteln in Berührung zu kommen, die die Haut reizen könnten. Es kann sinnvoll sein, ein Tagebuch mit den Symptomen und den verwendeten Produkten zu führen. Wo möglich, nehmen Sie Produkte ohne Duftstoffe und solche für Menschen mit empfindlicher Haut oder Allergien. Tragen Sie keine Woll- oder Synthetikfasern direkt auf der Haut: Nehmen Sie stattdessen Baumwolle oder ein weiches Gewebe, das die empfindliche Haut nicht noch mehr reizt.

Bei manchen Menschen scheinen bestimmte Nahrungsmittel Ekzeme auszulösen. Die häufigsten sind Milch, Eier, Weizen, Fisch und sojahaltige Produkte. Wenn Sie die Auslöser in Ihrem Essen identifizieren können, verzichten Sie darauf.

Halten Sie sich kühl. Schlafen Sie bei warmem Wetter nachts unter einem Baumwolllaken. Manche Menschen, die unter Ekzemen leiden, sind allergisch gegen Hausstaubmilben (siehe S. 47: *Kampf den Allergien*). Bleiben Sie außerdem in Stresssituationen ruhig, weil Stress zu einem Schub führen kann. Lernen Sie Entspannungsübungen. Wenn all diese Maßnahmen nichts gegen Ihre Symptome ausrichten, sprechen Sie mit Ihrem Arzt, der unter Umständen stärker wirkende Cremes oder oral einzunehmende Medikamente verschreibt. Und suchen Sie den Arzt auch auf, wenn sich ein Ekzem entzündet.

Psoriasis behandeln

Bei der in Schüben auftretenden, bisweilen sehr quälenden Psoriasis oder Schuppenflechte bilden sich dicke, schuppige Flecken auf der Haut, typischerweise an Ellbogen, Knien, Kopf und unterem Rücken. Die Krankheit beginnt meist im jungen Erwachsenenalter. Sie wird durch eine beschleunigte Hautzellenproduktion verursacht, was zu einer Verdickung und Entzündung der äußeren Hautschicht führt. Bei manchen Betroffenen sind die Symptome so ausgeprägt, dass es zu psychosozialen Problemen bis hin zur Selbstisolierung kommt. Es gibt bis heute keine Heilung, aber viele Schritte, die man tun kann, um die Symptome zu lindern und die Besserung der Haut voranzutreiben.

SYMPTOMLINDERUNG

Hier folgen ein paar Selbsthilfe-Ideen, die bei manchen Erkrankten zur Besserung geführt haben:

Baden Ein tägliches lauwarmes – nicht heißes – Bad kann entzündete Haut beruhigen und hilft beim Ablösen abgestorbener Hautzellen. Geben Sie ein pflegendes Badeöl, Haferflocken oder Bittersalz (Magnesiumsulfat) ins Wasser, und benutzen Sie keine parfümierten Seifen. Trocknen Sie sich vorsichtig ab, und cremen Sie sich großzügig ein.

Sonnenlicht Kurze Sonnenbäder – drei- bis viermal in der Woche je 20 Minuten – können dazu beitragen, Psoriasis unter Kontrolle zu halten. Aber übertreiben Sie es nicht, denn ausgedehntes Sonnenbaden kann Psoriasis verschlimmern und sogar einen neuen Schub auslösen.

Frischhaltefolie Tragen Sie eine milde Salbe auf die Schuppenflechte auf, und bedecken Sie sie über Nacht mit Frischhaltefolie. Waschen Sie am Morgen die Hautschuppen unter einer lauwarmen Dusche ab.

Fischöl Einige Studien – nicht alle – haben nach einer Kur mit Fischöl-Kapseln gute Ergebnisse gebracht. Die Omega-3-Fettsäuren in Fischölen reduzieren Entzündungen und dämpfen Immunreaktionen, die man für die Hautverdickungen verantwortlich macht. Fragen Sie bezüglich der Dosierung Ihren Arzt, da eine hohe Dosis die Blutgerinnung beeinflussen kann. Der normale Tagesbedarf liegt bei 500 mg.

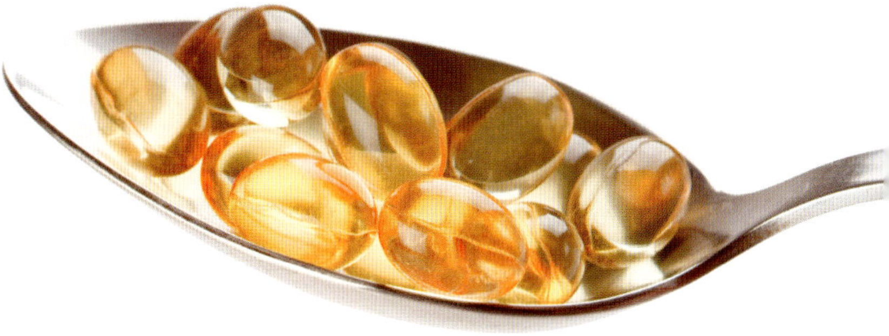

Fischöl-Kapseln helfen manchen Patienten mit Psoriasis

Richtig oder Falsch?

Eine „Psoriasis-Diät" kann bei dieser Erkrankung helfen

Falsch Obwohl mancher Betroffene bemerkt, dass bestimmte Nahrungsmittel seine Psoriasis verbessern oder verschlimmern, gibt es keine Ernährungsweise, mit der man die Ursache bekämpfen kann. Da aber eine gesunde Ernährung zu einer gesunden Haut beiträgt, sollten Sie darauf achten, dass Sie genügend Obst, Gemüse, Fisch, mageres Fleisch und Vollkornprodukte essen.

Sonnenbrand und Insektenstiche

Ihre Haut ist Ihr Schutzwall gegen umweltbedingte Beschädigungen. Hier finden Sie Rat, wie die Heilung von kleineren Hautschäden beschleunigt werden kann. Achtung: Was bei Verbrennungen, Schnitten oder Wunden zu tun ist, lesen Sie auf den Seiten 80–81.

Wespenstiche sind schmerzhaft, aber mit Hausmitteln leicht zu behandeln

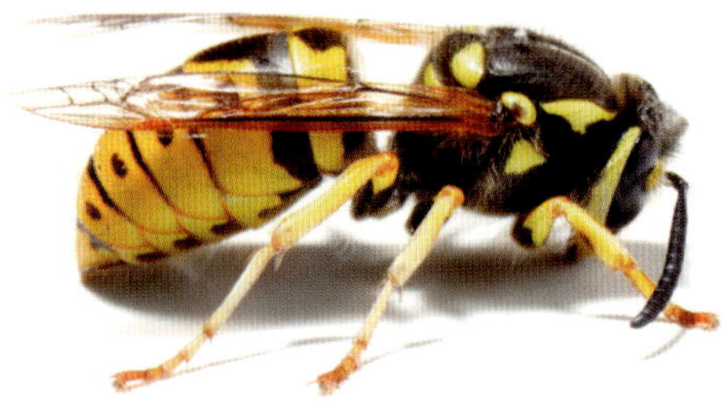

EIN LEICHTER SONNENBRAND

Begeben Sie sich bei einem starken (mit Blasenbildung) oder ausgedehnten Sonnenbrand immer in ärztliche Behandlung. Probieren Sie bei kleineren Rötungen (ohne Blasenbildung) eine oder mehrere der folgenden Schnellhilfemaßnahmen aus:

- Duschen Sie kühl (nicht kalt), und tragen Sie dann reines Aloe-vera-Gel auf, das sofort kühlt.
- Tauchen Sie ein Tuch in starken schwarzen Tee, und legen Sie es als lauwarme Kompresse auf. Aromatherapeuten empfehlen, einige Tropfen Lavendelöl auf eine mit Wasser befeuchtete Kompresse zu geben.

WESPEN- UND BIENENSTICHE

- Träufeln Sie auf den Wespenstich Essig oder Zitronensaft, also eine Säure, weil Wespengift basisch ist.
- Behandeln Sie den Stich von Bienen, deren Gift eine Säure ist, mit dem basischen Natron.
- Wenn der Stachel noch in der Haut steckt, entfernen Sie ihn rasch. Schaben Sie ihn mit einem sauberen Fingernagel oder einer glatten Kante, z. B. einer Kreditkarte, heraus. Ziehen Sie ihn nicht mit einer Pinzette heraus, weil so noch weiteres Gift in die Haut kommt.

Quallenstiche

Nesselgift ist basisch, was erklärt, warum das Auswaschen der Wunde mit einer Säurelösung die beste Behandlung ist.

- Gießen Sie eine Säure wie Essig oder Zitronensaft auf die betroffene Stelle, um die Schmerzen zu lindern. Wenn keine Säure verfügbar ist, tut es auch Urin.
- Spülen Sie anhaftende Nesseln ab, oder entfernen Sie sie mit einer behandschuhten Hand. Suchen Sie sofort ärztliche Hilfe.

Lippenherpes

Die schmerzenden, unansehnlichen Bläschen um die Lippen werden von einem Herpesvirus, meist *Herpes simplex* Typ 1, verursacht. Der Bläschenausschlag ist nicht gefährlich, kann einem aber das Leben schwer machen. Erfahren Sie hier, was zu tun ist, um den Schmerz zu lindern und das Abheilen zu beschleunigen.

Haben Sie erst einmal das Virus, kommen die Bläschen immer wieder und befallen oft dieselben Stellen. Es wird angenommen, dass sich das Virus zwischen den Herpes-Ausbrüchen in Nervenzellen „versteckt“, bis es durch irgendeinen Auslöser reaktiviert wird. Das sind vor allem Stress, Krankheit oder auch Sonnenlicht. Bei jedem erneuten Ausbruch von Herpes treten Bläschen auf, die innerhalb einiger Tage verkrusten und dann allmählich besser werden und ausheilen.

Wann sollte ich zum Arzt gehen?

Wenn Sie nicht sicher sind, ob es wirklich Herpes ist, was Sie an der Lippe haben, oder wenn Sie häufig unter Ausbrüchen leiden, gehen Sie zum Arzt (Allgemeinarzt oder Hautarzt). Besonders wichtig ist der Arztbesuch, wenn ein Herpes in der Nähe der Augen auftritt.

HERPES VERHINDERN, BEVOR ER BEGINNT

Lippenherpes beginnt mit einem kribbelnden oder brennenden Gefühl, bevor die Bläschen zu sehen sind. Nun muss gehandelt werden. Waschen Sie die Stelle vorsichtig mit Wasser und Seife, und drücken Sie einen in ein Taschentuch gewickelten Eiswürfel auf die Stelle. Oder legen Sie eine kleine Gelkompresse (Apotheke) auf, die Sie immer im Eisfach haben sollten. Inzwischen erhitzen Sie eine zweite kleine Gelkompresse in heißem Wasser, und legen diese Warmkompresse für 2 Minuten auf. Den Kalt-Warm-Wechsel zwei- bis dreimal täglich durchführen.

Cremes, die die antiviralen Wirkstoffe Aciclovir und Penciclovir enthalten (siehe S. 312–339: *Was man über seine Arznei wissen sollte*), sind rezeptfrei erhältlich. Tragen Sie sie beim ersten Anzeichen von Herpes auf. Im Fall einer Schwangerschaft vorher aber den Arzt fragen!

WENN DER LIPPENHERPES AUSGEBROCHEN IST

Nehmen Sie notfalls eine Schmerztablette ein. Pulen Sie nicht an dem Herpes – damit verbreiten Sie das Virus, verlangsamen die Heilung und behalten womöglich eine Narbe zurück. Treffen Sie bei einem Ausbruch die folgenden Vorsichtsmaßnahmen:

- Werfen Sie alle Wattestäbchen, Wattepads und Papiertaschentücher weg, die mit dem Herpes in Berührung gekommen sind, und kochen Sie Handtücher und Waschlappen aus.
- Teilen Sie Geschirr und Besteck (wenn es nicht heiß abgewaschen wurde) nicht mit anderen.
- Küssen Sie nicht.
- Versuchen Sie, den Herpes nicht zu berühren – Sie könnten das Virus auf andere Stellen Ihres Körpers (Augen und Genitalbereich sind besonders anfällig) oder auf andere übertragen.
- Wenn Sie doch einen Lippenherpes berühren, waschen Sie Ihre Hände gründlich mit Seife in sehr warmem Wasser.
- Wechseln Sie die Zahnbürste aus, wenn der Herpes abgeheilt ist.

F&A

Kann ich irgend etwas tun, damit der Lippenherpes nicht wiederkommt?

Möglicherweise kann die Aminosäure Lysin Ausbrüche verhindern. Wissenschaftliche Studien belegen das zwar bisher nicht, aber manche Betroffene berichten, dass bei ihnen die Einnahme von täglich 1000 mg eines Lysinpräparats die Häufigkeit der Ausbrüche reduzierte.

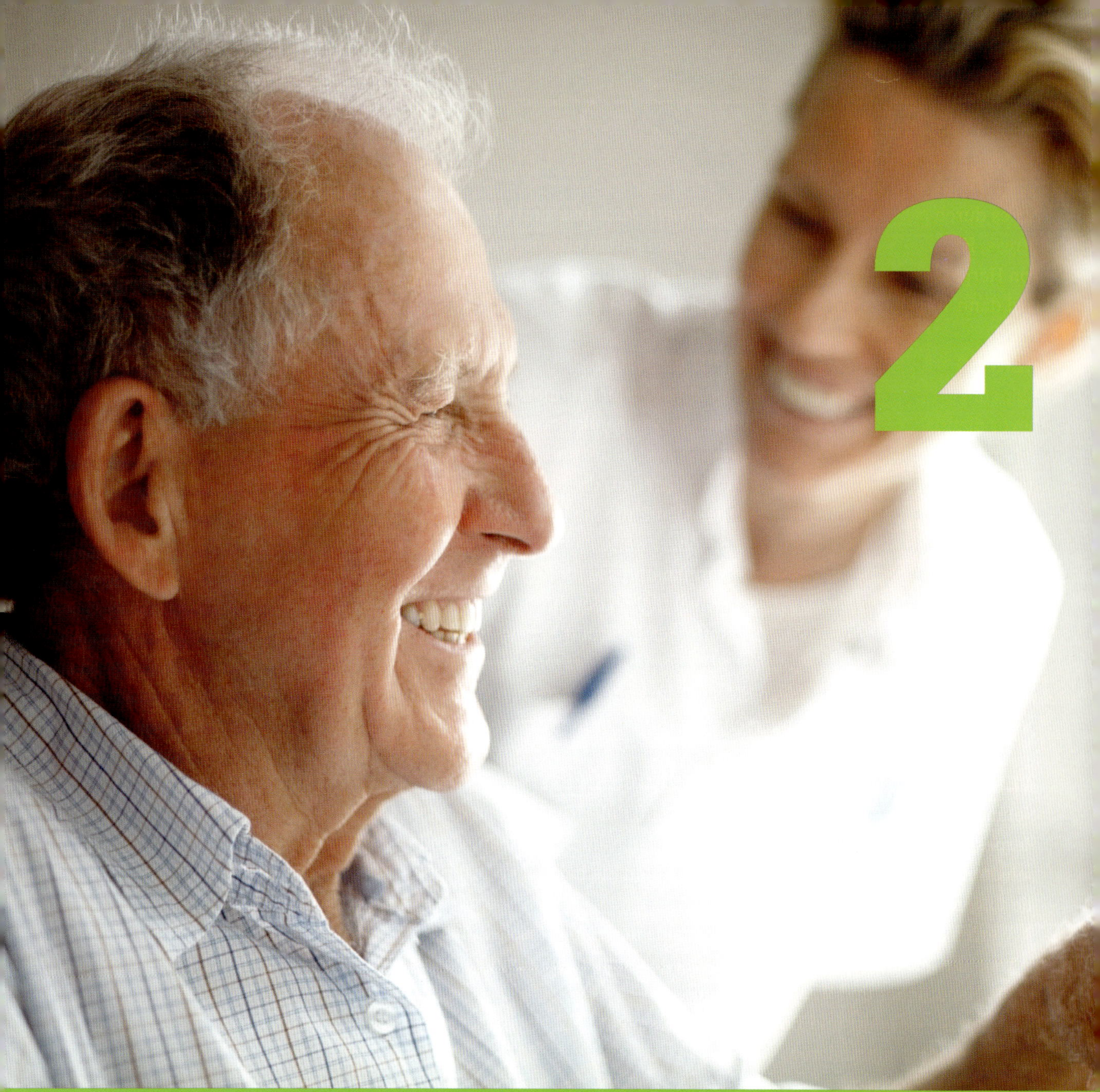

2

Heil werden

Zerrungen, Verbrennungen und Brüche können lange brauchen, bis sie ausgeheilt sind. Damit keine Schäden bleiben, sind eine sofortige Erstbehandlung und eine fachkundige Nachsorge wichtig.

Unfälle und Verletzungen

Das Unerwartete kann jederzeit geschehen – ein Sturz, eine Verbrennung, ein Schnitt oder sogar ein Verkehrsunfall. Knochenbrüche, Verstauchungen (Verletzung eines Bandes), Muskel- oder Bänderdehnungen, Prellungen oder Wunden können die Folge sein. Von den Schmerzen und Behinderungen, die dadurch entstehen, erholen sich die meisten Betroffenen wieder vollständig. Doch während der gesunde Körper eine erstaunliche Fähigkeit zur Selbstheilung besitzt, kann ein solches Ereignis für Schwache und Ältere gravierende Auswirkungen haben. Notwendig ist eine sofortige Erstversorgung, doch ebenfalls wichtig sind die anschließenden Phasen der Pflege und der Rehabilitation, damit die Verletzung vollständig ausheilt.

Hilfe im Notfall

Wenn ein Unfall geschehen oder ein schweres Krankheitsereignis eingetreten ist, zögern Sie nicht, den Rettungsdienst unter der Notruf-Nummer 112 zu rufen. Diese Nummer gilt europaweit. In nicht lebensbedrohlichen Fällen wählen Sie in Deutschland und Österreich die Nummer des ärztlichen Notdienstes (kassenärztlichen Bereitschaftsdienstes): 116 117. Diese Nummer soll ebenfalls europaweit eingeführt werden. In der Schweiz wählen Sie 144.

ALLGEMEINER RAT

Die Erholung von einem Unfall erfordert Geduld. Lassen Sie sich Zeit mit der Heilung und der Bewältigung der körperlichen und emotionalen Folgen des Traumas, aber bedenken Sie auch, dass Sie eine Menge tun können, um den Heilungsprozess zu unterstützen. Was immer die Art der Verletzung war – Ihr Erholungsprogramm sollte folgende Schwerpunkte enthalten:

Ruhe Man weiß, dass Wunden am besten im Schlaf heilen. Sorgen Sie also dafür, dass Sie viel Ruhe haben und gut schlafen – auch wenn das bedeutet, dass Sie Schmerztabletten nehmen müssen. Beherrschen Sie Entspannungstechniken? Jetzt ist der Moment, um sie besonders segensreich einzusetzen.

Übungen Ein Physiotherapeut wird mit Ihnen ärztlich verordnete Übungen machen, die die Reparatur des versehrten Körperteils beschleunigen.

Nährstoffreiche Kost Ihre Ernährung sollte reich an Lebensmitteln und Nährstoffen sein, die der Heilung dienlich sind (siehe S. 72–73).

Selbsthilfe Diese reicht von Entspannungstechniken über Selbstmassage bis zu Kräutertees, Blütenessenzen und Aroma-Ölen. All dies sorgt dafür, dass Sie sich während des Heilungsprozesses besser fühlen.

Wiederholung verhindern Suchen Sie nach den Ursachen des Unfalls, damit so etwas nicht wieder passiert.

Auf den folgenden Seiten wird erklärt, was Sie tun können, um sich von den häufigsten Verletzungsarten vollständig zu erholen.

ERSTE HILFE LEISTEN

Zu Hause geschehen mehr Unfälle als anderswo. Jeder sollte deshalb über ein Grundwissen in Erster Hilfe verfügen. Tritt eine Notsituation ein, kann schnelle Hilfe verhindern, dass aus einer vielleicht gar nicht so schweren Verletzung eine länger andauernde Behinderung oder gar ein bleibender Schaden entsteht. Kenntnisse in Erster Hilfe können auch nützlich sein, wenn kein Notfall vorliegt. Denn behandelt man kleinere Verletzungen wie Brand- oder Schnittwunden (siehe S. 80) oder Stiche (siehe S. 64) richtig, können Komplikationen vermieden werden, und die Heilung wird schneller und einfacher vonstatten gehen. Grundkurse in Erster Hilfe werden in Deutschland, Österreich und der Schweiz beispielsweise vom Roten Kreuz, den Hilfsdiensten der Johanniter und Malteser sowie den Volkshochschulen veranstaltet.

AUF EINEN UNFALL REAGIEREN

Wenn Sie bei einem Verletzten sind, ist es wichtig, dass Sie Ruhe bewahren und dem Unfallopfer vermitteln, dass es ihm oder ihr gutgehen wird, um Angst und Schmerz zu mildern. Rufen Sie den Rettungsdienst an (EU-weit einheitliche Nummer 112), und holen Sie Hilfe von anderen Leuten herbei. Bewegen Sie das Unfallopfer nicht, aber unternehmen Sie Schritte, um eventuelle schwere Blutungen zu stoppen. Wenn Sie in Erster Hilfe ausgebildet sind, müssen Sie, falls nötig, mit Wiederbelebung und anderen Maßnahmen, die Sie gelernt haben, beginnen. Halten Sie den Patienten warm, und achten Sie auf Anzeichen eines Kreislaufschocks, eines extremen Blutdruckabfalls. Ein Schock ist immer ein lebensbedrohlicher Notfall. Mögliche Symptome sind:

- blasse, kalte, feuchte Haut
- erst ein schneller, dann ein schwacher Puls
- rasche, flache Atmung
- Schweißausbrüche
- Klagen über Übelkeit und Durst
- Unruhe und Nervosität
- Bewusstlosigkeit.

Ratschläge, was in dieser Situation zu tun ist, finden Sie links im Kasten: *Einen Schock verhindern bzw. erstversorgen.*

Einen Schock verhindern bzw. erstversorgen

Ergreifen Sie Maßnahmen, um eine verletzte Person vor einem Schock zu bewahren, oder um jemandem zu helfen, von dem Sie annehmen, dass er in diesen Zustand fällt, nachdem Sie den Rettungsdienst gerufen haben.

- Versorgen Sie Wunden, wenn Sie in Erster Hilfe ausgebildet sind.
- Wenn keine Rückenverletzung vorliegt, legen Sie den Betroffenen auf den Boden, die Füße über Herzhöhe (Bild).
- Falls möglich, decken Sie das Opfer zu, damit es nicht friert.
- Versuchen Sie, den Verletzten zu beruhigen.
- Lockern Sie enge Kleidung, um die Atmung zu erleichtern.
- Lassen Sie die Person weder essen noch trinken noch sich unnötig bewegen.

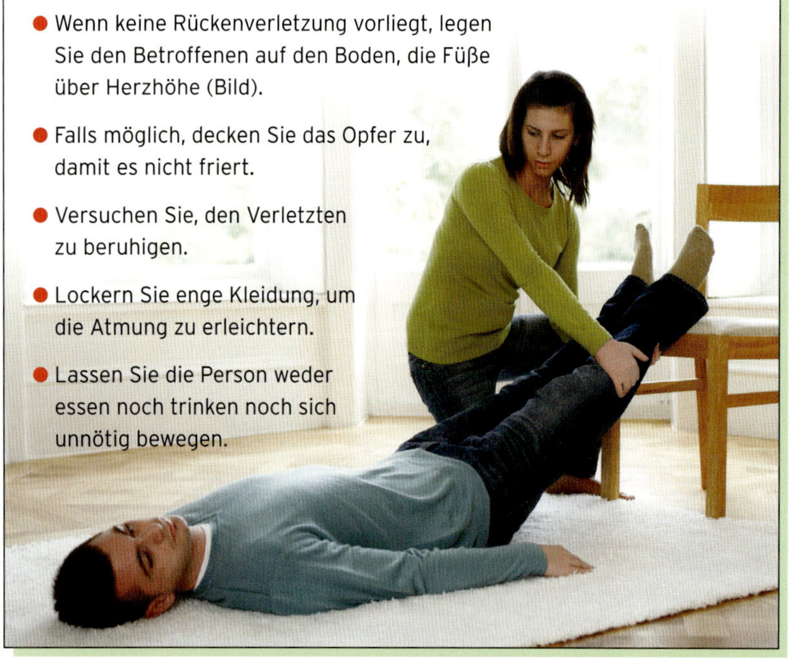

FOKUS

In der Notaufnahme

Millionen Menschen durchlaufen in Deutschland, Österreich und der Schweiz jährlich die Notaufnahmen und Ambulanzen von Krankenhäusern. Dort werden Unfallopfer und Schwerkranke vom Rettungsdienst eingeliefert, aber man kann auch auf eigene Initiative vorstellig werden.

Notaufnahmen sind verpflichtet sicherzustellen, dass Patienten so schnell wie möglich angesehen und weiterversorgt werden. Wichtig ist es, dem medizinischen Personal genau zu beschreiben, was geschehen ist. Gut wäre es auch, wenn Sie alle Informationen über Ihre Krankengeschichte oder die des Patienten, den Sie begleiten, dabei haben. Geben Sie möglichst an:

- alle regelmäßig eingenommenen Medikamente, vor allem blutverdünnende wie z. B. Marcumar
- mögliche Allergien
- ob eine seltene Blutgruppe vorliegt
- ob eine Schwangerschaft vorliegen könnte
- alle aufgetretenen Symptome, die aktuell aber verschwunden sind, z. B. Übelkeit
- Schmerzmittel, falls solche seit dem Unfall eingenommen wurden
- Name und Anschrift des Hausarztes.

WIE GEHT ES WEITER?

In Notaufnahmen ist immer viel Betrieb, vor allem am Freitagabend und am Wochenende. Wenn bei Ihnen oder der Person, die Sie begleiten, kein absoluter Notfall vorliegt, der sofort von einem Arzt angesehen werden muss, fragen Sie das Personal in der Aufnahme, wie lange Sie voraussichtlich warten müssen. Dauert Ihnen das zu lange, so stehen Ihnen noch andere Wege offen, sich ärztlich versorgen zu lassen. Lassen Sie sich z. B. vom Personal die Anschrift der nächstgelegenen Notfall- bzw. Bereitschaftsdienstpraxis geben. Außerdem gibt es folgende Möglichkeit:

- Wenn Sie lieber wieder nach Hause fahren oder die Person, die Sie begleiten, nach Hause bringen möchten, rufen Sie von dort den ärztlichen Bereitschaftsdienst an, der unter der Rufnummer 116 117 zu erreichen ist. Diese Nummer soll EU-weit eingeführt werden, in Deutschland und Österreich ist sie es bereits. Der diensthabende Bereitschaftsarzt kommt dann innerhalb kurzer Zeit zu Ihnen nach Hause. In der Schweiz gilt die Sanitäts-Notruf-Nummer 144.

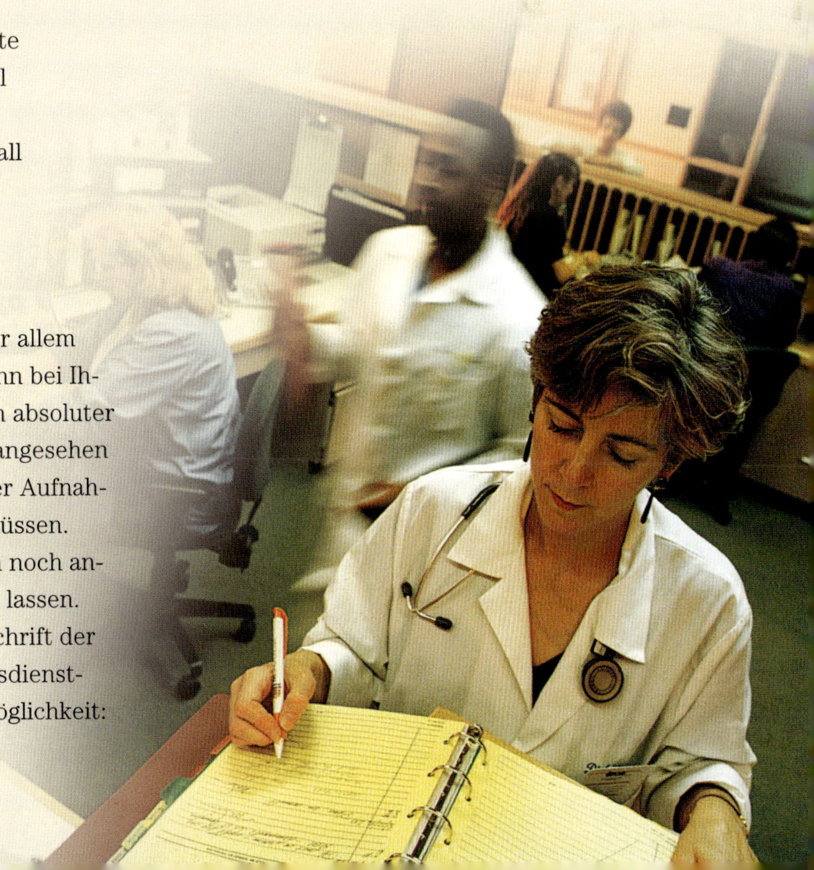

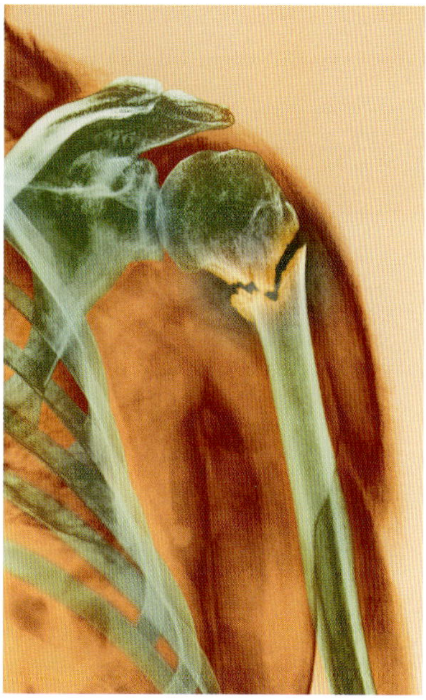

EIN BRUCH
Diese Falschfarben-Röntgenaufnahme zeigt deutlich einen Bruch (Fraktur) des Oberarmknochens in der Nähe des Schultergelenks. Diese Verletzung ist zwar schmerzhaft und über längere Zeit hinderlich, aber bei guter Versorgung sind die Aussichten für eine vollständige Wiederherstellung gut.

Knochenbrüche und Muskelverletzungen

Unmittelbar nach einem Unfall, einem Sturz oder einer Verletzung ist es oft schwer festzustellen, ob man einen Knochenbruch (Fraktur), eine Gelenk- oder Muskelverletzung erlitten hat. Im Zweifelsfall wird der Arzt die Verletzung als gebrochenen Knochen erstversorgen.

Gesunde Knochen sind extrem stark und halten große Belastungen aus. Sie brechen in der Regel nur durch einen Sturz oder eine andere gewaltsame Einwirkung, z. B. einen Autounfall. Doch bei älteren Menschen und solchen, die an Osteoporose leiden, sind die Knochen schwächer, sodass Frakturen schon bei leichten Stürzen möglich sind.

Die PECH-Regel

Bei Muskel- und Gelenkverletzungen können Sie, wenn der Arzt zuvor einen Knochenbruch ausgeschlossen hat, die Heilung unterstützen, indem Sie die PECH-Regel (**P**ause, **E**is, **C**ompression, **H**ochlagerung) befolgen:

Pause Der verletzte Körperteil sollte für 48–72 Stunden vollkommen ruhiggestellt werden.

Eis Kühlen Sie den Körperteil 48–72 Stunden lang. Wickeln Sie zerstoßenes Eis in ein feuchtes Handtuch, und legen Sie es alle 2–3 Stunden für 15–20 Minuten auf die Verletzung. Eis niemals auf die nackte Haut legen – es könnte zu Kälteschäden kommen.

Compression Ein Druckverband verlangsamt Schwellung und Blutung, muss aber vor dem Zubettgehen abgenommen werden. Er sollte fest, aber nicht zu fest sitzen, damit die Blutzirkulation nicht behindert wird.

Hochlagerung Der verletzte Körperteil sollte hochgelagert werden, wenn möglich mit einem Kissen.

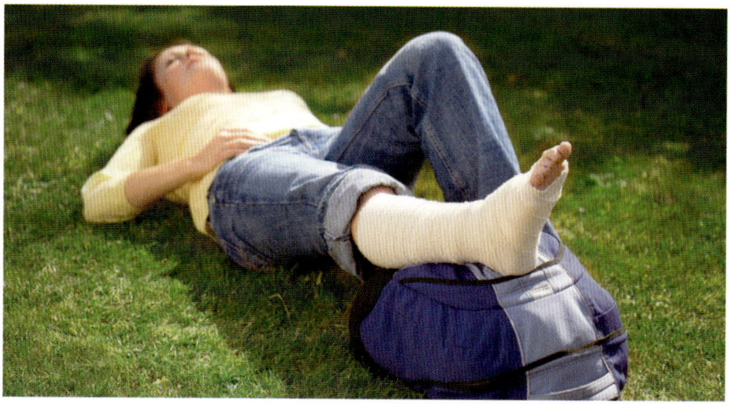

HINWEISE AUF EINEN KNOCHENBRUCH

Bevor der Arzt röntgt, wird er bei Ihnen auf folgende Symptome achten:

- starke Schmerzen und Schwellung
- Bluterguss oder Verfärbungen in der Region des Knochens oder des Gelenks
- Unfähigkeit, den verletzten Körperteil zu bewegen oder zu belasten
- Biegung oder ungewöhnliche Abwinkelung (Angulation) in der Gliedmaße oder dem Körperteil
- ein hör- und spürbares Knirschen in dem Knochen oder dem Gelenk.

Wenn Sie selbst einen gebrochenen Knochen vermuten, stellen Sie den verletzten Körperteil ruhig und lassen sich zum Arzt oder ins Krankenhaus fahren. Die meisten Knochen heilen erfolgreich und schnell, wenn sie gut eingerichtet und ruhig gestellt werden.

PRAXIS-KNOWHOW

Kühl bleiben

In den ersten 72 Stunden nach einer Muskel- oder Gelenkverletzung sollten Sie auf heiße Bäder, Sauna und Wärmepackungen verzichten. Meiden Sie auch Massagen, und trinken sie keinen Alkohol, da dies die Blutung und Schwellung verstärken und die Heilung verlangsamen kann.

NACH DEM BRUCH

Abhängig vom Ausmaß der Verletzung kann es zwischen mehreren Wochen und mehreren Monaten dauern, bis eine Fraktur geheilt ist. Wenn Sie einen Gipsverband tragen, zeigt der Physiotherapeut Ihnen vermutlich Übungen, wie Sie Gelenke oberhalb und unterhalb des Gipsverbands beweglich halten können. Bei einem gebrochenen Handgelenk beispielsweise wird geübt, eine Faust zu machen oder die Finger gespreizt auszustrecken.

GIPSVERBAND ODER OSTEOSYNTHESE?

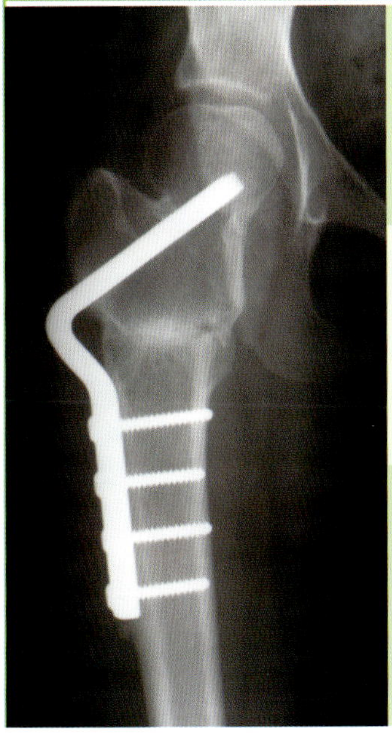

Die Heilungsdauer einer Fraktur hängt davon ab, welcher Knochen betroffen ist, ob es sich um eine einfache oder komplizierte Fraktur handelt, ob eine konservative Behandlung (Gipsverband) gewählt wird oder ob die Knochenfragmente chirurgisch vereint werden können (Osteosynthese).

Gipsverband
Diese Methode kommt meist zum Einsatz, wenn es sich um einen einfachen Bruch handelt, bei dem beide Bruchenden dicht beieinander liegen. Mit einem Gipsverband dauert es 3–4 Monate, bis die neu gebildete Knochensubstanz (Kallus) so weit ausgehärtet ist, dass sie Belastungen standhält.

Osteosynthese (siehe Röntgenbild links)
Die Osteosynthese, bei der die Knochenteile mittels Metallelementen fixiert werden, wird im Falle von Brüchen angewandt, bei denen die Bruchenden weiter auseinanderliegen. Aufgrund der Fixierung kann der so stabilisierte Körperteil bereits frühzeitig wieder belastet werden.

WENN DER GIPS ABGENOMMEN WIRD

Ist der Gips entfernt, und Sie dürfen den betroffenen Körperteil wieder normal bewegen, müssen Sie daran arbeiten, Beweglichkeit und Kraft zurückzugewinnen. Hier ein paar Ideen für die Mobilisierung des Handgelenks nach einer Fraktur:

- Bewegen Sie das Handgelenk in warmem Wasser in alle Richtungen. Das ist auch gut für die Haut, wenn sie eingegipst war.
- Greifen Sie einen kleinen, weichen Ball, drücken ihn sanft zusammen und lockern den Griff wieder. Dann drücken Sie den Ball stärker und halten den Druck – jeden Tag ein paar Sekunden länger.
- Legen Sie die Unterarme mit den Handflächen nach unten vor sich auf einen Tisch. Heben Sie die Finger und Handflächen vom Tisch hoch. Vergleichen Sie die Bewegung in Fingern und Hand des betroffenen Arms mit der des guten Arms. Sie werden Fortschritte machen!
- Stützen Sie den Unterarm ab, und lassen Sie den Daumen kreisen.
- Bewegen Sie den Daumen zur Basis des kleinen Fingers hinüber. Vielleicht schaffen Sie es zuerst noch nicht, aber das bessert sich.

Wiederholen Sie jede Übung zehnmal, und wiederholen Sie die gesamte Abfolge dreimal täglich.

Warnung: Wenn Sie feststellen, dass sich Schmerzen, Rötung, Schwellung oder andere Symptome verschlimmern, zeigen Sie dem Arzt das Gelenk, bevor Sie weitermachen.

Einfache Übungen wie das Zusammendrücken eines weichen Balls helfen Ihnen, die Mobilität des Handgelenks zurückzugewinnen

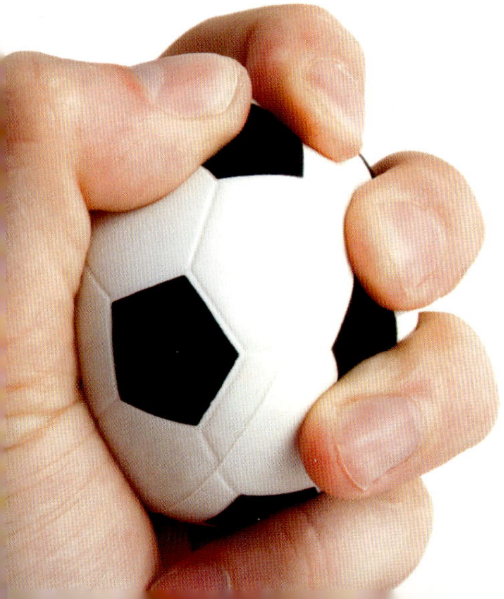

ERGÄNZENDE MASSNAHMEN

Nach einer Fraktur kann der Heilungsprozess durch zusätzliche Behandlungen wie z. B. eine Magnetfeldtherapie oder Laser-Needling beschleunigt werden. Bei diesen Niedrig-Energie-Behandlungen werden die Zellen zu verstärkter Aktivität angeregt. Diese Behandlungsformen sollen auch bei der Reparatur von Gewebe helfen, daher tragen sie zur schnelleren Erholung bei Muskel- und Gelenkzerrungen bei.

ERNÄHRUNG BEI KNOCHEN- UND MUSKELREPARATUR

Unsere Nahrung kann das Tempo mitbestimmen, in dem wir uns von einer Knochen- oder Muskelverletzung erholen. Eine Ernährung mit reichlich Vitaminen, Mineralstoffen – vor allem Kalzium – und Eiweiß kann zum Heilungsprozess beitragen. Sobald Sie aus dem Krankenhaus entlassen sind, sollten Sie etwas essen, was reich an den im Folgenden aufgeführten Nährstoffen ist, um den Heilungsprozess zu unterstützen. Es ist zudem zu bedenken, dass Sie gegenwärtig nicht so aktiv sind wie sonst, weshalb es wichtig ist, an Fetten und Zucker zu sparen, wenn Sie keine Pfunde zulegen wollen. Essen Sie vorzugsweise:

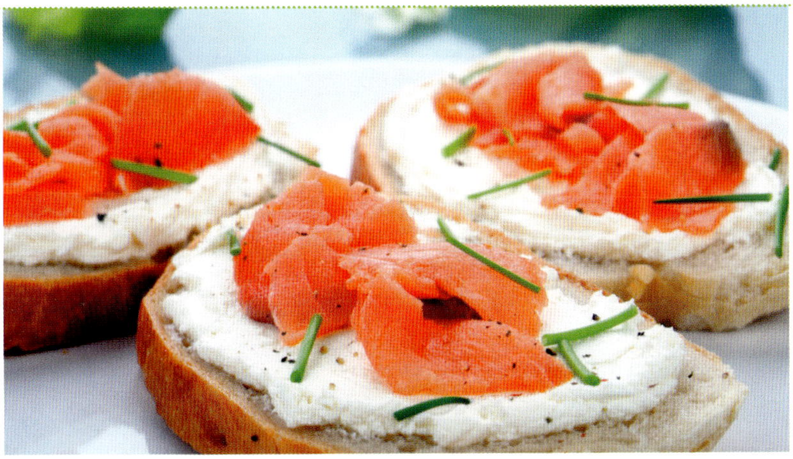

Die Proteinlieferanten Fisch und Käse helfen beim Muskelaufbau

- Kalziumreiche Lebensmittel wie Milchprodukte, grünes Blattgemüse, Dosensardinen, Nüsse und Hülsenfrüchte helfen beim Knochenaufbau. Meiden Sie Quellen von Phytinsäure, beispielsweise Kleie und braunen Reis, sowie von Oxalsäure, beispielsweise Rhabarber und Spinat, da sie die Resorption von Kalzium hemmen.
- Vitamin D wird ebenfalls für die Einlagerung von Kalzium in den Knochen benötigt, deshalb sollten Sie viel fetten Fisch, Eier und mit Vitamin D angereicherte Nahrungsmittel, etwa Margarine und Frühstücksflocken essen. Vitamin D wird gebildet, wenn die Haut UV-Strahlen ausgesetzt ist – und zwar nicht nur bei Sonnenschein, denn bei bedecktem Himmel ist die UV-Strahlung ebenso hoch. Halten Sie sich täglich 10–15 Minuten im Freien auf, am besten vor 11 Uhr und nach 15 Uhr. Da Sonnenschutzmittel die Aufnahme von Vitamin D verhindern, cremen Sie sich nicht ein. Ist die Sonneneinstrahlung allerdings sehr stark, nehmen Sie ein Sonnenschutzmittel.
- Eiweiß hilft bei der Reparatur von Zellen und beim Aufbau des starken Muskelgewebes, das Sie für Ihre Genesung brauchen. Hochwertige Proteinquellen sind Fleisch, Geflügel, Fisch, Eier und Sojabohnen.
- Vitamin C spielt eine große Rolle bei der Bildung von Kollagen, einem Protein, das für gesunde Haut und Knochen gebraucht wird, was für die Heilung von offenen Wunden und Verbrennungen wichtig ist. Gute Quellen für Vitamin C sind frisches Obst und Gemüse.

Achtung:

- Folsäurereiche Lebensmittel, z. B. Innereien, Hülsenfrüchte und grünes Blattgemüse, machen die Wirkung von nichtsteroidalen Medikamenten, die bei Zerrungen und Verstauchungen zur Schmerzlinderung eingenommen werden, möglicherweise zunichte. Es gibt aber Medikamente dieses Typs, die Sulfasalazin enthalten, das die Aufnahme des Vitamins Folsäure hemmen kann.

Richtig oder Falsch?

Ergänzungsstoffe fördern die Heilung

Falsch Die meisten Ernährungswissenschaftler sind sich einig, dass eine gute Ernährung allein schon ausreicht, um die Heilung zu unterstützen. Aber wenn Sie aus irgendeinem Grund während Ihrer Erholungsphase nicht viel essen können oder eine einseitige Diät einhalten müssen, können Vitamin- und Mineralstoffpräparate Ihnen helfen, schnell wieder gesund zu werden.

Nüsse enthalten viel Kalzium, das für den Knochenaufbau benötigt wird

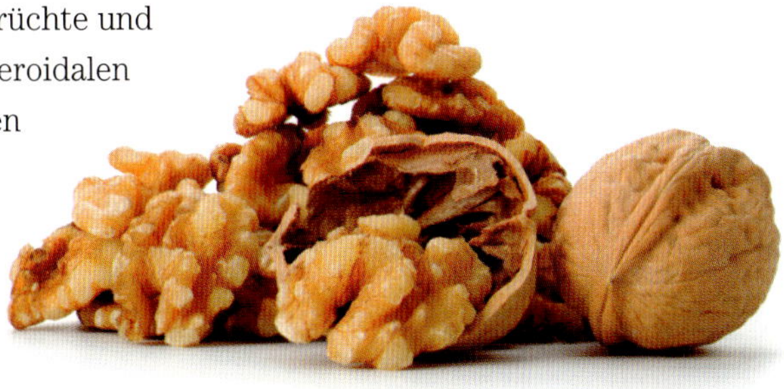

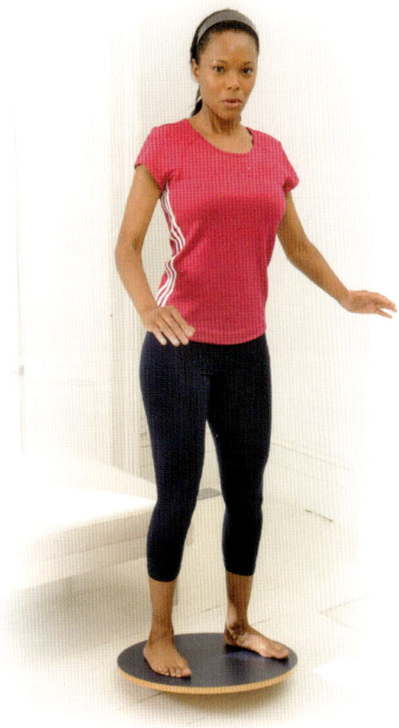

Ideal zur Wiederherstellung eines verletzten Knöchels: Übungen auf einem Wackelbrett

Die Beweglichkeit erhalten

Es lässt sich schwer sagen, wie häufig Muskelzerrungen und Verstauchungen (Verletzung von Gelenkbändern) sind, weil die meisten Betroffenen damit gar nicht zum Arzt gehen. Bekannt ist jedoch, dass Verstauchungen am häufigsten am Knöchel, Knie, Handgelenk und Daumen vorkommen, während die häufigsten Muskelzerrungen in den Oberschenkeln, Waden und im unteren Rücken auftreten.

Obwohl Zerrungen und Verstauchungen zunächst stark schmerzen, heilen sie doch schneller, wenn man den betroffenen Körperteil nicht zu lange ruhig stellt. Man sollte versuchen, bereits 48–72 Stunden nach der Verletzung mit sanften Beweglichkeitsübungen zu beginnen.

EIN WIEDERAUFTRETEN VERHINDERN

Übungen zur Verbesserung von Kraft, Gleichgewicht und Knochenfestigkeit – wie Alexandertechnik, Pilates und Tai-Chi – können verhindern, dass es zu einer erneuten Verletzung kommt. Probieren Sie aus:

Das Gleichgewicht trainieren Das preiswerte und im Internet erhältliche Wackelbrett, das auch von Physiotherapeuten eingesetzt wird, kann bei der Erholung von einer Knöchelverstauchung helfen. Das Gleichgewichtstraining – zuerst auf beiden Beinen, dann abwechselnd auf einem Bein – stärkt die Muskeln, die für die Balance sorgen und die Gelenke stützen. Aber sprechen Sie erst mit dem Arzt oder Physiotherapeuten, bevor Sie ein Wackelbrett kaufen.

EINEN VERSTAUCHTEN KNÖCHEL MOBILISIEREN UND KRÄFTIGEN

Falls Sie keine inneren Verletzungen im Fuß haben, probieren Sie diese Übungen aus, um einen verstauchten Knöchel wieder beweglich zu machen. Beginnen Sie damit erst, wenn der starke Anfangsschmerz nachgelassen hat.

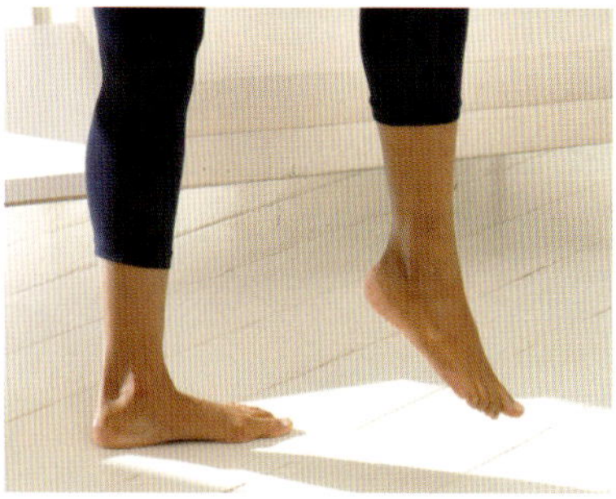

1 *Bewegen Sie den betroffenen Fuß auf und nieder, als ob Sie auf ein Pedal drücken.*

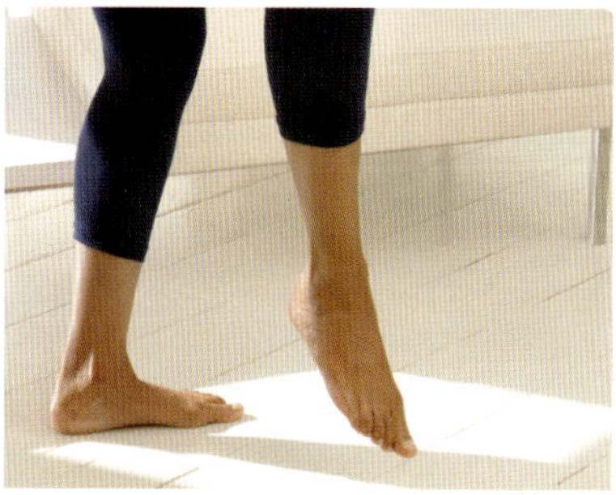

2 *Führen Sie kreisende Bewegungen aus, erst rechts herum, dann links herum.*

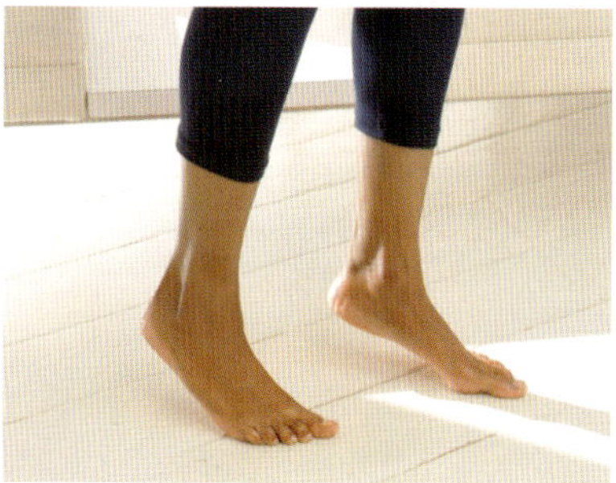

3 *Verlagern Sie Ihr Gewicht von vorn nach hinten und von links nach rechts.*

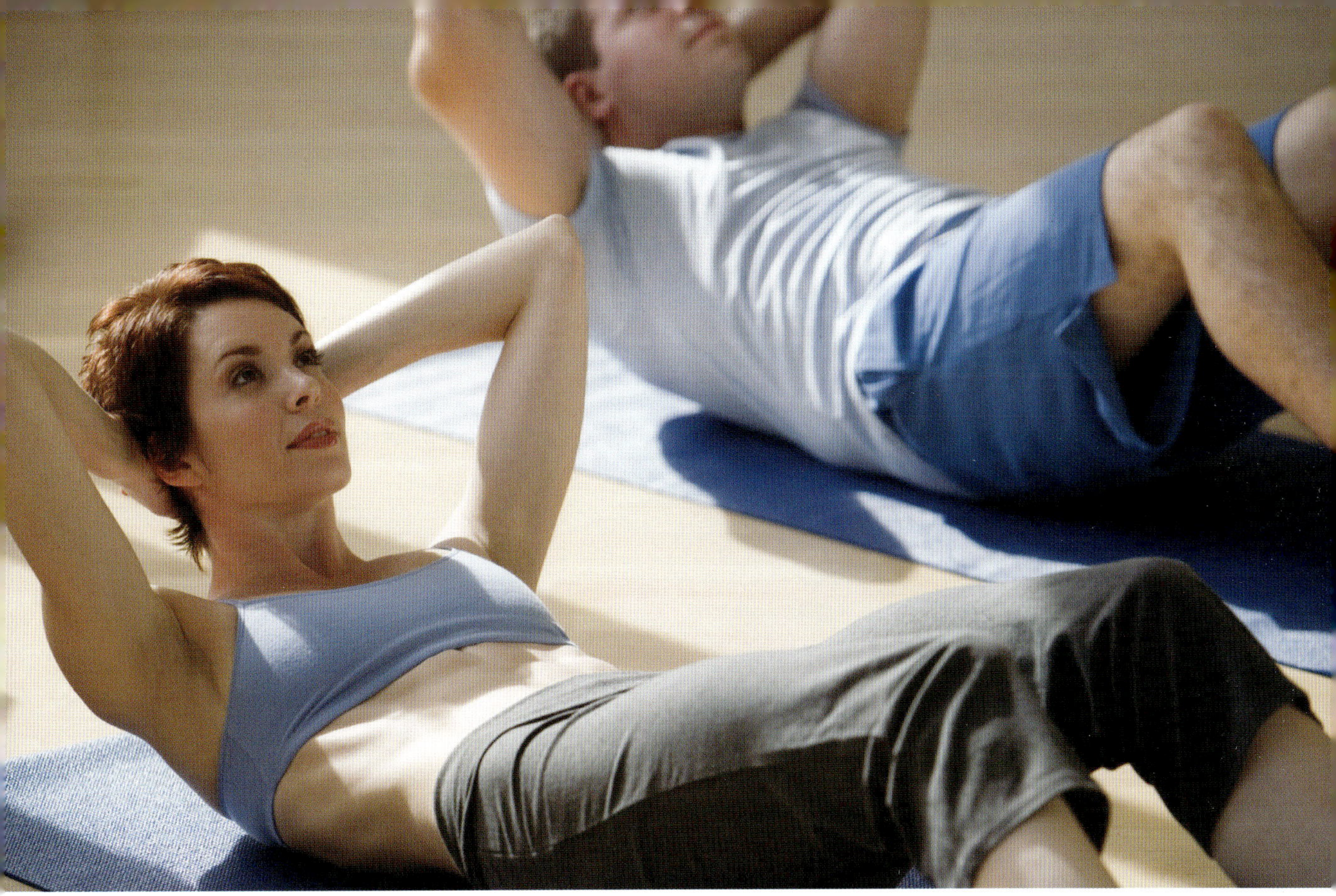

Die Kräftigung der tiefen Bauchmuskulatur kann den Rücken vor Verletzungen schützen

Die Kraft der Körpermitte stärken Die Genesung von einer Rückenverletzung wird beschleunigt durch eine Stärkung der tief liegenden Bauchmuskeln, auch Core-Muskulatur genannt, denn diese stabilisieren die Wirbelsäule. Ziehen Sie die Bauchmuskeln unterhalb des Nabels zusammen, und halten Sie die Spannung – mit der Zeit aufbauend bis zehn zählen. Dreimal wiederholen, so oft wie möglich (siehe auch S. 88: *Aktivitäten gegen Rückenleiden*).

Stärke aufbauen Übungen mit dem Gymnastikball helfen, das erneute Auftreten von Rückenschmerzen zu verhindern (siehe S. 88). Heben Sie beim Sitzen auf dem Ball die Beine vom Boden ab, damit die Muskeln, die die Wirbelsäule stützen (die Muskeln im unteren Rücken und Bauch), arbeiten müssen. Ältere und geschwächte Personen sollten diese Übung nur unter Beistand eines Physiotherapeuten durchführen.

Top-Tipps

Häufige Sportverletzungen

Für die meisten Sportverletzungen sind die PECH-Maßnahmen geeignet (siehe S. 70). Nach dieser Phase können Sie die untenstehenden Tipps ausprobieren, aber wenn sich keine Besserung einstellt, sprechen Sie mit Ihrem Arzt.

Knochenhautentzündung

- Beginnen Sie allmählich mit dem Laufen oder einem anderem Sport auf einer schonenden Oberfläche, etwa einem Schwingboden.

Tennisarm und Golfellbogen

- Fragen Sie den Orthopäden um Rat, wann Sie mit Dehnübungen beginnen können. Vielleicht wäre auch Akupunktur einen Versuch wert.

Entzündete Achillessehne

- Fragen Sie den Orthopäden um Rat, wann Sie mit Dehnübungen beginnen können.

EIN SPORTLER BERICHTET

Eine Sportverletzung am Knie zwang Julian, seine Heilung in die eigenen Hände zu nehmen

Nachdem der 50-jährige Julian Templer eine Sportverletzung erlitten hatte, arbeitete er hart daran, die Muskeln rund um sein Knie zu kräftigen, und erzielte gute Resultate.

„Ich spielte mit meinem Sohn in unserem Verein Fußball. Als ich einem Spieler der gegnerischen Mannschaft auswich, gab mein Knie plötzlich nach. Ich hatte heftige Schmerzen und ließ mich zur Notaufnahme unseres Krankenhauses fahren.

Das Röntgenbild ergab, dass eine Sportverletzung, die ich mit Mitte zwanzig erlitten hatte, wieder aufgebrochen war. Damals war ich um eine Operation herumgekommen, indem ich die Beinmuskeln rund ums Knie kräftigte. Diese Methode wollte ich nun wieder anwenden. Der Arzt war einverstanden, dass wir es ohne Operation versuchen sollten.

Anfangs kühlte ich das Knie und trug eine Kniestütze. Als ich wieder laufen konnte, bekam ich eine Reihe krankengymnastischer Übungen gezeigt, die ich zu Hause durchführen sollte. Ich lernte, das Knie wieder zu strecken und zu beugen, und ich fuhr wieder Rad, um die Muskeln am Knie zu kräftigen.

Das größte Problem war, dass die Schmerzen mich nachts wachhielten. Es ist schwierig, sich zu motivieren, wenn man übermüdet ist. Meine Frau überredete mich, abends Kamillentee zu trinken, was zu helfen schien. Wenn die Schmerzen zu stark wurden, nahm ich eine Tablette.

Als ich dann wieder besser schlief, konnte ich meine Rehabilitation wieder aufnehmen. Ich bin froh, sagen zu können, dass in meinem Fall eine Operation vermieden werden konnte, die eine viel längere Rehabilitationszeit nach sich gezogen hätte, ganz abgesehen von einem längeren Krankenhausaufenthalt. Nun, zwei Monate nach dem Unfall, mache ich immer noch täglich Kraft- und Gleichgewichtsübungen und fahre Rad. Ich bin zuversichtlich, dass ich bald wieder völlig hergestellt sein werde!“

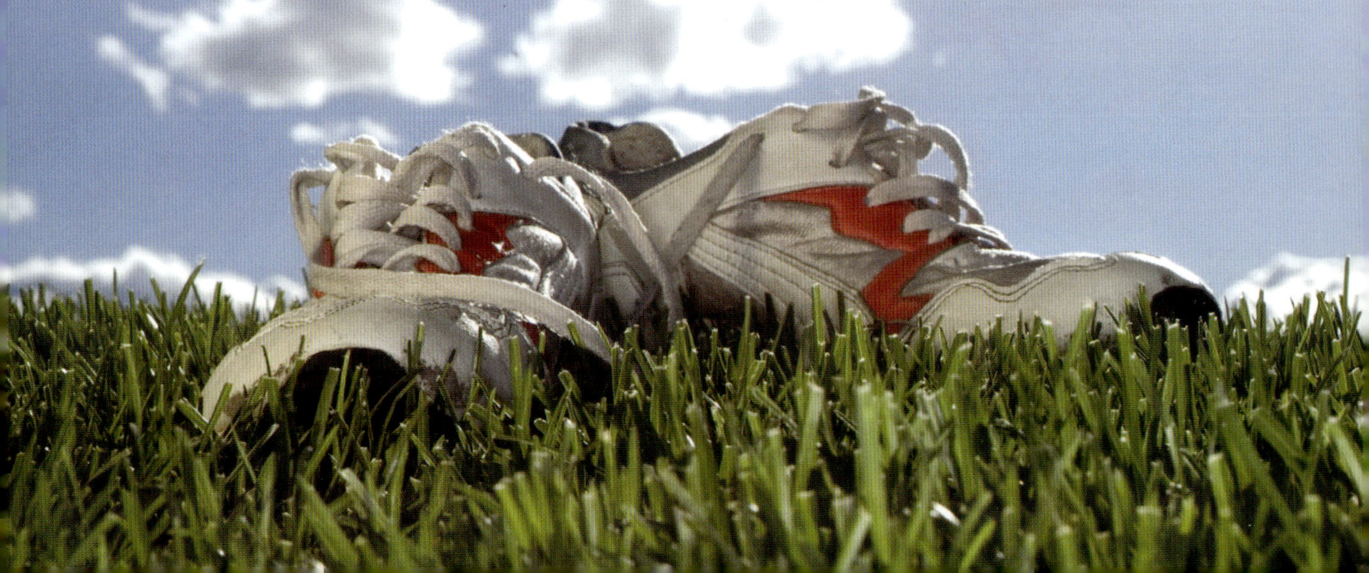

Das eigene Umfeld sturzsicher machen

Bei älteren Menschen kann ein Sturz ernste Konsequenzen nach sich ziehen, die eine selbstständige Lebensführung gefährden. Auch wer noch nicht gestürzt ist, sollte über Vorsichtsmaßnahmen nachdenken, die ein unabhängiges Leben sichern können.

Die meisten Unfälle passieren durch Stolpern, Stürzen und Ausrutschen im eigenen Haushalt. Ältere Menschen sind am häufigsten betroffen. Wenn wir älter werden, sehen und hören wir schlechter, wir halten das Gleichgewicht nicht mehr so gut, und die Reflexe verlangsamen sich. Unsere Gangart ändert sich: Der Schritt wird kürzer, wir heben unsere Füße nicht mehr so hoch. Diese etwas schlurfende Gangart führt zu einem erhöhten Stolperrisiko. Und wenn ein älterer Mensch hinfällt, ist die Gefahr, dabei einen Knochenbruch oder eine ernsthafte Verletzung zu erleiden, größer als bei einem jüngeren. Die häufigsten Sturzverletzungen sind der Bruch oder die Verrenkung eines Handgelenks und der Bruch des Oberschenkels.

Jeder ältere Mensch sollte rechtzeitig dafür sorgen, dass seine Wohnung sicherer wird und insbesondere Stürzen vorgebeugt wird. Wer nicht bereits in einer seniorengerechten Wohnung lebt, erkundigt sich am besten bei seinem Arzt oder seiner Krankenkasse, welche Möglichkeiten einer finanziellen Hilfe existieren, um eine Wohnung beispielsweise barrierefrei zu machen oder das Bad unfallsicher zu gestalten.

Lassen Sie Ihre Augen zu Ihrer eigenen Sicherheit regelmäßig überprüfen

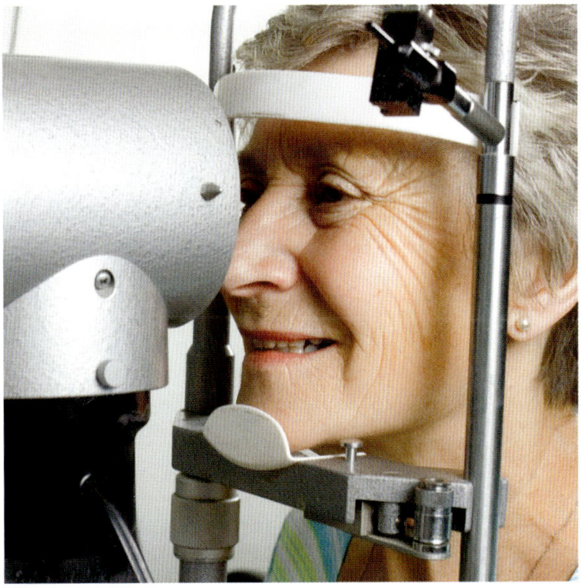

VORSICHTSMASSNAHMEN

Ältere Menschen können eine Menge tun, um Unfälle zu vermeiden und länger ein aktives, unabhängiges Leben zu führen. Hier sind ein paar einfache Vorsorgemaßnahmen:

- Fragen Sie Ihren Arzt nach den Nebenwirkungen der Medikamente, die Sie einnehmen, da einige den Koordinations- oder Gleichgewichtssinn beeinträchtigen bzw. müde machen können.

GEIST ÜBER MATERIE

Selbstvertrauen

Unter der Angst vor Stürzen kann die Lebensqualität älterer Menschen schwer leiden, denn sie trauen sich nichts mehr zu und ziehen sich vom gesellschaftlichen Leben zurück. Wenn Sie einen älteren Menschen in der Familie oder Nachbarschaft haben, ermutigen Sie ihn, aktiv und interessiert zu bleiben. Laden Sie ihn ein, besuchen sie ihn, nehmen Sie ihn zu Veranstaltungen mit – dann bleibt er fit.

- Lassen Sie Ihre Augen jedes Jahr prüfen, um Augenprobleme rechtzeitig zu erkennen.
- Stehen Sie nach dem Essen, Schlafen oder Ruhen nicht zu schnell auf. Ein Absinken des Blutdrucks kann zu Benommenheit führen.
- Tragen Sie gut sitzendes Schuhwerk mit rutschfesten Sohlen. Schnürschuhe oder Schuhe mit Klettverschluss sind Slippern vorzuziehen.
- Bleiben Sie körperlich so aktiv wie möglich, um Balance und Muskelkraft zu verbessern, was wiederum dazu beiträgt, dass Gelenke, Sehnen und Bänder flexibel bleiben.
- Machen Sie Übungen, die zu einer verbesserten Koordination führen und den Gleichgewichtssinn fördern. Außerdem sind leichte Belastungsübungen ratsam, die den Abbau an Knochensubstanz und damit die durch Osteoporose verursachte Knochenbrüchigkeit vermindern. Tai-Chi und Tanzen sind besonders geeignet, weil Sie nach Ihrem eigenen Tempo vorgehen können und gleichzeitig in Gesellschaft kommen.
- Halten Sie Ihren Alkoholkonsum unter der auf Seite 26 empfohlenen Menge, da er Ihr Reaktionsvermögen stark beeinflussen kann.
- Benutzen Sie gegebenenfalls einen Gehstock oder einen Rollator. Lassen Sie sich nicht durch Stolz oder Verlegenheit davon abhalten.

SICHERHEIT IM HAUS

Es gibt mehrere Maßnahmen, mit denen Sie Ihr Zuhause sicherer machen können. Worauf Sie besonders achten sollten:

Gute Beleuchtung, vor allem in Treppenhäusern, Hauseingängen, Fluren, Bädern und in der Küche

Einfache Erreichbarkeit von Lichtschaltern, Telefonen und Gebrauchsgegenständen, etwa Geschirr und Portemonnaie

Sichere Handläufe und Haltegriffe an Treppen, in Fluren, neben der Toilette, an der Badewanne und in der Dusche

Elektro- und Telefonkabel sollten so verlegt sein, dass man nicht über sie stolpern kann

Ebene Böden und Fliesen ohne Stolperfugen sowie Teppiche und Läufer, die mit Antirutschmatten oder Klebebändern gesichert sind

Betten und Sitzgelegenheiten in der richtigen Höhe – weder zu hoch noch zu niedrig

Freie Bahn – am Boden darf nichts herumliegen, was zur Stolperfalle werden oder worauf man ausrutschen kann.

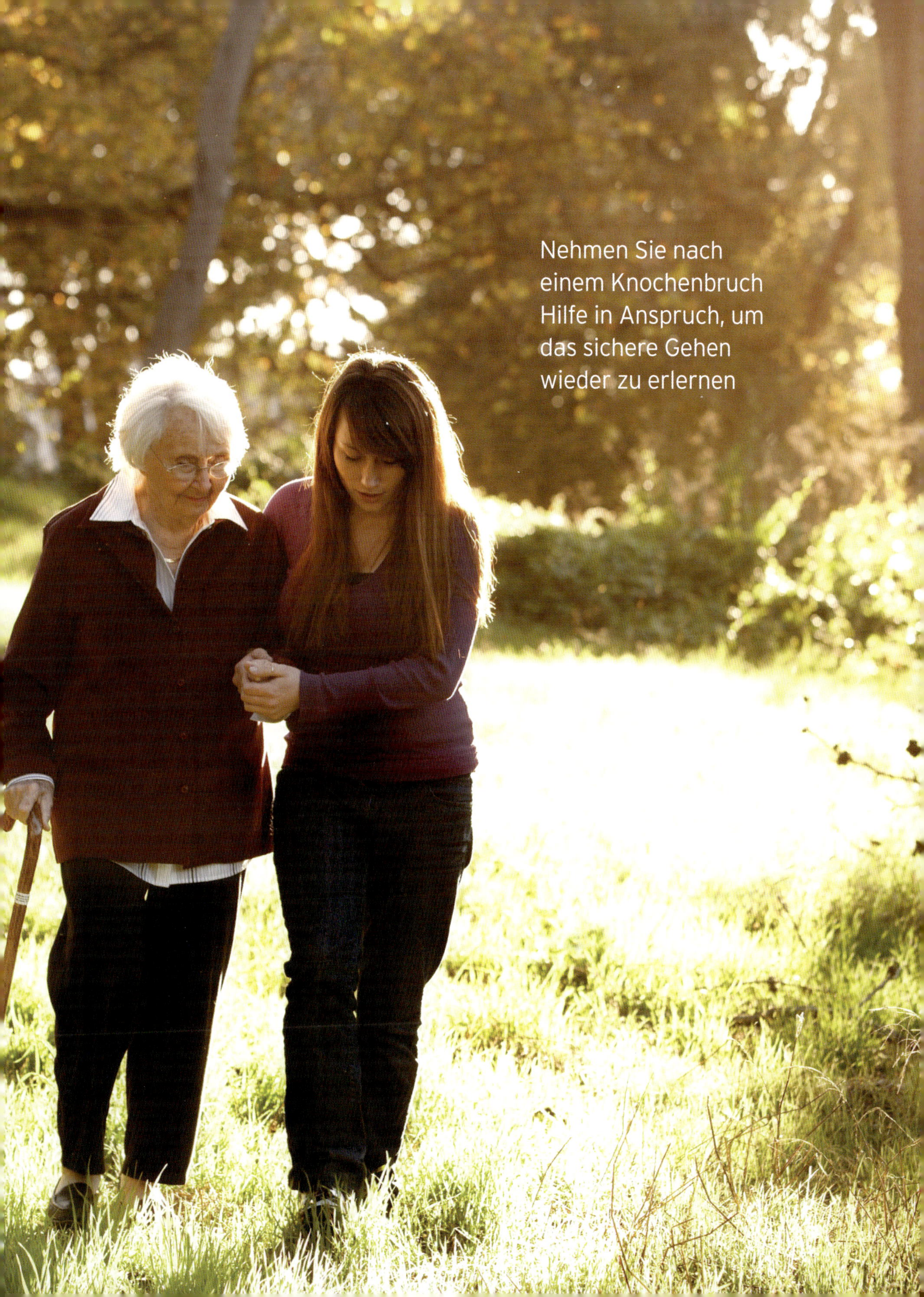
Nehmen Sie nach einem Knochenbruch Hilfe in Anspruch, um das sichere Gehen wieder zu erlernen

Unter die Haut

Die Haut, die erste Verteidigungslinie des Körpers, ist wegen ihrer ungeschützten Lage anfällig für Verletzungen. Nichtsdestoweniger wohnen ihr erstaunliche Regenerationskräfte inne.

Sofort handeln

Wer nach einer Verbrennung oder einer Schnittwunde eine Entzündung vermeiden, den Heilungsprozess fördern und das Risiko einer großen, hässlichen Narbe minimieren will, muss unverzüglich handeln. Es gibt verschiedene sinnvolle Maßnahmen, die man ergreifen sollte.

VERBRENNUNGEN UND VERBRÜHUNGEN

Bei einer Verbrennung oder Verbrühung legen Sie niemals Eis auf die Brandwunde, denn das birgt das Risiko einer Unterkühlung. Es kann auch dazu führen, dass der Körper des Opfers soweit abkühlt, dass andere Organe in Gefahr geraten. Befolgen Sie also diese Schritte:

- Lassen Sie mindestens 10 Minuten kühles Leitungswasser über die betroffene Stelle laufen.
- Entfernen Sie vorsichtig Schmuck, Armbanduhr oder Kleidung um die Brandverletzung herum, es sei denn, sie kleben an der Haut fest (in diesem Fall sofort zum Arzt!).
- Lagern Sie die betroffene Gliedmaße hoch, damit die Schwellung abzieht.
- Bedecken Sie die Brandwunde mit einer nicht fusselnden, möglichst sterilen Wundauflage, oder benutzen Sie Frischhaltefolie (siehe links: *Sauberhalten).* Nehmen Sie kein Klebepflaster, und achten Sie darauf, dass Brandblasen nicht aufplatzen.
- Wenn die Verbrennung tief geht oder größer als eine Briefmarke ist: sofort zum Arzt!

PRAXIS-KNOWHOW

Sauberhalten

Ein Tipp von Sanitätern ist die Verwendung von Klarsichtfolie zum Abdecken einer Brandwunde. Das fusselfreie Material bietet einen sicheren Schutz vor Schmutz und Keimen.

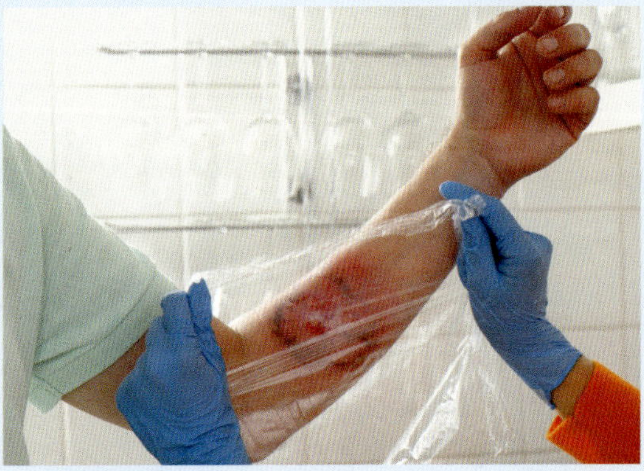

SCHNITT-, SCHÜRF- UND PLATZWUNDEN

Wenn man eine Wunde richtig behandelt, wird sie problemlos abheilen. Tun Sie Folgendes:

Reinigen Waschen Sie die Wunde unter laufendem Leitungswasser. Tupfen Sie sie mit einer sterilen

Kompresse, die man immer im Arzneischränkchen haben sollte, oder einem anderen sauberen, fusselfreien Material trocken.
Abdecken Reinigen Sie die umgebende Haut mit Seifenwasser, und tupfen Sie sie trocken. Anschließend decken Sie die Wunde mit einem Pflaster oder sterilen Verband ab. Eine große und tiefe Schnittwunde sollte jedoch im Krankenhaus (Notaufnahme) genäht werden.
Drücken Wenn die Wunde stark blutet, drücken Sie sie mit einem sauberen Tuch oder den Fingern ab, bis ein steriler Verband verfügbar ist. Drücken Sie fest, und verständigen Sie den Notarzt. Lagern Sie den betroffenen Bereich über Herzhöhe, während Sie auf Hilfe warten.

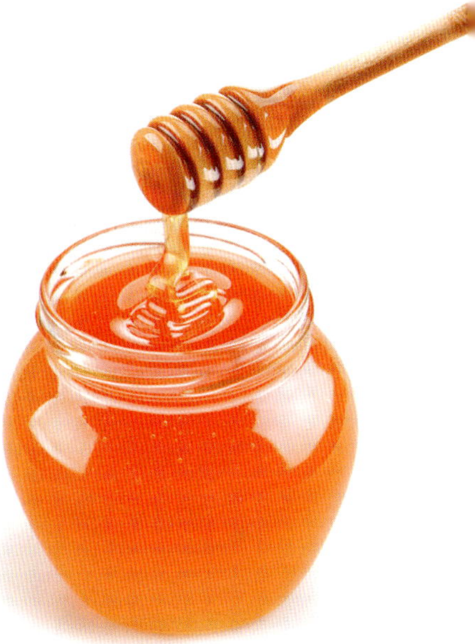

SÜSSE MEDIZIN
Honig wird als altes Hausmittel geschätzt, und heute ist tatsächlich wissenschaftlich erwiesen, dass einige Honigsorten, insbesondere der Honig der Manuka (Südseemyrte) aus Neuseeland und Australien, bakterizide Eigenschaften besitzen. Damit lassen sich eine Reihe von antibiotika-resistenten Bakterien bekämpfen, sogar die gefürchteten multiresistenten Keime.

Das Narbenproblem lösen

Geringfügige Verbrennungen, Verbrühungen und andere Hautverletzungen heilen ab, ohne eine Narbe zu hinterlassen. Bei einem ernsthafteren Hautschaden allerdings können sichtbare Narben bleiben. Wenn Sie das befürchten, sprechen Sie mit Ihrem Arzt, und befolgen Sie bei tiefen Wunden den Ratschlag zur Vermeidung von Narben nach Operationen auf Seite 208. Es gibt verschiedene Spezialbehandlungen für Narben und außerdem mehrere Möglichkeiten, sich selbst zu helfen:

- Sehen Sie sich die Narbentherapien (siehe unten) an, die dazu beitragen können, Narben zu minimieren oder zu verdecken.
- Denken Sie daran, dass eine Narbe anfangs schlimmer aussieht als später. Dann ist sie vielleicht nicht mehr so problematisch.
- Sprechen Sie mit anderen Betroffenen oder holen Sie sich Rat, z. B. im Internet unter www.narben-portal.de oder www.cicatrix.de.

DIE NARBE MINIMIEREN

Es ist zwar nicht möglich, eine Narbe gänzlich verschwinden zu lassen, aber eine Narbennachbehandlung kann das Aussehen verbessern und eine eventuelle Spannung reduzieren. Zu den Möglichkeiten der Verbesserung einer Narbe gehören: Lasertherapie (geeignet für geringe Narbenbildung); Kompressionstherapie, bei der Druck auf eine erhöhte (hypertrophe) Narbe ausgeübt wird; Corticosteroid-Injektion; Einsatz von Kälte (Kryotherapie) und Silikonpflaster (das bis zu einem Jahr getragen werden muss). Weiterhin ist die Massage der Narbe für eine feine Wundheilung extrem wichtig, mit oder ohne eine Creme. Keinesfalls reicht es aus, eine Narbencreme einfach aufzutragen wie eine Hautcreme. Hier ist man als Patient selbst gefordert, denn das Massieren der Narbe kann einem niemand abnehmen.

SELBSTHILFE

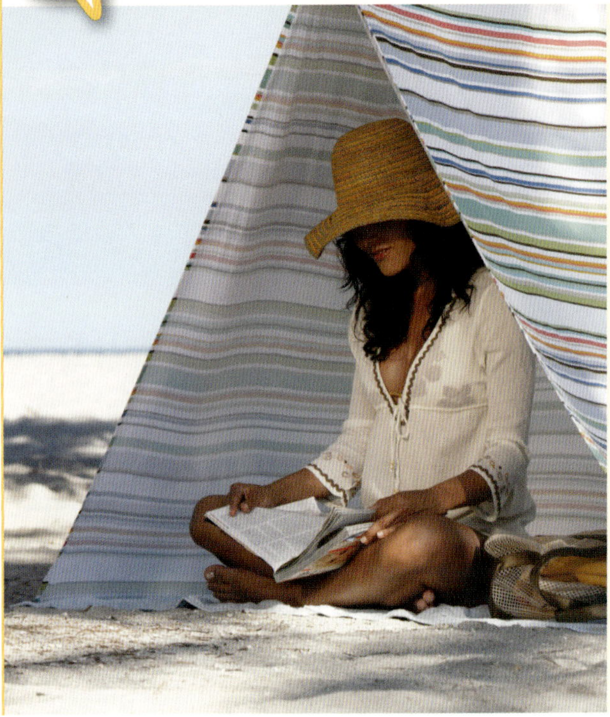

Schlauer Sonnenschutz

Wenn Sie in Ihrem Leben schon schwere Sonnenbrände hatten, verdoppelt dies Ihr Risiko, an Hautkrebs zu erkranken, einer der häufigsten Krebsarten. Deshalb müssen Sie etwas unternehmen, um erneute Sonnenbrände zu vermeiden. Befolgen Sie diese einfachen Leitlinien zum Hautschutz:

- Bleiben Sie zwischen 11 und 15 Uhr im Schatten.
- Gehen Sie nie ohne Hut und Sonnenbrille hinaus.
- Gehen Sie nie auf die Sonnenbank.
- Benutzen Sie einen Sonnenschutz mit einem LSF (Lichtschutzfaktor) von 15 und mehr.
- Untersuchen Sie Ihre Haut regelmäßig nach auffälligen Veränderungen, z. B. wenn Hautmale auftauchen oder vorhandene Hautmale größer werden. Gehen Sie zum Arzt, wenn Sie solche Veränderungen bemerken.

Eine großflächige Narbe kann in einigen Fällen durch weitere chirurgische Eingriffe minimiert werden, möglicherweise auch durch eine Hauttransplantation von einem anderen Körperteil. Für Menschen, deren Leben durch eine große Narbe beeinträchtigt wird, kann eine neue, als Gewebeexpansion bezeichnete, relativ einfache chirurgische Methode eine Hilfe sein. Zunächst wird ein Silikonballon, ein sogenannter Expander, in unmittelbarer Nähe des Wundbereichs unter der Haut platziert und dann allmählich mit Salzwasser aufgepumpt. Mit der Zeit

F&A

Können Nahrungsmittel zum Sonnenschutz beitragen?

Oft hört man, dass Betacarotin, das in vielen leuchtend bunten Obst- und Gemüsesorten enthalten ist, möglicherweise hilft, einen Sonnenbrand zu vermeiden. Das stimmt nicht. Kein Nahrungsmittel kann ein Ersatz für angemessene Bekleidung und Sonnenschutzmittel sein.

bringt der immer größer werdende Expander die Haut dazu, sich zu dehnen und zu wachsen. Gewebeexpansion wird am häufigsten bei der Rekonstruktion der weiblichen Brust nach einer Brustentfernung (Mastektomie) eingesetzt, kommt aber auch bei der Reparatur von Haut, die durch einen Unfall, eine Operation oder eine Verbrennung schwer geschädigt wurde, zur Anwendung.

Eine andere derzeit in der Entwicklung befindliche Behandlungsmethode beinhaltet die in die Wundfläche gespritzte synthetische Form eines normalerweise in der Haut gebildeten Wachstumsfaktors. Dies könnte in Zukunft zur Verhinderung von Narbenbildung beitragen.

NARBEN ABDECKEN

Für alle, die Operationen und andere Behandlungsformen nicht wünschen, kann es sinnvoll sein, mit einem perfekt deckenden Camouflage-Make-up Narben zu kaschieren und Verfärbungen der Haut zu korrigieren. Der Hautarzt und eine medizinische Kosmetikerin – viele arbeiten mit einem Hautarzt zusammen – können Sie beraten und anleiten, wie man solche Make-ups anwendet.

Pflanzliche Mittel für die geschädigte Haut

Ob der Hautschaden von einer Schnittwunde, Abschürfung, Verbrennung oder Verbrühung herrührt – nach den wichtigsten Erste-Hilfe-Maßnahmen können bestimmte Kräuteröle und -cremes Ihrer Haut helfen, schnell zu heilen und die Narbenbildung einzudämmen. Verdünnen Sie ätherische Öle, indem Sie bis zu 12 Tropfen in 6–8 Teelöffel eines Trägeröls, beispielsweise Mandelöl süß oder Traubenkernöl, geben. Hier sind einige Empfehlungen:

- **Frische Wunden oder Verbrennungen** Probieren Sie Aloe-vera-Gel oder Lavendel-, Sanddorn- oder Karottenöl auf einer sterilen Kompresse. Ein Johanniskraut-Aufguss kann (besonders bei Verbrennungen) mittels einer sterilen Kaltkompresse auf den Wundbereich aufgetragen werden. Ringelblumensalbe (Calendula) ist berühmt für ihre Heilkraft bei geringeren Hautverletzungen.
- **Sonnenbrand** Beruhigen Sie die gerötete Haut durch Auftragen von Hamamelis in flüssiger Form oder als Gel. Auch Ringelblumen- und Aloe-vera-Gel sind geeignet. Eine andere Möglichkeit ist, einen Aufguss aus getrockneten Ringelblumenblüten zu bereiten und als Kaltkompresse aufzulegen. Geeignet sind auch reines, in einem Trägeröl gelöstes Lavendelöl und Sanddornöl. Zu beachten ist, dass entgegen einer verbreiteten Meinung Joghurt kein Mittel gegen Sonnenbrand ist.
- **Narben** Hagebuttenkernöl soll die Rückbildung von Narben und Dehnungsstreifen fördern. Als Alternative bieten sich verdünntes Muskatellersalbeiöl (nicht während der Schwangerschaft anzuwenden), Neroliöl oder unverdünntes Lavendelöl an.

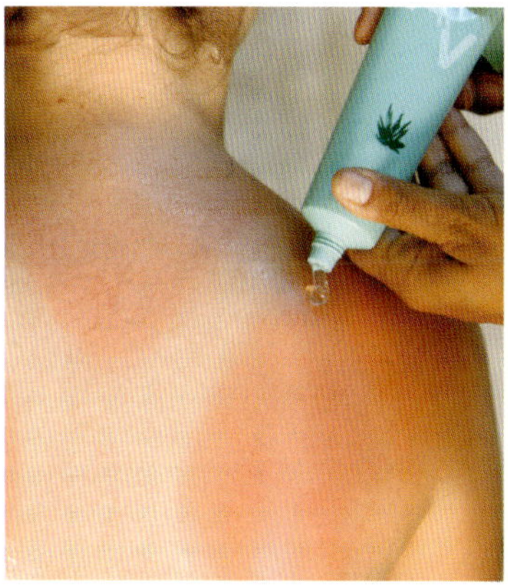

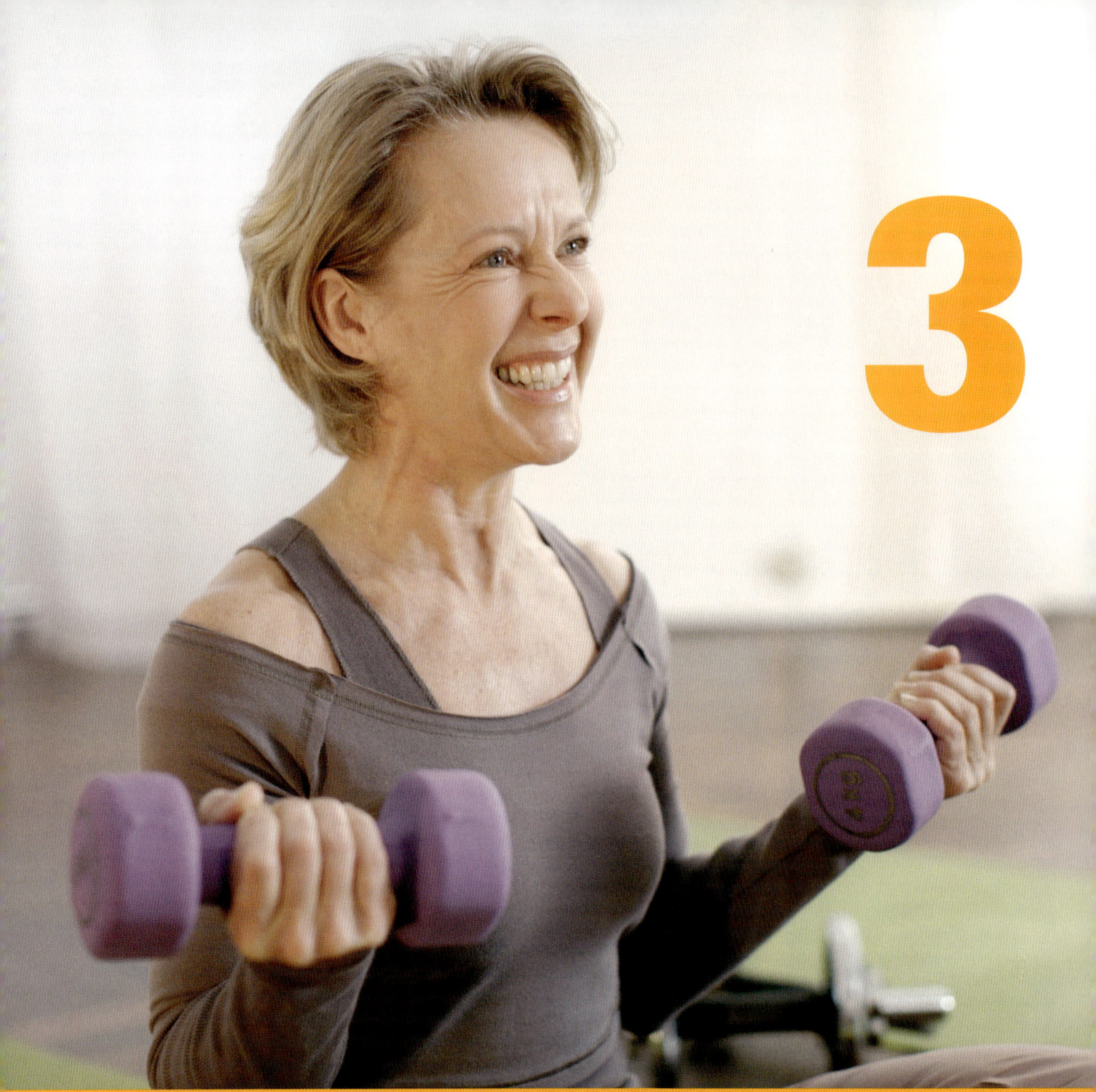

3

Wieder auf die Beine kommen

Glücklicherweise gibt es einfache Maßnahmen, dank derer Sie schon bald wieder voll am Leben teilnehmen können.

Die Beweglichkeit zurückgewinnen

Mit Ausnahme von Unfällen (siehe S. 66–83 *Heil werden)* sind es Erkrankungen des Bewegungs- und Stützapparats, die die Beweglichkeit beeinträchtigen. Betroffen sind Muskeln, Knochen, Gelenke, Sehnen, Bänder und Knorpel. In vielen Fällen kommt es zu Schmerzen und Steifheit im Rücken oder dem Schultergürtel, aber auch Knieprobleme sind häufig. Die meisten von uns haben irgendwann im Leben mit einer solchen Erkrankung zu tun, aber glücklicherweise gibt es heutzutage zahlreiche wirkungsvolle Medikamente und Therapien.

ERSTE SCHRITTE

Fachleute sind sich einig, dass bestimmte Faktoren den Heilungsprozess fördern. Dazu gehören Schmerzlinderung (siehe S. 214–239), Wissen über die Krankheit, Glaube an Genesung und eine positive Grundgestimmtheit. Hier einige Anregungen:

Informieren Sie sich Finden Sie so viel wie möglich über Ihre Erkrankung heraus. So veranstalten etwa Kliniken Vorträge zu „Volkskrankheiten" wie Rückenschmerzen oder Arthritis/Arthrose. Sie können auch Ihren Arzt nach Selbsthilfegruppen fragen. Darüber hinaus bietet Ihnen das Internet vielfältige Möglichkeiten, sich zu informieren. Gehen Sie bei Rückenschmerzen z. B. auf die Webseite des Deutschen Grünen Kreuzes (dgk.de), der Österreichischen Schmerzgesellschaft (ÖSG) (www.oesg.at) oder der Rheumaliga Schweiz (www.rheumaliga.ch).

Schieben Sie nichts auf die lange Bank Wenn Steifheit und Schmerzen unbehandelt bleiben, macht Ihr Körper womöglich Veränderungen durch, die eine Gesundung erschweren; das betrifft z. B. die sogenannte Schonhaltung. Also: Frühzeitig zum Arzt gehen.

Denken Sie positiv Der Glaube an eine Genesung kann Ihnen helfen, Fortschritte zu machen. Konzentrieren Sie sich auf das, was Sie können, und nicht auf das, was Sie (noch) nicht können.

Bleiben Sie aktiv Bei allen Erkrankungen des Bewegungsapparats ist es wichtig, in Bewegung zu bleiben. Das ist anfangs bei starken Schmerzen vielleicht noch nicht möglich, aber legen Sie die Beine nicht zu lange hoch. Nehmen Sie Alltagsaktivitäten wie Einkaufen, zur Arbeit gehen und leichte Gartenarbeit so bald wie möglich wieder auf.

Geben Sie nicht auf Machen Sie jeden Tag 5 oder 10 Minuten Ihre Übungen, auch wenn es Überwindung kostet. Bald werden Sie feststellen, dass es sich lohnt, sich aufzuraffen, und dass Sie weiterkommen.

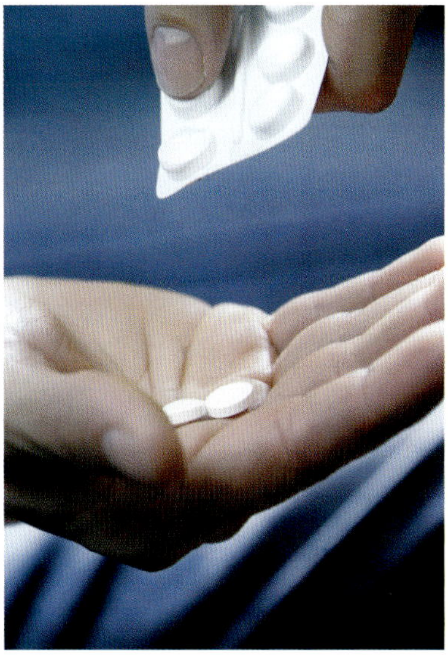

Schmerzlinderung ist eine Voraussetzung, um überhaupt wieder in Bewegung zu kommen

Sorgen Sie für guten Schlaf Einige Erkrankungen des Bewegungsapparats können den Schlaf stören. Gestörter Schlaf wiederum verschlimmert in manchen Fällen die Entzündung (Rötung, Schwellung und/oder Schmerz), die meist mit diesen Erkrankungen einhergeht. Wenn die Schmerzen Sie wachhalten, fragen Sie Ihren Arzt um Rat; vielleicht können Sie beispielsweise Ihre Medikamente zeitlich so einnehmen, dass Sie besser schlafen können (siehe auch S. 30–33 *Schlaf*).

Achten Sie auf Ihre Ernährung Forschungen zeigen, dass der Verzehr von zu viel fett- und zuckerhaltigen Nahrungsmitteln Entzündungen verschlimmert. Wirken Sie dem entgegen, indem Sie viel frisches Obst und Gemüse, Walnüsse, Leinsamen sowie reichlich Omega-3-Fettsäuren, die in Fisch und Fischölen vorkommen, zu sich nehmen. Weil Entzündung den Knochenabbau fördert, kann eine solche Ernährungsweise auch Osteoporose verlangsamen, wie eine 2008 im US-amerikanischen *Journal of Clinical Endocrinology & Metabolism* veröffentlichte Studie ergab.

BLEIBEN SIE IN BEWEGUNG

Körperliche Bewegung hilft, Gliedmaßen und Gelenke geschmeidig zu halten und fit zu bleiben. Die folgenden Sportarten sind für die meisten Menschen geeignet, aber hören Sie mit dem Üben auf, wenn Ihre Schmerzen schlimmer werden. Ihre Wahl hängt von Ihren persönlichen Vorlieben und der Schwere Ihrer Erkrankung ab (Empfehlungen zu Übungen bei Rückenproblemen finden Sie auf Seite 89 und bei Arthritis/Arthrose auf Seite 98).

Gehen Baut Fitness auf und fördert die Knochendichte, ist einfach durchzuführen und geeignet für jeden.

Low-impact Aerobic Low-impact (der Begriff wird auch im Deutschen verwendet) bedeutet „geringe Belastung". Große Muskelgruppen werden mit rhythmischen Bewegungen trainiert. Verbessert die allgemeine Fitness und ist ideal für Menschen, die nicht allzu intensiv Sport treiben möchten, z. B. Übergewichtige.

Radfahren Ein Ausdauersport, der das Herz-Kreislauf-System stärkt und die Gelenke nicht allzu sehr belastet. Langsam beginnen und aufhören, wenn Schmerzen in den Gelenken auftreten.

Powerplate Diese vibrierende Platte, die in vielen Fitnessstudios steht, kann Muskeln und Knochen stärken.

Pilates Sehr gut für die Beweglichkeit. Kann an viele Leistungsstufen angepasst werden, kräftigt die Muskulatur und sorgt für eine gute Haltung.

Tai-Chi Ein sanftes Ganzkörpertraining, bei dem die Gelenke lockere und fließende Bewegungen machen.

Hanteln Krafttraining mit Gewichten, das Muskeln stärkt und Gelenke stabilisiert. Mit leichten Hanteln beginnen. Allmählich Wiederholungen aufbauen.

Yoga Sehr gut für die Beweglichkeit aller Gelenke. Wählen Sie sanfte Formen wie Hatha- oder Lyengar-Yoga und machen Sie nur das, was Sie können.

Wassersportarten Schwimmen und Wassergymnastik sind ideal. Sie verbessern die Fitness und trainieren die Gelenke, die vom Wasser gestützt werden.

Tanzen Diese Bewegungsart verbessert Balance und Koordination. Wenn Sie Probleme mit dem Bewegungsapparat haben, versuchen Sie es mit ruhigen Tänzen, etwa langsamen Gesellschaftstänzen und therapeutischen Tänzen. Anstrengende Varianten, wie z. B. Salsa oder Steppen, sollten Sie meiden.

Rückenschmerzen

Fast jeder hat irgendwann in seinem Leben einmal Rückenschmerzen. Erfahren Sie hier, was man dagegen tun kann und wie man sich vor erneuten Schüben schützt. Vor allem sollte man sich angewöhnen, den Rücken zu entlasten, und lernen, ihn zu stärken.

Die meisten Rückenschmerzen haben keine erkennbare Ursache und werden deshalb „unspezifisch" genannt. Sie können z. B. die Folge von falscher Belastung, etwa beim Heben und Tragen, oder vom Schlafen auf einer ungeeigneten Matratze sein. Solche Belastungen führen oft dazu, dass sich die Muskeln verspannen, was Schmerzen und Steifheit zur Folge hat. Schwangerschaft, Übergewicht, Stress, mangelnde Fitness und schlechte Körperhaltung sind weitere Risikofaktoren. Rückenschmerzen selbst sind keine ernsthafte Gefahr für die Gesundheit, können aber die Lebensqualität stark beeinträchtigen.

Der Verlust an Beweglichkeit, der chronischen Rückenschmerzen folgt, ist meist nicht durch einen mechanischen Schaden verursacht, sondern eher durch den Wunsch, jede Bewegung, die Schmerzen bereitet, zu vermeiden. Solch ein Mangel an Bewegung kann dazu führen, dass die Rückenmuskulatur schwach wird, was das Problem verschärft.

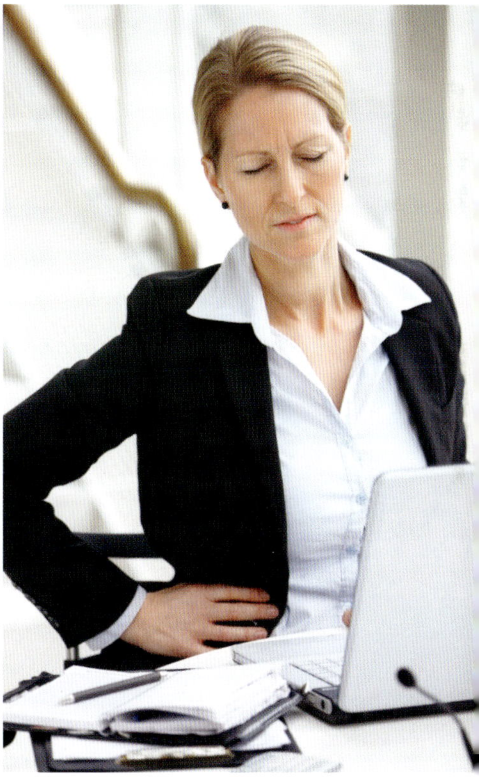

Wer eine sitzende Tätigkeit ausübt, kann ebenso unter Rückenschmerzen leiden wie jemand, der körperlich arbeitet

Einfache Maßnahmen

Ehe Sie mit einem Selbsthilfe-Programm beginnen, muss Ihr Arzt eventuelle schwerwiegende Ursachen für Ihre Rückenschmerzen ausschließen. Der Arzt wird Sie auch mit schmerzstillenden Medikamenten versorgen – was wichtig für Ihre Genesung ist. Wenn Sie ein Rückenleiden haben, müssen Sie unbedingt beweglich bleiben. Je früher Sie Maßnahmen zum Schutz Ihres Rückens in die Tat umsetzen (siehe S. 89–90 *Den Alltag organisieren),* desto schneller werden Sie genesen. Hier noch einige allgemeine Ratschläge:

Bleiben Sie nicht zu lange im Bett Forschungen belegen, dass es die Gesundung verzögern kann, wenn Sie länger als 3 Tage im Bett liegen. Die unbenutzten Rückenmuskeln werden steif und schwach, und andere Muskeln übernehmen deren Funktion, wodurch die Wirbelsäule aus dem Gleichgewicht gebracht wird. Wer bei Rückenproblemen aktiv bleibt, hat weniger Schmerzen.

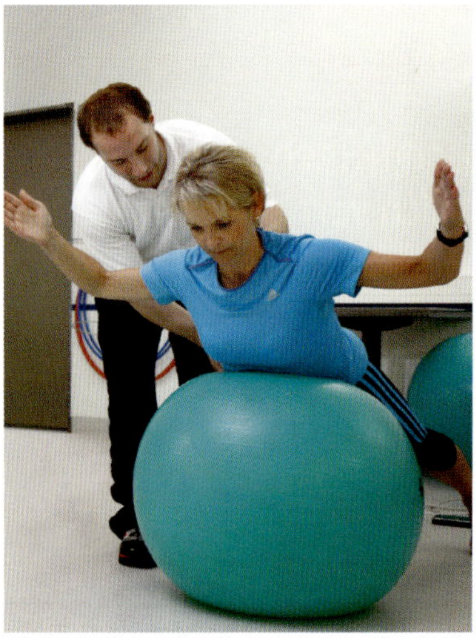

AUF DEM BALL
Ein Gymnastikball kann eine sinnvolle Hilfe bei der Genesung von einem Rückenleiden sein. Um auf ihm das Gleichgewicht zu halten, muss man Bauch- und Rückenmuskeln beanspruchen, was mit der Zeit den Rücken stärkt. Der Physiotherapeut oder Fitnesslehrer wird Ihnen geeignete Übungen zeigen.

Lassen Sie es ruhig angehen Hektik schadet bei einem Rückenleiden. Lernen Sie also, alles in Ruhe zu machen, und übernehmen Sie sich nicht, auch wenn die Versuchung groß ist, bei nachlassenden Schmerzen so richtig loszulegen.
Arbeiten Sie weiter Forschungen haben gezeigt, dass Menschen, die bei Rückenschmerzen weiterarbeiten, sich schneller erholen.
Nicht überanstrengen Nach Forschungsergebnissen, die 2009 in der US-amerikanischen wissenschaftlichen Zeitschrift *Pain* veröffentlicht wurden, hängen sowohl niedrige als auch hohe Extreme körperlicher Belastung mit einem erhöhten Risiko für chronische Rückenschmerzen zusammen. Sorgen Sie also für eine gemäßigte Aktivität.
Entspannen Psychische Anspannung kann zu Muskelverspannungen führen, die den Schmerz und die Versteifung noch verschärfen. Fragen Sie sich also nicht, wann es Ihnen denn nun endlich besser gehen wird – denn das ist ungesunder Psycho-Stress.

AKTIVITÄTEN GEGEN RÜCKENLEIDEN

Wer länger als 3 Monate unter Rückenschmerzen leidet, sollte ein strukturiertes Übungsprogramm beim Physiotherapeuten verschrieben bekommen. Dazu gehören Bewegungstherapie, Krafttraining für den Muskelaufbau, Haltungskontrolle und Dehnübungen sowie die Anleitung für das selbstständige Üben zwischen den Sitzungen. Auch Volkshochschulen bieten Übungsprogramme an. Aber selbst wenn Sie sich nicht bei einem Kurs einschreiben, sollte es Ihr Ziel sein, möglichst viele körperliche Aktivitäten in Ihr Leben einzubauen. Hier einige Tipps:
Walking ist mehr als Spazierengehen – Sie müssen schon etwas schneller unterwegs sein. Trotzdem ist Walking eine einfache Aktivität, bei geringer Belastung. Mit einem Pedometer können Sie Ihre Fortschritte messen. Versuchen Sie, bis zu 10 000 Schritte am Tag zu schaffen.
Schwimmen ist eine sanfte Art, die Rückenmuskulatur zu kräftigen. Rückenschwimmen eignet sich besser als Brustschwimmen, da die Rückenmuskeln stark angespannt werden, wenn Sie den Kopf über Wasser halten.
Yoga stärkt die Rückenmuskulatur und dient der Beweglichkeit. Und es vermittelt Gelassenheit und eine positive Grundeinstellung. US-Studien belegen, dass Rückenpatienten, die Yoga machen, weniger Schmerzen und Depressionen haben. Eine 2010 in *Complementary Therapies in Clinical Practice* veröffentlichte Studie wies nach, dass Menschen mit chronischen Rückenschmerzen, die über 3 Monate 75 Minuten in der Woche Yoga machten, erheblich weniger Beschwerden hatten.
Pilates ist sehr geeignet, die Muskeln von Bauch und Rücken, die die Wirbelsäule stützen, zu stärken.

RÜCKENENTLASTUNG

Hier sehen Sie eine einfache Übung für zu Hause, die Rückenproblemen vorbeugt oder diese lindert. Sie sollten sie zehnmal wiederholen.

1 *Mit angewinkelten Knien auf den Boden oder eine feste Matratze legen*

2 *Die Wirbelsäule flach gegen die Unterlage drücken und dabei die Bauchmuskeln anspannen, sodass sich der Bauchnabel zur Wirbelsäule bewegt und das Schambein sich sanft anhebt*

3 *Fünf Sekunden halten, dabei ruhig atmen, dann lösen*

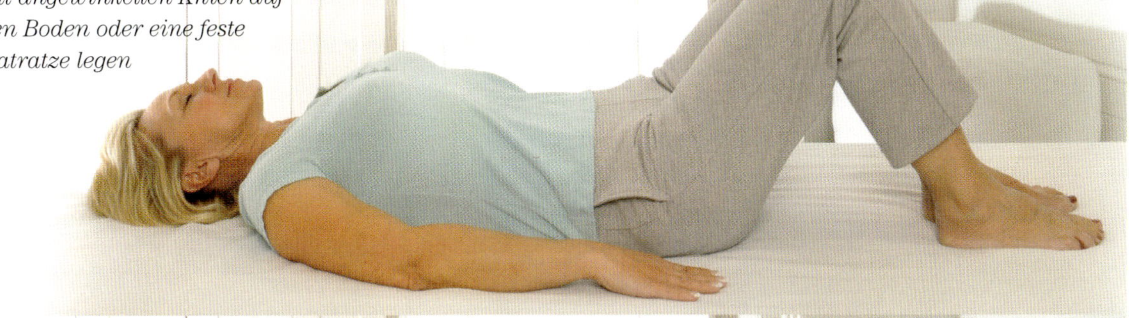

4 *Schließlich die Knie langsam von einer Seite zur anderen kippen lassen*

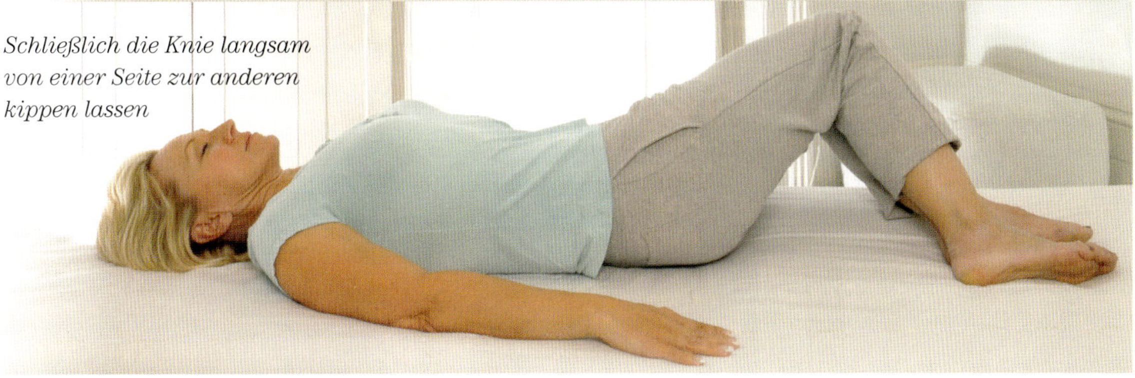

Den Alltag organisieren

Wenn sich Ihr Rückenleiden gebessert hat, müssen Sie zu Hause und bei der Arbeit einiges ändern, damit es nicht durch schädliche Belastungen zu einem Rückfall kommt. Hier sind einige nützliche Tipps:

IN DER KÜCHE

- Sorgen Sie dafür, dass die Arbeitsplatte hoch genug ist. Der einfachste und preiswerteste Weg ist das Auflegen eines Schneid- oder Rüstbretts.
- Benutzen Sie Besen und Schrubber mit langem Stiel und einen Staubsauger mit Teleskoprohr.
- Lassen Sie schwere Geräte (z. B. Mixer, Waffeleisen) auf der Arbeitsplatte stehen, um Bücken und Heben zu vermeiden.

IM GARTEN

- Sorgen Sie dafür, dass Ihre Gartengeräte Ihrer Größe angepasst sind. Auch Gartengeräte gibt es mit Teleskopstiel. Benutzen Sie nichts, was schwer oder umständlich zu heben ist.
- Wählen Sie einen leichten Rasenmäher.
- Entsorgen Sie den Rasenschnitt, Laub und andere Gartenabfälle regelmäßig, damit Sie keine schweren Lasten tragen müssen.
- Machen Sie regelmäßig Pausen.
- Bewahren Sie Gartengeräte ordentlich auf, damit Sie keine Verrenkungen machen müssen, wenn Sie etwas brauchen. Baumärkte und Gartencenter bieten praktische Ordnungssysteme an.
- Tragen Sie keine schweren Säcke mit Erde, Mulch oder Dünger. Benutzen Sie eine Schubkarre, eine Sackkarre oder einen vierrädrigen Gartenwagen.

Bei der Arbeit

Hier sind 6 Tipps, wie Sie Ihren Arbeitsplatz so anpassen können, dass nicht wieder neue Rückenprobleme entstehen:

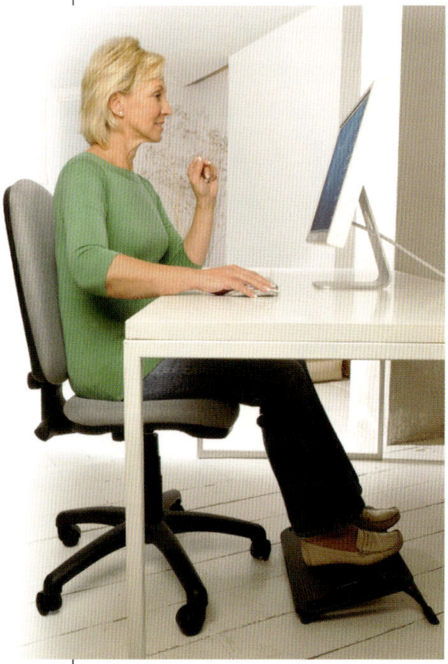

- **Die Arbeitszeiten ändern** Kürzere Zeiten am Schreibtisch vor dem Computer sind besser als lange Stunden. Versuchen Sie, ab und zu 15 Minuten Pause einzulegen oder sogar eine Zeitlang teilzeit zu arbeiten.
- **Andere Aufgaben suchen** Wenn zu Ihrem Job viel Heben und Tragen gehört, fragen Sie, ob Sie leichtere Aufgaben übernehmen können, bis Sie sich besser fühlen. Die Verringerung der Belastung gibt Ihrem Rücken Zeit, sich zu erholen.
- **Überprüfen Sie Ihren Schreibtisch** Stellen Sie den Monitor etwa eine Armlänge von den Augen entfernt auf. Der obere Bildschirmrand sollte sich in Augenhöhe befinden. Legen Sie andere Arbeitsgeräte in Reichweite auf den Schreibtisch, damit Sie sich nicht strecken und drehen müssen, um sie zu erreichen.
- **Achten Sie auf den Stuhl** Stimmen Sie Stuhl und Schreibtisch aufeinander ab. Der Stuhl soll so stehen, dass Ihre Unterarme bequem auf dem Schreibtisch liegen und die Ellbogen etwa im rechten Winkel sind.
- **Richtig sitzen** Ziehen Sie beim Sitzen Ihre Schultern zurück, und sitzen Sie gerade. Legen Sie sich ein kleines Kissen ins Kreuz, um es zu stützen. Beim Sitzen sollten sich die Hüften etwas oberhalb der Knie befinden, sodass die Oberschenkel leicht nach unten weisen. Falls es Ihnen angenehm ist, stellen Sie die Füße auf eine Fußbank oder einen Bücherstapel.
- **Den Tag aufteilen** Stehen Sie so oft wie möglich auf und laufen Sie herum. Holen Sie sich etwas zu trinken, sprechen Sie mit Kollegen, gehen Sie zum Fotokopieren – alles, was Sie in Bewegung hält, ist gut für den Rücken.

FOKUS

Zurück im Beruf

Bei vielen Erkrankungen des Stütz- und Bewegungsapparats raten Experten, dass es am besten ist, entweder mit der Arbeit weiterzumachen oder aber sobald wie möglich wieder zu arbeiten. Es wird gute und schlechte Tage geben, aber wenn Sie sich beschäftigen, kann das vom Schmerz ablenken und dafür sorgen, dass Sie aktiv bleiben.

DIE ERSTEN WOCHEN

Wenn Sie aufgrund eines Rückenleidens krankgeschrieben waren, sollten Sie anschließend folgende Schritte unternehmen, die es Ihnen ermöglichen, Ihrer Arbeit nachzugehen, ohne von Schmerzen geplagt zu werden. Innerhalb einer Woche nach Ihrer Rückkehr an den Arbeitsplatz:

- Erklären Sie Ihrem Arbeitgeber oder Vorgesetzten, dass Ihr Problem Ihre Belastbarkeit beeinträchtigen könnte, dass Sie aber alles dafür tun, um Ihre volle Einsatzfähigkeit wieder zu erreichen.
- Verabreden Sie mit Ihrem Chef ein weiteres Gespräch für die folgende Woche. Wenn die Rückenschmerzen (oder andere Probleme) Ihnen zwei Wochen nach der Rückkehr an den Arbeitsplatz immer noch zu schaffen machen, sollten Sie mit Ihrem Arzt und Ihrem Arbeitgeber einen Plan entwickeln, wie Sie mit der Arbeit klarkommen können. Wenn dieser Plan nicht greift, muss überlegt werden, ob Sie Ihre Arbeitskraft in einer anderen Funktion einsetzen oder in eine andere Abteilung versetzt werden können.
- Halten Sie Ihren Arbeitgeber über Ihren Gesundheitszustand auf dem Laufenden.
- Arbeiten Sie einen Plan für Ihre Rückkehr an den Arbeitsplatz aus. Überlegen Sie, was sich gegenüber früher ändern muss, damit Sie Ihre Arbeit zur Zufriedenheit aller – nicht zuletzt Ihrer eigenen – erledigen können.

WÄHREND EINER LÄNGEREN ABWESENHEIT

Falls Ihre Erkrankung ernsthaft oder hartnäckig oder die Symptome besonders quälend sind, ist es möglich, dass Sie nicht innerhalb kurzer Zeit an Ihren Arbeitsplatz zurückkehren können. In diesem Fall sollten Sie während Ihrer Abwesenheit folgende Schritte unternehmen, die Ihnen den Wiedereintritt ins Berufsleben erleichtern werden:

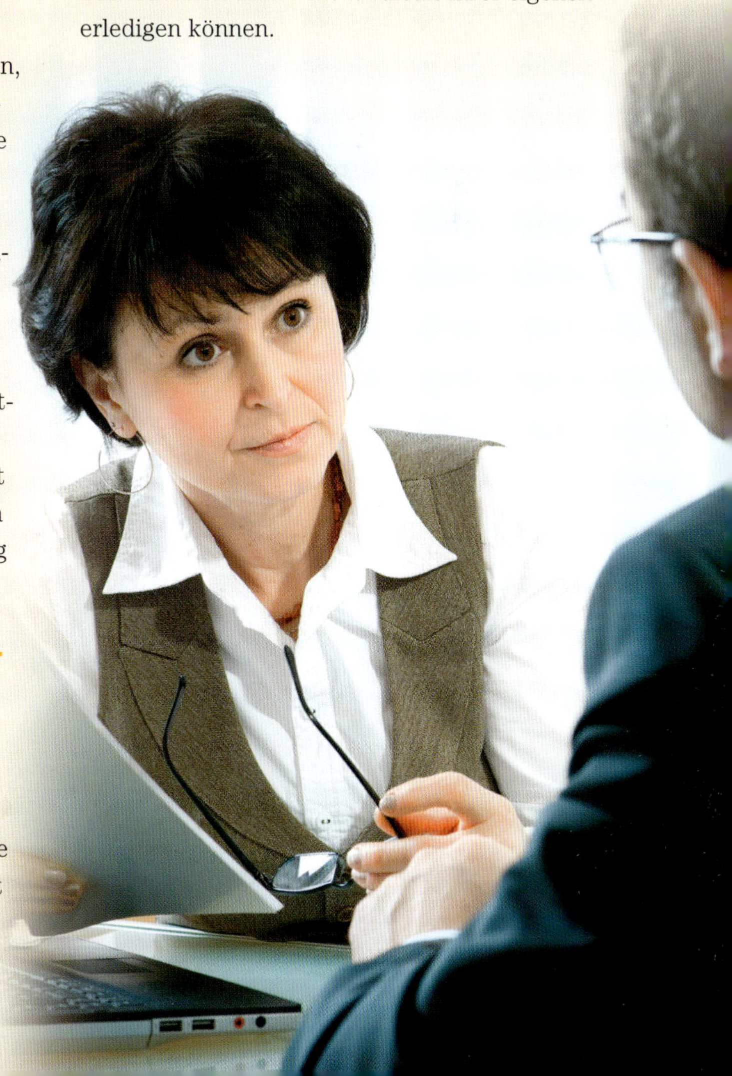

Arthrose bewältigen

Arthrose und Arthritis können Menschen jeden Alters treffen, auch wenn die Arthrose häufiger bei älteren Menschen auftritt. Das medizinische Verständnis für diese Erkrankungen nimmt von Jahr zu Jahr zu, und heute gibt es eine Fülle von Behandlungen.

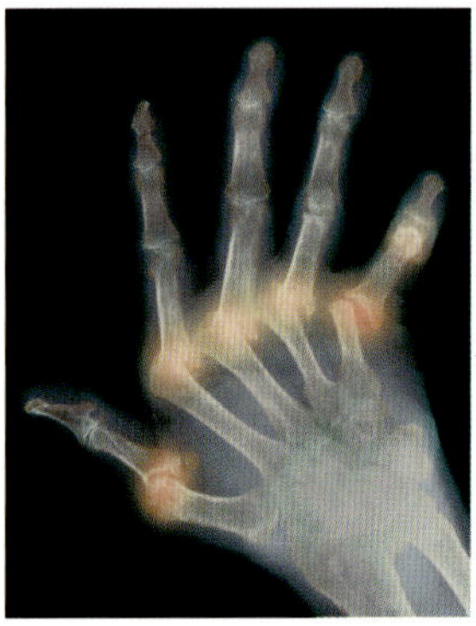

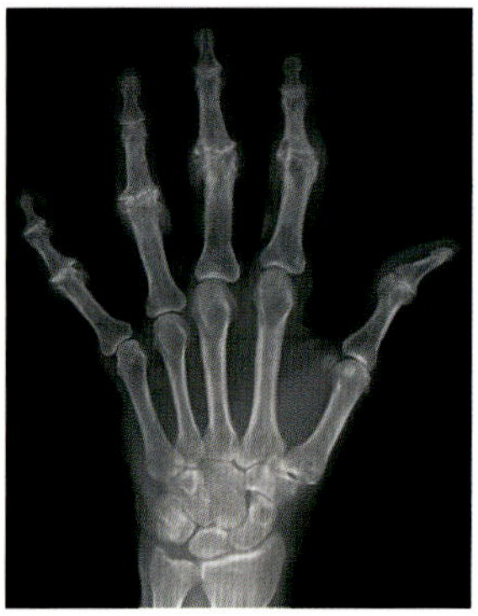

ERKRANKUNG DER GELENKE
Auf der Röntgenaufnahme links sehen Sie, wie Arthritis die Finger verformt hat. Rechts sind die für Arthrose typischen verdickten Fingergelenke zu sehen.

Arthrose und Arthritis sind nicht zwei klar voneinander unterschiedene Gelenkerkrankungen; vielmehr gibt es über 200 Erscheinungsformen, die aber allesamt folgende Symptome gemeinsam haben: Schmerz, eingeschränkte Beweglichkeit, Entzündung und Schwellung. Mit Arthrose ist generell ein Gelenkverschleiß gemeint, mit Arthritis hingegen eine entzündliche Gelenkerkrankung – wobei es Übergangsformen gibt. So kann z. B. Arthrose die Folge von Arthritis sein, d. h., dass Gelenkknorpel durch Entzündungsprozesse abgebaut wird.

Arthrose ist die häufigste Form; sie betrifft beispielsweise in Deutschland 5–8 Mio. Menschen, überwiegend über 50 Jahre alt, von denen sich rund 1 Mio. in Behandlung begeben. Arthrose entsteht durch eine krankhafte Veränderung des Knorpels. Die Hauptsymptome sind Schmerzen, Schwellung und Steifheit nach einer Ruhephase. Diese Symptome befallen meist die Finger- und Daumengelenke, den Nacken, den unteren Rücken, die großen Zehen, Hüften und Knie.

Arthritis tritt auf, wenn das Immunsystem das Gelenkgewebe angreift und zerstört, was zu Entzündungen führt; Knochenverlust und damit Osteoporose ist oft die Folge. Meist verläuft die Krankheit schubweise. Es kommt nicht nur zu den typischen Arthritis-Symptomen, sondern auch zu Müdigkeit, Fieber, Unwohlsein, Depression und Reizbarkeit.

Richtig oder Falsch?

Arthrose ist eine normale Alterserscheinung

Falsch Obwohl Arthrose, der Gelenkverschleiß, mit dem Älterwerden häufiger auftritt, ist sie keineswegs unvermeidbar. Es gibt viele erfolgreiche Behandlungsmethoden, und außerdem kann man selbst viel tun, um zu verhindern, dass sich die Symptome verschlimmern, vor allem die Schmerzen.

WAS SIE VON IHREM ARZT ERWARTEN KÖNNEN

Sollten Sie eines oder mehrere der oben beschriebenen Symptome entwickeln, wird Ihr Arzt über folgende Themen mit Ihnen sprechen:

- körperliche Bewegung
- Gewichtsabnahme
- Schuhwerk
- Wärme- und Kältepackungen
- Strategien zu Schmerzlinderung.

Ihr Hausarzt wird Ihnen wahrscheinlich zunächst eine regelmäßige Medikation zur Schmerzlinderung verschreiben; es gibt auch gute rezeptfreie Medikamente. Bei Rheumatoider Arthritis – so lautet der exakte Begriff für Arthritis – verordnet Ihr Arzt Ihnen möglicherweise Basistherapeutika, DMARD genannt (**D**isease-**M**odifying **A**nti**r**heumatic **D**rugs), um den Gelenkschaden zu minimieren, Schmerzen zu lindern und Ihnen zu helfen, ein möglichst normales Leben zu führen. Informationen zur Schmerzlinderung finden Sie in Kapitel 9 (S. 214–239).

Sie sollten sich regelmäßig untersuchen lassen, um zu sehen, ob die Erkrankung unter Kontrolle ist und wie sie sich entwickelt. Vielleicht empfiehlt man Ihnen Physiotherapie, um die Gelenkbeweglichkeit zu verbessern und Muskelkraft aufzubauen, sowie Ergotherapie, wenn Sie die Hände nur noch eingeschränkt benutzen können. Möglicherweise wird auch zu einer Operation geraten, wenn Sie schwer leiden oder Ihre Symptome trotz Behandlung schlimmer werden.

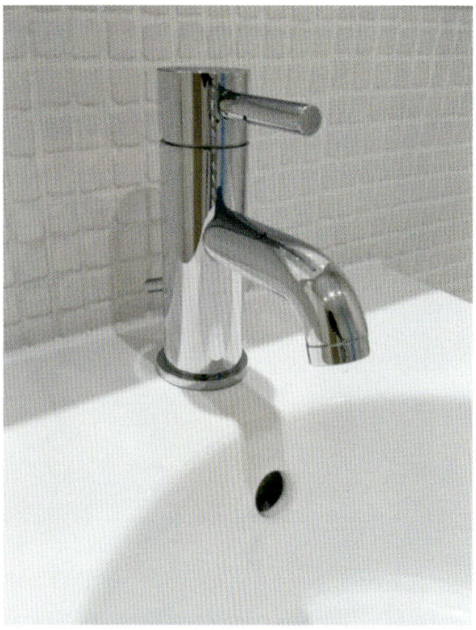

Vereinfachte Geräte im Haushalt, wie etwa Einhebelmischer, erleichtern den Alltag

Positiv leben

Die Entwicklung neuer und erfolgreicher Therapien, darunter schmerzstillende Arzneimittel und DMARD, Physiotherapie und Operationen, hat die Behandlung der Arthritis revolutioniert. Aber es gibt auch Möglichkeiten, selbst etwas zu tun. Hier sind ein paar Ideen:

Gelenke schützen Spazierstöcke als Gehhilfen, Schienen, die das Handgelenk oder die Hand stützen, und Vorrichtungen, die bei alltäglichen Aufgaben helfen, können die Belastung der Gelenke mindern. Suchen Sie generell nach Wegen, um die Gelenkbelastung bei alltäglichen Verrichtungen zu reduzieren. Es gibt z. B. Gartengeräte mit Griffen, die speziell für arthritische Hände entwickelt wurden. Suchen Sie danach im Internet. Und arbeiten Sie beidhändig, wann immer es geht, etwa beim Leeren eines Wasserkessels oder einer Gießkanne.

Stress bewältigen Holländische Forscher schrieben im Mai 2010 in dem Fachblatt *Arthritis Research & Therapy*, dass Stress rheumatische Beschwerden – beispielsweise die Rheumatoide Arthritis – verschlimmern könne, indem er die Funktionsweise des Immun-, Nerven- und Hormonsystems beeinflusse. Ändern Sie Ihren Lebensstil so, dass Sie möglichst wenig Stress haben, und probieren Sie Techniken wie Atem- und Entspannungsübungen.

PRAXIS-KNOWHOW

Gleichgewicht zwischen Ruhe und Aktivität

Experten in der Behandlung von Arthrosekranken meinen, es gehe den Betroffenen besser, wenn sie tagsüber mehrere kürzere Ruhephasen einlegen. Langes Liegen kann die körperliche Leistungsfähigkeit reduzieren und die Symptome verschlechtern.

Ein künstliches Hüftgelenk

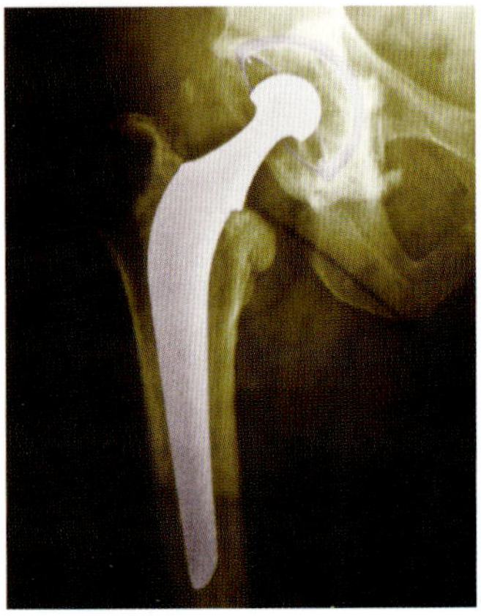

Ein Hüftgelenkersatz (siehe Röntgenaufnahme oben) kann dazu beitragen, Schmerzen zu lindern und die Beweglichkeit zu verbessern – je nach Schwere der Arthrose und Stärke der umgebenden Muskeln. Fragen Sie Ihren Arzt, wie viel Verbesserung Sie von einer Operation erwarten können. Sie kann in Erwägung gezogen werden, wenn:

Arthrose/Arthritis Sie nachts nicht schlafen lässt.

Eingeschränkte Beweglichkeit den Alltag erschwert – das Treppensteigen, den Toilettengang oder den Weg zur Arbeit.

Ihre Symptome Sie daran hindern, Dinge zu tun, die Ihnen Freude bereiten, z. B. Freunde besuchen oder reisen.

Die medikamentöse Therapie nicht wirkt.

Weitere Informationen finden Sie beispielsweise auf:
www.arthritis-arthrose.de
www.arthrose.de

Kontrolle übernehmen Zahlreiche Studien belegen, dass Schmerzen und Behinderung zunehmen, wenn man sich hilflos fühlt. Die Forschung zeigt, dass Menschen mit der Fähigkeit zum Selbstmanagement eine bessere Lebensqualität haben, seltener zum Arzt gehen und mehr Vertrauen in ihre Belastbarkeit haben. Schließen Sie sich einer Selbsthilfegruppe an oder besuchen Sie einen Kurs, der Informationen und Rat bietet.

Unterstützung sichern Ein Netz von Unterstützern, das aus Freunden und Familie besteht, kann Ihnen helfen, eine positive Einstellung zum Leben zu wahren, und Ihnen Hilfe leisten, wenn Sie sie brauchen.

Den Alltag meistern

Arthrose oder Arthritis zu haben muss nicht eine Zukunft in Abhängigkeit bedeuten. Mit etwas Vorsorge und Vorausplanung sollten Sie in der Lage sein, Ihre Umgebung und Ihr Alltagsleben so umzugestalten, dass Sie Ihren Haushalt selbst bewältigen können:

ZU HAUSE

Aufgaben verteilen Machen Sie nicht alles im Haushalt selbst – bitten Sie, wenn möglich, den Rest der Familie um Hilfe.

Machen Sie es sich leicht Arbeiten Sie, so weit es geht, im Sitzen, z. B. beim Gemüseputzen oder Bügeln. Tragen Sie keine Lasten, sondern befördern Sie Dinge auf einem Rollwagen durch die Wohnung.

Passen Sie Ihre Wohnung an Lassen Sie an den Wänden Haltestangen und auf Wasch- und Spülbecken Einhebelmischer anbringen, benutzen Sie fürs Saubermachen Bürste oder Staubwedel mit ergonomischem Griff und langem Stiel.

Duschen Wenn es schwierig wird, in die bzw. aus der Badewanne zu steigen, lassen Sie eine bodengleiche Dusche einbauen. An der Wand sollte ein Sitz angebracht werden, damit Sie sich nicht im Stehen waschen müssen. Es gibt auch rutschfeste Hocker für die Dusche.

Belasten Sie stärkere Teile Entlasten Sie schwächere Gelenke, indem Sie beim Tragen größere Teile Ihres Körpers einsetzen. Tragen Sie zum Beispiel Einkaufstüten mit den Unterarmen statt mit den Fingern.

Achten Sie auf das richtige Schuhwerk Tragen Sie im Alltag gut gepolsterte Schnürschuhe oder – wenn Ihre Finger nur wenig Feinmotorik erlauben – Klettverschluss-Schuhe. Das Fußbett sollte ausgearbeitet sein, doch wenn sich Ihre Füße auch damit nicht wohlfühlen, lassen Sie sich orthopädische Einlagen anpassen. Verzichten Sie auf hohe Absätze: 2,5 cm sollte das Maximum sein.

Studie

EIN MANN MIT ERSATZGELENKEN

Wie Operationen und Durchhaltevermögen einem Arthrosekranken die Lebensqualität erhielten

Karl Lorenz (65) aus Hannover ist Krankenpfleger im Ruhestand. Hier beschreibt er seine Gelenkoperationen und das Leben danach.

Vor zehn Jahren konnte ich mir nicht vorstellen, dass ich einmal schmerzfrei sein würde. Als ich Mitte fünfzig war, begannen die Schmerzen in einem meiner Knie, und mein Hausarzt diagnostizierte Arthrose. Die Schmerzen wurden so schlimm, dass ich ein künstliches Kniegelenk bekommen musste. Ich war am Boden zerstört: Ich dachte, das sei etwas für alte Menschen. Aber schon nach sechs Wochen konnte ich mit meinen beiden Hunden wieder kilometerweit laufen. Seither musste ich auch meine beiden Schultern ersetzen lassen, und ich werde bald auch einen Hüftersatz bekommen – es sieht also so aus, als ob ich bald ein wandelndes Ersatzteillager sein werde! Allerdings erholt man sich schnell, und ich war nach den Operationen schmerzfrei. Das soll nicht so klingen, als sei ein Gelenkersatz eine perfekte Heilung: Man trägt ein Teil aus Kunststoff oder Metall in sich und muss ständig daran denken. Ich kann nicht so mit meinen Enkeln toben, wie ich es als Gesunder getan hätte, und wenn ich mich auf den Fußboden setze, um mit ihnen zu spielen, komme ich kaum wieder hoch. Aber ich lasse mich nicht unterkriegen. Ich habe gelernt, alles ruhig angehen zu lassen und Pausen einzuschieben. Ich machte mir Sorgen, ob ich nach der Hüftoperation überhaupt noch Fahrrad fahren könnte, aber ein Freund zeigte mir ein Elektrorad, und ich kaufe mir jetzt eins, damit ich mit meinen Freunden bald wieder Radtouren machen kann. ”

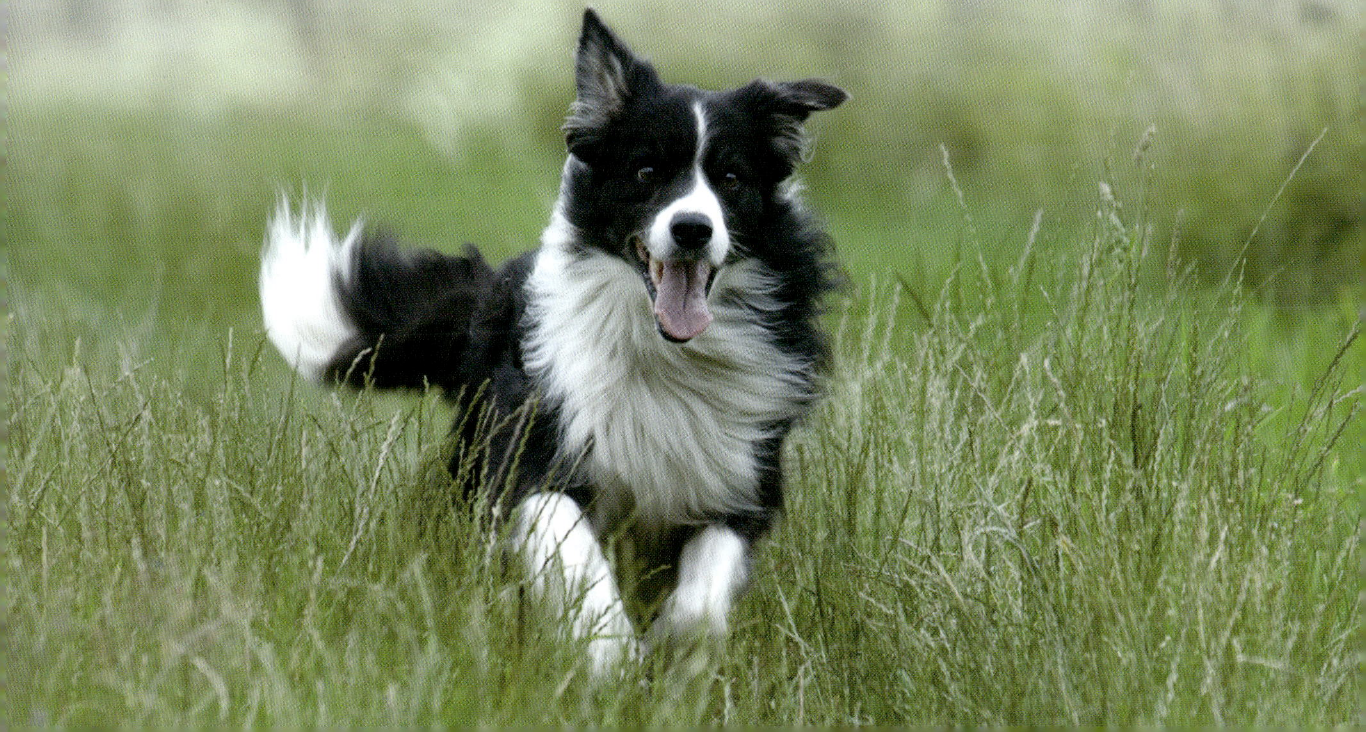

BEI DER ARBEIT

Lassen Sie es ruhig angehen Wechseln Sie zwischen anstrengenderen und weniger anstrengenden Aktivitäten ab. Beim ersten Anzeichen von Beschwerden sollten Sie die Beschäftigung wechseln, sich recken oder ausruhen. Warten Sie nicht, bis Sie Schmerzen haben.

Lernen Sie, Prioritäten zu setzen Erledigen Sie Ihre Aufgaben in der Reihenfolge ihrer Wichtigkeit, und überlegen Sie, was Sie verschieben oder delegieren können.

Beurteilen Sie Ihre Arbeit Verbringen Sie zu viel Zeit mit denselben oder ähnlichen, sich ständig wiederholenden Tätigkeiten? Trägt Ihre Körperhaltung zu Schmerzen oder Beschwerden bei? Könnte eine Änderung der Aufgaben oder der Körperhaltung helfen?

Suchen Sie nach Lösungen Wäre es möglich, auf Teilzeit zu gehen, den Arbeitsplatz zu teilen, in Gleitzeit zu arbeiten, den Job zu wechseln, teilweise oder ganz von zu Hause aus zu arbeiten oder sich für eine andere Tätigkeit umschulen zu lassen? Sprechen Sie mit Ihrem Arbeitgeber über eine Rückkehr in Phasen, wenn Sie eine Weile freigestellt waren (siehe S. 91 *Zurück im Beruf*).

Richtig oder Falsch?

Abnehmen kann eine Arthrose aufhalten

Richtig Selbst ein kleiner Gewichtsverlust kann die Symptome schon günstig beeinflussen. Forschungen zufolge führt jedes verlorene Pfund Gewicht zu einer bis zu vierfachen Reduzierung der auf ein Knie ausgeübten Belastung. Aber das ist nicht alles. Mehrere Studien wiesen nach, dass es vor allem der Verlust an Fett ist, auf den es ankommt. Das liegt daran, dass Fett, das sich um die Organe ansammelt, Entzündungssubstanzen erzeugt, und Arthritis – mit der Folgekrankheit Arthrose – ist eine Entzündungskrankheit.

Ernährung bei Arthritis

Keine der vielen „In"-Diäten, die angeblich Arthritis besiegen, kann sich auf wissenschaftliche Belege stützen. Allerdings setzt sich allmählich die Einsicht durch, dass bestimmte Ernährungsmaßnahmen bei der Bekämpfung von Entzündungen eine Rolle spielen und daher Arthritis-Symptome lindern können. Diese Maßnahmen schützen auch vor Herzinfarkt und dem Stoffwechselsyndrom (siehe S. 101), die für Arthritiskranke ein Risiko darstellen. Einer im Jahr 2008 in dem Fachblatt *Best Practice & Research Clinical Rheumatology* veröffentlichten Studie zufolge könnte folgende Ernährungsweise helfen:

Ernähren Sie sich ausgewogen Essen Sie viel frisches Obst und Gemüse: Diese sind reich an antioxidativen Vitaminen und Mineralstoffen, wie z. B. den Vitaminen C und E sowie an Selen. Diese Substanzen können bei vielen Arten von Arthritis entzündungshemmend wirken.

Nehmen Sie ein Vitamin-E-Präparat ein Das könnte bei manchen Arthritiskranken die Schmerzen lindern. Fragen Sie aber Ihren Arzt, bevor Sie ein Nahrungsergänzungsmittel einnehmen.

Sorgen Sie für genug Vitamin C Dieses Vitamin kommt bekanntermaßen in den meisten Gemüse- und Obstsorten vor. Möglicherweise verlangsamt es das Fortschreiten einer Arthritis.

Achten Sie auf Kupfer Dieses Mineral kommt in Kalbsleber, Sesam und rohen Cashewnüssen vor. Nehmen Sie auch Zink (aus Milch, Muscheln, Fleisch und Molkereiprodukten) in Ihre Ernährung auf. Diese Mineralien können einigen Studien zufolge helfen, die Gesundheit des Bindegewebes zu erhalten.

Wählen Sie gesunde Fette Ersetzen Sie Streichfette und Sonnenblumenöl durch Produkte auf Raps- und Olivenölbasis: Sie enthalten Fettsäuren mit entzündungshemmenden Eigenschaften.

Essen Sie Fisch Forscher empfehlen den Verzehr von wöchentlich 2 Portionen fettreichem Fisch, beispielsweise Lachs, Makrele, Sardine oder frischem Thunfisch, und die Einnahme von hochdosierten Fischölkapseln (nehmen Sie ein Präparat, das etwa 190 mg EPA und 120 mg DHA – beides sind essenzielle Fettsäuren – liefert). Es gibt allerdings Arthritiskranke, denen aufgrund eines besonderen genetischen Profils Fisch nicht bekommt. Diese sollten auf Fisch verzichten und auch mit der Einnahme des Präparats aufhören, wenn es keinen Vorteil bringt oder die Symptome sich verschlechtern.

Liegt bei Ihnen eine Nahrungsmittelintoleranz vor? Das könnte der Auslöser einer Arthritiserkankung sein. Die Schuldigen sind häufig Mais, Weizen, Schweinefleisch, Apfelsinen, Milch, Hafer, Roggen, Eier, Rindfleisch und Kaffee. Führen Sie ein Ernährungstagebuch, um dem auslösenden Nahrungsmittel auf die Spur zu kommen.

Was tun bei Gicht?

Gicht, die ähnliche Symptome wie einige Arten von Arthritis verursacht, ist eine Stoffwechselerkrankung. Sie tritt auf, wenn der Körper nicht in der Lage ist, sogenannte Purine, die in vielen eiweißreichen Nahrungsmitteln enthalten sind, abzubauen und auszuscheiden. Wenn das geschieht, entsteht im Blut ein zu hoher Harnsäurespiegel. Die Harnsäure bildet dann Kristalle aus, die sich in einem Gelenk (oft im großen Zeh) ablagern, wo sie Entzündungen und starke Schmerzen verursachen.

Gicht verläuft in Schüben, die Anfälle treten oft sehr plötzlich auf. Der Arzt wird entzündungshemmende Arzneimittel und manchmal auch stärkere Schmerzmittel verschreiben; ein guter Wirkstoff ist Allopurinol, das ein Absinken des Harnsäurespiegels im Blut bewirkt. Das entzündete Gelenk kann auch mit einer Schiene ruhig gestellt und mit Eis gekühlt werden.

Um weiteren Gichtanfällen vorzubeugen:

- Auf Alkohol verzichten
- Abnehmen, wenn das nötig ist
- Den Arzt fragen, ob Medikamente, die Sie einnehmen, erhöhte Harnsäurespiegel im Blut verursachen (z. B. Thiaziddiuretika)
- Sich zurückhalten bei purinreichen Nahrungsmitteln wie Anchovis, Spargel, Fleischbrühe, Hering, Pilzen, Muscheln, Innereien und Sardinen.

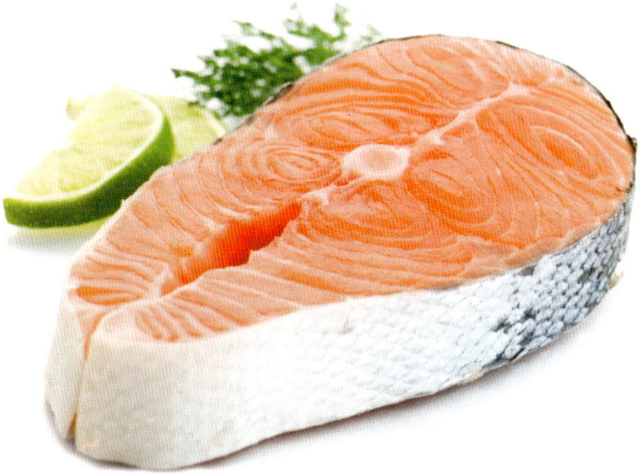

Essen Sie fetten Fisch, beispielsweise Lachs, um Ihre Gelenke gesund zu erhalten

In Bewegung bleiben

Körperliche Übungen sind die wirkungsvollste nichtmedikamentöse Behandlungsform, um Arthrose- und Arthritisschmerzen zu lindern und die Beweglichkeit zu verbessern. Sie stärken die Muskeln, die die Gelenke stützen, und verbessern so die Stabilität der Gelenke. Bewegung kann auch den Knochenabbau einschränken, den Schlaf fördern, die Stimmung heben und das Gewicht in Grenzen halten.

IHR ÜBUNGSPLAN

Setzen Sie sich zum Ziel, Ausdauer-, Kraft- und Dehnübungen in Ihr Alltagsleben zu integrieren. Lassen Sie es langsam angehen, und denken Sie daran, dass es Monate dauern kann, bis Sie einen Erfolg spüren. Was Sie sich auch als Sportart aussuchen, Sie müssen ein Programm planen, das Ihnen Freude macht und keinen Widerwillen auslöst – sonst ist es

DEN BEWEGUNGSUMFANG ERWEITERN

Alltägliche Tätigkeiten, wie Hausarbeit, Treppensteigen, Ankleiden, Baden, Kochen, Heben und Bücken beanspruchen nicht den vollen Bewegungsumfang Ihrer Gelenke. Es ist deshalb sinnvoll, täglich Bewegungsumfangsübungen zu machen. Bitten Sie Ihren Arzt, Sie an einen Physiotherapeuten zu überweisen, der Ihnen Übungen zeigen wird, die auf Ihre Erkrankung abgestimmt sind. Rechts sehen Sie einige Übungen für die typischerweise von Arthrose betroffenen Gelenke:

KNIE

1 *Setzen Sie sich mit ausgestreckten Beinen aufs Bett, und ziehen Sie die Zehen eines Fußes zu sich hin.*

2 *Dabei die Oberschenkelmuskeln anspannen und die Kniekehlen auf das Bett drücken. Mit dem anderen Bein wiederholen.*

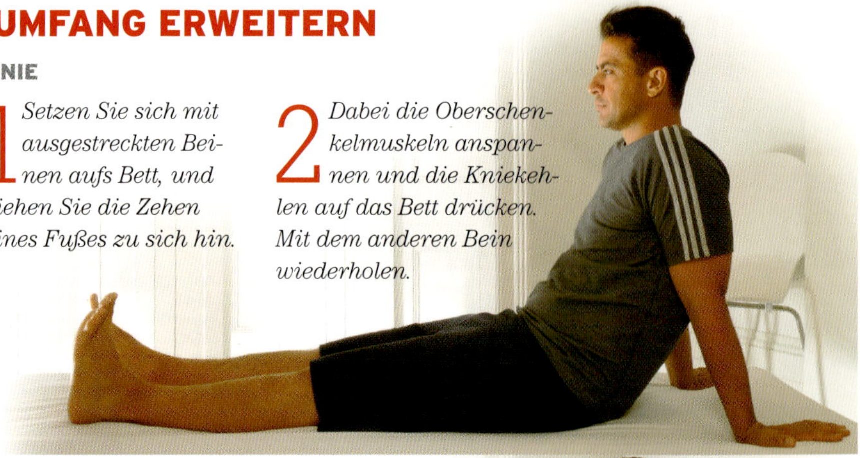

3 *Lösen Sie langsam die Spannung, und bringen Sie Ihr Knie so dicht an Ihre Brust, wie es ohne Schmerzen möglich ist. Mit dem anderen Bein wiederholen.*

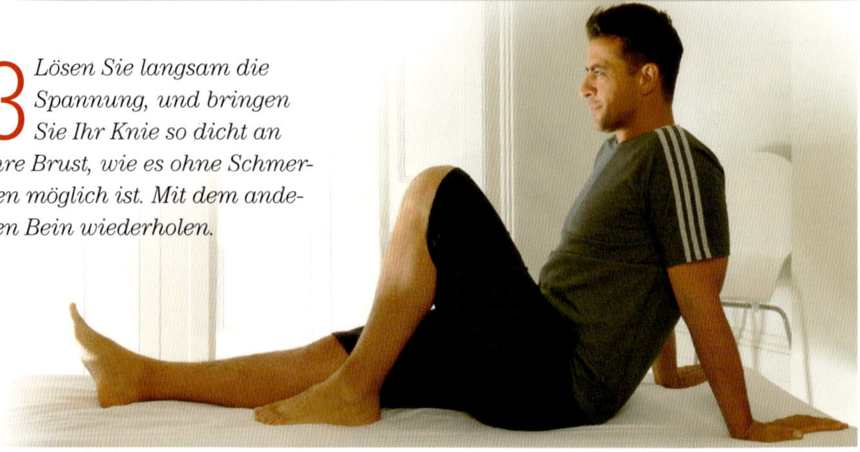

mit dem Trainingsfleiß bald vorbei. Wichtig: Üben Sie Sport nie unter Schmerzen aus. Auch sollten Sie Sportarten mit hoher Belastung, wie etwa Jogging, meiden und schützendes, federndes Schuhwerk tragen. Lassen Sie sich im Spezialgeschäft für Sportschuhe beraten.

WÄHLEN SIE IHRE SPORTART

Wenn Sie Ihre allgemeine Fitness verbessern müssen, ist Gehen vermutlich die beste Wahl. Es belastet wenig und mindert das Risiko von Osteoporose. Benutzen Sie eine Gehhilfe, wenn Sie diese auch sonst brauchen. Schwimmen ist ebenfalls sehr geeignet, weil es die Muskeln stärkt, ohne die Gelenke zu belasten. Und es tut dem Herzen gut.

Einige Fitnessstudios haben Lehrer, die für das Training mit Menschen, die Gesundheitsprobleme haben, ausgebildet sind. Sprechen Sie mit Ihrem Arzt, bevor Sie ein solches Studio besuchen und der Trainer mit Ihnen zusammen ein Programm ausarbeitet.

HANDGELENKE

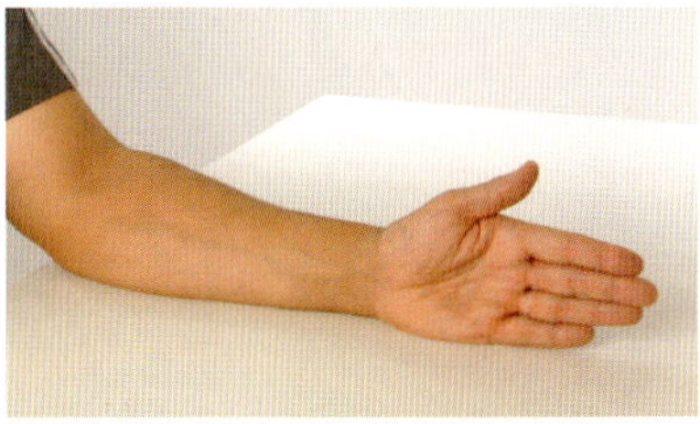

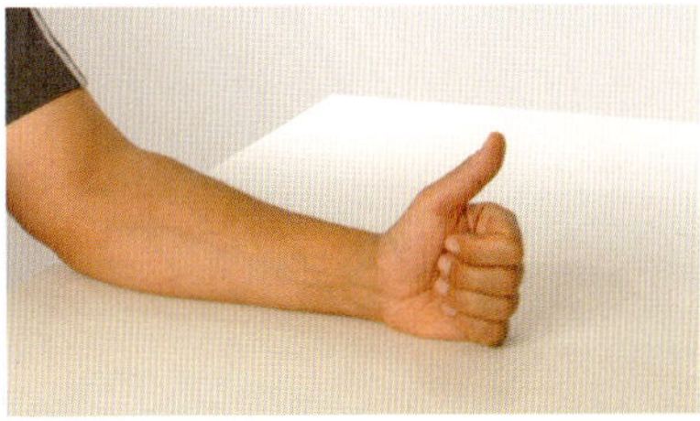

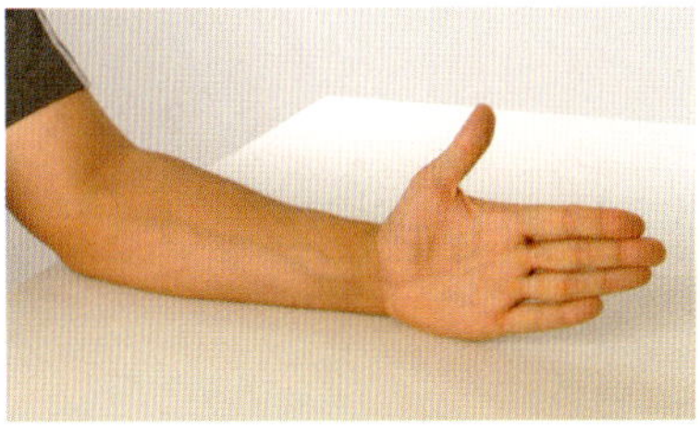

1 Setzen Sie sich hin, und legen Sie Ihren Unterarm so auf einen Tisch, dass der Daumen nach oben zeigt.

2 Biegen Sie Ihre Finger sanft zu einer Faust.

3 Öffnen Sie die Faust langsam wieder, und strecken Sie die Finger aus. Mit der anderen Hand wiederholen.

HÜFTEN

1 Wenn Sie können, legen Sie sich auf die Seite, mit angewinkeltem unteren Knie und ausgestrecktem oberen Bein.

2 Heben Sie das ausgestreckte obere Bein in Richtung Decke.

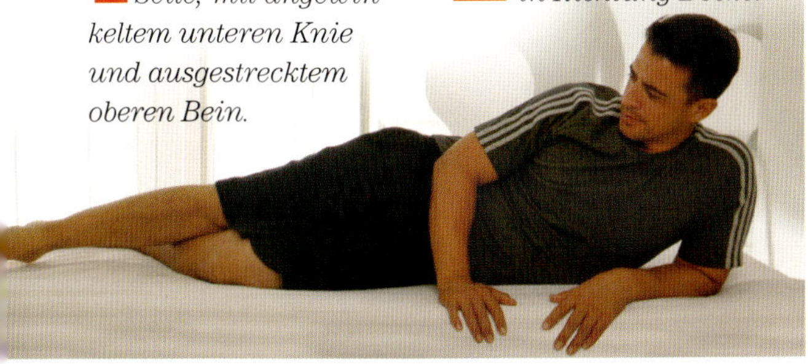

3 Drei Sekunden halten und wieder ablegen. Mit der anderen Seite wiederholen.

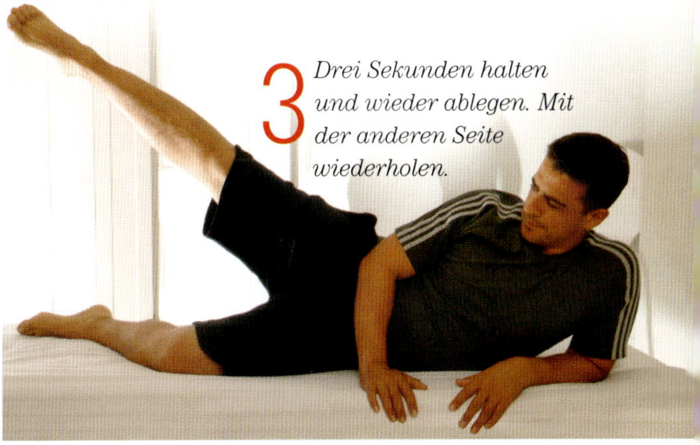

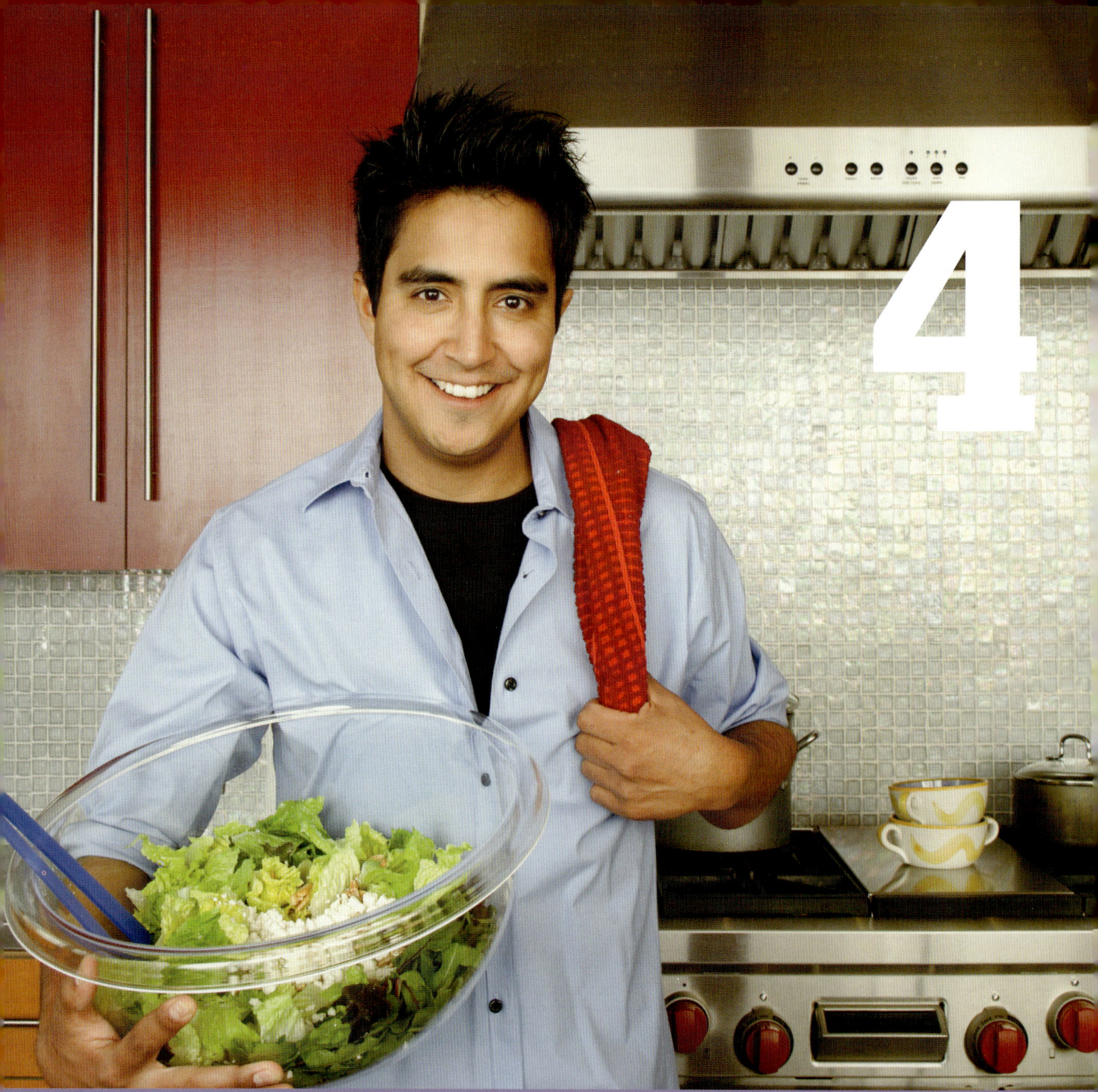

4

Leben mit Diabetes

Eine Diabetes-Diagnose kann ein Schock sein – aber einer, der auf den Weg zu einem gesünderen, besseren Leben führt.

Diagnose Diabetes – wie geht es weiter?

Weltweit leiden etwa 180 Mio. Menschen an Diabetes, und es werden immer mehr. Falls Sie einer von ihnen sind, befürchten Sie vielleicht, dass sich Ihr Leben nur noch um Medikamente, Spritzen und Klinikaufenthalte drehen wird. Doch mit ein paar Änderungen in der Lebensführung, möglicherweise ergänzt durch einige wenige geeignete Medikamente, kann man sich auch mit Diabetes gesund und fit fühlen.

Diabetes ist die Folge einer Fehlfunktion der Bauchspeicheldrüse. Eine der zahlreichen Aufgaben dieser etwa handgroßen Drüse besteht darin, das Hormon Insulin und seinen Gegenspieler Glukagon ins Blut abzugeben und auf diese Weise den Blutzuckerspiegel zu regulieren. Insulin ist ein Botenstoff, der Glukose (Zucker) in die Zellen schleust, wo diese zur Energiegewinnung genutzt wird. Gibt die Bauchspeicheldrüse nun zu wenig Insulin ins Blut ab oder arbeitet dieses nicht, wie es sollte, so führt dies zu einem zu einem hohen Glukosespiegel im Blut.

DEN TYP KENNEN

Es gibt drei Haupttypen von Diabetes:

Typ 1 Der bereits in der Kindheit auftretende Typ 1 entsteht, wenn das Immunsystem die insulinerzeugenden Zellen in der Bauchspeicheldrüse zerstört. Typ 1 wird mit Insulingaben behandelt.

Typ 2 Dies ist der häufigste Typ. Er tritt meist nach dem 40. Lebensjahr auf, obwohl auch Kinder und Jugendliche ihn entwickeln können, und er hängt oft mit Übergewicht zusammen. Typ 2 entsteht, wenn die Bauchspeicheldrüsenzellen nicht genug Insulin produzieren oder der Körper eine Insulinresistenz entwickelt. Zu den Behandlungen gehören Gewichtsabnahme für Übergewichtige, eine gesunde Ernährung, regelmäßige Bewegung, Medikamente und/oder Insulingaben.

Diabetes-Test

Um Diabetes zu diagnostizieren, kann Ihr Arzt eine Glukosebestimmung (morgens, bevor Sie etwas gegessen haben), und/oder einen oralen Glukosetoleranztest (oGTT) durchführen. Bei letzterem wird Ihr Blutzucker bestimmt, bevor Sie eine Glukoselösung getrunken haben, sowie zwei Stunden danach. Bei dem Test wird Blut abgenommen.

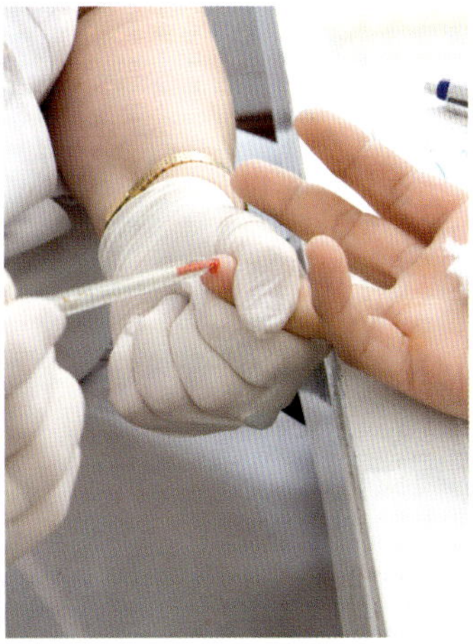

F&A

Ich habe vom Stoffwechselsyndrom gehört. Was ist das?

Das Stoffwechsel- oder Metabolische Syndrom besteht aus einem Bündel von Risikofaktoren: Bluthochdruck, zu viel Bauchfett, ein hoher Cholesterinspiegel und Insulinresistenz. Unbehandelt machen diese Risikofaktoren anfällig für Herzkrankheiten und Schlaganfall, und Insulinresistenz führt oft zu Typ-2-Diabetes. Eine medikamentöse Behandlung ist möglich, aber wichtig sind auch Änderungen des Lebensstils, etwa Gewichtsabnahme und körperliche Bewegung, um einen Ausbruch von Diabetes hinauszuschieben oder ganz zu verhindern.

Sind Sie gefährdet?

Lassen Sie einen Diabetestest durchführen, wenn Sie einen oder mehrere der folgenden Typ-2-Risikofaktoren haben:

- Mutter, Vater, Bruder oder Schwester mit Typ-2-Diabetes
- Übergewicht
- Bluthochdruck
- vorangegangener Herzinfarkt oder Schlaganfall
- vorangegangener Schwangerschaftsdiabetes
- Polyzystisches Ovarialsyndrom (PCOS) – eine Erkrankung, die oft mit Insulinresistenz zusammenhängt
- Bauchumfang von mehr als 80 cm (Frauen) oder mehr als 94 cm (Männer)

Schwangerschaftsdiabetes In der zweiten Hälfte der Schwangerschaft bildet die Plazenta Hormone, die die Wirkung des Insulins blockieren, damit das Baby genug Glukose bekommt. Zum Ausgleich erzeugt die Bauchspeicheldrüse mehr Insulin. Allerdings kann jede 20. Frau nicht genug Insulin bilden, sodass es zu einem Anstieg des Blutzuckerspiegels kommt. Diese Erkrankung, als Schwangerschaftsdiabetes bezeichnet, verschwindet meist nach der Entbindung, aber es bleibt ein hohes Risiko, innerhalb von 10 Jahren an Typ-2-Diabetes zu erkranken. Zu weiteren Risikofaktoren gehören Rauchen, Übergewicht, eine familiäre Vorgeschichte mit Typ-2-Diabetes und ein Alter über 35 Jahren.

SYMPTOMBEOBACHTUNG

Heißhunger (bei Typ 1), starker Durst und häufiger Harndrang, vor allem nachts, sind die klassischen Diabetes-Symptome. Weitere sind Sehstörungen, häufige Infekte, Hautjucken, Gewichtsverlust (bei Typ 1), Müdigkeit und schlechte Wundheilung. Typ-1-Symptome sind auffällig und treten sehr plötzlich auf, meist innerhalb von Tagen oder Wochen. Typ 2 entwickelt sich langsam, oft ohne spezifische Symptome, und wird in vielen Fällen nur bei einer Routineuntersuchung entdeckt. Gehen Sie zum Arzt, wenn Sie meinen, Sie seien gefährdet (siehe links *Sind Sie gefährdet?*).

Erste Schritte

Die Diagnose Diabetes ist oft ein Schock, aber es kann beruhigend sein zu wissen, dass man Sie mit Ihren Ängsten nicht allein lässt. Nach der Diagnose werden Sie sogleich Rat erhalten, wer Ihnen bei der Bewältigung Ihrer Krankheit helfen kann. Von nun an werden Sie mit Fachkräf-

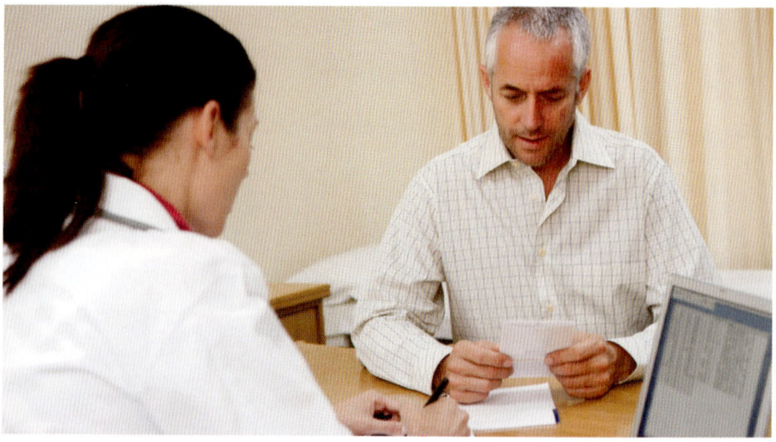

Die Unterstützung durch eine Diabetes-Beratung wird in den Monaten und Jahren nach der Diagnose wichtig sein

RAT UND HILFE FÜR DIABETIKER

Hier sehen Sie, welche Fachleute Ihre Gesundheit überwachen und Ihnen helfen können, mit dem Diabetes klarzukommen. Eine Liste der regelmäßigen Untersuchungen, die Sie brauchen werden, finden Sie auf Seite 118.

Diabetologe Dieser Arzt (oft von Haus aus Allgemeinmediziner, Internist oder Kinderarzt) hat sich durch Fortbildung auf Diabetes spezialisiert und übernimmt Ihre Behandlung, oft in einer Klinik (Diabetes-Schwerpunktstation), einem Diabeteszentrum oder einer Diabetes-Schwerpunktpraxis.

Diabetes-Schulungsschwester Eine speziell ausgebildete Schulungsschwester ist Ihnen in der Klinik beim Umgang mit Ihrem Diabetes behilflich.

Hausarzt Ihr Hausarzt ist Ihre erste Anlaufstelle bei der Kontrolle Ihres Diabetes (Einstellung der Insulingaben) und beim Verhindern oder Überwachen von Folgeerkrankungen. Er betreut Sie bei allen physischen und psychischen Problemen.

Diabetesberater/in Eine speziell ausgebildete Person, die Sie zwischen den Arztterminen berät.

Diätetiker/in Eine Fachkraft für Ernährungsberatung, die Ihre Essgewohnheiten überprüft und Sie bei der Ernährungsumstellung berät.

Augenarzt Da Diabetes das Risiko von Augenschäden mit sich bringt, führt der Augenarzt regelmäßige Kontrolluntersuchungen durch.

Podologe Die Fachkraft für medizinische Fußpflege prüft bei diabetischem Fußsyndrom regelmäßig den Zustand der Füße und pflegt sie professionell.

Psychologe Ein Fachpsychologe kann Diabetikern helfen, mit den psychischen Belastungen umzugehen.

ten zusammenarbeiten, um Ihren Diabetes unter Kontrolle zu halten und das Risiko von Komplikationen, wie z. B. Herz-Kreislauf-Erkrankungen, Schlaganfall, Nervenschäden, Nieren-, Augen- oder Fußprobleme, so gering wie möglich zu halten. Hier sind ein paar Tipps, was Sie tun können und sollten, wenn Sie eine Fachkraft aufsuchen:

- Machen Sie sich eine Liste mit Fragen – und scheuen Sie sich nicht, sie zu stellen. Dumme oder falsche Fragen gibt es nicht. Es geht um Sie und Ihre Krankheit.
- Erkundigen Sie sich, wie Sie selbst aktiv werden können. Fragen Sie nach Schulungsprogrammen, in denen Sie Wissenswertes über Ihre Erkrankung erfahren und lernen, mit ihr umzugehen. Angebote gibt es in Kliniken, Diabeteszentren, Diabetes-Schwerpunktpraxen, Volkshochschulen und bei Krankenkassen.
- Hilfe und Informationen bietet auch das Internet: diabetesDe (www.diabetesde.org), Deutsche DiabetesStiftung (www.diabetesstiftung.de), Deutsche Diabetes-Gesellschaft (www.deutsche-diabetes-gesellschaft.de), Österreichische Diabetesgesellschaft (www.oedg.org), Diabetes Austria (www.diabetes-austria.com) sowie Schweizerische Diabetes-Gesellschaft (www.diabetesgesellschaft.ch).

Richtig oder Falsch?

Typ-2-Diabetes ist keine ernste Erkrankung

Falsch Leider gibt es so etwas wie einen „leichten" Diabetes nicht. Typ 2 muss genauso überwacht und behandelt werden wie Typ 1. Aber mit einer Änderung der Lebensgestaltung (Gewichtsabnahme, geeignete Ernährung, Bewegung) sowie notfalls Medikamenten kann man einiges gegen die Erkrankung tun und ein erfülltes, aktives Leben führen.

Die Therapien

Seit den 1970er-Jahren haben neue Medikamente und Techniken die Diabetesbehandlung revolutioniert. Dazu gehören wirkungsvollere Arzneistoffe, verbessertes Insulin, neue Blutzuckermessgeräte sowie Insulinstifte und Insulinpumpen. Man weiß heute auch mehr darüber, wie das Risiko von Komplikationen reduziert werden kann.

Fragenliste

Stellen Sie Ihrem Arzt die folgenden Fragen, damit Sie Ihre Medikation so schnell wie möglich in den Griff bekommen:

- *Was ist das für ein Medikament und wofür ist es gedacht?*
- *Wie lange wird es dauern, bis es wirkt?*
- *Wie soll ich es dosieren?*
- *Wie oft und zu welcher Zeit soll ich es einnehmen?*
- *Muss ich das Mittel vor, mit oder nach einer Mahlzeit einnehmen?*
- *Gibt es bestimmte Nahrungsmittel oder Getränke, auf die ich verzichten sollte?*
- *Gibt es irgendwelche Nebenwirkungen?*
- *Gibt es irgendeine Situation, in der ich die Dosis des Medikaments verändern muss?*
- *Kann dieses Präparat einen zu niedrigen Blutzuckerspiegel (Hypoglykämie) verursachen, und was soll ich tun, wenn dies geschieht?*
- *Wie soll ich das Medikament aufbewahren?*

Die meisten Diabetiker müssen lebenslang mit Medikamenten versorgt werden – mit Tabletten, Injektionen oder beidem –, um ihren Blutzucker, ihren Blutdruck und ihr Cholesterin zu kontrollieren. Die Kosten für all diese Medikamente werden von den Krankenkassen übernommen.

GEDULD HABEN

Natürlich macht man sich Gedanken, wie man mit der Behandlung klarkommt – vor allem, wenn man Injektionen braucht. Es kann etwas dauern, bis Sie richtig eingestellt sind, wie man das nennt, und bis Sie sich mit Ihrer Behandlung sicher fühlen.

PRAXIS-KNOWHOW

Wenn Sie Ihre Tablette vergessen haben

Einige Medikamente für Typ-2-Diabetes werden zu bestimmten Zeiten vor oder nach den Mahlzeiten eingenommen. Wenn Sie eine Tablette vergessen haben, lassen Sie diese Dosis aus und nehmen Sie die nächste, wenn sie dran ist. Sie dürfen die Dosis NIEMALS verdoppeln. Für Medikamente, die nach anderen Zeitplänen eingenommen werden, gilt: Nehmen Sie die ausgelassene Dosis, wenn Sie daran denken – aber nur bis zu 2 Stunden vor der nächsten Einnahme. Wenn Sie Ihre Arznei häufiger vergessen, lassen Sie sich von Ihrem Arzt einen Erinnerungshelfer für Medikamente empfehlen.

KONTROLLIEREN SIE IHREN BLUTZUCKER SELBST

Um zu beurteilen, wie die Behandlung anschlägt, sollten Sie Ihren Blutzucker in regelmäßigen Abständen kontrollieren – Ihr Arzt wird Ihnen sagen, wie oft Sie das tun müssen. Mit modernen Glukosemessgeräten ist das sehr unkompliziert, und mit einer kleinen Stechhilfe ist die Blutentnahme einfach und schmerzlos.

Spritze oder Pumpe

Insulin, das Hormon, das Diabetikern fehlt, ist der Grundpfeiler bei der Behandlung von Diabetes Typ 1 und erfordert lebenslang tägliche Insulin-Injektionen. Wenn Sie Typ-2-Diabetes haben, müssen Sie möglicherweise auch irgendwann mit der Insulingabe beginnen. Die Tatsache, dass das Hormon gespritzt werden muss, sowie die lebenslange Dauer der Behandlung macht manchen Diabetikern schwer zu schaffen. Doch die meisten haben ihre Insulin-Selbstverabreichung schnell im Griff. Die Einführung von Insulinstiften (Pens) als Ersatz für die üblichen Spritzen hat die Injektion für viele vereinfacht. Pens sind mit einer austauschbaren Insulin-Ampulle ausgestattet, und es gibt sogar Einmal-Pens zum Wegwerfen nach Gebrauch.

AN DIE PUMPE

Eine Alternative zu Injektionen ist die Insulinpumpentherapie, abgekürzt auch CSII (**C**ontinuous **S**ubcutaneous **I**nsulin **I**nfusion). Die Pumpe gibt ständig eine kleine Menge Insulin durch eine dünne Kanüle in das Unterhautfettgewebe, meist am Bauch, ab. Die Kanüle wird mit einem Pflaster befestigt, die in Form und Größe einem Handy ähnelnde Pumpe trägt man irgendwo am Körper, z. B. in der Hosentasche. Diese Methode der Insulingabe, die vor allem für schwer einstellbare Typ-1-Diabetiker geeignet ist, wenden in Deutschland heute etwa 40 000 Erkrankte an (von 300 000 insgesamt). Die Entscheidung für oder gegen die Pumpe ist nicht einfach – für den einen ist sie problematisch, für den anderen ideal. In jedem Fall erspart sie dem Diabetiker das Spritzen. Lassen Sie sich von Ihrem Arzt über die Pros und Kontras einer Insulinpumpe informieren.

EINEN PLAN ERSTELLEN

Um Ihren Diabetes wirklich gut in den Griff zu bekommen, brauchen Sie einen bestimmten Ablaufplan, nach dem Sie die Medikation anwenden, wenn Ihr Körper sie braucht. Der Plan hängt davon ab, wann Sie Ihre Mahlzeiten einnehmen und wie viel Energie Sie verbrauchen. Anfangs

TESTEN SIE IHREN BLUTZUCKER

Unten ist der typische Ablauf eines Selbsttests gezeigt. Richten Sie sich aber immer nach den Anweisungen für das Gerät, das Sie benutzen. Ihr Arzt wird Ihnen sagen, welchen Blutzuckerwert Sie anvisieren sollten (siehe S. 114).

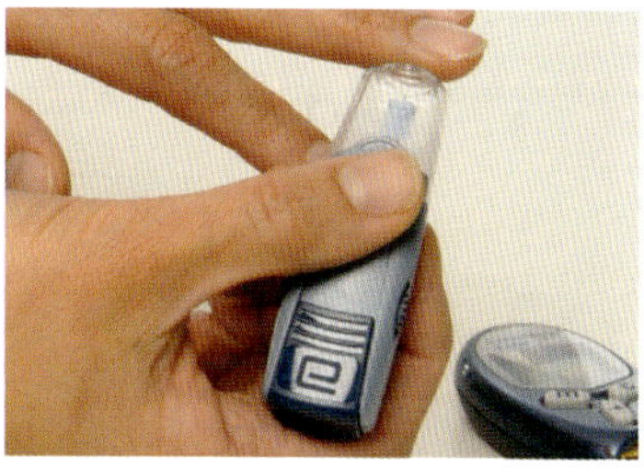

1 *Führen Sie einen Teststreifen in das Gerät ein. Setzen Sie die Stechhilfe seitlich an einer Fingerspitze an.*

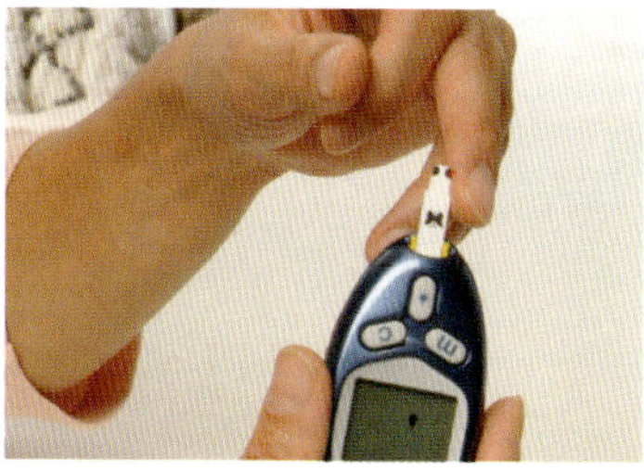

2 *Halten Sie den Blutstropfen an den ins Gerät eingelegten Teststreifen.*

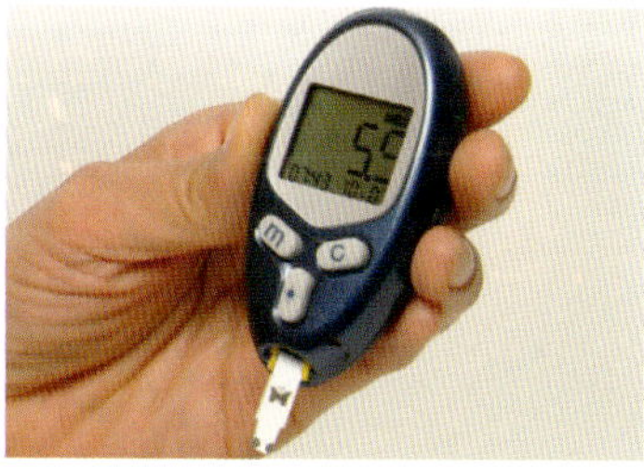

3 *Das Ergebnis erscheint auf der Anzeige. Werfen Sie den Teststreifen weg.*

müssen Sie Ihre Blutzuckerwerte mehrmals täglich messen und die Ergebnisse mit Ihrem Arzt besprechen. Dann wird eine Diabetesberaterin mit Ihnen einen machbaren Zeitplan ausarbeiten, der Ihre Lebensführung und Ihren Alltag berücksichtigt. Für die meisten Diabetiker wird es bald zur Routine, sich das Insulin zu spritzen. Ein starker Anreiz, daran festzuhalten, ist das Bewusstsein, dass dadurch Folgen von Diabetes, wie etwa Fußgeschwüre, Nervenerkrankungen, Sehstörungen und Nierenversagen, vermieden werden können (siehe S. 117–118 *Dranbleiben).*

PRAXIS-KNOWHOW

Insulin spritzen
Hilfreiche Hinweise

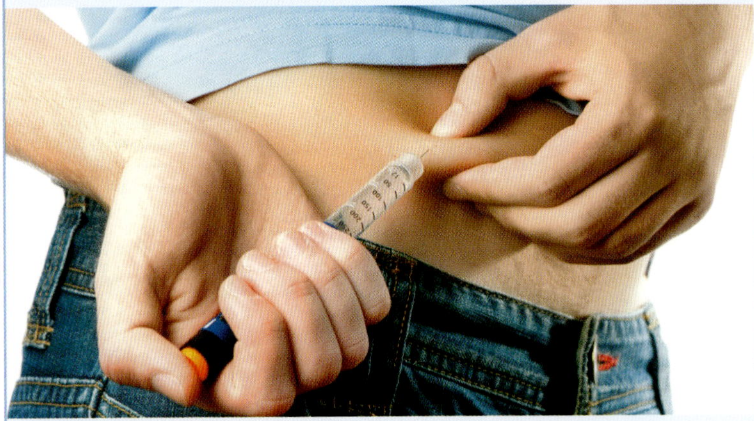

Es kann dauern, bis Sie mit dem Spritzen zurechtkommen. Aber moderne Insulinnadeln sind heute so dünn, dass sie kaum zu spüren sind. Ihr Arzt oder ihr/e Diabetesberater/in werden Ihnen die richtige Technik zeigen. Hier ein paar Tipps:

1 Nehmen Sie das Insulin nicht direkt aus dem Kühlschrank – kalte Insulin-Injektionen können unangenehm sein.

2 Achten Sie darauf, dass Ihre Hände und die Injektionsstelle sauber sind und dass die Dosis stimmt.

3 Heben Sie mit der einen Hand eine Falte ab, und stechen Sie die Nadel mit der anderen Hand senkrecht ein.

4 Drücken Sie den Knopf, damit das Insulin fließt.

5 Warten Sie 5–10 Sekunden, dann ziehen Sie die Nadel heraus.

DIE INJEKTIONSSTELLE

Die Haupteinstichstellen für Insulin sind der Bauch, das Gesäß, die Oberschenkel und die Oberarme. Am schnellsten wird das Insulin vom Unterhautfettgewebe des Bauchs absorbiert. Stechen Sie jedesmal 4 cm von der vorigen Stelle ein, und wechseln Sie die Hautregion jede Woche. Wenn Sie wiederholt in dieselbe Stelle stechen, kann es zu einer Fettwucherung kommen, was die Aufnahme des Insulins beeinträchtigt.

HYPOGLYKÄMIE, DIE UNTERZUCKERUNG

Eine Unterzuckerung (Hypoglykämie) tritt ein, wenn der Blutzuckerspiegel auf weniger als 4,0 mmol/l (siehe S. 114 *Glukose-Leitlinien)* sinkt. Unterzuckerung kann die Folge einer zu hohen Gabe von Insulin oder anderer Medikamente sein, aber auch das Auslassen oder die verspätete Einnahme einer Mahlzeit, ein zu geringer Kohlenhydratverzehr, mehr Sport als üblich, Hitze, zu viel Alkohol oder Alkoholgenuss ohne Essen kommen als Auslöser infrage (siehe auch S. 118).

FOKUS

Unterzuckerung

Sie sollten die Warnzeichen einer Unterzuckerung, oft Hypo (für Hypoglykämie) genannt, kennen und dafür sorgen, dass Ihre Freunde, Familienangehörigen und Kollegen diese ebenfalls kennen. Die Hauptanzeichen dieses kritischen Zustands sind unten aufgeführt. Sofortiges Handeln – von Ihnen oder jemand anderem – ist erforderlich.

MILDE HYPOGLYKÄMIE

Bei einer milden Hypo nehmen Sie die Warnzeichen selbst wahr und können darauf reagieren.

1 Halten Sie inne und nehmen Sie ein schnell ins Blut gehendes Kohlenhydrat ein. Gut verfügbare und schnell wirkende Kohlenhydratquellen sind z. B.:

- ein zuckerhaltiges Getränk oder Obstsaft (kein Diätgetränk mit Süßstoff)
- Traubenzucker, als Täfelchen oder Gel
- ein paar Teelöffel Zucker, Honig oder Marmelade

Die Einnahme wiederholen, wenn nicht innerhalb von 5–10 Minuten eine Besserung eintritt.

2 Essen Sie anschließend einen Kohlenhydrat-Snack wie z. B. einen Müsliriegel, Obst, Zwieback mit Milch oder eine Mahlzeit, die „dran" ist.

SYMPTOME EINER HYPOGLYKÄMIE

Sie selbst können an sich wahrnehmen	Andere können an Ihnen wahrnehmen
Hunger	Blässe
Zittern	Glasige Augen
Schwitzen	Sprachstörungen
Angst, Reizbarkeit	Koordinationsstörungen
Erschöpfung	Stimmungsschwankungen
Herzklopfen	Irrationales Verhalten
Kribbeln in den Lippen	Verwirrtheit
Kopfschmerzen	Bewusstseinsstörungen
Sehstörungen	

SCHWERE HYPOGLYKÄMIE

Bei einer schweren Hypoglykämie ist der Diabetiker nicht in der Lage, selbst zu handeln, denn schwere Hypos führen zu Bewusstseinsstörungen bis hin zu Bewusstlosigkeit und Krämpfen. Wenn jemand, von dem Sie wissen, dass er Diabetiker ist oder der ein Diabetiker-Armband (siehe S. 115) oder eine SOS-Kapsel trägt, Symptome zeigt wie im Kasten oben rechts beschrieben, unternehmen Sie Folgendes:

1 Rufen Sie den Notarzt oder den Rettungswagen. Flößen Sie dem Kranken nichts ein, aber geben Sie ihm eine Glukagon-Spritze, wenn Sie das können. Glukagon ist ein Gegenhormon des Insulins, das Zucker aus den Zuckerspeichern der Leber schnell mobilisiert, aber nur für kurze Zeit.

2 Falls Sie das nicht können, reiben Sie die Innenseite der Wangen des Kranken mit etwas Süßem ein, etwa Traubenzucker, Sirup oder Honig. Während Sie auf den Arzt warten, schauen Sie, ob Sie bei dem Kranken einen Diabetiker-Ausweis finden, den Sie dem Arzt zeigen können. Es dauert rund 15 Minuten, bis ein unterzuckerter Diabetiker wieder das Bewusstsein erlangt.

3 Wenn der Arzt dem Diabetiker eine Glukagon-Spritze gegeben hat, dieser wieder bei vollem Bewusstsein ist und schlucken kann, geben Sie ihm ein zuckerhaltiges Getränk und einen stärkehaltigen Snack wie unter „Milde Hypoglykämie" in Schritt 2 (oben links) beschrieben.

Den Lebensstil für die Gesundheit ändern

Sicher, Diabetes wird Ihr zukünftiges Leben prägen. Aber dies ist auch eine Gelegenheit, mit ein paar Änderungen des Lebensstils – bei der Ernährung, der körperlichen Bewegung und der geistigen Haltung – Gutes für Ihre allgemeine Gesundheit und Lebensqualität zu tun.

Richtig oder Falsch?

Diabetes ist nicht heilbar

Weitgehend richtig
Obwohl in seltenen Fällen eine Bauchspeicheldrüsen-Transplantation für Diabetes Typ 1 Heilung bringen kann, wird sie kaum durchgeführt. Diabetes Typ 2 gilt ebenfalls als unheilbar. Aber einige Studien haben belegt, dass bei Personen, die sehr fettleibig sind, eine Magenverkleinerung Typ-2-Diabetes tatsächlich heilen kann – oft innerhalb von Tagen. Man weiß noch nicht warum, aber einige Wissenschaftler meinen, dass die beschleunigte Weitergabe der Nahrung aus dem oberen Magen an den Darm die Fähigkeit des Körpers, Glukose zu nutzen, verbessert. Andere vermuten, dass eine noch unbekannte Substanz in dem umgangenen Teil des Magens die Insulin- und Diabetesresistenz fördert.

Bessere Ernährung

Welche Form von Diabetes Sie auch haben – eine gute Ernährungsweise kann dazu beitragen, den Blutzucker, die Blutfette und den Blutdruck unter Kontrolle zu halten und das Risiko von Komplikationen zu senken. Das Schöne daran: Gesund essen hat viel mit Freude zu tun – und wenig mit Verzicht. Heutzutage wird Diabetikern geraten, eine Diät einzuhalten, die weitgehend die gleiche ist, die auch anderen Menschen als gesunde Ernährung empfohlen wird (siehe S. 22–26), allerdings mit einigen wenigen Besonderheiten, die da sind:

Drei Mahlzeiten (oder fünf kleinere) am Tag Essen Sie täglich dieselbe Anzahl an Mahlzeiten; verteilen Sie diese gleichmäßig über den Tag.

Kohlenhydrate einbeziehen Essen Sie zu jeder Mahlzeit stärkehaltige Kohlenhydratlieferanten, etwa Brot, Nudeln, Reis, Getreide und Kartoffeln. Das hilft, den Blutzuckerspiegel konstant zu halten. Ballaststoffreiche stärkehaltige Kohlenhydratlieferanten, z. B. Vollkornprodukte, werden langsamer verdaut, was zusätzlich dazu beiträgt, den Blutzuckerspiegel unter Kontrolle zu halten.

Mahlzeiten mit Medikation abstimmen Zu wenig Nahrung im Vergleich zur Medikation – insbesondere Insulin – kann Hypoglykämie auslösen (siehe S. 107), während zu viel Nahrung einen hohen Blutzuckerspiegel (Hyperglykämie) zur Folge haben kann. Ihr Arzt und Ihre Diabetes-Beratung können helfen, einen Mittelweg zu finden.

KOHLENHYDRATE BERECHNEN

Die Kohlenhydratberechnung – eine Methode, mit der Sie Ihre Insulindosis mit dem Verzehr von Kohlenhydraten abstimmen – kann Ihnen eine bessere Kontrolle Ihres Blutzuckers und einen flexibleren Lebensstil ermöglichen. Besonders gut hilft sie beim Umgang mit dem Blut-

Den Kalorienbedarf aus den richtigen Quellen decken

Ob Sie nun Typ-1- oder Typ-2-Diabetes haben – Ihr täglicher Speiseplan sollte Nahrungsmittel aus den fünf wichtigsten Nahrungsmittelgruppen in ungefähr dem rechts gezeigten Verhältnis enthalten. Jede Mahlzeit muss nicht genau dieses Verhältnis aufweisen, aber es kommt darauf an, dass Sie die meisten Kalorien aus Obst und Gemüse und von stärkehaltigen Kohlenhydratlieferanten, etwa Brot, Reis, Kartoffeln und Nudeln beziehen. Wenn Sie die hier gezeigte Tellereinteilung beibehalten, werden Sie Ihren Blutzuckerspiegel leichter konstant halten können.

Wenn Sie abnehmen müssen, sollten Sie versuchen, den Anteil von Obst und Gemüse auf rund 50 % zu erhöhen und bei Milch und Molkereiprodukten sowie milchfreien Eiweißquellen zu sparen, ohne die Menge der stärkehaltigen Kohlenhydrate, die Sie essen, zu verringern. Wenn Sie eine Diät zum Abnehmen machen, sollten fett- und zuckerreiche Nahrungsmittel auf ein Minimum beschränkt werden.

Dies sind nur allgemeine Leitlinien; lassen Sie sich auf Ihre individuellen Bedürfnisse zugeschnitten beraten.

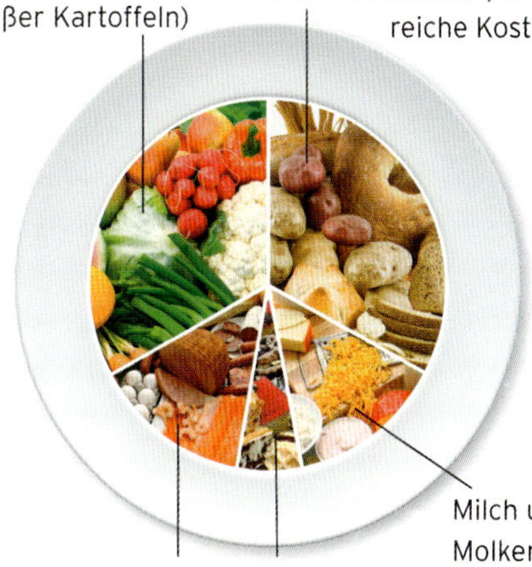

zuckerspiegel, wenn Sie Typ-1-Diabetes haben. Weniger sinnvoll ist sie bei Typ 2, weil das Insulin-Kohlenhydrat-Verhältnis wegen Insulinresistenz in der Regel anders ist. Kohlenhydratberechnung bedeutet, die Kohlenhydrate in der Nahrung zu identifizieren und die Insulinmenge zu berechnen, die im Verhältnis zu Ihrem Energiebedarf benötigt wird. Es gibt Bücher, Broschüren und Webseiten, die den Gehalt an Kohlenhydraten bestimmter Nahrungsmittel aufführen, und den meisten Packungsaufschriften können Sie die Kohlenhydrate in Gramm entnehmen. Am besten, Sie besuchen einen Kurs, in dem die Kohlenhydratberechnung eingeübt wird.

MÜSSEN SIE ABNEHMEN?

Wenn Sie übergewichtig sind, kann schon ein Verlust von 10 % des Körpergewichts Ihre Insulinempfindlichkeit und Glukosetoleranz verbessern. Für Diabetiker kann es schwierig sein, schlanker zu werden, weil bestimmte Therapien (insbesondere einige bei der Behandlung von Typ-2-Diabetes eingesetzte Medikamente) daran Schuld sein können, dass Sie zunehmen. Am besten werden Sie Pfunde los, wenn Sie kleine Änderungen in Ihrer Kost vornehmen und Ihre sportliche Betätigung langsam ankurbeln. Keine Crash-Diät! Füllen Sie den Teller zur Hälfte

FOKUS

Glykämischer Index

Eine wachsende Zahl von Experten ist der Meinung, dass das Drosseln des Blutzuckeranstiegs nach einer Mahlzeit wichtig für einen guten Umgang mit Diabetes ist. Deshalb sollte man Nahrungsmittel mit einem niedrigen Glykämischen Index (GI) zu sich nehmen. Der GI gibt in Zahlen an, wie schnell Kohlenhydrate den Blutzuckerspiegel ansteigen lassen. Reine Glukose bzw. Traubenzucker geht fast sofort ins Blut und hat einen Index von 100.

Bis in die 1980er-Jahre dachte man, die einfachen Kohlenhydrate – wie sie z. B. in Süßigkeiten, Kuchen und Gebäck enthalten sind – würden den Blutzuckerspiegel schneller ansteigen lassen als komplexe Kohlenhydrate, enthalten etwa in Ofenkartoffeln, Hülsenfrüchten und Vollkornprodukten. Doch dann wurde das System des Glykämischen Indexes entwickelt, und es stellte sich heraus, dass manche komplexen Kohlenhydrate – etwa in Ofenkartoffeln – den Blutzuckerspiegel fast ebenso schnell ansteigen lassen wie einfache Kohlenhydrate, z. B. die in Cornflakes. Beide haben einen hohen GI.

GI ODER GL?

Was der GI nicht berücksichtigt, ist die Portionsgröße. Mohrrüben z. B. haben einen hohen GI, aber man muss Massen davon essen, bevor sich eine Wirkung auf den Blutzuckerspiegel bemerkbar macht. Darum sieht man heute die Glykämische Last (GL), die den Kohlenhydratgehalt von Lebensmitteln in einer typischen Portion berücksichtigt, als zuverlässiger an. Studien zeigen, dass Diäten mit niedrigem GI bzw. niedriger GL die Insulinempfindlichkeit erhöhen, was zu einer besseren Kontrolle des Blutzuckerspiegels und einem niedrigeren Fettgehalt im Blut führt. Den GI und die GL zahlreicher Nahrungsmittel finden Sie im Internet.

HOHE GL UND NIEDRIGE GL

Nicht zu empfehlen	**Besser geeignet**
Pommes Frites	Süßkartoffel-Spalten
Weißer Reis	Basmati-Reis, Quinoa, Bulgur, Graupen, Nudeln (al dente gekocht)
Weißbrot	Vollkornbrot, Roggenbrot, generell Sauerteigbrot
Cornflakes	Haferflocken
Mais	Bohnen und Linsen
Kartoffelchips und Salzgebäck	Ungesalzene Nüsse
Softdrinks und gesüßte Fruchtsäfte	Magermilch und Gemüsesäfte

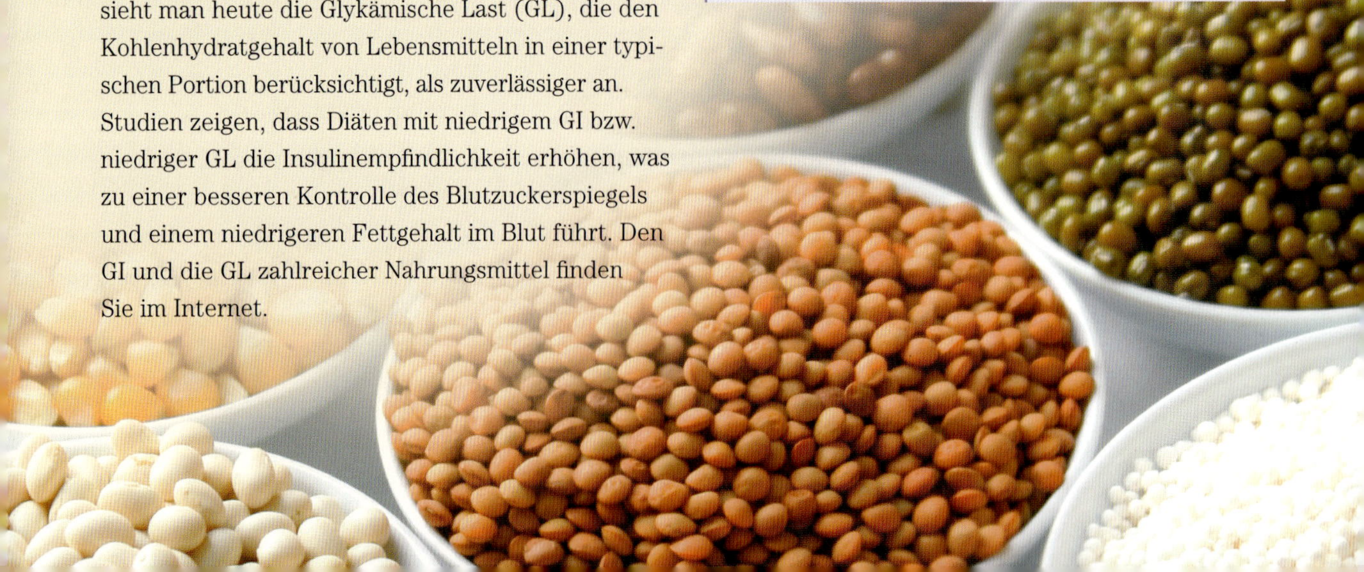

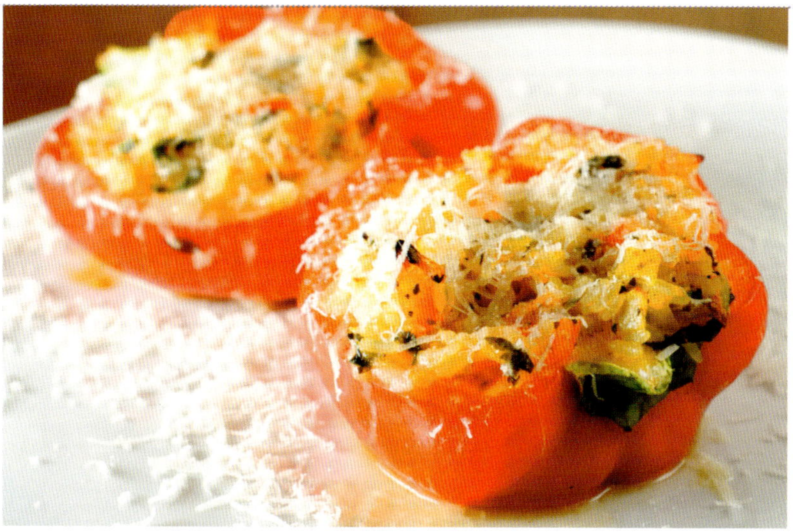

Bei Diabetikern sollten reichlich Gemüsegerichte auf den Tisch kommen

mit Gemüse oder Salat, zu einem Drittel mit stärkehaltigen Nahrungsmitteln und den Rest mit fettarmem Eiweiß, z. B. magerem Fleisch, Fisch, Hähnchen, Linsen oder Bohnen.

Visieren Sie 0,5 bis 1 kg Gewichtsverlust pro Woche an, wobei anfangs 10 % Ihr Ziel sein sollte. Wenn Sie trotz Ihrer Bemühungen kein gesundes Körpergewicht erreichen können (d. h. Ihr BMI bleibt bei 27+), versuchen Sie es mit einem Diätprogramm unter Aufsicht Ihres Arztes. Er wir Ihnen auch sagen, ob er als letztes Mittel eine Magenverkleinerung empfehlen würde (siehe S. 108 *Richtig oder falsch?*).

ACHTEN SIE AUF TRIGLYZERIDE

Sie wissen wahrscheinlich, warum Sie Ihren Cholesterinspiegel unter Kontrolle halten sollten (siehe S. 128). Aber wussten Sie, dass Triglyzeride – eine andere Art von Blutfetten – ebenfalls eng mit dem Stoffwechselsyndrom, Typ-2-Diabetes und Herz-Kreislauf-Erkrankungen zusammenhängen? Wenn Sie weniger Kohlenhydrate essen (vor allem solche mit einem hohen GI), weniger Alkohol trinken, sich regelmäßig bewegen und abnehmen, wird all dies Ihren Triglyzeridspiegel senken.

ESSEN SIE MEDITERRAN

Eine Mittelmeer-Diät kann die Notwendigkeit, blutzuckersenkende Medikamente einzunehmen, hinausschieben. Diese Ernährungsweise bedeutet: viel Gemüse, Obst, Getreide, Hülsenfrüchte und Nüsse, dazu etwas Käse oder Joghurt, Geflügel und vor allem Fisch. Der Anteil der aus Kohlenhydraten bezogenen Kalorien ist in einer solchen Ernährungsweise relativ niedrig (weniger als 50 %), und ihre Fettsäuren – hauptsächlich Olivenöl – sind meist einfach ungesättigt. Das Ergebnis sind in der Regel geringere Blutfett- und Blutdruckwerte sowie eine ganz automatische Gewichtsabnahme ohne spezielle Reduktionsdiät.

Die Kohlenhydrat-Debatte

Nach Meinung der meisten Diabetes-Spezialisten ist eine fettarme, an Kohlenhydraten reiche Kost für die Behandlung von Diabetes am besten geeignet. Doch andere Experten halten dagegen, dass, wenn es um die Erhaltung eines gesunden Körpergewichts und die Senkung des Blutdrucks geht, eine kohlenhydratarme Ernährung ebenso gut oder sogar besser sei – insbesondere für diejenigen mit einem nicht insulinabhängigen Typ-2-Diabetes. Sie verweisen auch auf die Vorteile dieser Ernährung für die Reduzierung des Triglyzeridspiegels und die Erhöhung des Spiegels an „guten" HDL-Fetten im Blut, was für die Verringerung des Herzinfarkt- und Schlaganfallrisikos bedeutsam ist.

Da diese Frage strittig ist, sollten Sie keine Änderungen in Ihrer Ernährungsweise vornehmen, ohne mit Ihrem Arzt zu sprechen. Mit einer plötzlichen Herabsetzung der Kohlenhydrate riskieren Sie Hypos, vor allem, wenn Sie auf Insulin sind.

Top-Tipps

Nur wenig Alkohol für Diabetiker

Im Allgemeinen schadet es nicht, etwas Alkohol zu trinken, solange Sie sich an Folgendes halten:

- Trinken Sie nie bei niedrigem Blutzuckerspiegel oder auf leeren Magen.
- Trinken Sie nicht mehr als 2 Einheiten (Frauen) bzw. 3 Einheiten (Männer) pro Tag (siehe S. 26).
- Prüfen Sie Ihren Blutzucker, bevor Sie Alkohol trinken und bevor Sie zu Bett gehen. Zu einem alkoholischen Getränk essen Sie immer einen kleinen Snack mit niedrigem GI.
- Tragen Sie immer Ihr Diabetiker-Armband, und haben Sie immer Ihren Diabetiker-Ausweis bei sich (siehe S. 115). Für andere, die nicht wissen, dass Sie Diabetiker sind, können die Symptome einer Unterzuckerung denen von Trunkenheit ähneln.
- Wenn Sie auf Ihr Gewicht achten müssen, wählen Sie kalorienarme Getränke wie z. B. Wein. Und vergessen Sie nicht, Alkohol bei Ihren täglich erlaubten Kohlenhydraten oder Kalorien einzurechnen.

BREMSEN SIE IHREN ALKOHOLKONSUM

Die Leber setzt Glukose frei, die als Glykogen gespeichert war, um sinkende Blutzuckerspiegel auszugleichen, doch wenn sie Alkohol verarbeitet, funktioniert das nicht so gut. Falls Sie auf Insulin und orale Medikamente gesetzt sind, kann schon eine kleine Menge Alkohol kurz nach dem Genuss und noch bis zu 16 Stunden danach Hypoglykämie verursachen. Ein Tipp für alle, die gern ein Schlückchen trinken: immer einen fettarmen Snack dazu essen. Und machen Sie sich klar, dass es Ihrem Blutdruck zugute kommt, wenn Sie wenig Alkohol trinken.

Werden Sie aktiv

Aktiv sein ist für Ihre Gesundheit wichtig, unabhängig von Ihrem Zustand, und vor allem, wenn Sie Diabetiker sind. Suchen Sie sich Sportarten aus, die Ihnen Spaß machen, und legen Sie los – Sie werden sich damit wesentlich besser fühlen. Körperliche Bewegung steigert Ihre Insulinempfindlichkeit (was bedeutet, dass Sie eine niedrigere Dosierung Insulin oder anderer Medikamente brauchen), senkt Ihren Blutzuckerwert, lässt die Pfunde purzeln, senkt Ihren Blutdruck und die schädlichen Blutfettwerte und hilft, eventuell vorhandenes hartnäckiges Bauchfett abzubauen – und das zusätzlich zu den anderen Vorteilen: mehr Ausdauer, Kraft, Beweglichkeit und besserer Schlaf.

Wenn Sie längere Zeit körperlich inaktiv gewesen sind, lassen Sie die Herz-Kreislauf-Risikofaktoren, wie Cholesterin und Blutdruck, sowie andere möglicherweise vorhandenen Diabetes-Komplikationen prüfen. Fragen Sie Ihren Arzt, zu welchen sportlichen Betätigungen er Ihnen rät.

GUTE GRÜNDE

Eine italienische Studie mit 179 Typ-2-Diabetikern, die im Jahr 2005 in *Diabetes Care,* dem Fachblatt der American Diabetes Association, veröffentlicht wurde, stellte fest, dass zuvor inaktive Menschen, die täglich 5 km spazieren gingen, nach 2 Jahren einen niedrigeren Blutdruck, weniger ungesunde Blutfette, einen niedrigeren Blutzuckerspiegel und ein geringeres Risiko einer Herzerkrankung hatten. Die aktivsten Probanden erzielten zudem eine Verringerung ihres Gewichts, ihres BMI und ihres Taillenumfangs. Noch besser war, dass einer von vieren mit der Einnahme von Insulin aufhören konnte. Um möglichst viel zu erreichen, empfehlen die Wissenschaftler, jeden Tag 1 Stunde mit einer Geschwindigkeit von 5 km bzw. 45 Minuten mit einer Geschwindigkeit von 6,5 km zu gehen. Und die Ergebnisse einer 2010 in der führenden naturwissenschaftlichen

Zeitschrift *Nature* veröffentlichten Studie belegen, dass Bewegung den Abbau von gespeichertem Zucker, Blutfetten und Aminosäuren ankurbelt und die Blutzuckerkontrolle verbessert.

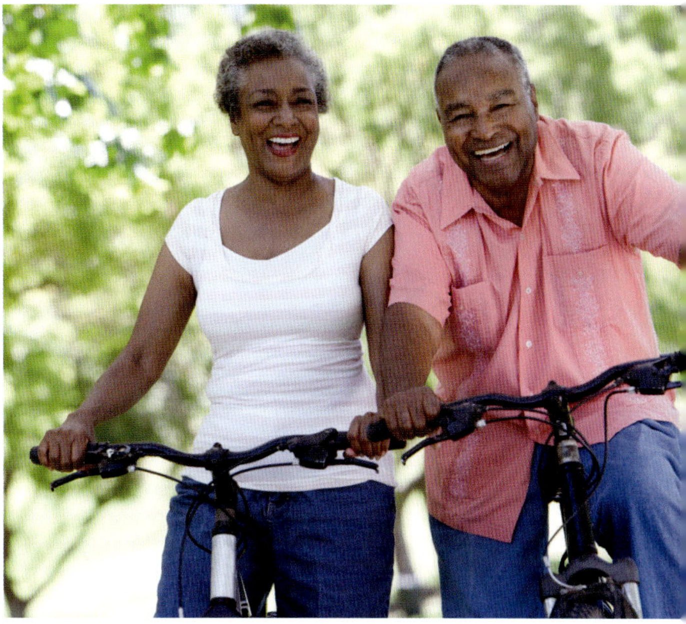

LOS GEHT'S

Wählen Sie leichte bis mäßig anstrengende Aktivitäten, wenn Ihr Diabetes nicht gut eingestellt ist. Hier ein paar Tipps: Schnelles Gehen (im Freien oder auf dem Laufband), Schwimmen oder Wassergymnastik, Radfahren (im Freien oder auf dem Heimtrainer), Tanzen, Yoga, Gartenarbeit, Golf oder Badminton. Wassersportarten beanspruchen die Gelenke am wenigsten.

Gemeinsam macht Sport mehr Spaß

IHR AKTIVITÄTSPROGRAMM

Wenn Sie in den vergangenen Monaten inaktiv oder nur mäßig aktiv waren, wird Ihnen das folgende Übungsprogramm helfen, in Schwung zu kommen. In diesem Zusammenhang wird „leichte Aktivität" als Betätigung definiert, die Sie nicht außer Atem kommen lässt, während „gemäßigte Aktivität" Sie etwas außer Atem kommen lässt, aber nicht total erschöpft.

Woche 1–4	
Zuvor inaktiv	Beginnend mit 5–10 Minuten leichter Aktivität täglich, allmählich steigernd auf bis zu 20 Minuten leichter bis gemäßigter Aktivität gegen Ende von Woche 4.
Zuvor gemäßigt aktiv	Beginnend mit 15–20 Minuten gemäßigter Aktivität täglich, allmählich steigernd auf bis zu 30 Minuten gegen Ende von Woche 4.
Woche 5–20	
Zuvor inaktiv	Länge, Häufigkeit und Intensität alle 2–3 Wochen steigernd, bis drei- bis fünfmal wöchentlich 30–60 Minuten gemäßigter Aktivität erreicht sind.
Zuvor gemäßigt aktiv	Länge und Häufigkeit der Aktivität steigernd, bis drei- bis fünfmal wöchentlich 60–90 Minuten intensiver Aktivität erreicht sind.
Woche 21 und weiter	
Alle	An den meisten Tagen der Woche 60–90 Minuten Aktivität. Neue Bewegungs- und Sportarten hinzufügen und die Intensität steigern. Um so viel Aktivität in Ihr Leben einbauen zu können, wenden Sie NEAT an (siehe S. 114).

Messeinheiten für Blutzucker

In den meisten Ländern wird der Zucker (Glukose)-Gehalt im Blut in Millimol pro Liter (mmol/l) angegeben. In den USA ist mg/dl (Milligramm pro Deziliter) üblich, allerdings verwenden viele US-amerikanische medizinische Fachzeitschriften beide Systeme.

NICHT AUFGEBEN

Es ist nicht immer ganz einfach, nach dem anfänglichen Schwung motiviert zu bleiben. Hier sind eine paar Möglichkeiten, wie Sie auch langfristig am Ball bleiben können:

Setzen Sie auf NEAT Wer ganz allgemein aktiver ist – was Experten „Verbrennung durch nicht an Sport gebundene Aktivitäten" oder NEAT (**N**on-**E**xercise **A**ctivity **T**hermogenesis) nennen –, kann zusätzlich 350 kcal pro Tag verbrennen, was etwa einem Sechstel der täglichen empfohlenen Kalorienaufnahme einer Frau und etwa einem Siebtel beim Mann entspricht. Die NEAT-Lebensweise ist einfach – nutzen Sie im Alltag jede Gelegenheit zur Bewegung. Nehmen Sie die Treppe und nicht den Lift, gehen Sie zu Fuß einkaufen, gehen oder radeln Sie zur Arbeit. Ganz gleich, was Sie tun: Bewegen Sie sich.

Setzen Sie sich Ziele Suchen Sie sich aus, welche Sportarten Sie treiben wollen und für wie lange; überlegen Sie dann, wie Sie das schaffen können. Beginnen Sie langsam – gehen Sie z. B. dreimal wöchentlich 5–10 Minuten –, und steigern Sie sich allmählich auf 30 Minuten an den meisten Tagen.

Kleine Einheiten Wenig Zeit? 10-minütige Übungsrunden sind genauso gut wie alles in einem Rutsch.

Sorgen Sie für Abwechslung Vermeiden Sie Langeweile, indem Sie Ihre Aktivitäten ab und zu ändern. Wie wär's mit etwas, das Sie auf der Schule mochten, z. B. Bodenturnen, Volleyball oder Seilspringen?

Finden Sie einen Gefährten Allein macht Sport nicht so viel Spaß, und Sie werden leichter bei der Stange bleiben, wenn Sie sich verabredet haben.

Kontrollieren Sie sich Verschaffen Sie sich einen Überblick über Ihre Leistungen: Verwenden Sie einen Schrittzähler oder einen Laufaufzeichnungssensor im Schuh (gibt's in Online-Shops für Laufschuhe). Führen Sie ein Tagebuch, in dem Sie Veränderungen bei Blutzucker, Blutdruck und Gewicht notieren.

Sorgen Sie vor Nehmen Sie für den Fall, dass Sie in eine Hypo geraten, während Sie sportlich aktiv sind, einen stärkehaltigen Snack mit, etwa einen Vollkornriegel oder eine Banane, sowie eine schnell wirkende Kohlenhydratquelle, z. B. Glukosetabletten oder Glukose-Gel. Trinken Sie vor, während und nach dem Sport viel – aber nie Alkohol vor dem Sport, da in diesen Fall das Risiko einer Unterzuckerung steigt.

PRAXIS-KNOWHOW

Glukose-Leitlinien

Wenn Sie intensiver Sport zu treiben beginnen, brauchen Sie möglicherweise weniger Medikamente oder mehr Nahrung. Checken Sie Ihren Blutzucker unmittelbar vor und nach der Belastung und dann wieder einige Stunden später. Besprechen Sie dies mit Ihrem Arzt und Ihrer Diabetes-Beratung, und rechnen Sie mit einer veränderten Insulindosis.

- Visieren Sie einen Blutzuckerwert vor der Belastung von 5,6 bis 13,0 mmol/l an. Wenn er über 13,0 mmol/l oder unter 5,6 mmol/l liegt, verschieben Sie Ihren Workout, bis der Wert innerhalb der optimalen Spanne liegt.
- Hören Sie mit dem Sport auf, wenn Ihr Blutzucker unter 4,0 mmol/l fällt oder Sie Zeichen einer Unterzuckerung verspüren. Ergreifen Sie die üblichen Maßnahmen gegen Unterzuckerung, und beginnen Sie erst wieder bei über 4,0 mmol/l.
- Wenn Sie am Nachmittag oder am Abend trainieren, achten Sie auf Ihren Blutzuckerspiegel vor dem Schlafengehen. Ist er zu niedrig, essen Sie etwas, damit es nicht zu einer Hypo kommt.

Informieren Sie andere Nehmen Sie Ihren Diabetes-Ausweis mit, oder tragen Sie ein Diabetiker-Armband (siehe unten) für den Fall, dass Sie in Schwierigkeiten kommen. Informieren Sie Ihren Trainingspartner, Trainer oder das Personal im Fitnessstudio, dass Sie Diabetiker sind. Fragen Sie, ob diese wissen, was zu tun ist, wenn Sie eine Hypo haben.
Verantwortungsvolles Verhalten Seien Sie besonders umsichtig, wenn Sie sportliche Aktivitäten planen, während eine Insulin-Injektion oder ein insulinstimulierendes Medikament in Ihrem Körper aktiv ist, und passen Sie Ihre Behandlung und/oder Nahrungsaufnahme den von Ihrem Arzt geratenen Leitlinien an (siehe S. 114 *Glukose-Leitlinien*).

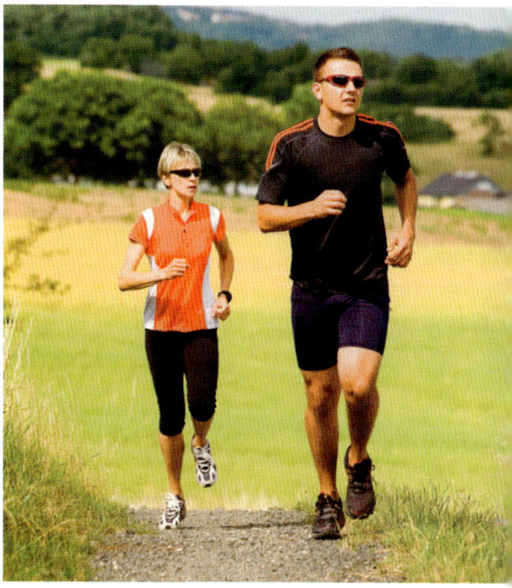

Richtig angeleitet können Diabetiker einen hohen Fitness-Grad erreichen

Stimmungslagen

Diabetes kann Ihre Stimmung beeinflussen – und nicht immer zum Besten. Viele Studien belegen einen Zusammenhang zwischen niedrigen Blutzuckerwerten und Depressionen sowie kognitiven Veränderungen, etwa einem schlechten Gedächtnis, unzureichender Aufmerksamkeit und schlechter Konzentration. Doch wenn Sie lernen, mit Stimmungsschwankungen umzugehen, wird dies den Katzenjammer lindern. Auf die richtige Ernährung zu achten, Medikamente einzunehmen oder Insulin zu spritzen und all die anderen notwendigen Änderungen des Lebensstils können Ihnen das Gefühl geben, dass Sie Ihr Leben nicht mehr im Griff haben. Diabetes wirkt sich wahrscheinlich auch auf Ihre Beziehungen, Ihren Beruf und Ihre Freizeitaktivitäten aus. Diese Faktoren können der Grund dafür sein, dass Sie Ihr Selbstvertrauen verlieren und zu Depressionen neigen.

In der Regel ändert sich dies, wenn Sie mehr über Diabetes lernen und Sicherheit im Umgang damit bekommen. Doch falls Sie sich länger bedrückt fühlen, kann Ihr Arzt helfen und Sie zu einer psychologischen Beratung schicken, die bei emotionalen Schwierigkeiten hilft.

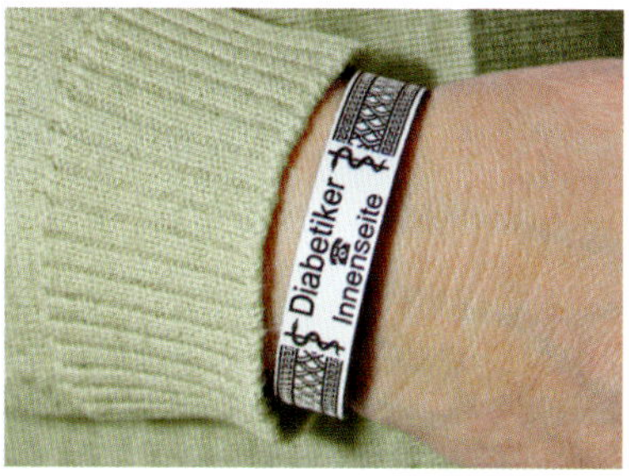

DAS DIABETIKER-ARMBAND
Es sollte viel üblicher werden, dass Diabetiker ein Armband mit den Details ihrer Krankheit, den dringendsten Erste-Hilfe-Maßnahmen und der Telefonnummer ihres Arztes tragen. Das ist wichtig, wenn man ärztlichen Beistand benötigt und nicht in der Lage ist, sich selbst mitzuteilen. Im eingetretenen Notfall ist ein solches Armband eine effektive Hilfe.

WAS HAT DIABETES DAMIT ZU TUN?

Machen Sie sich keine Vorwürfe, wenn Sie sich wegen Ihrer Krankheit deprimiert fühlen. Es gibt zahlreiche Beweise, dass Diabetes die Teile des Gehirns und die chemischen Systeme, die unsere Stimmung und unser Verhalten kontrollieren, direkt beeinflusst. Glukose ist der Hauptbrennstoff des Gehirns, und das Gehirn muss ständig damit versorgt werden, um richtig zu funktionieren. Es überrascht daher nicht, dass Schwankungen im Blutzucker auch die Stimmung und das Befinden schwanken lassen können.

SEX UND DIABETES

Liebe ist wichtig für Glück und Gesundheit, und Diabetes muss nicht heißen, dass Sie kein befriedigendes Sexualleben mehr haben können. Doch es gibt bestimmte Probleme, mit denen Sie vielleicht fertig werden müssen. Männer mit Diabetes können unter erektiler Dysfunktion (ED) leiden, das heißt, sie können keine Erektion bekommen oder halten, während bei Frauen die Libido nachlassen kann. Warum? Weil Diabetes, bestimmte Medikamente und Depressionen chemische Veränderungen im Körper verursachen. Es ist nicht immer einfach, über sexuelle Probleme zu sprechen, aber man sollte sich doch dem Arzt oder jemandem in der Diabetes-Beratung anvertrauen. Sexuelle Schwierigkeiten kommen häufiger vor, als man denkt, und es gibt eine Reihe von Therapiemöglichkeiten.

BESSER SCHLAFEN

Schlafstörungen können die Folge einer schlechten nächtlichen Blutzuckerkontrolle sein. Versuchen Sie es einmal mit diesen Tipps:

- Messen Sie Ihren Blutzuckerwert, bevor Sie zu Bett gehen. Ist er zu hoch oder zu niedrig, kann dies den Schlaf stören.
- Hatten Sie bereits nächtliche Hypos? Dann stellen Sie eine Woche lang Ihren Wecker auf 3 Uhr, und prüfen Sie Ihren Blutzuckerwert. Wenn er unter 4,0 mmol/l liegt, essen Sie eine Kleinigkeit.
- Wenn Sie nachts aufwachen, essen Sie einen kohlenhydratreichen Snack, z. B. eine Banane oder einen Müsliriegel, und trinken dazu etwas Wasser.
- Falls Ihr Blutzucker frühmorgens oft niedrig ist, müssen Sie vielleicht Ihre Insulindosis oder Ihren Speiseplan ändern. Sprechen Sie mit Ihrem Arzt.

GEIST ÜBER MATERIE

Gelassen bleiben ...
und Gefühle im Griff haben

Wenn Sie Probleme haben, emotional mit Ihrer Krankheit umzugehen, beherzigen Sie folgende vier Ratschläge:

1 Entspannen Entspannungstechniken können den Spiegel der Stresshormone Cortisol und Adrenalin, die mit hohen Blutzuckerwerten und Insulinresistenz zusammenhängen, senken.

2 Anders denken Forschungen zufolge kann die Tatsache, dass Sie sich selbst als „Diabetiker" sehen, der Grund dafür sein, dass Sie sich schlecht fühlen. Lassen Sie die Krankheit nicht bestimmen, wer sie sind. Definieren Sie sich als „ein Mensch, der Diabetes hat".

3 Auf Kurs bleiben Nehmen Sie stets aufs Neue an Diabetiker-Infos teil, die von Krankenkassen, Volkshochschulen und Diabeteszentren angeboten werden. Auch Kochkurse sind beliebt und nützlich – und besonders natürlich Selbsthilfegruppen, die Rat, Hilfe und Gedankenaustausch bieten. Adressen bekommen Sie im Internet oder von Ihrem Arzt.

4 Die Achtsamkeit kultivieren Seit einigen Jahrzehnten ist der Begriff der Achtsamkeit (engl. mindfulness) in verschiedene psychotherapeutische Methoden eingeflossen. Achtsamkeit ist weder Meditation noch Konzentration, sondern eine Aufmerksamkeit, die das bewusste und gelassene Wahrnehmen der eigenen inneren und äußeren Welt ermöglicht. Ziel ist der Stressabbau, der Studien zufolge bei Diabetes-2-Patienten zu niedrigeren Blutzuckerwerten führen kann. Suchen Sie im Internet nach einem Kurs zum Einüben von Achtsamkeit in der Nähe Ihres Wohnorts.

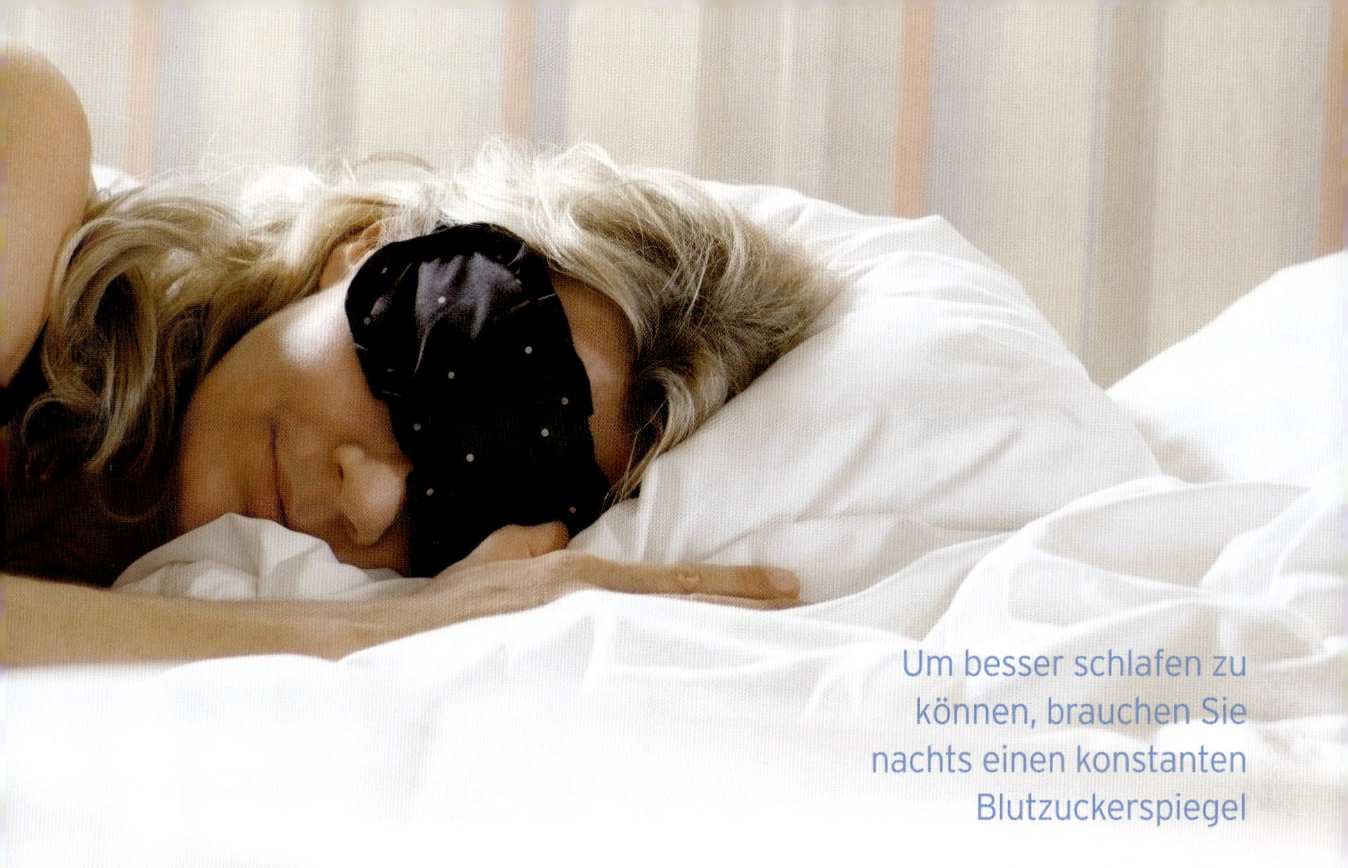

Um besser schlafen zu können, brauchen Sie nachts einen konstanten Blutzuckerspiegel

Dranbleiben

Wenn Sie sich an das Leben mit Diabetes gewöhnt haben, müssen Sie weiter an Ihrem Behandlungsplan festhalten, einen gesunden Lebensstil führen und sich regelmäßig untersuchen lassen, damit Ihr Diabetes unter Kontrolle bleibt und Komplikationen – soweit möglich – verhütet werden. Ein unkontrollierter Diabetes kann viele gesundheitliche Schäden nach sich ziehen, beispielsweise eine Verengung und Verkalkung der Arterien, was zu Herzinfarkt und Schlaganfall führen kann. Auch Fußleiden (wegen schlechter Durchblutung), Nierenversagen, Augenprobleme und Zahnfleischerkrankung gehören zu den Folgeschäden.

BEOBACHTEN SIE SICH

Manche Komplikationen stellen sich mit wenigen oder gar keinen Symptomen ein. Wenn Sie sich die Zeit nehmen, die hier aufgeführten Checks zu machen, werden Sie Veränderungen frühzeitig bemerken:

Füße Untersuchen Sie sie regelmäßig auf Risse, Blasen, Druckstellen, Schwellungen, Rötungen oder Entzündungen.

Zähne Putzen Sie sie mindestens zweimal täglich, und benutzen Sie Zahnseide sowie ein Mundwasser.

Gewicht Wiegen Sie sich einmal wöchentlich.

Außerdem: Führen Sie ein Tagebuch, und erfassen Sie darin Ihre Blutzuckerwerte und die Ergebnisse der medizinischen Untersuchungen (siehe S. 118) plus eventuelle Probleme. Zeigen Sie diese Infos Ihrem Arzt.

Könnten Sie eine Schlafapnoe haben?

Bei einer Schlafapnoe hat man Atemaussetzer während des Schlafs. Man schnarcht und ist tagsüber müde. Die Schlafapnoe kann die Art, wie der Körper mit Glukose umgeht, verändern. Deshalb muss ein Diabetiker besonders darauf achten, ob bei ihm eine Schlafapnoe vorliegen könnte. Alkohoalabstinenz, Gewichtsabnahme, auf der Seite liegen und Nasenstreifen zur Verbesserung der Atmung können helfen. In schwereren Fällen kann eine CPAP-Atemmaske (**C**ontinuous **P**ositive **A**irway **P**ressure), die die Atmung mit leichtem Druck unterstützt, die beste Methode sein. Mit CPAP werden Insulinempfindlichkeit, Blutdruck, Blutfettwerte sowie Bauchfett und die Arbeit des Herzens verbessert.

Wieder „hypobewusst“ werden

Mit der Zeit werden manche Diabetiker weniger „hypobewusst“, d. h. sie nehmen die Gefahr einer Unterzuckerung nicht mehr aufmerksam genug wahr. Das könnte daran liegen, dass ihr Blutzucker regelmäßig niedriger als der Zielwert ist. Wenn Sie also ohne erkennbare Warnzeichen in Anfälle von Hypoglykämie geraten, nehmen Sie ärztliche Hilfe in Anspruch, da Sie vermutlich Ihre Insulindosis anpassen müssen. Sie dürfen sich auch nicht hinters Steuer setzen. Ihr Arzt wird Ihnen raten, wie Sie Ihre „Hypo-Wahrnehmung“ wieder herstellen können.

UNTERSUCHUNGEN, UM KOMPLIKATIONEN VORZUBEUGEN

Es ist ebenfalls wichtig, dass Sie die folgenden Untersuchungen von Ihrem Arzt durchführen lassen. Frauen mit Schwangerschaftsdiabetes müssen den Überwachungsplan des Arztes einhalten.

Zahnkontrolle Alle 6 Monate

Gewichtskontrolle Einmal jährlich

Blutdruckkontrolle Einmal jährlich

HbA1C-Wert Misst ein Blutprotein, das die Blutzuckerkontrolle über eine Zeit von etwa 3 Monaten angibt: alle 3–6 Monate

Blutuntersuchung Auf Schilddrüsen- und Nierenfunktion, misst auch den Cholesterinspiegel: einmal jährlich

Urintest Test auf Eiweiß im Urin (Mikroalbuminurie), ein frühes Zeichen einer Nierenerkrankung: einmal jährlich

Augen Netzhaut-Screening: einmal jährlich

Füße und periphere Nerven Um Durchblutungsstörungen und mögliche Nervenschäden festzustellen: einmal jährlich.

WAS IST, WENN ICH KRANK WERDE?

Trinken Sie bei Erkältung, Grippe oder Magenverstimmung viel zuckerfreie Flüssigkeiten, überprüfen Sie Ihre Blutzuckerwerte häufiger als sonst, und ändern Sie die Medikation, falls erforderlich, nach Anweisung des Arztes. Wenn Sie Typ-1-Diabetiker sind, müssen Sie Ihren Urin oder Ihr Blut möglicherweise auf Ketone untersuchen lassen (Teststreifen). Gehen Sie zum Arzt, wenn:

- eine Blutdruckmessung ergibt, dass Ihr Blutdruck auf über 130/80 gestiegen ist;
- Sie verschwommen oder doppelt sehen, wenn Sie Ringe, Blitze oder Flecken sehen oder Probleme haben, Dinge aus den Augenwinkeln zu sehen;
- Sie Blasen, eingewachsene Zehennägel oder rissige Haut an den Füßen bekommen; wenn sich Ihre Füße taub anfühlen, stechend schmerzen oder Sie einen Fußpilz entwickeln; wenn die Haut an Armen, Händen oder Beinen rissig wird.

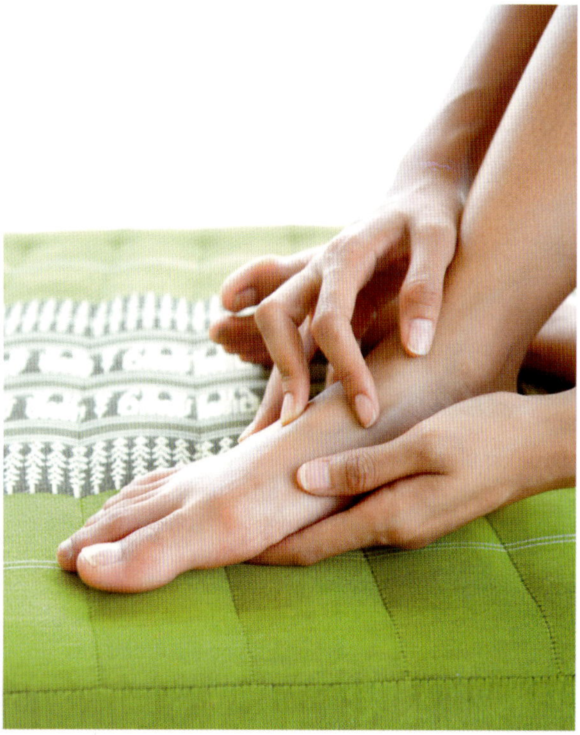

Überprüfen Sie Ihre Füße regelmäßig auf Hautschäden

EINE SEGENSREICHE SCHULUNG

Wie die Teilnahme an einem Kurs einer Diabetikerin dabei half, ihren Diabetes besser zu kontrollieren

Diana Werner kam der Verdacht, etwas könne nicht stimmen, als sie begann, Unmengen zu trinken und stark abzunehmen.

„Als ich zwölf Kilo abgenommen hatte, ließ ich mich auf Diabetes untersuchen, denn mein Vater und meine Tante mütterlicherseits hatten Typ-2-Diabetes."

Nachdem Diana 3 Monate lang Tabletten genommen hatte, war ihr Blutzucker immer noch zu hoch, und sie wurde auf Insulin-Injektionen gesetzt.

„Da ich 48 Jahre alt und schlank war, gehörte ich eigentlich nicht zu den typischen Kandidaten für Typ 2, und nachdem mehrere Fachärzte verschiedene Diagnosen gestellt hatten, schien es schließlich klar, dass ich einen spätmanifesten Diabetes Typ 1 habe. Nach anfänglicher Panik wegen der Aussicht auf vier Spritzen täglich war ich froh über deren stärkere Wirksamkeit als die von Tabletten. Die Nachteile: Gewichtszunahme durch das Insulin und die Notwendigkeit, zu regelmäßigen Zeiten richtige Mahlzeiten einzunehmen. Ich trat in einen Sportverein ein und versuchte, dreimal wöchentlich dort zu erscheinen. Aber im Lauf der Jahre nahm ich weiter zu und musste meine Insulindosis erhöhen; trotzdem wurde meine Blutzuckerkontrolle immer schlechter. Ich nahm auch immer weniger drohende Hypos wahr, und mein Arzt befürchtete, dass dies ein Problem beim Autofahren sein könnte. Er schlug vor, ich solle in einem Diabetes-Zentrum einen Kurs besuchen, in dem ich lernen würde, den Insulinbedarf genau auf die Kohlenhydratzufuhr abzustimmen. Ich willigte ein, obwohl ich mich ja eigentlich längst als informierte Patientin fühlte.

Also erwartete ich von dem Kurs nicht allzu viel. Zu Unrecht. Ich lernte nämlich nicht nur, Insulinbedarf und Kohlenhydratzufuhr in das richtige Gleichgewicht zu bringen, sondern z. B. auch, dass die Einnahme von lang wirkendem Insulin morgens und vor dem Schlafengehen den Blutzucker besser unter Kontrolle hält. Zudem machte der Kurs richtig Spaß, und bei einem Treffen sechs Monate später brachte ein Kursteilnehmer einen von seiner Mutter gebackenen Kuchen voller zuvor verbotener Zutaten mit, den wir alle mit Genuss essen konnten, nachdem wir den Kohlenhydratgehalt berechnet hatten! Außerdem war mein HbA1c (siehe S. 118) niedrig, und ich hatte sogar ein paar Pfunde verloren."

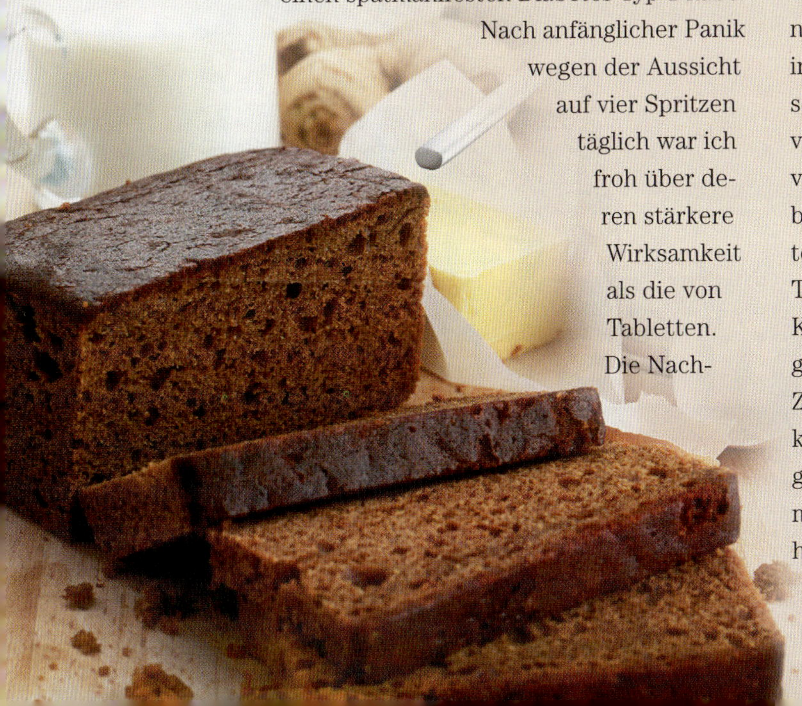

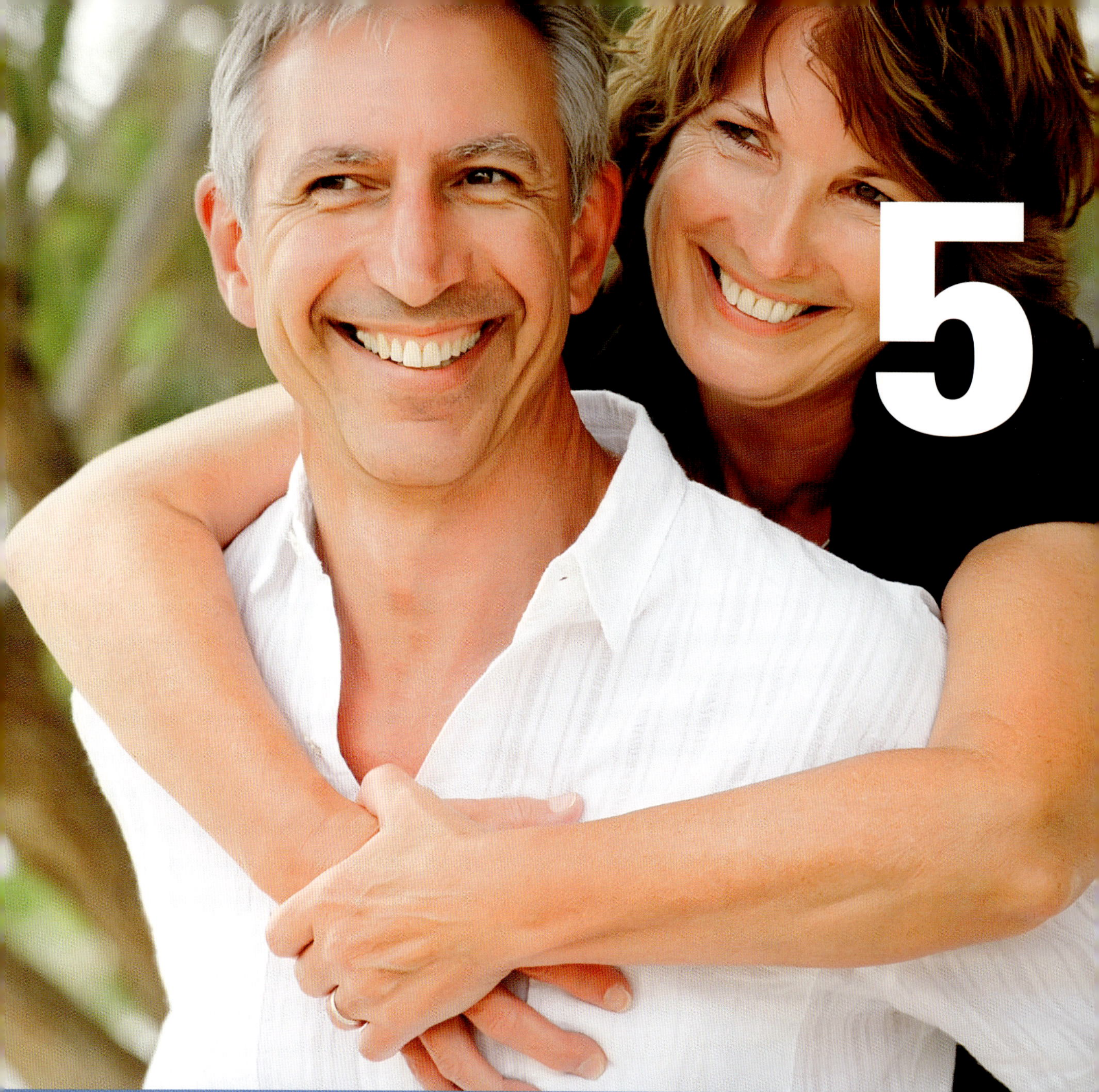

Eine Herzerkrankung überwinden

Die Erholung von einer Herzerkrankung erfordert beste medizinische Versorgung – und eigenen Einsatz.

Heute gut behandelbar

Medizinische Wissenschaft und ärztliche Kunst haben die Behandlung von Herzkrankheiten in den letzten 50 Jahren revolutioniert. Doch die volle Erholung und eine gute künftige Lebensqualität hängen auch von Änderungen des Lebensstils ab, die dem Herzen bei der Heilung helfen.

EIN GANZES LEBEN VOR SICH

Wenn heute eine Herzerkrankung diagnostiziert wird, so bedeutet das nicht mehr, dass man einige Gänge herunterschalten oder dem aktiven Leben gar für immer Adieu sagen muss. Verbesserte chirurgische Techniken und eine breitere Auswahl an Medikamenten ermöglichen es vielen Menschen, ein so erfülltes Leben wie vor der Diagnose zu führen – wieder im Beruf zu arbeiten oder Spaß an Sport, Gartenarbeit, Tanzen oder Reisen zu haben. Entscheidend für eine optimale Wiederherstellung ist nicht nur die vorschriftsmäßige Einnahme von Tabletten: Man braucht viel Zeit zur Erholung und muss entschlossen sein, in Zukunft den Lebensstil zu ändern.

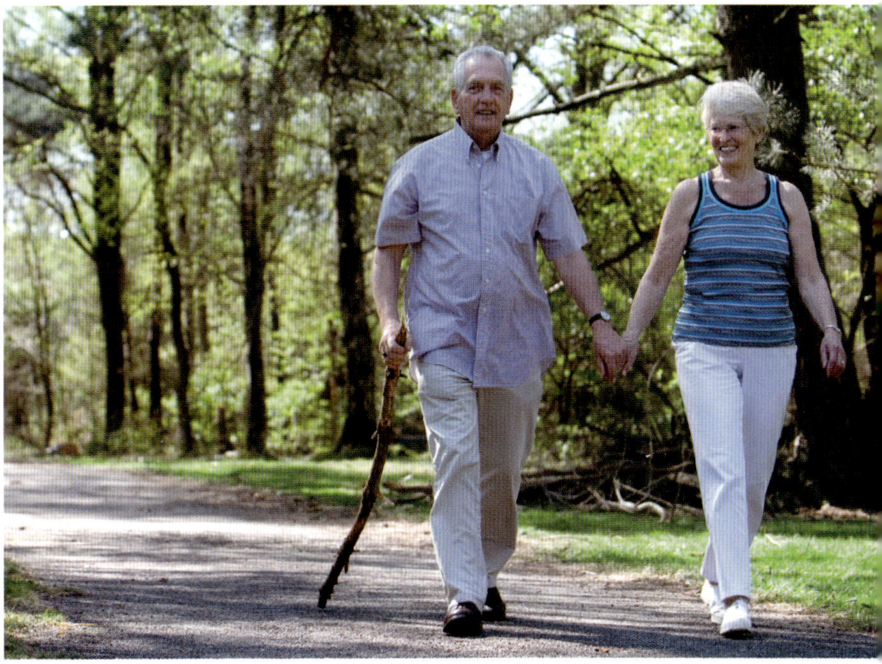

Auch mit einer Herzerkrankung können Sie zuversichtlich in eine erfüllte Zukunft blicken

HÄUFIGE KRANKHEITEN

Wenn bei Ihnen eine Herzkrankheit diagnostiziert wurde, hat Ihr Arzt Ihnen vielleicht erklärt, dass es verschiedene Arten von Herzkrankheiten gibt, hervorgehend aus einer Vielzahl von Ursachen und in ihrem Schweregrad von leicht bis lebensbedrohend. Hier folgen einige der häufigsten Herz-Kreislauf-Krankheiten:

Koronare Arterienkrankheit (auch als ischämische Herzkrankheit bezeichnet) ist eine Verengung der Herzkranzgefäße, der Koronararterien, meist infolge von Fettablagerungen an den Gefäßwänden. Diese Verengung beeinträchtigt die Durchblutung des Herzmuskels und damit seine Versorgung mit Sauerstoff. Das Hauptsymptom ist ein wiederholter Brustschmerz (Angina pectoris), meist nach körperlicher Belastung. Die Verengung führt aber auch zu einer weiteren Gefahr:

Die Medikamente

Medikamente werden Teil Ihres Genesungsprogramms sein. Hier sind die wichtigsten:

ASS/Acetylsalicylsäure verbessert den Blutfluss in verengten Herzkranzgefäßen, indem es die „Klebrigkeit" der Blutplättchen (Thrombozyten) vermindert und damit das Risiko von Blutgerinnseln verringert.

Betablocker hemmen die Wirkung von Stresshormonen, die das Herz schneller schlagen lassen. Sie mindern die Gefahr eines Herzinfarkts, indem sie Angina pectoris vorbeugen, den Blutdruck senken und das Herz entlasten. Sie können Herzrhythmusstörungen beheben. Zu den Arzneistoffen dieser Gruppe gehören Atenolol, Bisoprolol und Metoprolol.

Diuretika schwemmen überschüssiges Wasser aus dem Körper und werden zur Behandlung von Bluthochdruck und Herzinsuffizienz eingesetzt. Zu den Arzneistoffen dieser Gruppe gehören Bendroflumethiazid, Furosemid und Indapamid.

Kalziumkanalblocker wirken gefäßerweiternd und verbessern so Angina pectoris, Bluthochdruck und Herzfunktion. Zu den Arzneistoffen dieser Gruppe gehören Amlodipin, Diltiazem, Nifedipin und Verapamil.

Nitrate erweitern die Herzkranzgefäße, um den Blutfluss zum Herzmuskel zu verbessern, und werden zur Behandlung von Angina pectoris eingesetzt. Glyceroltrinitrat gibt es in kleinen Pillen, die bei einem Anfall unter die Zunge gelegt werden, oder als Spray. Isosorbidmononitrat (ISMN) wird täglich zu Vorbeugung von Anfällen eingenommen.

Statine vermindern das Risiko eines Herzinfarkts, indem sie den Cholesterinspiegel im Blut senken.

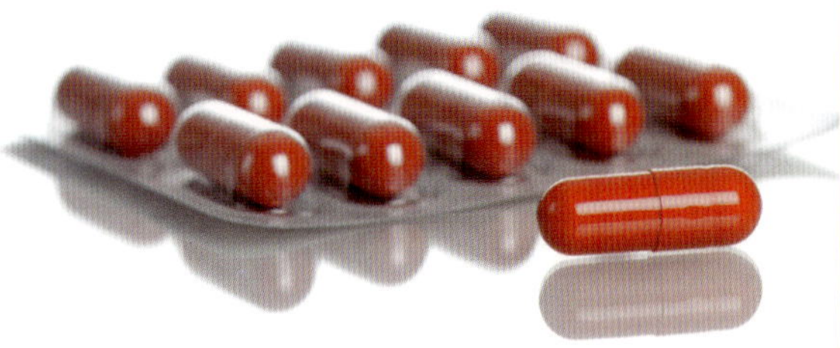

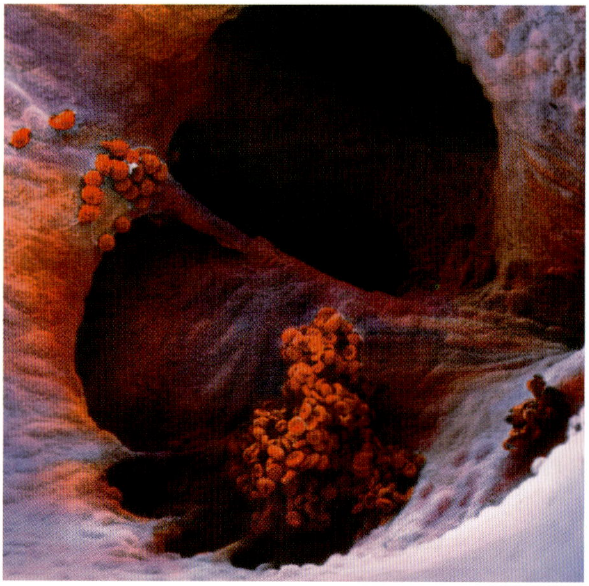

EIN DROHENDER HERZINFARKT
Dieses Bild eines Blutgerinnsels in einer das Herz versorgenden Arterie zeigt einen bevorstehenden Herzinfarkt. Wird es rechtzeitig entdeckt, kann es in der Regel medikamentös aufgelöst werden.

Die Herzkranzgefäße können von einem Blutgerinnsel (Thrombus) verstopft werden. Das ist der gefürchtete Herzinfarkt. Er schneidet einen Teil des Herzmuskels komplett von der Blutversorgung ab – ein potenziell lebensbedrohlicher Zustand.

Bluthochdruck (Hypertonie) ist bei älteren Menschen häufig. Die Krankheit erhöht das Risiko von Blutgerinnseln und trägt damit zur Wahrscheinlichkeit eines Herzinfarkts oder Schlaganfalls bei (siehe S. 146 *Was geschieht bei einem Schlaganfall?*).

Hohes Blutcholesterin Ein über den normalen Werten des LDL (**L**ow **D**ensity **L**ipoprotein – Fetteiweiß niederer Dichte) liegender Cholesteringehalt des Blutes ist eine Hauptursache für eine Arterienverengung, da sich das LDL an den Gefäßwänden ablagert. Die Fettablagerungen, Plaques genannt, können aufbrechen und so die Entstehung eines Blutgerinnsels begünstigen, das die Blutversorgung des Herzmuskels blockieren kann.

Herzrhythmusstörungen Eine Vielzahl von Problemen wird durch die Fehlfunktion der Erregungsleitungen, die den Herzschlag regulieren, verursacht, was zu unregelmäßigen Rhythmen führt. Auf Seite 124 erfahren Sie Näheres darüber.

Diese und andere Herzkrankheiten sind ärztlicherseits gut in den Griff zu bekommen, erfordern aber auch die Mitarbeit des Erkrankten. Die Diagnose einer Herzerkrankung sollte Ansporn sein, sich auf einen gesünderen Lebensstil umzustellen. Die behandelnden Ärzte werden dazu wertvolle Ratschläge geben.

PRAXIS-KNOWHOW

Zahnpflege

Putzt man nicht regelmäßig die Zähne, kann sich Karies entwickeln und das Zahnfleisch entzünden. Jede Entzündung im Körper – auch eine Zahnfleischerkrankung – ist ein Risikofaktor für eine Herzkrankheit. Zahnärzte empfehlen zweimaliges Putzen täglich und mindestens einmal jährlich eine professionelle Zahnreinigung bei der Zahnhygienikerin.

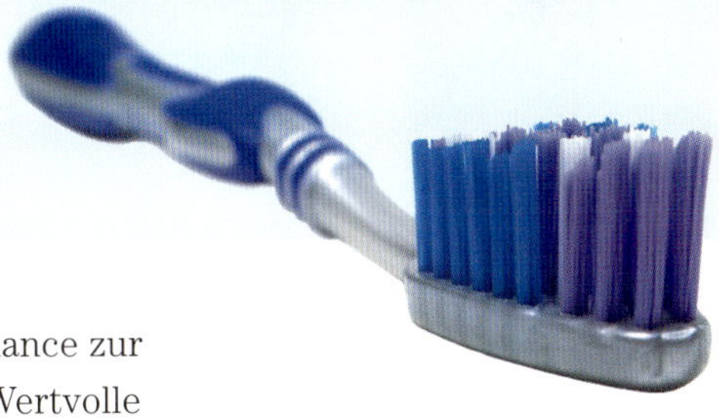

GENESUNG VON EINEM HERZLEIDEN

Wenn Sie betroffen sind, gehört es zu den ersten Schritten, dass Sie sich umfassend über die Art und Schwere Ihrer Krankheit informieren. Finden Sie so viel wie möglich heraus, damit Sie die für eine optimale Chance zur Genesung erforderlichen Umstellungen vornehmen können. Wertvolle Informationen finden Sie auf den Webseiten der Deutschen Herzstiftung (www.herzstiftung.de), des Österreichischen Herzverbandes (www.herzverband.at) und der Schweizerischen Herzstiftung (swissheart.ch). Und hier sind weitere Anregungen:

- Erstellen Sie eine vollständige Liste der Fragen an Ihren Arzt. Sie sollten sich nie scheuen, Fragen zu stellen, aus Furcht, Sie könnten dumm wirken oder zu viel Zeit in Anspruch nehmen – auch wenn Sie es mit einem vielbeschäftigten Herzspezialisten zu tun haben.
- Sorgen Sie dafür, dass Ihre Familie weiß, wie die einzelnen Spezialisten, die Ihnen bei verschiedenen Aspekten Ihres Erholungsprogramms beistehen, heißen und wie sie zu erreichen sind.
- Schließen Sie sich einer Herz-Selbsthilfegruppe an. Dort haben Sie die Möglichkeit, Erfahrungen mit anderen Herzpatienten auszutauschen. Auf den oben genannten Internetseiten finden Sie Adressen. Auch Ihre Krankenkasse oder Ihr Arzt können Ihnen bei der Suche nach einer Selbsthilfegruppe behilflich sein.
- Wenn Sie einen Herzinfarkt gehabt haben, sollten Sie sich von Ihrem Arzt in eine Rehabilitationsklinik überweisen lassen. Es gibt auch die Möglichkeit der ambulanten Rehabilitation. Ein fachlich geleitetes Übungsprogramm, kombiniert mit Entspannung und Ernährungsberatung, wird Ihnen auf dem Weg in Ihr neues Leben helfen. Siehe auch S. 138–139 *Leben nach einem Herzinfarkt.*

FOKUS

Wieder in den Rhythmus kommen

Eine Herzrhythmusstörung (Arrhythmie) wird durch einen Fehler in der Erregungsleitung, die das Herz regelmäßig schlagen lässt, verursacht, sodass das Herz schneller, langsamer oder unregelmäßiger schlägt als normal. Eine „maßgeschneiderte" Therapie kann das Problem lösen.

Fast jeder von uns hat schon einmal einen unregelmäßigen Herzschlag gehabt. Am häufigsten sind „Extrasystolen", die als Aussetzen des Herzschlags oder als zusätzlicher Herzschlag empfunden werden. Sie sind harmlos, wenn sie nur gelegentlich vorkommen. Andere Arrhythmien sind:
Supraventrikuläre Tachykardie betrifft Menschen jeden Alters. Zu den Symptomen gehört ein schneller Puls, der nach Belastung, bei Stress oder ohne vorab erkennbarem Grund zustande kommt.
Vorhofflimmern betrifft meist Menschen über 50 und ist eine der Hauptursachen für einen Schlaganfall.
Bradykardie ist ein verlangsamter Herzschlag, was Fitness anzeigen kann („Sportlerherz"); aber auch eine Herzerkrankung kommt als Ursache infrage.
Ventrikuläre Tachykardie wird durch eine Störung der Erregungsleitung in den Herzkammern ausgelöst, was das Herz so schnell schlagen lässt, dass es nicht genug Blut zum Gehirn pumpen kann.

BEHANDLUNG VON ARRHYTHMIEN

Die Therapie hängt von der Art der Arrhythmie, dem Gesundheitszustand und dem Alter des Patienten ab.

- Nach einer Beratung zum Lebensstil werden meist anti-arrhythmische Arzneimittel verschrieben.
- Möglicherweise wird eine Katheterablation (Zerstörung anormalen Herzgewebes durch extrem schwache elektrische Impulse) vorgenommen.
- Manche Patienten bekommen einen Herzschrittmacher. Weltweit leben etwa 3 Mio. Menschen mit diesem kleinen elektronischen Gerät. Es wird unter dem Brustmuskel eingesetzt und gibt gleichmäßige elektrische Impulse an das Herz ab.
- Bei einer ventrikulären Arrhythmie kann ein implantierbarer Kardioverter-Defibrillator (ICD, **I**mplantable **C**ardioverter-**D**efibrillator) eingepflanzt werden, ein Gerät, das einen geringfügigen Elektroschock abgibt, wenn es eine bedrohliche Störung erkennt. Die Implantation eines ICD kann beunruhigend wirken, aber die meisten Patienten schätzen das Sicherheitsgefühl, das es gibt.

SELBSTHILFE

Arrhythmien bekämpfen

Das können Sie selbst zur Besserung beitragen, wenn bei Ihnen Arrhythmien diagnostiziert wurden:

- ✔ das Rauchen aufgeben;
- ✔ weitestgehend auf Alkohol und Kaffee verzichten;
- ✔ das Leben stressfreier gestalten;
- ✔ Medikamente meiden, die Stimulanzien wie Pseudoephedrin enthalten; solche Wirkstoffe sind oft in Husten-, Grippe- oder Diätpillen zu finden;
- ✔ sich möglichst keinen Dämpfen von Chemikalien jeglicher Art aussetzen.

Der ungestörte Schrittmacher

Falls Sie einen Schrittmacher haben, müssen Sie wissen, was seinen Betrieb stören könnte und was nicht.

- Haushaltsgeräte, auch Fernseher und Mikrowelle, beeinflussen Ihren Schrittmacher nicht.
- Die meisten Geräte im Krankenhaus, beim Arzt und Zahnarzt verursachen keine Probleme, aber informieren Sie sicherheitshalber den Arzt oder Zahnarzt, dass Sie einen Schrittmacher tragen.
- Magnetresonanz-Geräte (MRT) können den Schrittmacher unterbrechen. Sprechen Sie mit dem Arzt.
- Meiden Sie jegliche Reizstromtherapie, wie etwa die mit TENS-Geräten.
- Sicherheitsschranken in Geschäften und am Flughafen sollten Sie schnell durchqueren. Oder Sie zeigen dem Sicherheitspersonal Ihren Schrittmacherausweis – dann wird manuell kontrolliert.
- Sie sollten mit Ihrem Schrittmacher nicht dicht an Magneten, Handys und Hi-Fi-Anlagen herankommen.

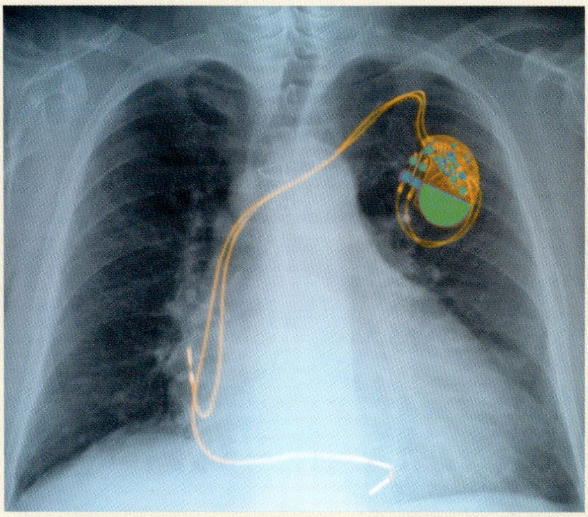

SCHRITTMACHER VOR ORT
Ein Herzschrittmacher, hier im Röntgenbild zu sehen, wird unter der Brusthaut eingesetzt. Über Drähte sendet er elektrische Impulse an den Herzmuskel, um einen normalen Herzschlag auszulösen.

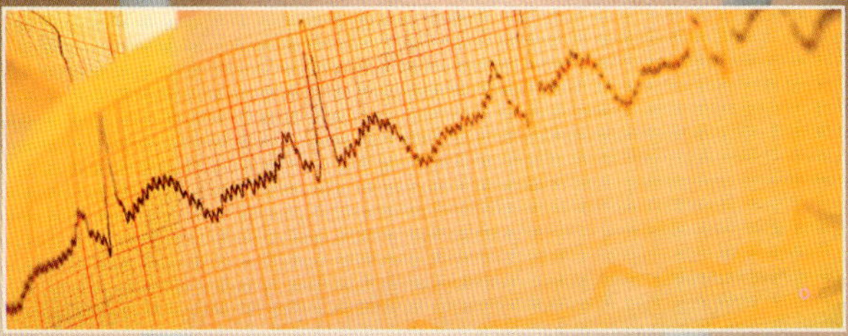

DEN RHYTHMUS LESEN
Über signalgebende Elektroden an der Brust des Patienten zeichnet das EKG (Elektrokardiogramm) die elektrische Aktivität des Herzmuskels auf.

Richtige Ernährung

„Interheart", eine der umfassendsten Studien, die je unternommen wurden, hat festgestellt, dass 90 Prozent aller ersten Herzinfarkte durch neun Risikofaktoren erklärbar sind. Und zwar gilt das für alle Menschen, unabhängig von Alter, Wohnort oder ethnischer Herkunft.

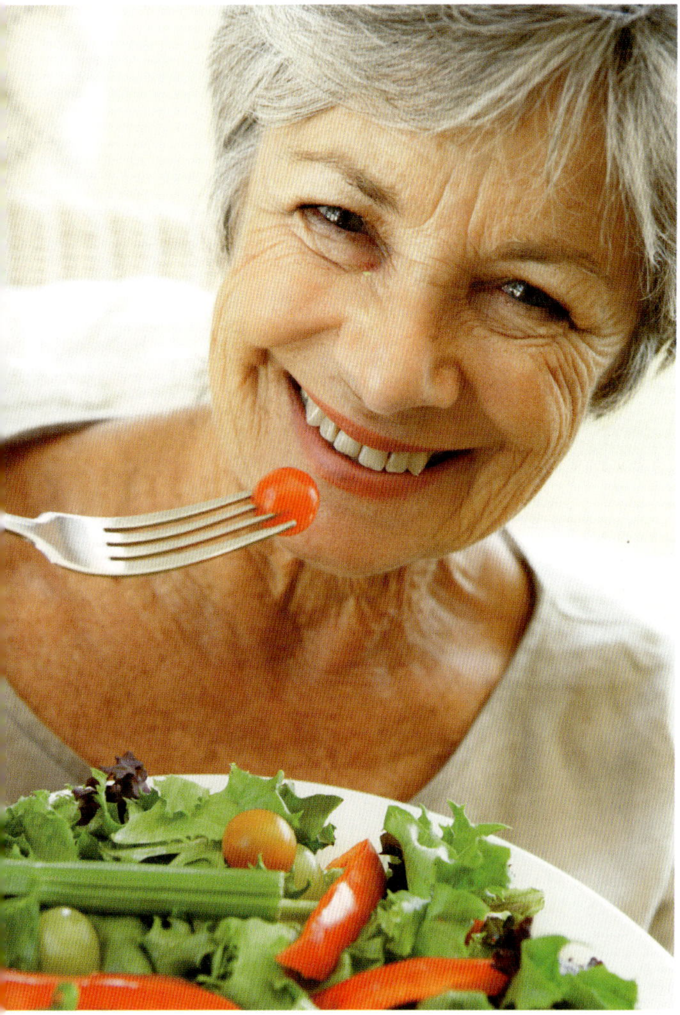

Gesunde Änderungen des Lebensstils können Spaß machen und gut fürs Herz sein

Die meisten Herzinfarkte sind nicht unvermeidlich. Die Interheart-Studie machte die folgenden Hauptrisikofaktoren aus: hoher Cholesterinspiegel, Rauchen, Diabetes, Bluthochdruck, Bauchfett, Stress, Mangel an Gemüse und Obst, Mangel an Bewegung und übertriebener Alkoholkonsum. Wenn Sie einen Infarkt hatten und einer dieser Faktoren – oder mehr als einer – auf Sie zutrifft, nehmen Sie die Ausschaltung dieser Faktoren als Teil Ihrer Genesung in Angriff. Voraussetzung ist, dass Sie Ihre Medikamente wie vorgeschrieben einnehmen und die Empfehlungen Ihres Arztes zu Ihrem Lebensstil strikt befolgen.

ÄNDERN SIE IHREN LEBENSSTIL

Nicht nur nach einem überstandenen Infarkt – auch bei anderen Herzerkrankungen sollte man seinen Lebensstil anpassen. Eines hat auf jeden Fall Priorität: mit dem Rauchen aufzuhören (S. 136–137). Andere wichtige Aspekte sind:

Gesunde Ernährung (S. 127–130) Die Erhöhung der Obst- und Gemüseportionen auf mindestens fünf pro Tag reduziert erwiesenermaßen Herzprobleme.

Gewichtsreduktion (S. 130–131) Überschüssige Pfunde verlieren ist in vielerlei Hinsicht von Vorteil, auch als Vorbeugung gegen Diabetes Typ 2.

Tägliche körperliche Bewegung (S. 134–136) Lassen Sie sich nicht davon abhalten, weil Sie denken, Sie müssten ein Fitnessstudio besuchen: Einfache Maßnahmen, wie z. B. zur nächsten Bushaltestelle gehen oder Treppen steigen, lassen sich selbst in ein volles Tagesprogramm integrieren.

Stress kontrollieren Es gibt einen Zusammenhang zwischen Stress und Herzproblemen. Stress ist etwas, das man lernen kann zu beherrschen (S. 140–141).

Den Alkoholkonsum mäßigen Wenn Sie mehr trinken, als allgemeinhin als vertretbar gilt (siehe S. 26), kann dies auf lange Sicht Ihrem Herzen schaden. Allerdings haben viele Studien gezeigt, dass der Genuss von kleinen Mengen Alkohol, insbesondere Rotwein, eine schützende Wirkung auf Herz und Kreislauf haben kann.

Gesundes Essen

Große US-amerikanische Studien haben eindeutig nachgewiesen, dass eine ungesunde Ernährung eine der Hauptursachen für Herzerkrankungen ist – und dass bei der Erholung von einer Herzkrankheit gesundes Essen ebenso wirkungsvoll sein kann wie Medikamente.

Keine Sorge: Eine herzgesunde Diät kommt allen Ernährungswünschen entgegen. Stellen Sie Ihren Speiseplan nach den im Kasten *Die Top 10 der herzgesunden Nahrungsmittel* (siehe S. 128) und dem Abschnitt *Was sollte ich essen?* (siehe S. 129) zusammen. Führen Sie anfangs nur ein paar einfache Änderungen ein, und verfolgen Sie diesen Weg weiter, wenn Sie merken, dass es wirkt. Eine Verbesserung der Essgewohnheiten kann auch helfen, nicht zuzunehmen.

GUTE UND SCHLECHTE FETTE

Obwohl Ihre herzfreundliche Ernährung im Allgemeinen fettarm sein sollte, brauchen Sie doch etwas Fett zur Energieerzeugung und für die Aufnahme wichtiger Nährstoffe, beispielsweise von Vitaminen. Es gibt verschiedene Arten von Fetten:

- Ungesättigte Fette – bei Raumtemperatur flüssig – sind gut zu den Arterien, schützen vor Herzrhythmusstörungen, helfen, den Blutdruck zu senken und reduzieren das Risiko eines Herzinfarkts. Ungesättigte Fette werden in mehrfach ungesättigte Fette, wie Fischöl und Sonnenblumenöl, und einfach ungesättigte Fette, wie Olivenöl, Rapsöl, Walnussöl und Avocadoöl eingeteilt.
- Gesättigte Fette – bei Raumtemperatur fest – sind meist tierischen Ursprungs, aber nicht immer: Auch Kokos- und Palmöl sind gesättigte Fette. Sie lassen das „schlechte“ Blutcholesterin (S. 128) ansteigen und erhöhen das Risiko einer Herzerkrankung. Diese Art von Fetten sollten Sie möglichst meiden. Beispiele für gesättigte Fette tierischer Herkunft sind Butter und Schmalz.

Richtig oder Falsch?

Statine sind „Wundermittel", die das Risiko eines zweiten Herzinfarkts senken – egal, was man isst

Falsch Statine gleichen die Probleme einer schlechten, fettreichen Ernährung nicht aus. Eine gute Ernährung ist für die Genesung von einem Herzleiden wichtig und erhöht die Chance auf ein langes, gesundes Leben. Statine helfen, aber sie sind viel wirksamer, wenn sie zusammen mit einer gesunden Kost aufgenommen werden.

Ungesättigte Fette, etwa Olivenöl, sind besser als gesättigte Fette

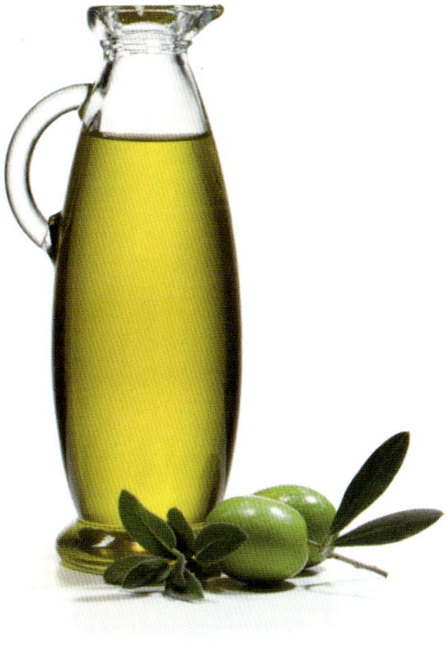

Die Top 10 der herzgesunden Nahrungsmittel

Die ersten acht Nahrungsmittel in dieser Liste sind die Grundsteine Ihres neuen gesunden Speiseplans; die letzten zwei sind „Leckereien", die in Maßen genossen werden sollten. Abwechslung ist der Schlüssel zum Erfolg, also nutzen Sie die Gelegenheit und seien Sie in der Küche kreativ.

1 **Haferflocken** enthalten einen hohen Anteil an löslichen Faserstoffen, was das „schlechte" LDL-Cholesterin senkt.

2 **Joghurt und Brotaufstriche** mit pflanzlichen Steroiden können den Spiegel von LDL-Cholesterin um 10 % senken.

3 **Olivenöl** enthält Antioxidantien, die den LDL-Cholesterinspiegel senken, das HDL-Cholesterin hingegen nicht beeinflussen.

4 **Lachs und frischer Thunfisch** enthalten reichlich Omega-3-Fettsäuren. Verzehren Sie 3 Portionen wöchentlich.

5 **Tomaten** sind vollgepackt mit Vitaminen und dem Antioxidans Lykopin, das sich günstig auf das Herz auswirkt.

6 **Walnüsse und Mandeln** sind reich an essenziellen Fettsäuren, die zur Gesunderhaltung der Blutgefäße beitragen, indem sie den Cholesterinspiegel senken.

7 **Äpfel** enthalten Quercetin, einen entzündungshemmenden Stoff, der Blutgerinnseln vorbeugen kann.

8 **Zwiebeln und Knoblauch** können helfen, den Cholesterinspiegel zu senken und Blutgerinnsel zu verhindern.

9 **Rotwein** reinigt nachweislich die Arterienwände. Aber die empfohlenen Grenzwerte sollten nicht überschritten werden.

10 **Dunkle Schokolade** ist reich an herzfreundlichen Flavonoiden. Sie senkt auch den Blutdruck leicht. Essen Sie aber nicht mehr als 45 g am Tag.

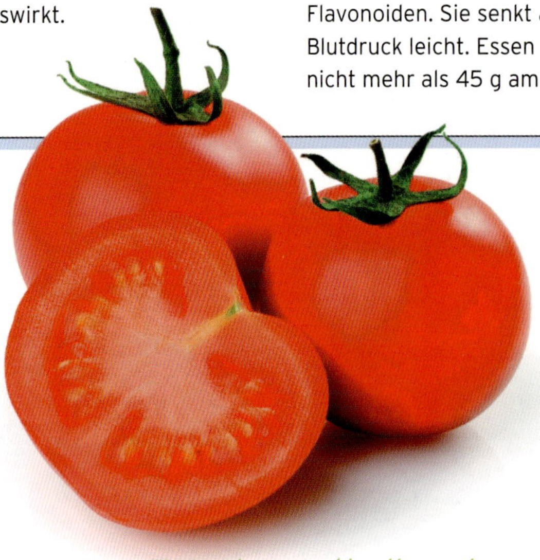

Tomaten enthalten das herzfreundliche Lykopin

Transfette gelten als noch gefährlicher. Viele Ärzte meinen, dass diese chemisch veränderten Pflanzenöle – oft in industriell verarbeiteten Nahrungsmitteln wie Keksen und Kuchen „versteckt" – eine Bedrohung für die Herzgesundheit darstellen. Suchen Sie auf den Etiketten nach den Begriffen „gehärtete (bzw. teilweise gehärtete) pflanzliche Öle", und kaufen Sie keine Produkte, die diese Fette enthalten.

CHOLESTERIN

Cholesterin ist eine Substanz, die im Blut vorkommt. Es ist für viele Funktionen wichtig, etwa die Bildung von Zellwänden und Hormonen. Cholesterin kann eine niedere Dichte (LDL, **L**ow **D**ensity **L**ipoprotein) oder eine hohe Dichte (HDL, **H**igh **D**ensity **L**ipoprotein) haben. LDL gilt als „schlecht", weil zu viel davon Arteriosklerose (Fettablagerungen in den Arterien) verursachen kann. HDL ist „gut", weil es überschüssiges LDL aus dem Körper transportiert. Je mehr HDL im Blut ist, desto geringer ist das Risiko, Herzprobleme zu bekommen, und desto größer sind die Chancen, von einer bestehenden Herzkrankheit zu genesen. Bei einer herzgesunden Ernährung wird der Verzehr von gesättigten Fetten eingeschränkt, was die Menge des LDL im Blut verringert.

SEIEN SIE SPARSAM MIT SALZ

Speisesalz (Natriumchlorid) treibt den Blutdruck in die Höhe, was das Herz belastet. Wer sich von einer Herzerkrankung erholt, sollte

Eine fettarme Ernährung mit viel frischem Gemüse ist köstlich und hilft dem Herzen

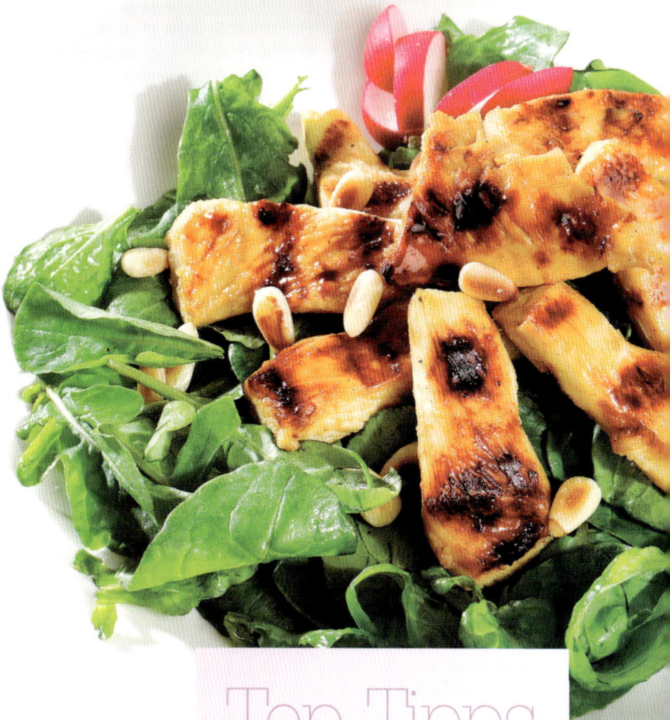

sparsam mit Salz umgehen und nicht mehr als 6 g Speisesalz (2,4 g Natrium) täglich zu sich nehmen. Hier ein paar Vorschläge, um die Salzzufuhr zu verringern:

- Verwenden Sie beim Kochen Zitronensaft, Essig, Kräuter und Gewürze wie z. B. Pfeffer. Salzen Sie die Speisen auf dem Teller nicht nach.
- Kaufen Sie natriumarmes Salz, das Kalium enthält. Meersalz, Steinsalz und gewöhnliches Speisesalz sind natriumreich.
- Meiden Sie Fertigprodukte, Tomatenketchup, Brühwürfel, Fertigsuppen, Würste, Schinken sowie andere geräucherte Fleischarten; sie alle haben einen hohen Salzgehalt.
- Halten Sie Ausschau nach salzarmen Alternativen für Kartoffelchips, Cracker und Frühstücksflocken.

WAS SOLLTE ICH ESSEN?

Eine herzgesunde Diät ist eine ausgewogene Ernährungsweise, aber es gibt einige Nahrungsmittel, die für die Gesundheit des Herzens besonders gut sind (siehe Kasten S. 128). Bemühen Sie sich, gesättigte Fette durch ungesättigte zu ersetzen. Essen Sie 2–3 Portionen Fisch in der Woche, vor allem fetten Fisch, z. B. Lachs, Makrele oder Forelle. Setzen Sie täglich 5 Portionen Obst und Gemüse auf Ihren Speiseplan, und am besten ist es, wenn Sie unterschiedliche Farben wählen. Reduzieren Sie den Verzehr von Milch, Käse, Butter und rotem Fleisch, und wählen Sie fettarme Milchprodukte. Verzichten Sie auf Kuchen und Kekse. Jede Mahlzeit sollte Vollkornbrot, -nudeln oder -reis enthalten, neben einer fettarmen Eiweißquelle wie z. B. Hähnchenbrust.

Stellen Sie das Kochen auf fettarme Techniken um, wie z. B. Grillen und Dämpfen. Braten und dünsten Sie ohne Öl, z. B. in einer Grillpfanne, im Wok oder im Bratbeutel. Versuchen Sie, einem „weniger guten“ Nahrungsmittel ein „gutes“ zur Seite zu stellen. So sind beispielsweise Vollkornbrot mit Käse oder Rindfleisch mit Tomaten-Zwiebelsalat empfehlenswerte Kombinationen.

Top-Tipps

Ergänzungsmittel: Ja oder Nein

JA Nehmen Sie das Coenzym Q10, wenn Sie mit Statinen behandelt werden. Dieses natürliche Enzym kann Muskelkrämpfen vorbeugen, einer möglichen Nebenwirkung von Statinen.

NEIN Nehmen Sie weder Johanniskraut noch Ginkgo. Diese beiden pflanzlichen Arzneimittel können mehrere Herzmedikamente unwirksam machen.

NEIN Nehmen Sie keine Vitamine als Ersatz für Ihre täglichen 5 Portionen Obst und Gemüse. Vitaminpräparate sind nicht nahrhaft und können nicht die Vielzahl an Vitaminen liefern, die in frischen Produkten enthalten sind.

WAS SOLL ICH TRINKEN?

Mäßiger Alkoholgenuss, was einem kleinen Glas Wein pro Tag entspricht, schützt Männer über 40 und Frauen nach den Wechseljahren möglicherweise vor Herzerkrankungen. Alkohol kann dazu beitragen, den HDL-Spiegel im Blut zu erhöhen, was die „Klebrigkeit“ des Cholesterins verringert und damit das Risiko eines Herzinfarkts. Rotwein gilt als besonders gesundheitsfördernd, da er Resveratrol enthält. Wer allerdings regelmäßig mehr als ein Glas Rotwein pro Tag trinkt, erhöht sein Risiko, Bluthochdruck zu entwickeln. Übermäßiges Trinken kann Herzrhythmusstörungen verursachen, und regelmäßiges schweres Trinken führt zu einer als Kardiomyopathie bezeichneten Vergrößerung des Herzens.

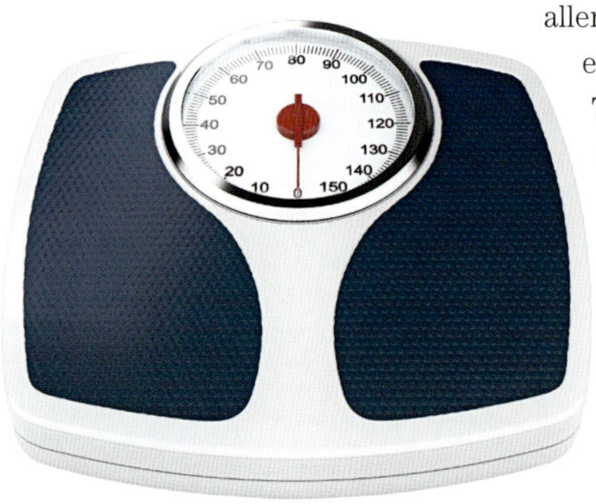

Nehmen Sie ab

Wer Bauchfett verliert, tut den Arterien Gutes

Wenn Sie zu den übergewichtigen Menschen mit einem Herzleiden gehören, wird Abnehmen Ihre Chancen auf eine dauerhafte Gesundung enorm erhöhen. Man mag denken, dass es das Herz belastet, wenn man ein paar Kilos mehr mit sich herumschleppt, aber das ist nicht das eigentliche Problem. Riskant ist vor allem das Fett am und insbesondere im Bauch, auch viszerales oder aktives Fett genannt. Aktives Fett pumpt chemische Stoffe in den Körper, die

Fünf Diät-Mythen, die sich hartnäckig halten

Halbwahrheiten und krasse Fehlinformationen über das Abnehmen begegnen uns überall. Dies sind die häufigsten:

1 **Ganz auf Snacks verzichten hilft beim Abnehmen** Der Snack zwischendurch ist nicht das Problem. Viele Menschen brauchen eine kleine Zwischenmahlzeit, insbesondere wenn sie körperlich aktiv sind. Die Art des Snacks ist entscheidend: Nehmen Sie Obst statt Chips oder Schokolade.

2 **Ein drastisches Bewegungsprogramm ist die einzige Möglichkeit abzunehmen** Stimmt nicht. Langfristig durchgehaltene kleine Veränderungen sind es, die den Erfolg bringen. Um wöchentlich 1 Pfund abzunehmen, müssen die meisten Menschen 500 kcal pro Tag mehr verbrauchen, als sie konsumieren. Essen Sie weniger und bewegen Sie sich mehr.

3 **Schlankheitspillen bewirken langfristigen Gewichtsverlust** Nein. Schlankheitspillen werden Ihnen nicht helfen, und sie können sogar schädlich sein. Sie sollten nur eingenommen werden, wenn der Arzt sie verschreibt, um einen guten Speiseplan zu unterstützen.

4 **Wassertrinken fördert das Abnehmen** Wasser lässt kein einziges Gramm schmelzen, aber es sorgt dafür, dass der Körper genügend Flüssigkeit bekommt, und das ist beim Abnehmen besonders wichtig.

5 **Mahlzeiten auslassen ist gut fürs Abnehmen** Das ist keine gute Idee. Die Folgen sind Müdigkeit, Reizbarkeit und ein schlechter Ernährungszustand. Zudem führt diese Methode unweigerlich zu Heißhungerattacken, die das bisher Erreichte wieder zunichte machen.

die Blutgefäße entzünden und verengen und so den Blutdruck hochtreiben. Bauchfett ist auch die Ursache dafür, dass Fettgewebe an den Innenwänden der Arterien entsteht, sodass sich mit der Zeit eine Wölbung bildet, die die Blutmenge einschränkt, die zum Herzen gelangen kann. Damit steigt das Herzinfarktrisiko. Doch wenn Sie Schritte unternehmen, um Ihr Gewicht zu reduzieren, beginnt das aktive Fett bereits zu verschwinden, bevor sich Ihre Figur verändert.

LANGSAM ABER STETIG

Crashdiäten sind keine Lösung. Schneller Gewichtsverlust bedeutet in der Regel, dass man viel Wasser und Muskulatur verliert. Außerdem versucht Ihr Körper, sich an das geringe Nahrungsangebot anzupassen, indem er Kalorien langsamer verbrennt. Am besten verliert man Gewicht, indem man die Kalorienzufuhr auf ein vernünftiges Maß senkt. Den meisten Menschen hilft es, wenn sie sich an 1500 bis 1800 kcal pro Tag halten (Männer müssen mehr essen als Frauen). Versuchen Sie, 0,5 bis 1 kg pro Woche abzunehmen. Auf diese langsame Art verlieren Sie Ihre Pfunde eher auf Dauer.

SELBSTHILFE

Bin ich zu dick?

So finden Sie es leicht heraus

Die Waage und der Blick in den Spiegel sagen Ihnen nur die halbe Wahrheit. Probieren Sie eine der folgenden Methoden aus, um festzustellen, ob Ihr Gewicht ein Gesundheitsrisiko darstellt:

- **BMI (Body Mass Index)** Nehmen Sie Ihre Körpergröße in Metern und setzen die Zahl ins Quadrat. Wiegen Sie sich in Kilogramm. Teilen Sie Ihr Körpergewicht durch das Quadrat Ihrer Körpergröße. Es gibt Webseiten, die die Berechnung für Sie übernehmen. Gehen Sie z. B. auf www.bmi-rechner.biz. Wenn Ihr BMI 25 oder darüber beträgt, müssen Sie abnehmen. Das gilt für Frauen und Männer gleichermaßen.
- **Taillenumfang** Um Ihren Taillenumfang zu messen, atmen Sie aus und legen ein Maßband um die engste Stelle zwischen den unteren Rippen und den Hüften (meist knapp über dem Nabel). Beträgt der Taillenumfang mehr als 80 cm bei einer Frau oder mehr als 94 cm bei einem Mann, besteht ein erhöhtes Risiko einer Herzerkrankung.

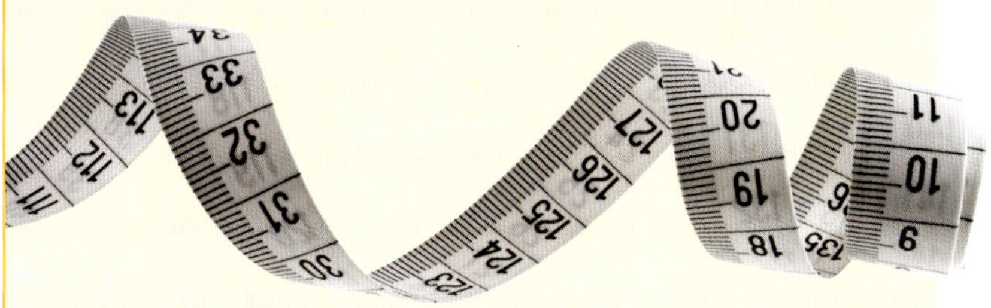

- **Körperform** Stellen Sie fest, ob Sie eine Apfel- oder eine Birnenform haben. Messen Sie Ihre Hüften und Ihre Taille. Ist das Verhältnis zwischen den beiden eine höhere Zahl als 0,8 (Frau) oder 0,95 (Mann), müssen Sie zur Tat schreiten. Wenn Sie sich das Rechnen ersparen wollen, gehen Sie z. B. auf www.onmeda.de/selbsttests/waist_to_hip_ratio.html. „Äpfel" sind eher anfällig für Herzkrankheiten als „Birnen", die mehr Fett um die Hüften und am Gesäß haben.

MEHR BEWEGUNG

Sie können schneller abnehmen, wenn Sie körperliche Aktivitäten mit Ernährungsmaßnahmen kombinieren. Planen Sie an mindestens 5 Tagen in der Woche 30 Minuten moderate Aktivität ein, z. B. Gartenarbeit oder flottes Spazierengehen. Das Entscheidende ist, eine Aktivität zu finden, an der Sie Spaß haben und die sich problemlos in Ihr Leben einfügen lässt.

FOKUS

Bypass-Operation

Seit die Bypass-Chirurgie in den 1970er-Jahren eine Standardbehandlung für undurchlässige Arterien, insbesondere Herzkranzgefäße, wurde, hat sie zahllosen Herzpatienten ermöglicht, ein normales Leben zu führen. Diese Operation stellt die Blutzufuhr zum Herzen wieder her.

Wenn bei einer mangelhaften Blutversorgung des Herzens eine Angioplastie, bei der ein Ballon oder ein Stent in eine verengte Arterie eingeführt wird, nicht gewünscht wird oder nicht geeignet ist, wird in der Regel eine Bypass-Operation vorgeschlagen. Bei diesem Eingriff legt man eine Umleitung – englisch „Bypass" – um die blockierte Arterie. Auf diese Weise soll ein (evtl. weiterer) Herzinfarkt verhindert werden. Bei der Operation entnimmt der Chirurg von einer anderen Körperstelle ein gesundes Stück Blutgefäß und setzt es so ein, dass die blockierte Stelle überbrückt und der Blutfluss zum Herzmuskel gewährleistet wird. Diese Operation hat eine hohe Erfolgschance; doch wie rasch Sie genesen, kann auch von Ihnen selbst abhängen. Vor allem sollten Sie sich gut auf die Operation vorbereiten (siehe Kasten unten *Countdown vor der OP)* und danach die richtigen Schritte unternehmen.

SELBSTHILFE

Countdown vor der OP

Die Art und Weise, wie Sie sich auf eine Herzoperation vorbereiten, kann für den Erfolg der Behandlung von entscheidender Bedeutung sein. Versuchen Sie alles, um mit dem Rauchen aufzuhören, und beginnen Sie, wenn Sie abnehmen müssen, vor dem Eingriff mit einer gesunden Ernährung. Es ist wichtig, dass Sie vor einer Herzoperation Ihre Zähne untersuchen lassen, um sicher zu sein, dass keine Zahnfleischentzündung oder andere Mundinfektion vorliegt, denn Bakterien im Mund können in den Blutstrom gelangen und die Herzklappen entzünden. Sie sollten sich auch emotional vorbereiten. Es ist nachgewiesen, dass diejenigen, die sich mental auf die Operation eingestellt haben, unter weniger Komplikationen und weniger Beschwerden leiden und sich schneller erholen. Noch ein Tipp: Nehmen Sie sich Zeit, um Entspannungstechniken einzuüben.

NACH DER OPERATION

Nach der Entlassung aus dem Krankenhaus müssen Sie eine Auszeit von mehreren Wochen nehmen. Falls Ihnen ein Aufenthalt in einer Reha-Klinik angeboten wird – umso besser; dennoch ziehen es viele Patienten vor, sich in der vertrauten Umgebung zu Hause zu erholen. Dann ist es am besten, wenn in dieser Zeit jemand bei Ihnen zu Hause ist. Versuchen Sie, ein Netz von Familienmitgliedern und Freunden zu organisieren, die Ihnen helfen können (siehe auch S. 196–213 *Vor und nach einer Operation).* Was auf Sie zukommt:

1 **Schmerzen** Wenn die Betäubungsmittel nicht mehr wirken, wird man Ihnen Sauerstoff und Schmerzmittel geben. Es ist wichtig, dass Ihre Schmerzen unter Kontrolle bleiben, damit Sie gut durch die Genesungsphasen kommen.

2 **Wieder bewegen** Sobald Sie wieder selbstständig atmen können, werden Sie ermutigt, sich an den Bettrand zu setzen und ein paar Schritte zu einem Stuhl zu gehen. Sie werden merken: Jeden Tag können Sie etwas weiter gehen.

3 Schwäche und Erschöpfung Ihr Körper hat eine starke Belastung durchgemacht, und extreme Müdigkeit ist in den ersten Tagen oder Wochen normal. Wenn körperliche Bewegung Sie sehr anstrengt, lassen Sie es langsam angehen. Akzeptieren Sie, dass es vielleicht nur zögerlich vorangeht.

4 Achterbahn der Gefühle Auf dem Weg zur Genesung kann es passieren, dass Sie psychische Probleme bekommen. Das ist normal: Depressionen sind in den Wochen nach einer größeren Operation häufig. Seien Sie also nett zu sich selbst (siehe auch S. 212 *Das emotionale Gleichgewicht wiedererlangen*), und gehen Sie belastenden Situationen möglichst aus dem Wege.

DER VERLAUF DER GENESUNG

Die Erholung von einer Herzoperation kann viele Wochen dauern. Deshalb müssen Sie geduldig sein, Hilfe annehmen und auf Ihren Körper hören. Was Sie nach der Operation erwartet:

24 Stunden	Die ersten 24 Stunden nach Ihrer Operation werden Sie auf der Intensivstation betreut.
1 Woche	Vermutlich werden Sie einige weitere Tage in einer Überwachungsstation verbringen. Der oder die Physiotherapeut/in wird Ihnen Atemübungen zeigen und Sie ermutigen, aufzustehen und täglich drei- oder viermal ein paar Minuten auf dem Flur zu gehen. Sie werden erst entlassen, wenn Sie in der Lage sind, Treppen zu steigen.
2 Wochen	Sie sind auf dem Weg zur Genesung. Gehen Sie zwei- bis dreimal am Tag 7–10 Minuten, und kleiden Sie sich jeden Tag an, auch wenn Sie nicht nach draußen gehen.
4 Wochen	Sie können wieder leichte Tätigkeiten ausführen, vorausgesetzt, Sie fühlen sich gut genug. Beginnen Sie mit dem Autofahren, aber halten Sie alle halbe Stunde an, um die Beine auszustrecken. Gehen Sie schwimmen, aber strengen Sie sich nicht an; gehen Sie täglich zweimal 15–20 Minuten.
3 Monate	Sie können unbedenklich Tennis spielen, den Rasen mähen oder eine Reise unternehmen.

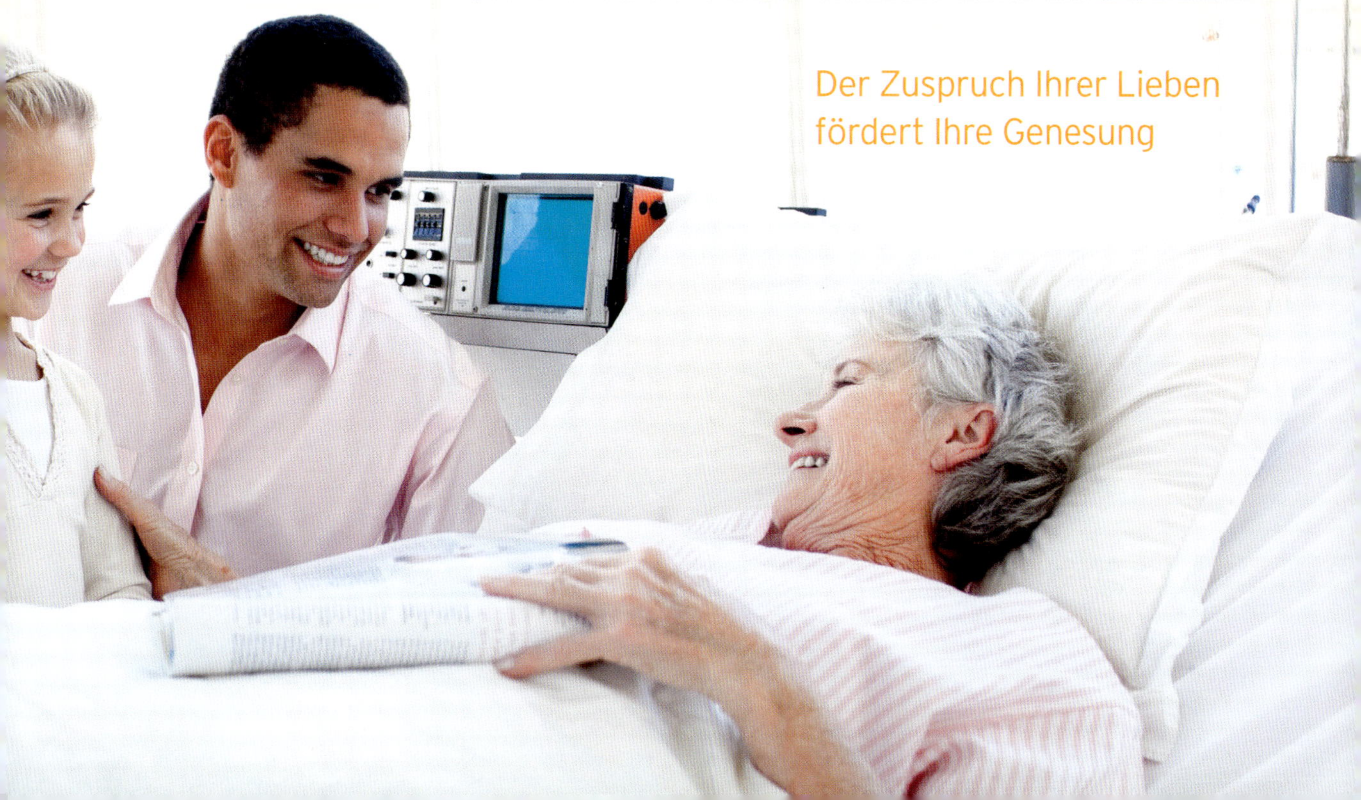

Der Zuspruch Ihrer Lieben fördert Ihre Genesung

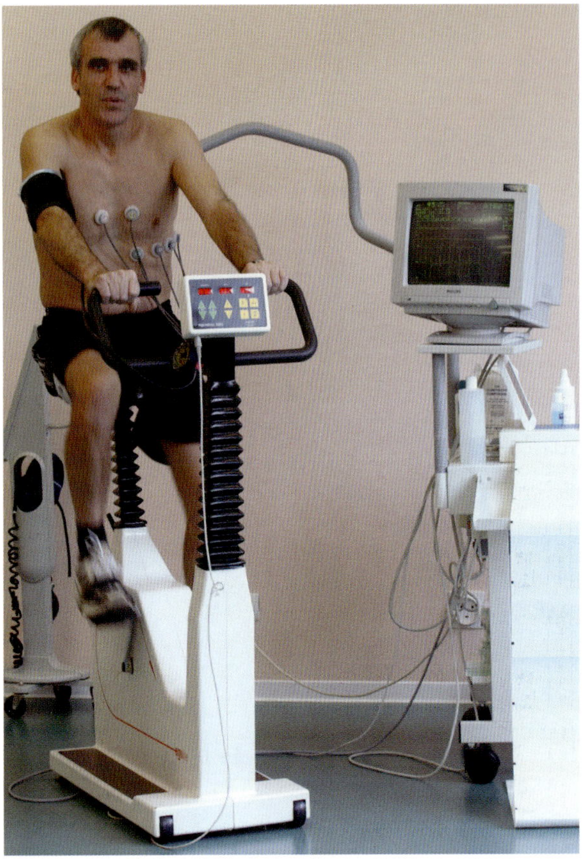

Bei einem Belastungs-EKG wird Ihre Fitness getestet

Das Herz trainieren

Wenn Sie die Diagnose einer Herzerkrankung bekommen haben, ist Bewegung, vor allem gemäßigter Ausdauersport, einer der Eckpfeiler Ihres Genesungsprogramms. Da die großen Muskeln dabei stark beansprucht werden, benötigen sie mehr als die übliche Menge Sauerstoff. Die Folge: Das Herz muss schwerer arbeiten und wird dadurch gekräftigt.

Fangen Sie frühzeitig und langsam mit Ihrem Bewegungsprogramm an, und trainieren Sie anfangs nur unter Aufsicht eines Physiotherapeuten oder einer anderen qualifizierten Person. Wenn Sie regelmäßig dabeibleiben, werden Sie bald wieder Vertrauen in Ihre körperliche Leistungsfähigkeit gewinnen.

WIE AKTIV BLEIBEN IHREM HERZEN HILFT

Neben vielen anderen Vorteilen kann körperliche Bewegung viel Positives bewirken. Zum Beispiel:

- den Blutdruck senken und das „gute" HDL-Cholesterin erhöhen, das Fette von den Arterien weg und zwecks Verarbeitung zur Leber transportiert;
- den Kreislauf fördern, was die Entstehung von Blutgerinnseln verhindert;
- helfen, das Körpergewicht unter Kontrolle zu halten; dadurch verringert sich die überschüssige Menge Fett, die Sie mit sich herumtragen, und das Pensum, das Ihr Herz schaffen muss, reduziert sich;
- das Herz stärken und vergrößern, sodass es mehr Blut durch den Körper pumpen und seine maximale Leistung mit weniger Belastung erbringen kann. Wer sich körperlich betätigt, hat einen langsameren Ruhepuls, weil weniger Kraft zum Blutpumpen gebraucht wird.

F&A

Wie lange sollte ich trainieren?

Beim Training zur Stärkung Ihres Herzmuskels wird Ihr Puls beschleunigt und soll eine Weile hoch bleiben. Sie sollten dahin kommen, dass Sie an mindestens 5 Tagen in der Woche jeweils 30 Minuten trainieren.

AUF NUMMER SICHER GEHEN

Bevor Sie mit einer sportlichen Betätigung beginnen, sollten Sie mit Ihrem Hausarzt oder Kardiologen sprechen. Er wird wahrscheinlich ein Belastungs-EKG auf einem Fahrradergometer veranlassen, um herauszufinden, wie viel Sport für Sie richtig ist.

GEIST ÜBER MATERIE

Sich wohlfühlen hilft dem Herzen

Sport kann die Stimmung heben, weil er die Ausschüttung von Endorphinen, den „Glückshormonen", fördert. Man fühlt sich nicht nur besser – diese Hormone helfen auch, Stress und Ängste abzubauen, die die Erholung von einer Herzerkrankung behindern.

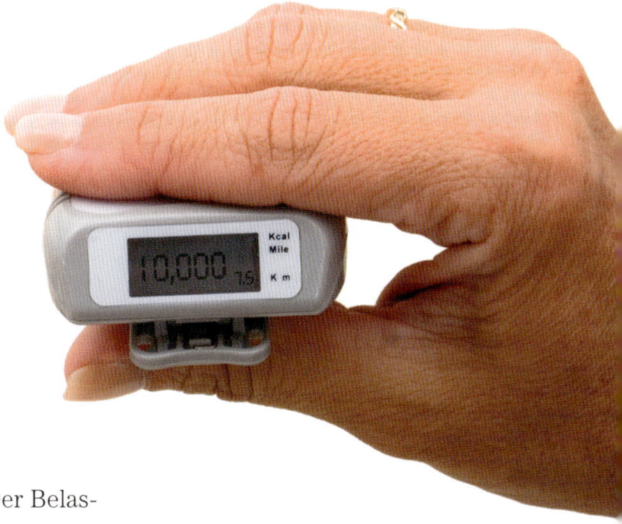

Schaffen Sie einen Schrittzähler an, und setzen Sie sich 10 000 Schritte pro Tag zum Ziel

Besprechen Sie, wie hoch Ihr Belastungspuls sein sollte. Der Belastungspuls eines gesunden Menschen beträgt 60–85 % seines Maximalpulses (220 minus Lebensalter). Wenn Sie Medikamente einnehmen, die Ihren Puls verlangsamen, wie z. B. Betablocker oder Kalziumkanalblocker, werden Sie möglicherweise Ihren Belastungspuls trotz intensiven Trainings nicht erreichen.

Seien Sie nett zu Ihrem Herzen, indem Sie Ihr Training mit Aufwärmübungen beginnen, und hören Sie am Ende langsam auf („abwärmen"). Ideal belastet sind Sie, wenn Ihnen warm wird und Sie leicht außer Atem gekommen sind, aber immer noch sprechen können. Trainieren Sie nicht nach dem Essen, bei Kälte oder wenn Sie eine Virusinfektion, etwa eine Erkältung, haben. Bei Bluthochdruck sollten Sie keine Schwerathletik wie z. B. Gewichtheben betreiben. Wenn Sie Angina pectoris haben, treiben Sie keinen Sport, bei dem Sie Brustschmerzen bekommen oder zu sehr außer Atem geraten.

TOP-FITNESS FÜR HERZGESUNDHEIT

Suchen Sie sich eine Sportart, die zu Ihrem Lebensstil passt und nicht lästig wird, denn wenn der Sport Ihnen keine Freude bereitet, werden Sie nicht dranbleiben. Hier ein paar Ideen, die Sie in Schwung bringen:

Flott gehen Beginnen Sie langsam, und erhöhen Sie die Strecke und die Geschwindigkeit erst, wenn Sie sich danach fühlen. Tragen Sie gutes Schuhwerk und locker sitzende Kleidung. Damit es interessanter wird, nehmen Sie einen Freund mit oder leihen sich einen Hund.

Bauen Sie mehr Fußwege in Ihren Tag ein Gehen Sie zu Fuß zur Bushaltestelle oder Bahnstation, nehmen Sie die Treppen statt den Lift und überlegen Sie, ob Sie wirklich mit dem Auto zum Eckladen fahren wollen.

Schwimmen Wenn Sie Probleme mit Gelenken oder gar Osteoporose haben, ist Schwimmen eine sanfte, aber wirkungsvolle Sportart.

Radfahren Fahren Sie mit dem Rad zur Arbeit statt mit öffentlichen Verkehrsmitteln, und radeln Sie auch in Ihrer Freizeit.
Tanzen Suchen Sie sich einen Kurs oder Club, der Ihrem Geschmack entspricht. Zuhause allein tanzen ist ebenfalls effektiv.
Joggen Ob Sie allein, mit einem Freund oder in der Gruppe laufen – bestimmen Sie Ihr Tempo selbst und steigern Sie sich langsam.
Gärtnern Gartenarbeit ist ein ideales Training. Bei schweren Tätigkeiten, z. B. Umgraben, müssen Sie aufpassen, dass es nicht zu Zerrungen oder Verrenkungen in Gelenken oder im Rücken kommt.
Hausarbeit Staubsaugen, Aufwischen, Fensterputzen – alles, was etwas mehr Kraft erfordert, zählt ebenfalls als Bewegungsprogramm.

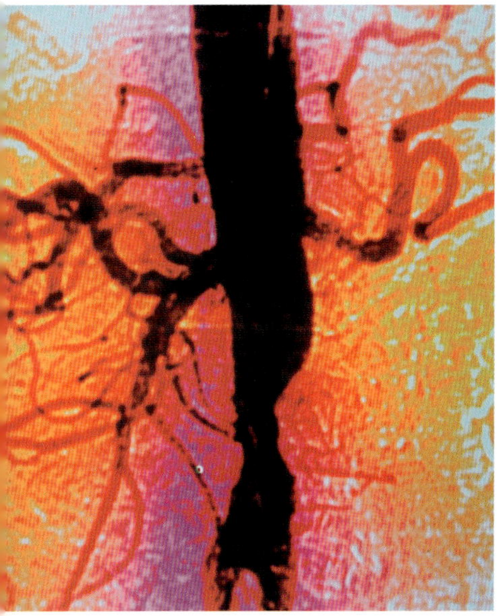

GEFÄHRLICH VERENGT
Diese Bauchaorta wurde durch Fettablagerungen verengt. Rauchen ist eine der Hauptursachen solcher Fettablagerungen und daher für viele Herzerkrankungen verantwortlich.

Rauchfrei werden

Mit dem Rauchen aufzuhören ist das schönste Geschenk, das Sie Ihrem Körper machen können. Das Risiko, einen Herzinfarkt zu erleiden, ist bei Rauchern doppelt so hoch wie bei Nichtrauchern. Ein Rauchstopp nützt aber nicht nur denjenigen, die bereits ein Herzleiden haben, sondern ebenfalls denjenigen, deren Herz (noch) gesund ist.

WARUM RAUCHEN SCHLECHT FÜR DAS HERZ IST

Jeder Zug an der Zigarette löst eine Reihe von gefährlichen Reaktionen im Herzen und den Blutgefäßen aus:

- Fettablagerungen entstehen an den Arterienwänden und verengen sie, was zu Angina pectoris, Herzinfarkt oder Herzversagen führen kann.
- Kohlenmonoxid strömt in das Blut und reduziert die für das Herz verfügbare Sauerstoffmenge.
- Nikotin gelangt in den Blutstrom und stimuliert die Produktion von Adrenalin, was das Herz schneller schlagen und den Blutdruck steigen lässt. Nikotin erhöht auch die Bildung von Fibrinogen, einem Protein, das an der Blutgerinnung beteiligt ist, wodurch sich die Gefahr von Blutgerinnseln erhöht.
- Mit dem Rauch gelangen Giftstoffe in den Körper, die die Gerinnungsneigung des Blutes und damit das Risiko eines Herzinfarkts erhöhen.

AUFHÖREN IST NICHT EINFACH, ABER ES GEHT

Es gibt zahlreiche Wege zu versuchen, mit dem Rauchen aufzuhören. Viel wird von Ihrer Persönlichkeit und Ihrer Motivation abhängen, sodass das, was bei einem Freund oder Verwandten funktioniert hat, nicht unbedingt bei Ihnen funktionieren muss. Wenn Sie sich einer Gruppe anschließen oder einen Therapeuten suchen, haben Sie Unterstützung und bessere Erfolgschancen. Nehmen Sie einen Rückfall nicht als Anlass dafür, wieder ganz mit dem Rauchen anzufangen. Allmähliches „Ausschleichen", also immer weniger rauchen, ist für manche Menschen ein gangbarer Weg; bei anderen führt diese Methode lediglich zu den alten Zigarettenzahlen zurück. Hier ein paar Tipps für das Aufhören:

Der „kalte Entzug" Legen Sie einen Tag fest, an dem Sie Ihre letzte Zigarette rauchen wollen. Dieser Tag sollte nicht in eine stressreiche Zeit fallen. Frauen sollten nicht gerade vor Ihrer Periode mit dem Rauchen aufhören.

Hypnose Es könnte einen Versuch lohnen: Ein paar Sitzungen bei einem Hypnotherapeuten könnte Ihre Haltung zum Rauchen verändern und es Ihnen erleichtern aufzuhören.

Nikotinersatz Ob Sie es mit Kaugummi, Pflaster, Inhaliergerät, Pillen oder der „elektrischen Zigarette" versuchen – es ist gut belegt, dass die Zufuhr von Nikotin ohne Teer und Kohlenmonoxid zum Rauchstopp führen kann – vor allem wenn Sie außerdem noch eine andere Entwöhnungsmethode einsetzen.

Sprechen Sie mit Ihrem Arzt Er kann Ihnen ein Medikament zur Raucherentwöhnung verschreiben. Diese Präparate helfen, das Verlangen nach einer Zigarette zu unterdrücken.

Gehen Sie online Nehmen Sie am Rauchfrei-Ausstiegsprogramm der Bundeszentrale für gesundheitliche Aufklärung (BZgA) teil: www.rauchfrei-info.de.

Telefonieren Sie Rufen Sie die Nichtraucher-Hotline der Bundeszentrale für gesundheitliche Aufklärung (BZgA) an (Tel. 01805-313131), um über Strategien zum Rauchverzicht zu sprechen.

WAS GESCHIEHT, WENN SIE AUFHÖREN ZU RAUCHEN

Der Körper reagiert bereits nach 20 Minuten auf den Rauchstopp. Sehen Sie sich die Veränderungen an – sie motivieren zum Aufhören:

Nach 20 Minuten	Blutdruck und Pulsrate beginnen zu fallen.
Nach 8 Stunden	Der Kohlenmonoxid-Spiegel im Blut sinkt. Man geht besser mit körperlicher Belastung um und kommt möglicherweise mit weniger Medikamenten aus.
Nach 24 Stunden	Kohlenmonoxid ist aus dem Körper entfernt. Die Sauerstoffversorgung des Herzens verbessert sich deutlich: Schmerzen nach Belastung lassen nach.
Nach 14 Tagen	Das Blut zirkuliert besser.
Nach 1 Monat	Die Haut sieht frischer aus.
Nach 3 Monaten	Die Lungenfunktion beginnt sich zu verbessern.
Nach 1 Jahr	Das Herzinfarktrisiko sinkt um bis zu 50 %. Bei Menschen, die bereits einen Herzinfarkt hatten, verringert sich das Risiko, an einem weiteren Herzinfarkt zu sterben, um ein Viertel.

SELBSTHILFE

Schluss mit dem Rauchen

Glauben Sie daran, dass Sie den Ausstieg schaffen werden, selbst wenn Sie mehrmals Anlauf nehmen müssen. Hier Tipps, damit der Rauchstopp gelingt:

- ✔ Beschäftigen Sie sich.
- ✔ Trinken Sie viel (natürlich keinen Alkohol).
- ✔ Bewegen Sie sich.
- ✔ Gönnen Sie sich für das Geld, das Sie sparen, etwas Schönes.
- ✔ Meiden Sie andere Raucher.
- ✔ Suchen Sie sich jemand, der ebenfalls mit dem Rauchen aufhört.
- ✔ Meiden Sie Situationen, in denen Sie geraucht haben.

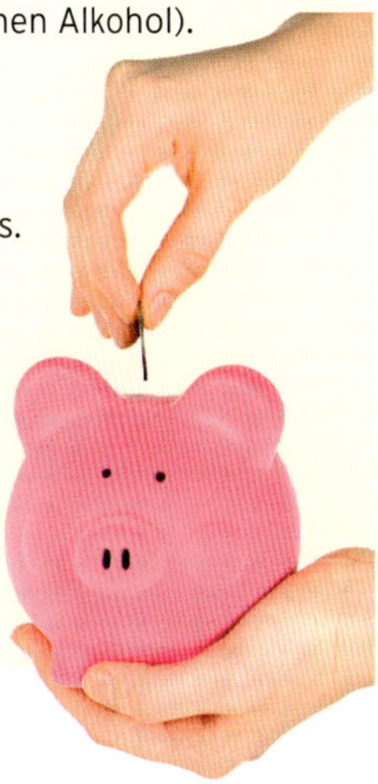

FOKUS

Leben nach einem Herzinfarkt

Bei der Erholung von einem Herzinfarkt geht es nicht nur um die Überwindung der physischen und psychischen Nachwirkungen. Es geht auch darum, die Grundlagen für eine gute Gesundheit in der Zukunft zu legen.

Das Risiko, einen zweiten Herzinfarkt zu erleiden, wird nicht nur durch Rauchverzicht, Senkung des Cholesterinspiegels, Bewegung und Stressvermeidung (siehe S. 126–137) verringert. Neueren Forschungen zufolge können auch bestimmte Änderungen im Alltagsleben des Genesenden und seiner Familie erheblich zu einer Abwehr der Gefahr eines erneuten Infarkts beitragen. Deshalb wird sich Ihr Genesungsprogramm auf Ihre Lebensgewohnheiten und Ihre Beziehungen auswirken. Die folgenden Hinweise und Tipps werden helfen, Ihre Genesung zu beschleunigen:

1 Kleiden Sie sich jeden Tag so an, als würden Sie ausgehen – das erinnert Sie und Ihre Familie daran, dass Sie auf dem Weg zur Genesung sind.

2 Nehmen Sie jedes Angebot für eine kardiologische Rehabilitation an. Ihr Arzt im Krankenhaus wird Ihnen Vorschläge machen, die Sie dann mit Ihrem Hausarzt weiter besprechen können. Der Einstieg in sanfte körperliche Bewegung mithilfe von Physiotherapeuten ist der beste Weg, sich nach einem Herzinfarkt oder einer Herzoperation zu erholen.

3 Erklären Sie Ihrer Familie, dass es in Ordnung ist, wenn Sie ins Schwitzen geraten und ein wenig keuchen. Sie soll verstehen, dass es Ihr Herz stärkt, wenn Sie sich fordern. Wenn sich Ihre Familie unnötig Sorgen macht, hilft das niemandem.

4 Nehmen Sie Ihre Medikamente ein wie verordnet. Wenn Sie bei einer Arznei Nebenwirkungen spüren, müssen Sie mit Ihrem Arzt sprechen; er wird Ihnen ein anderes Medikament verschreiben, denn es gibt praktisch immer Alternativen.

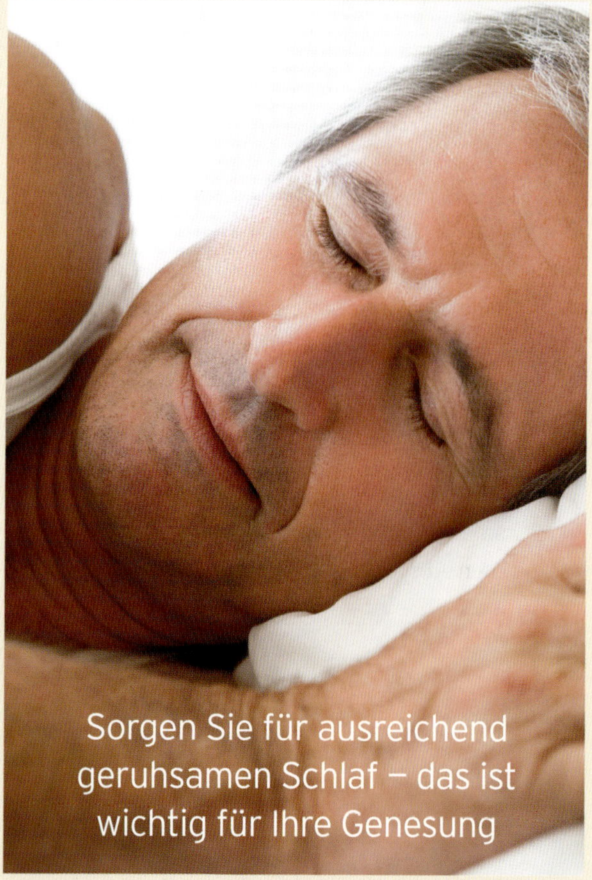

Sorgen Sie für ausreichend geruhsamen Schlaf – das ist wichtig für Ihre Genesung

FAMILIENANGELEGENHEITEN

Ein Herzinfarkt ist ein einschneidendes Ereignis und für jeden in der Familie, vor allem den Lebenspartner des Patienten, beunruhigend – allerdings können Familienbande als Folge des gemeinsamen Durchstehens auch enger werden. Familienmitglieder von Herzinfarktpatienten sollten Folgendes bedenken:

- Die Heimkehr nach dem Aufenthalt im Krankenhaus, wo immer Hilfe zur Hand war, ist eine Umstellung. Rechnen Sie damit, dass Ihr Angehöriger eine Zeit der Eingewöhnung braucht.
- Geduld ist entscheidend. Der Rekonvaleszent muss auf Sie zählen können, wenn er Ermutigung und Unterstützung braucht.
- Seien Sie nicht überfürsorglich. Bedenken Sie, dass Ihr Angehöriger vor dem Herzinfarkt eine unabhängige Person war.
- Haben Sie Verständnis, wenn der Genesende einen Rückfall im Erholungsprogramm hat, und sorgen Sie dafür, dass er nicht den Mut verliert.
- Achten Sie auf Anzeichen von übergroßer Angst oder Depressionen, denn diese sind im Anfangsstadium noch recht einfach zu behandeln.
- Leben Sie in der Gegenwart. Konzentrieren Sie sich darauf, was Ihr Angehöriger im Augenblick kann, und machen Sie sich nicht zu viele Gedanken darüber, was die Zukunft bringen wird.
- Versuchen Sie, so normal wie möglich weiterzuleben. Vermeiden Sie es, aus Rücksicht auf den Genesenden Ihren Tagesablauf zu verändern oder wichtige Verabredungen abzusagen.
- Sorgen Sie dafür, dass Sie selbst nicht zu kurz kommen – essen Sie gut, schlafen Sie ausreichend, bewegen Sie sich viel und nehmen Sie regelmäßige Auszeiten von der Pflegeverantwortung.

Es kann zusammenschmieden, wenn man den Weg der Genesung gemeinsam geht

F&A

Ist Sex nach einem Herzinfarkt gefährlich?

Nein. Wenn Ihnen moderate körperliche Bewegung wieder erlaubt ist, können Sie Sex haben – meist 2–3 Wochen nach Ihrem Herzinfarkt.

HILFE VON AUSSERHALB DER FAMILIE

Nicht jeder hat das Glück, von der Familie unterstützt zu werden. Aber es gibt auch außerhalb der Familie eine Menge Hilfe: Rehabilitationsprogramme, Herzgruppen bei Sportvereinen, Selbsthilfegruppen, Informationsveranstaltungen in Krankenhäusern – Ihr Arzt wird Ihnen Tipps geben, wie Sie Ihre Lebensqualität verbessern und die Gefahr einer erneuten Einlieferung ins Krankenhaus minimieren können.

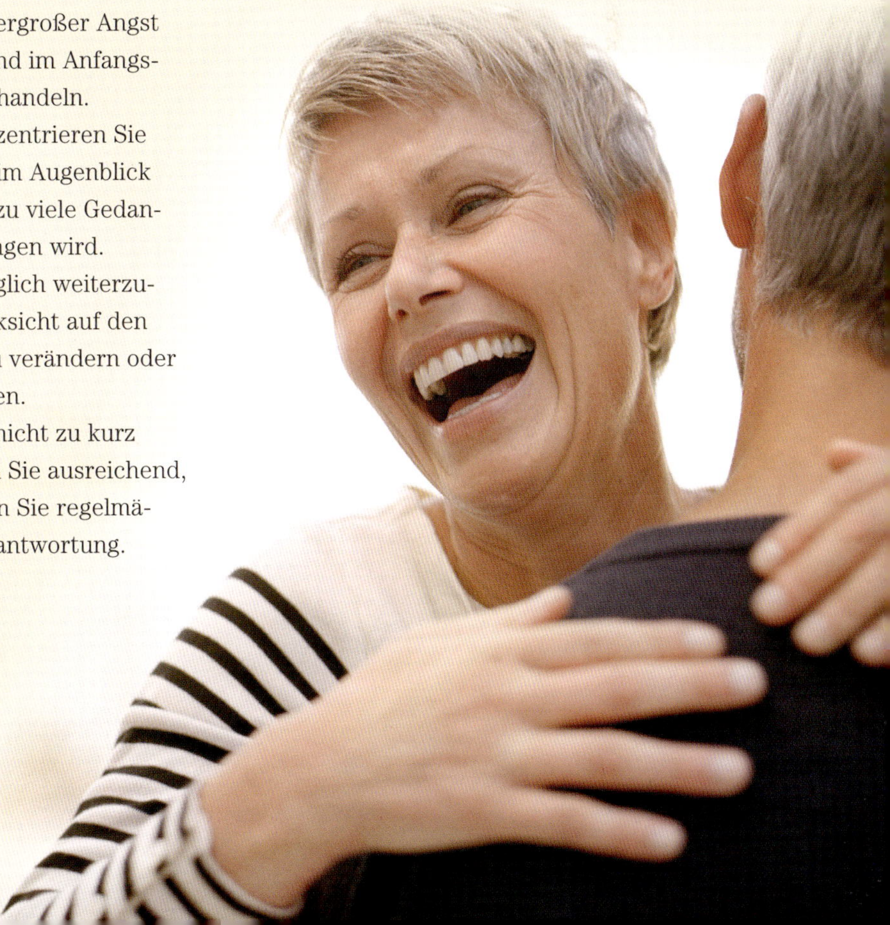

Stress und Herzgesundheit

Stress gehört zum Leben. Er veranlasst die Ausschüttung von Adrenalin und anderen Hormonen, wodurch das Herz schneller schlägt und der Blutdruck steigt. Wenn Sie gesund sind, liefert diese Reaktion Energie, um Probleme zu lösen oder rasch auf eine Bedrohung zu reagieren.

Doch das Gefühl, unter Druck zu stehen, kann zu einem festen Gemütszustand werden, sodass der Körper ständig mit Stresshormonen überflutet wird. Weil der Stress nie abgebaut wird, beginnen chronische Symptome die Gesundheit zu schädigen: erhöhter Blutdruck, Hoffnungslosigkeit, Verzweiflung und Depression. Was Herzprobleme betrifft, so trägt Stress eher zu ihnen bei, als sie direkt zu verursachen. Viel hängt davon ab, wie Sie mit Stress umgehen; Nikotin- und Alkoholkonsum oder vermehrtes Essen in Stresszeiten kann einen Dominoeffekt auf Ihr Herz ausüben. Wenn Sie an einer Herzerkrankung leiden, kann Stress Angina pectoris (Brustschmerz) hervorrufen. Gelingt es Ihnen, den Stress zu reduzieren und stressabbauende Maßnahmen zu ergreifen, sind Sie wieder auf dem Weg zu einem gesunden Herzen.

Stehen Sie unter Dauerstress?

Wenn Ihre Antwort auf mehr als die Hälfte dieser vom britischen Royal College of Psychiatrists zusammengestellten Fragen „Ja" lautet, sollten Sie mit Ihren Arzt über die Bekämpfung des schädlichen Dauerstresses sprechen und sich um Entspannung und positives Denken bemühen.

- Machen Sie sich ständig Sorgen?
- Fühlen Sie sich sehr oft müde oder antriebslos?
- Können Sie sich nicht mehr lange auf eine Aufgabe konzentrieren?
- Haben Sie Panikattacken?
- Reagieren Sie häufig gereizt, oder werden Sie schnell wütend?
- Können Sie schlecht einschlafen, oder wachen Sie viel zu früh auf?
- Rast oder poltert Ihr Herz manchmal?
- Schwitzen Sie viel, auch wenn Sie nicht körperlich aktiv sind?
- Haben Sie regelmäßig oder ständig Muskelschmerzen oder -verspannungen?
- Atmen Sie schnell oder schwer, wenn Sie Angst haben?
- Leiden Sie unter Magen-Darm-Beschwerden oder Durchfall?

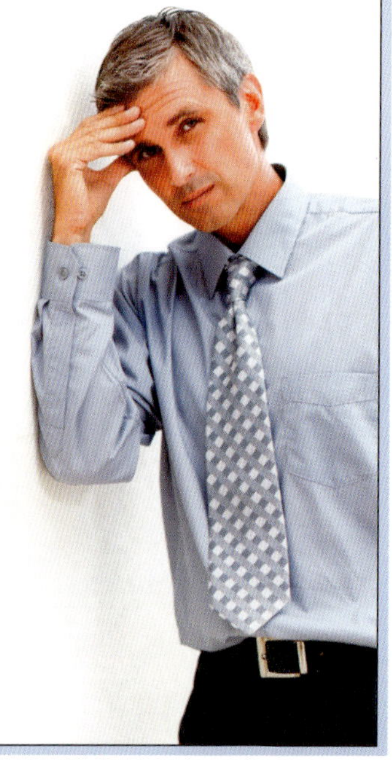

STRESS DURCH MEDITATION ABBAUEN

Durch Meditation lernt man, sich schnell und leicht zu entspannen, und dank dem MP3-Player kann man sich auch in einem rappelvollen Zug von der Arbeit nach Hause in jahrtausendealten Weisheiten verlieren. Wählen Sie unter Hunderten von sogenannten geführten Meditationen, die aus dem Internet heruntergeladen werden können – viele davon sind speziell für Menschen mit Herzleiden konzipiert. Machen Sie es sich zur

Gewohnheit, mit Ihrer Lieblingsmeditation Stress abzubauen, auch wenn Sie so beschäftigt sind, dass Sie keine Zeit dafür zu haben glauben.

LACHEN SIE IHRE SORGEN WEG

Ob Sie es glauben oder nicht, es schützt vor Herzkrankheiten, wenn Sie Ihrem Lieblingscomedian zuhören oder sich über eine witzige Karikatur amüsieren. Forschungen haben gezeigt, dass sich die Innenwände der Blutgefäße weiten, wenn man herzhaft lacht – ob haltloses Kichern oder schallendes Gelächter –, denn dadurch wird die Durchblutung um 25 % gesteigert. Das entspricht der physiologischen Wirkung eines Spaziergangs im Park. Lachen ist so gut für Sie, dass Herzspezialisten empfehlen, jeden Tag mindestens 15 Minuten zu lachen.

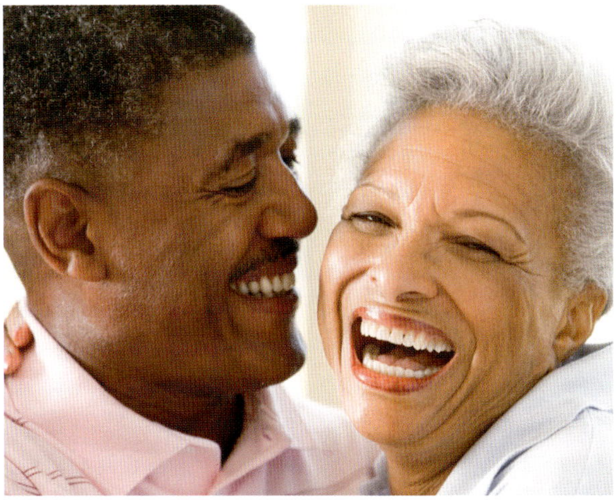

Ein stresslösendes Lachen ist ein Gesundheitselixier

Top-Tipps

Zehn Ratschläge zum Stressabbau in Ihrem Leben

Sie können eine Menge tun, um Ihren Stresspegel zu mindern, auch ohne verschreibungspflichtige Medikamente. Übernehmen Sie so viele der Vorschläge aus dieser Liste, wie Sie können:

1 **Passen Sie auf sich auf** Sorgen Sie dafür, dass Sie viel schlafen, sich gesund ernähren, nicht mehr rauchen und nicht zu viel trinken.

2 **Sprechen Sie** Teilen Sie Ihre Gedanken regelmäßig mit Freunden oder Familienangehörigen. Und hören Sie dann auf deren Probleme.

3 **Treiben Sie regelmäßig Sport** Das ist am leichtesten, wenn Sie eine Sportart finden, die Sie mögen und nicht als Belastung empfinden. Sanfte Bewegung, wie z. B. Tai-Chi oder Pilates, senkt nachweislich das Stressniveau.

4 **Versuchen Sie, Spaß an Ihrer Arbeit zu haben** Wenn Sie schon beim Aufwachen mit Widerwillen an Ihre Arbeit denken, sollten Sie die Tätigkeit wechseln.

5 **Lernen Sie, „Nein" zu sagen** Wer nur für andere lebt, ist anfällig für chronischen Stress.

6 **Denken Sie positiv** Sehen Sie das Beste in anderen, und glauben Sie an gute Dinge.

7 **Ziehen Sie Grenzen** Lassen Sie nicht zu, dass andere Ihren Seelenfrieden in Gefahr bringen.

8 **Organisieren Sie Ihr Leben** Wenn Sie Überflüssiges über Bord werfen, werden Sie mehr Energie haben und zufriedener sein.

9 **Nehmen Sie „Auszeiten"** Jeder braucht Zeit, aus dem Fenster zu schauen, ein Buch zu lesen oder ein Bad zu genießen.

10 **Lernen Sie Tiefenatmung** Ein erfolgreicher Stresskiller. Man kann sich die Tiefenatmung selbst beibringen (siehe Kasten S. 250) oder sie bei einem Yogalehrer oder in einem Entspannungs- oder Meditationskurs erlernen.

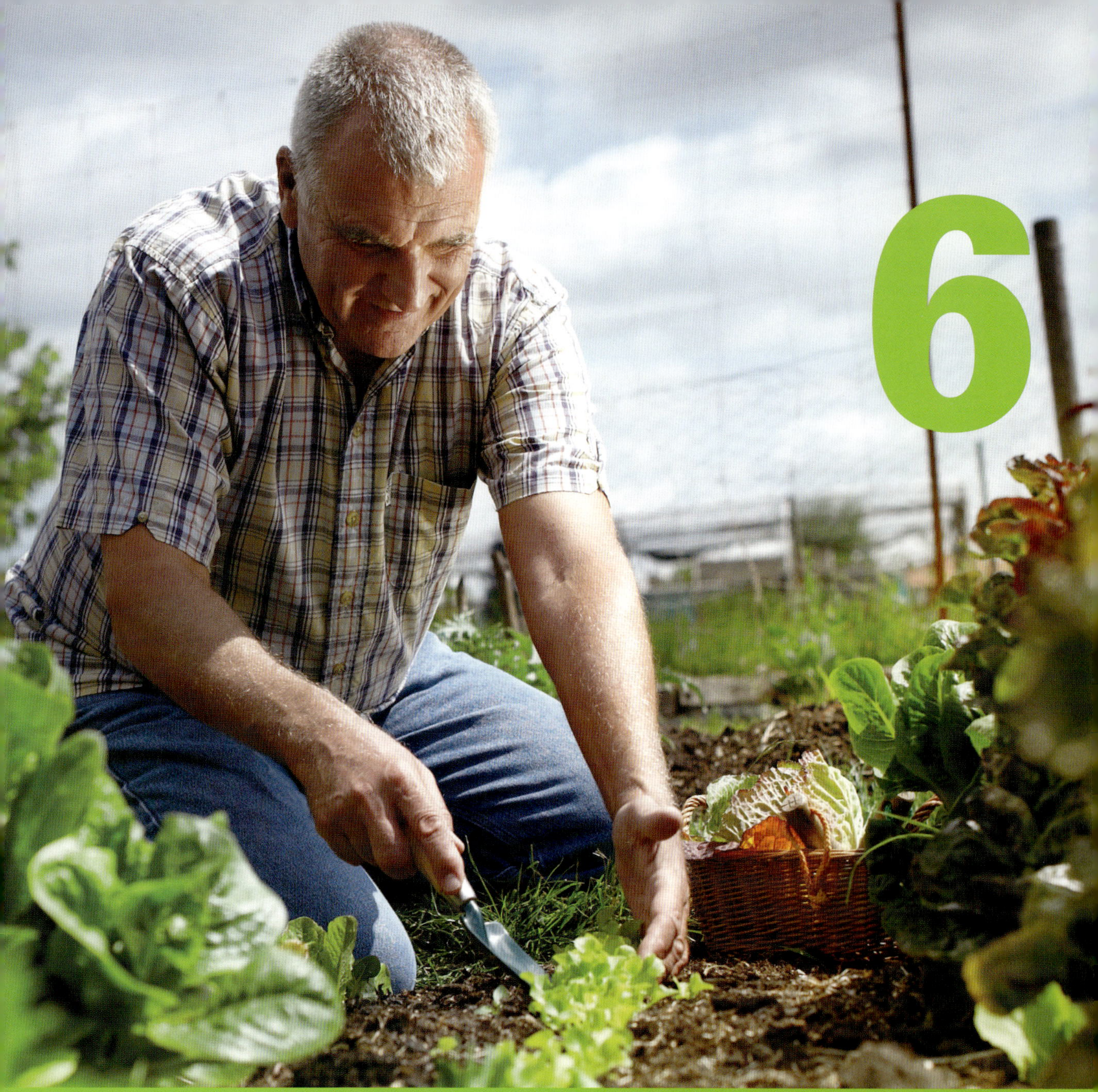

6

Rehabilitation nach einem Schlaganfall

Es kann dauern und erfordert Durchhaltevermögen, aber viele Menschen gewinnen ein aktives, erfülltes Leben zurück.

Sie haben einen Schlaganfall erlitten. Was nun?

Obwohl ein Schlaganfall eine der ernstesten Erkrankungen ist, werden die Heilungschancen immer besser. Ein Schlaganfall, auch Apoplex oder Hirninsult genannt, kann in fast jedem Alter auftreten, betrifft aber meist Menschen mittleren Alters und aufwärts: Sieben von zehn Schlaganfällen treten bei Menschen über 65 auf. Die Schwere der Schäden ist unterschiedlich und hängt nicht mit dem Alter zusammen. Auch wenn ein Schlaganfall zu bleibenden Behinderungen führen kann, erholen sich doch viele Menschen wieder vollständig oder fast vollständig.

SOFORTIGES HANDELN IST ERFORDERLICH

Schlaganfallpatienten werden in der Regel von einem hochspezialisierten multidisziplinären Schlaganfall-Team behandelt – wenn möglich mit Medikamenten, die das Risiko einer Behinderung drastisch reduzieren. Nach der Notfallbehandlung setzen so bald wie möglich Rehabilitationsmaßnahmen ein – zuerst im Krankenhaus, dann in einer Reha-Klinik oder ambulant zu Hause.

Entscheidend ist, dass die Symptome erkannt werden und der Rettungswagen sofort gerufen wird (112). Dabei hilft der Test, den Sie rechts im Kasten sehen. Schäden an den Verbindungen zwischen den Gehirnzellen setzen innerhalb von 3 Minuten nach Auftreten des Schlaganfalls ein. Bei einer sofortigen Behandlung können jedoch 94 % dieser Verbindungen repariert werden. Eine genaue Diagnose und eine professionelle Behandlung in den Stunden nach dem Schlaganfall können für das Ausmaß der Heilung entscheidend sein.

UNTERSUCHUNGEN INNERHALB DER ERSTEN STUNDEN

Es gibt einige wichtige Untersuchungen, die nach der Einlieferung des Patienten ins Krankenhaus vorgenommen werden:

Bildgebende Verfahren werden eingesetzt, um die Schlaganfallursache festzustellen. Das Gehirn wird mit einer CT (**C**omputer**t**omografie) oder einer MRT (**M**agnet**r**esonanz**t**omografie) untersucht. Denn da die Symptome kaum Rückschlüsse auf die Art des Schlaganfalls zulassen, muss rasch geklärt werden, welche Art von Schlaganfall vorliegt: ein durch ein Blutgerinnsel oder durch eine Hirnblutung verursachter Schlaganfall. Das ist extrem wichtig, weil die lebensrettenden Maßnahmen für einen durch ein Blutgerinnsel verursachten Schlaganfall lebensbedrohlich sein können, wenn eine Hirnblutung stattgefunden hat.

! ACHTUNG

Wie man die Symptome erkennt

Je schneller gehandelt wird, desto besser sind die Heilungschancen und desto geringer bleiben die durch einen Schlaganfall verursachten Schäden.

Auch ein Laie kann die drei wichtigsten Symptome erkennen:

Kann der Betroffene lächeln? Hängt ein Mundwinkel?

Kann der Betroffene **beide** Arme heben?

Kann der Betroffene deutlich sprechen und verstehen, was Sie zu ihm sagen?

Ist die Antwort auf nur eine dieser Fragen NEIN, dann müssen Sie sofort den Notruf wählen, in allen EU-Mitgliedsländern und in der Schweiz:

112

Teilen Sie dem Rettungsteam mit, dass der Verdacht auf einen Schlaganfall vorliegt.

Schlaganfall-Symptome

Einige oder alle der folgenden Symptome können direkt oder Wochen und Monate nach dem Schlaganfall auftreten. Diese lassen sich mit einer Therapie oft rückgängig machen oder wesentlich bessern:

- Meist auf einer Körperseite: Taubheit oder Schwäche oder Lähmung
- Steifheit von Muskeln und Gelenken auf einer Seite
- Probleme beim Gehen wegen Benommenheit, Verlust von Gleichgewicht oder Koordination
- Herabhängende Gesichtsmuskulatur
- Sprachverlust oder Schwierigkeiten beim Sprechen oder beim Verstehen von Sprache sowie beim Lesen und Schreiben
- Sehstörungen auf einem oder beiden Augen
- Starke Schmerzen, die oft erst nach Wochen oder Monaten auftreten
- Wahrnehmungsschwierigkeiten, zum Beispiel bei der Einschätzung von Entfernung oder beim Erkennen bekannter Dinge
- Veränderungen bei geistigen Vorgängen, wie z. B. Lernen, Konzentration, Erinnerung, Entscheidungen treffen, Argumentieren und Planen
- Depressionen sowie Ängste, geringes Selbstwertgefühl und Verlust von Selbstvertrauen

Schlaganfälle, die durch ein blockiertes Blutgefäß verursacht werden, sind bei weitem am häufigsten. Und einer der entscheidenden Durchbrüche in neuerer Zeit ist die Thrombolysetherapie (auch: Lysetherapie), bei der starke Wirkstoffe (Enzyme) direkt in das Blut eingebracht werden, um Blutgerinnsel aufzulösen. Sie muss innerhalb von viereinhalb Stunden nach Eintritt des Schlaganfalls begonnen werden – je eher, desto besser. Diese Therapie ist nicht ohne Risiko, da sie die Blutgerinnung extrem herabsetzt und es dadurch zu inneren Blutungen kommen kann. Wenn sie gelingt, hat der Schlaganfallpatient große Aussichten auf Genesung.

Schlucktest Bei einem Schlaganfallpatienten wird vom Krankenhauspersonal getestet, ob er oder sie schlucken kann, um eine Erstickungsgefahr auszuschließen. Zwei oder drei Teelöffel Wasser werden zum Trinken eingeflößt. Wer das Schlucken schafft, wird aufgefordert, ein halbes Glas Wasser zu trinken. Etwa einer von drei Menschen, die einen Schlaganfall hatten, kann in den ersten Tagen danach nicht richtig schlucken; das ist gefährlich, weil Nahrung und Flüssigkeiten in die Luftwege und damit in die Lunge geraten können. Wenn nötig, wird eine künstliche Ernährung eingeleitet. Später kann ein Therapeut oder Arzt bei Stimm- und Schluckstörungen helfen.

MASSNAHMEN INNERHALB DER ERSTEN WOCHE

Einige oder alle der folgenden Untersuchungen und Verfahren werden in der ersten Woche nach einem Schlaganfall durchgeführt:

Blutdruck- und Cholesterinmessung Sie sind erforderlich, damit die richtigen Medikamente verordnet werden können.

Diabetes-Test Diabetiker, deren Blutzuckerspiegel nicht richtig eingestellt ist, haben ein größeres Risiko, einen Schlaganfall zu erleiden, weshalb ihre Diabetes-Behandlung angepasst werden muss, um einem zweiten Schlaganfall vorzubeugen.

Ein EKG (**E**lektro**k**ardio**g**ramm) wird gemacht, um Herzrhythmusstörungen (Vorhofflimmern) festzustellen – das kommt bei etwa einem von vier Betroffenen vor.

Eine Einschätzung durch ein Spezialisten-Team Da die Gefahr, dass sich bei Patienten, die einen Schlaganfall hatten, ein zweiter ereignet, sehr groß ist, erstellt ein Team von Spezialisten eine Behandlungsstrategie, um dies zu verhindern.

Operation Bei Patienten, bei denen ein Thrombus in einer Halsschlagader (Carotis) den Schlaganfall verursacht hat, wird eine Notoperation erwogen. Dabei wird die Arterie geöffnet, um das Risiko eines zweiten Schlaganfalls zu senken.

Ein Verwandter oder Freund sollte in den Tagen nach einem Schlaganfall im Namen des Erkrankten handeln

Den Überblick behalten

Für alle Schlaganfallpatienten ist es wichtig, die Behandlung zu verstehen. In einigen Fällen kann der Betroffene sich gut genug fühlen, um schon bald an Entscheidungen teilzuhaben, aber in anderen Fällen muss vielleicht ein Verwandter oder Freund als Vertreter oder Vermittler handeln. Folgendes ist wichtig:

- *Stellen Sie Fragen, und schreiben Sie sie vorher als Erinnerungshilfe auf, damit Sie kein wichtiges Thema anzusprechen vergessen.*
- *Vergewissern Sie sich, dass das Krankenhaus-Team Ihre Vorerkrankungen bzw. die Ihres Freundes oder Verwandten kennt.*
- *Bringen Sie in Erfahrung, wer für Ihren Fall zuständig ist, sodass Sie alle Probleme mit denjenigen besprechen können, die am besten informiert sind. Wenn Sie für den Patienten handeln, sorgen Sie dafür, dass Ärzte und Krankenschwestern Ihre Rolle kennen und wissen, dass Sie der Ansprechpartner sind.*

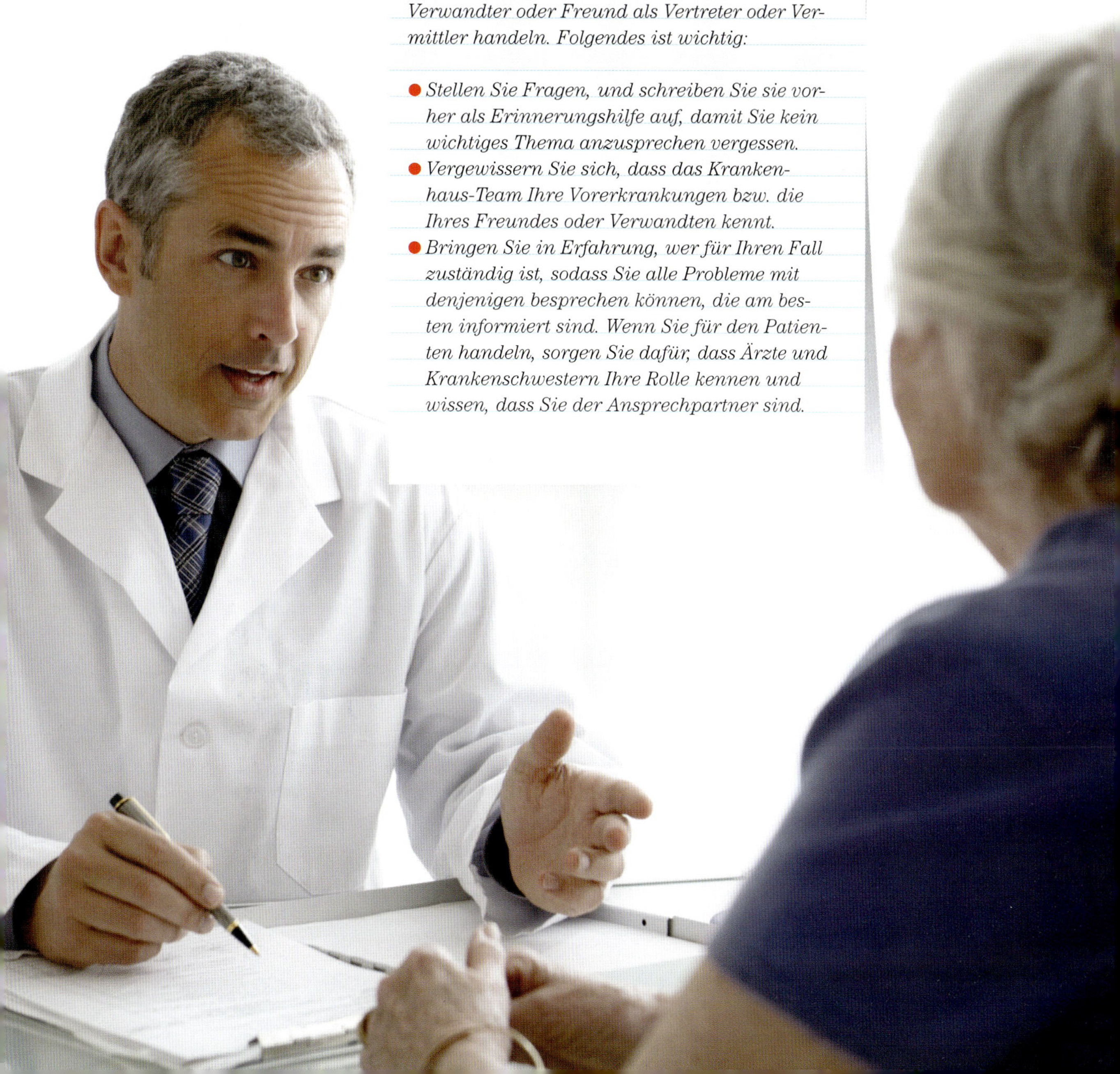

FOKUS

Was geschieht bei einem Schlaganfall?

Wenn man weiß, wie und warum es zu einem Schlaganfall kommt, kann dies helfen, die Symptome und den Weg zur Heilung zu verstehen.

EIN BLUTGERINNSEL (ISCHÄMISCHER SCHLAGANFALL)

Vier von fünf Schlaganfällen sind ischämisch: Sie treten ein, wenn ein Blutgerinnsel die Versorgung des Gehirns mit Blut blockiert. Zwei Arten von Blutgerinnseln können einen Schlaganfall auslösen:

Hirnthrombose Ein Blutpfropf (Thrombus), der sich in einer Arterie gebildet hat, die das Gehirn versorgt;

Hirnembolie Ein Blutpfropf, der von einem anderen Körperteil zu einer Arterie im Gehirn wandert.

Die Ursache kann in chronischen Gesundheitsproblemen liegen, wie z. B.:

- Verhärtung der Arterien (Arteriosklerose) als Folge von Bluthochdruck, Diabetes, hohem Cholesterinspiegel oder Rauchen;
- Vorhofflimmern oder andere Rhythmusstörungen;
- Herzkrankheit (koronare Arterienkrankheit, Herzinsuffizienz, Herzklappenprobleme).

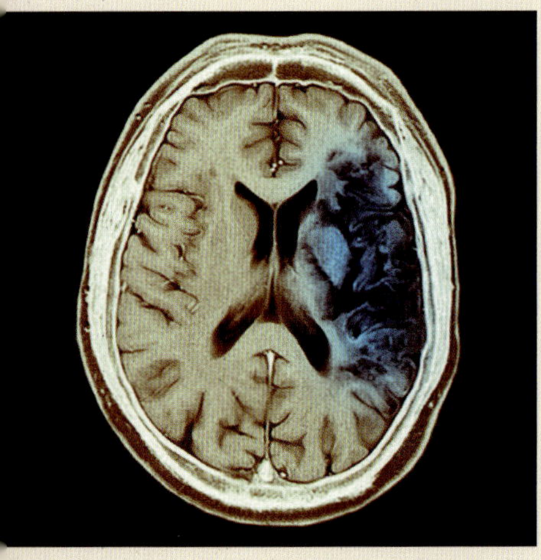

HÄMORRHAGISCHER SCHLAGANFALL *Auf diesem CT-Bild zeigt die blaue Fläche den Teil des Gehirns, der einige Wochen zuvor von einem hämorrhagischen Schlaganfall betroffen wurde.*

EINE BLUTUNG (HÄMORRHAGISCHER SCHLAGANFALL)

Dazu kommt es als Folge einer Blutung im Innern des Gehirns. Die Blutung kann verursacht werden durch:

- Eine Interzerebralblutung: Dabei handelt es sich um eine Einblutung ins Gehirn aufgrund eines innerhalb des Gehirns geplatzten Blutgefäßes.
- Eine Subarachnoidalblutung: Diese tritt auf, wenn Blut in den mit Hirnflüssigkeit gefüllten Raum zwischen Gehirn und Schädel gelangt.

Schlaganfälle dieser Art werden meist durch einen langjährigen Bluthochdruck oder ein geplatztes Aneurysma (Aussackung eines Blutgefäßes mit einhergehender Gefäßwandschwäche) verursacht.

WARUM SIND DIE AUSWIRKUNGEN UNTERSCHIEDLICH?

In leichteren Fällen ist bei intensiver Therapie eine vollständige oder zumindest weitgehende Genesung möglich. In schwereren Fällen kann es Monate der Therapie dauern, bevor man ohne Hilfe frei stehen, die Arme uneingeschränkt bewegen oder wieder normal sprechen kann.

Der Schweregrad der Beeinträchtigungen hängt vom Ausmaß des Schadens ab und davon, ob der Schlaganfall durch einen Thrombus oder eine Blutung verursacht wurde. Die Folgen sind in der Regel bei denjenigen schwerwiegender, deren Gesundheitszustand bereits vor dem Schlaganfall schlecht war.

Die Unterschiede in den Schäden wiederum erklären sich daraus, welcher Teil des Gehirns verletzt wurde. Da die rechte Hirnhälfte die linke Körperseite und umgekehrt steuert, treten Symptome wie Lähmung an der Körperseite auf, die der geschädigten Hirnseite gegenüberliegt. Andere Arten von Beeinträchtigungen hängen davon ab, welche Lebensfunktionen das geschädigte Areal steuert. Ist die linke Hirnhälfte betroffen, wird man möglicherweise Probleme mit der Sprache haben (Sprechen, Verstehen, Lesen und Schreiben). Ist die rechte Hälfte betroffen, kann man Schwierigkeiten mit der Wahrnehmung haben (Erkennen, was man sieht, hört oder berührt); auch das räumlichen Denken (Beurteilen von Größe, Geschwindigkeit, Entfernung und Lage im Raum) kann eingeschränkt sein.

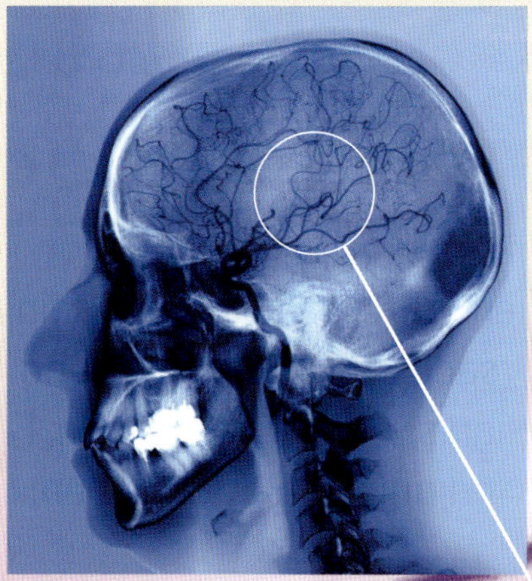

ISCHÄMISCHER SCHLAGANFALL
Das eingefärbte Angiogramm des Gehirns eines 48-Jährigen (unten) zeigt eine freie Fläche: Das ist der Teil des Gehirns, der durch ein blockiertes Blutgefäß von der Blutversorgung abgeschnitten wurde. Links sieht man ein Gehirn mit normaler Blutversorgung.

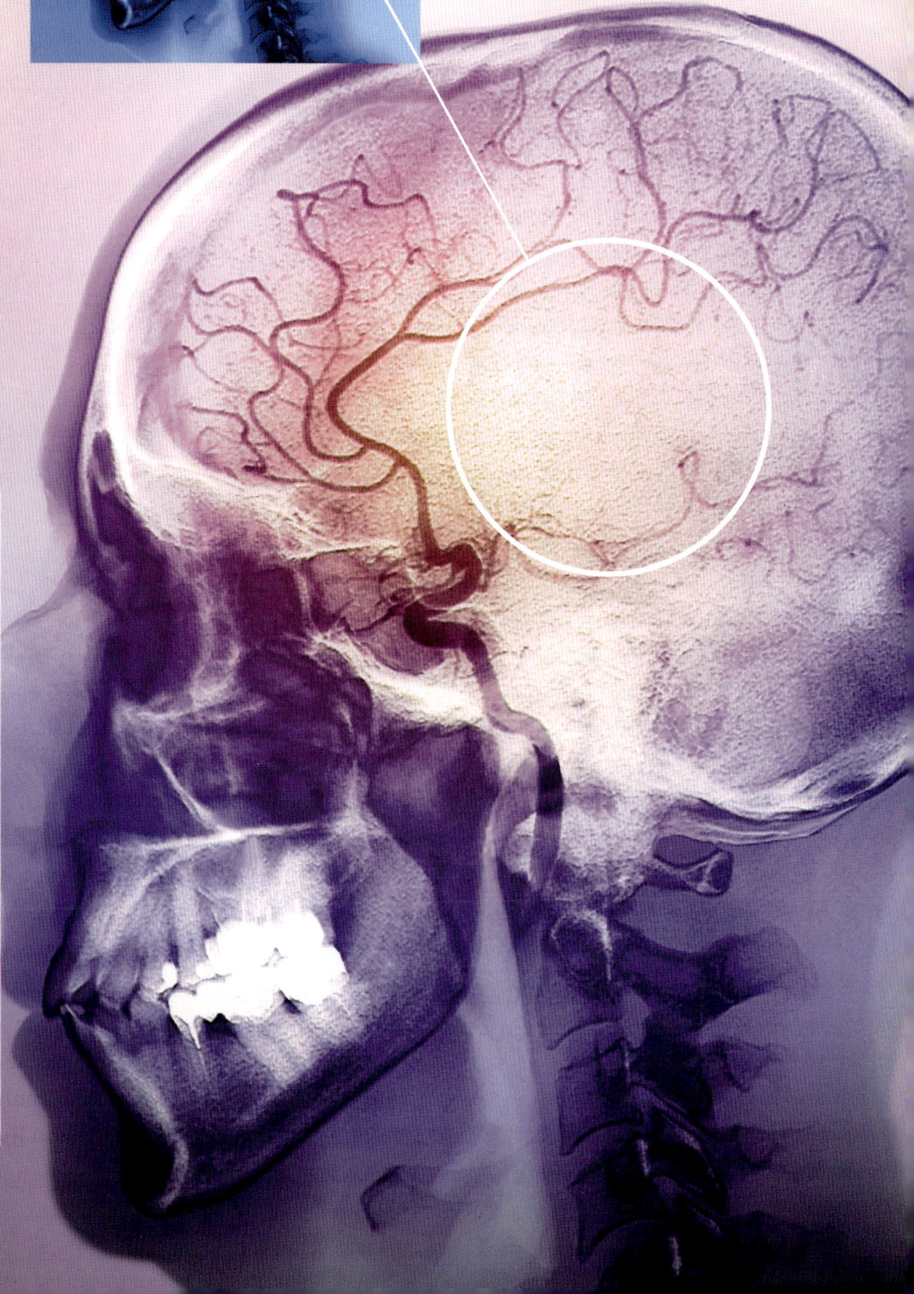

Die gefährliche TIA

Eine TIA (**T**ransitorische **i**schämische **A**ttacke) wird auch als „Mini-Schlaganfall" bezeichnet. In diesem Fall dauern die Symptome weniger als 24 Stunden an. Auch wenn Schlaganfallsymptome nur für ein paar Minuten aufgetreten sind, muss der Betroffene so bald wie möglich in einem Krankenhaus untersucht werden. Denn bei Patienten mit einer TIA besteht ein enorm erhöhtes Risiko eines „großen" Schlaganfalls. Die Krankenhausärzte werden dann die Medikation bestimmen und entscheiden, ob operiert werden muss.

Erste Schritte auf dem Weg zur Besserung

Wie beängstigend die Schäden auch sein mögen, die der Schlaganfall bei Ihnen verursacht hat – Ihre Erholung beginnt sofort nach diesem Schreckensereignis. Ärzte, Schwestern, Familie, Freunde und natürlich Sie selbst müssen nun ihr Bestes geben, damit die Genesung gelingt.

Ärzte können nur bis zu einem gewissen Grad vorhersagen, wie Ihre Gesundung verlaufen wird. Die Wiederherstellung nach einem Schlaganfall ist bei jedem Patienten anders. Doch eins ist sicher: Ihr eigener Einsatz spielt eine ebenso große Rolle wie die Arbeit des medizinischen Teams. Und der Beitrag, den Lebensstiländerungen leisten können, um die Wahrscheinlichkeit eines zweiten Schlaganfalls zu verringern, ist enorm (siehe S. 156). Trotzdem: Auf dem Weg zur Genesung wird es nicht nur Erfolge, sondern auch Rückschläge geben. Wenn Sie das von Anfang an akzeptieren, werden Ihre Erwartungen, was das Tempo Ihrer Erholung angeht, realistischer und die psychischen Belastungen geringer sein.

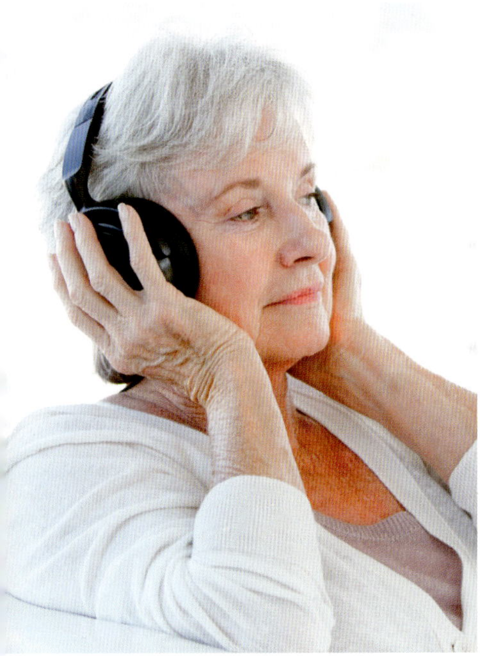

Musikhören kann den Genesungsprozess voranbringen

WIE SIE IHRE GENESUNG ANKURBELN KÖNNEN

Denken Sie daran, dass Ihr Körper eine erstaunliche Fähigkeit zur Selbstheilung besitzt: Das kann Ihnen helfen, positiver über Ihre Heilungschancen zu denken. Vertrauen Sie den Ärzten und dem Pflege-Team, und konzentrieren Sie sich auf die Aufgaben, die sie Ihnen zeigen. Trainieren Sie zwischen den Sitzungen, wenn Sie sich kräftig genug fühlen, überanstrengen Sie sich aber nicht. Es kommt einzig und allein auf Ihren Durchhaltewillen an.

Hier sind fünf der besten Dinge, die Sie und Ihre Familie und Freunde tun können, um Ihnen auf Ihrem Weg zur Rehabilitation zu helfen:

Lassen Sie sich nicht hängen Der Vorsatz, wieder selbstständig zu werden und so früh wie möglich so viel wie möglich für sich selbst zu tun, wird sich später bezahlt machen. Während Sie im Krankenhaus noch bettlägerig sind, versuchen Sie, unter Anleitung eines Physiotherapeuten Übungen durchzuführen – und wenn Sie nur mit den Füßen wackeln. Und je eher Sie dann aus dem Bett aufstehen und unter Aufsicht durch die Station gehen, desto besser sind Ihre Chancen, sich gut zu erholen.

Konzentrieren Sie sich auf Ihre Muskeln Mehr als einer von fünf Schlaganfallpatienten wird unter Spastizität leiden, das sind verkrampfte oder steife Muskeln. Arme und Beine zu bewegen kann schwierig und schmerzhaft sein, und einfache alltägliche Handgriffe können für Sie und die Pflegekräfte viel Zeit in Anspruch nehmen. Es gibt jedoch gute Behandlungsmöglichkeiten für Spastizität, darunter Medikamente, Physiotherapie und Ergotherapie. Wann diese Behandlung einsetzt kann darüber entscheiden, wie sehr man auf Dauer behindert sein wird. Je eher damit begonnen wird, umso größer die Chance auf eine vollständige Rehabilitation.

Hören Sie Ihre Lieblingsmusik Bevor Sie in der Lage sind, aktiv an Ihrer Rehabilitation mitzuarbeiten, kann Ihre Familie Ihnen entscheidend helfen, indem sie Ihnen einen MP3-Player mit Ihrer Lieblingsmusik mitbringt. Eine in *Brain* (Gehirn), einer bedeutenden Zeitschrift für Neurologie, veröffentlichte Studie zeigte, dass Patienten, die in den ersten Tagen nach ihrem Schlaganfall ihre Lieblingsmusik hörten, später ein besseres Sprachgedächtnis hatten als diejenigen, die nichts taten oder nur Hörbücher anhörten. Sie konnten sich auch besser konzentrieren und waren seltener depressiv.

Beziehen Sie die Familie ein Während Sie noch im Krankenhaus sind, umgeben Sie sich mit

Wer hilft Ihnen?

Während Sie sich erholen, sind einige oder alle der folgenden Fachkräfte mit Ihrer Pflege und Rehabilitation befasst:

Arzt/Ärztin, spezialisiert auf Schlaganfälle Er/sie steht an der Spitze eines Teams aus Fachkräften, das sich um Ihre Genesung kümmert. Wenn Sie wieder zu Hause sind, ist Ihr Hausarzt für Ihre Versorgung zuständig.

Stationsschwestern und -pfleger Sie übernehmen in der Klinik Ihre alltägliche Pflege. Wenn Sie nach Hause kommen, wird sich ein ambulanter Pflegedienst um Sie kümmern.

Physiotherapeut/in Er/sie hilft Ihnen bei Gleichgewichtsproblemen, Muskelschwäche oder Lähmungen und zeigt Übungen, mit denen Ihre Beweglichkeit verbessert werden kann, damit Ihre Gliedmaßen nicht steif werden.

Sprachtherapeut/in (Logopäde/Logopädin) Er/sie untersucht zunächst mögliche Schwierigkeiten beim Schlucken. Wenn Sie wieder zu Hause sind, kann er/sie Ratschläge erteilen, wie Sie Kommunikationsprobleme, also Sprechen, Lesen und Schreiben, bewältigen. Dazu wird oft die Unterstützung von Angehörigen und Freunden in Anspruch genommen.

Diätberater/in Er/sie entwickelt für Sie eine nahrhafte Diät, die leicht zu essen ist, falls Sie Schluckbeschwerden, keinen Appetit, Untergewicht oder Diabetes haben.

Ergotherapeut/in Er/sie übt mit Ihnen in der Klinik die alltäglichen

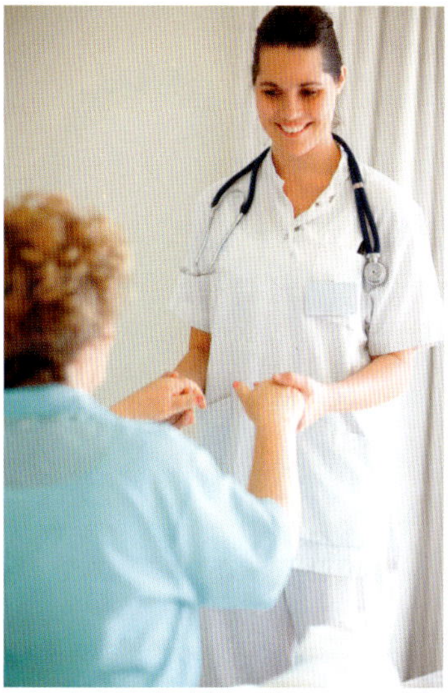

Handgriffe, wie Ankleiden, Toilettengang und Waschen, damit Sie diese möglichst allein schaffen, wenn Sie nach der Entlassung wieder zu Hause sind.

Je nachdem, wie der Schlaganfall Sie beeinträchtigt hat, können Sie auch an einen der folgenden Fachleute überwiesen werden:

Augenarzt/Augenärztin Das Sehvermögen kann sich nach einem Schlaganfall verschlechtern.

Klinische/r Psychologe/Psychologin Er/sie hilft bei Labilität, Angstzuständen und Depressionen.

Podologe/Podologin Er/sie hilft bei der Fußpflege, insbesondere, wenn Sie durch Lähmungen verursachte Probleme haben.

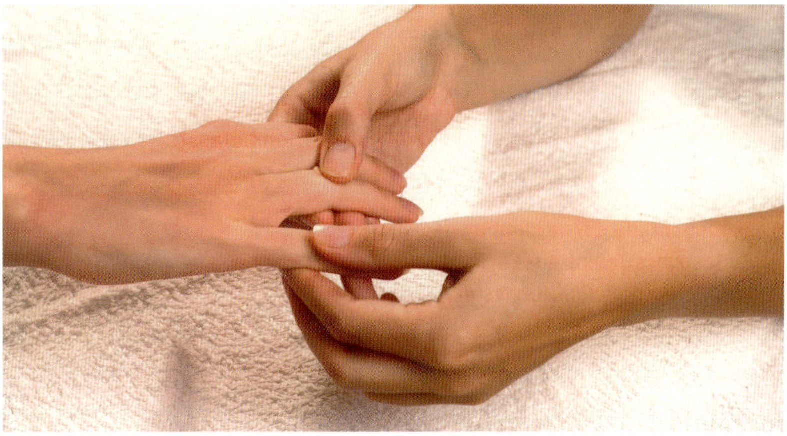

Bildern von Familie und Freunden und bitten Sie sie, Lieblingsdinge mitzubringen. Das hält den Gedanken wach, dass es sich lohnt, um die Rückkehr in ein normales Leben zu kämpfen. Wenn Ihre Familie Ihnen zur Seite steht, werden sich für sie auch Gelegenheiten ergeben, mit dem Rehabilitationsteam zu sprechen. Therapeuten sind oft froh, mit der Familie des Patienten Kontakt aufnehmen zu können und sie zu beraten.

Physiotherapeutische Behandlung hilft, betroffene Gelenke wieder zu mobilisieren

Holen Sie sich Unterstützung Die Rückkehr nach Hause kann mit Ängsten behaftet sein, weil Schlaganfallpatienten fast immer aus dem Krankenhaus entlassen werden, wenn sie noch Schwierigkeiten mit der Beweglichkeit haben. Deshalb sollte die Beschaffung von Hilfsmitteln, die Sie in Ihrem Zuhause brauchen werden, organisiert sein, bevor Sie

ÜBUNGEN FÜR DIE GESICHTSMUSKULATUR

Falls Ihre Gesichtsmuskulatur durch einen Schlaganfall beeinträchtigt wurde, trainieren Sie Ihre Mimik mit den folgenden einfachen Übungen.

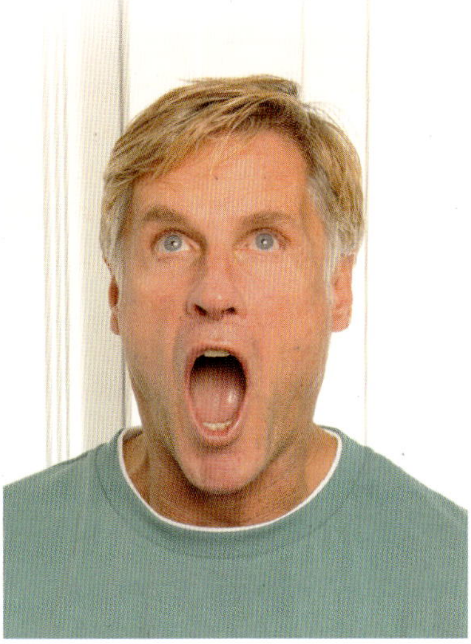

1 *Öffnen Sie die Augen und den Mund weit, und kneifen Sie sie dann fest zusammen..*

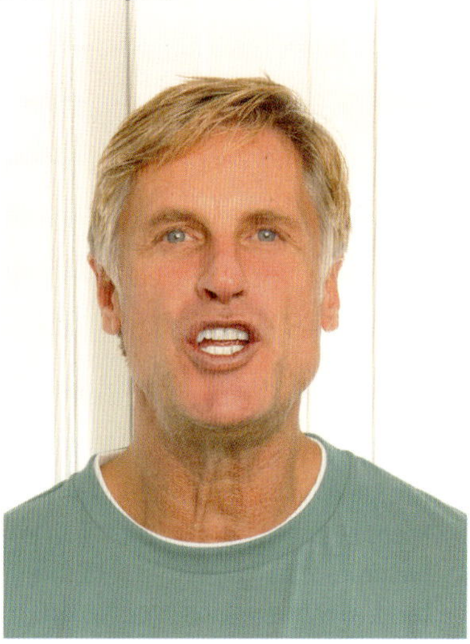

2 *Sprechen Sie Vokale, um die Muskeln um den Mund herum zu trainieren.*

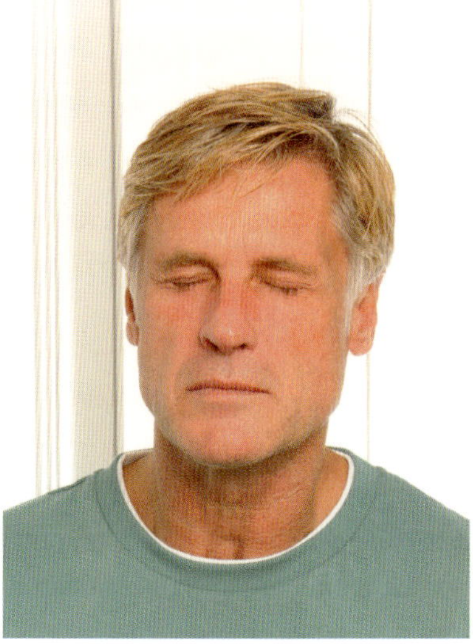

3 *Bei geschlossenen Augen heben und senken Sie die Augenbrauen.*

entlassen werden. Für Sie und Ihre Angehörigen kann es auch hilfreich sein, rechtzeitig Kontakt zu einer Selbsthilfegruppe aufzunehmen. Adressen findet man auf der Website der Stiftung Deutsche Schlaganfall-Hilfe (www.schlaganfall-hilfe.de), für Österreich über das Öffentliche Gesundheitsportal (www.gesundheit.gv.at), für die Schweiz über die Stiftung Selbsthilfe Schweiz (www.selbsthilfeschweiz.ch).

Wenn Sie daheim sind

Ihr Hausarzt wird den weiteren Rehabilitationsprozess planen – mit dem Ziel, dass Sie möglichst viel Selbstständigkeit wiedererlangen. Die Herausforderungen, denen Sie sich gegenübersehen, hängen ganz von der Art und Schwere des Schlaganfalls ab, aber in jedem Fall erfordert die Regenerierung von Körper und Geist Ihren kontinuierlichen Einsatz. Durch das Trainieren von Übungen, die Ihnen die Therapeuten im Krankenhaus und die, die Sie jetzt ambulant betreuen, beibringen, gewinnen Sie Fähigkeiten zurück, die Sie vielleicht verloren haben, wie z. B. Sprechen, Essen, Anziehen und Gehen. Auch Kraft, Beweglichkeit und Ausdauer müssen wiedererlangt werden.

Machen Sie mit den Verhaltensweisen, die Sie im Krankenhaus gelernt haben, weiter, sobald Sie zu Hause sind; bemühen Sie sich, im Bett zu sitzen, aufzustehen und umherzugehen. Ihr Physiotherapeut wird weiter funktionelle, aufgabenspezifische Bewegungen in der Wohnung mit Ihnen üben, um Sie zunehmend in die Lage zu versetzen, alltägliche Aktivitäten ohne Hilfe auszuführen.

SUCHEN SIE ANREGUNGEN

Doch Sie brauchen nicht nur körperliche Anregungen, um sich nach Ihrem Krankenhausaufenthalt neu zu orientieren. Die geistigen sind ebenso wichtig. Eine Schlaganfallpatientin erinnert sich so: „Jede Anregung kann helfen. Meine Woche im Krankenhaus war völlig ereignislos, und ich saß nur herum. Kaum war ich zu Hause, konnte ich fernsehen und am Computer sitzen … und nun werde ich in drei Monaten wieder in meinen Beruf zurückkehren.“

Versuchen Sie, Ihren Geist regelmäßig zu fordern. Beschäftigen Sie sich mit Kreuzworträtseln, lesen Sie Zeitung, um auf dem Laufenden zu bleiben, schauen Sie Quizsendungen im Fernsehen und raten Sie mit, um Ihr Gedächtnis zu trainieren, oder surfen Sie im Internet. Achten Sie aber darauf, dass Sie nicht zu ehrgeizig sind – Enttäuschung ist die Folge, wenn nicht alles so klappt, wie Sie es sich vorstellen.

Richtig oder Falsch?

Von einem Schlaganfall erholt man sich nie vollständig

Falsch Einer von drei Patienten wird wieder ganz gesund. Obwohl die Symptome zuerst erschreckend sein können, kommen viele wieder in die Lage, selbstbestimmt zu leben und sogar ihre Arbeit wieder aufzunehmen. Das Zauberwort heißt: nicht aufgeben, auch wenn es manchmal schwer ist. Die Teilnahme an einer Selbsthilfegruppe kann äußerst hilfreich und auch tröstlich sein.

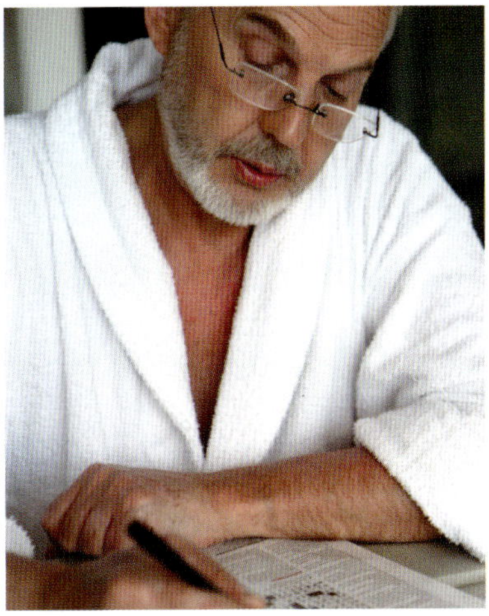

Das Lösen von Kreuzworträtseln kann eine wichtige Rolle im Genesungsprogramm spielen

LOCKER WERDEN, KRÄFTIG WERDEN

Diese vier Übungen, entwickelt von einem Physiotherapeuten, der auf Schlaganfallbehandlung spezialisiert ist, werden Ihnen helfen, die Mobilität wiederzugewinnen. Es ist wichtig, Gliedmaßen, die von dem Schlaganfall betroffen sind, besonders zu trainieren.

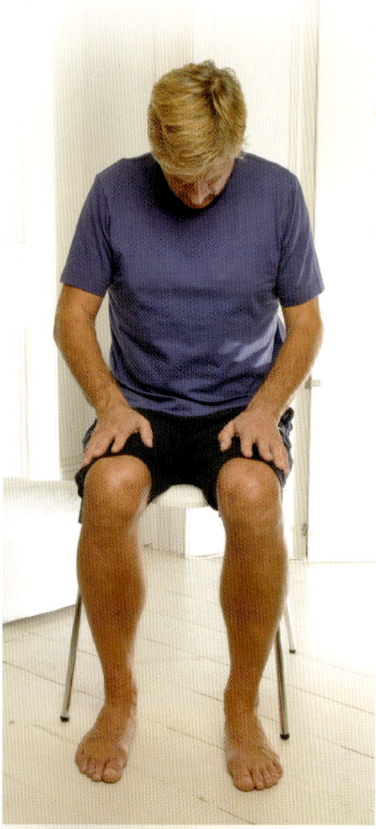

BEWEGEN SIE HALS UND KOPF

1 *Setzen Sie sich hin, beide Füßen fest auf dem Boden, und drücken Sie das Kinn auf die Brust.*

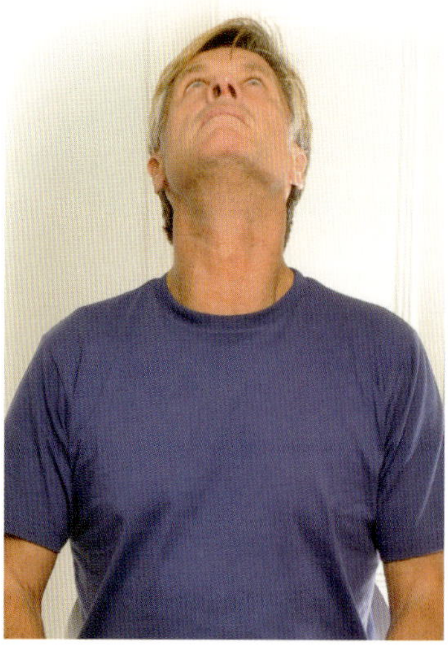

2 *Heben Sie langsam den Kopf, und blicken Sie nach oben. Dann senken Sie den Kopf langsam wieder, bis Sie geradeaus blicken.*

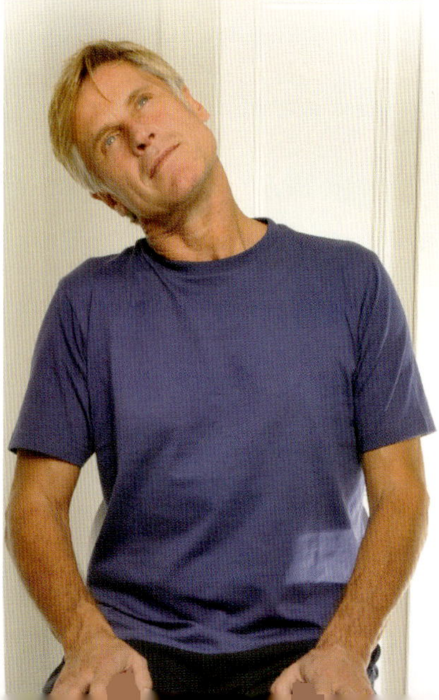

3 *Als nächstes legen Sie den Kopf langsam schräg, Ohr Richtung Schulter. Richten Sie den Kopf langsam wieder auf, und wiederholen Sie die Bewegung zur anderen Seite.*

LOCKERN SIE DIE SCHULTERN

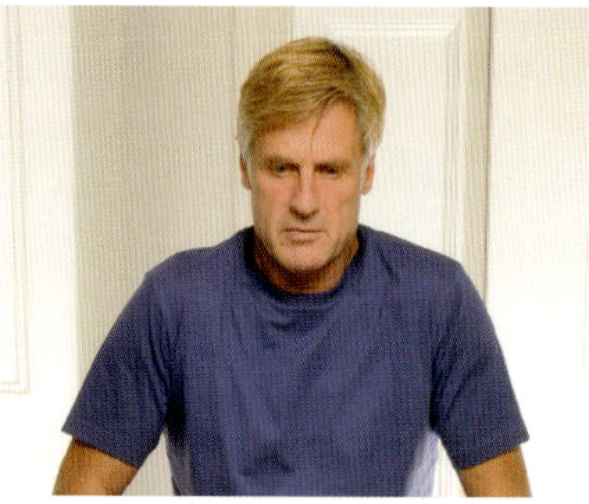

1 *Bewegen Sie die Schultern mehrmals mit kreisenden Bewegungen.*

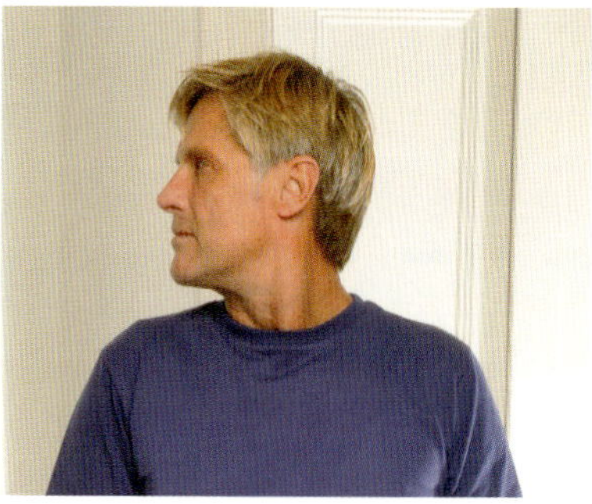

2 *Drehen Sie den Kopf langsam nach rechts, so weit Sie können. Dann drehen Sie ihn langsam nach links.*

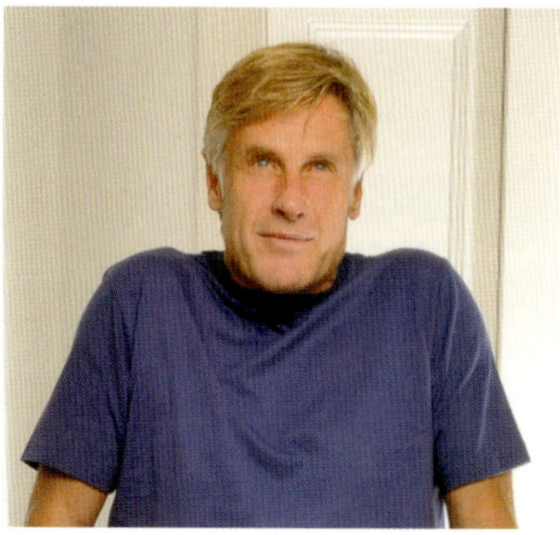

3 *Heben und senken Sie die Schultern mehrmals, als ob Sie mit den Achseln zucken.*

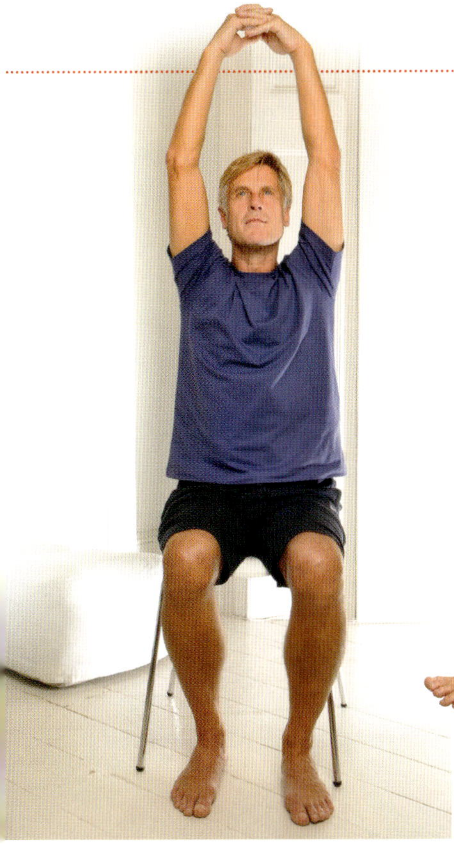

ARBEITEN SIE MIT DEN ARMEN

1 *Verschränken Sie die Hände auf dem Schoß, und heben Sie dann die verschränkten Hände langsam senkrecht über den Kopf – aber nur, falls es nicht schmerzt.*

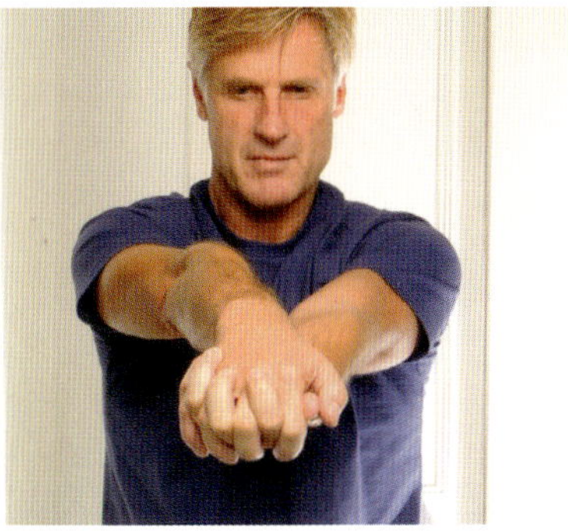

2 *Senken Sie die verschränkten Hände bis auf Schulterhöhe. Drehen Sie die verschränkten Hände, sodass die obere Hand nach unten zeigt, die untere nach oben.*

KRÄFTIGEN SIE DIE BEINE

1 *Im Sitzen heben Sie ein Bein mit durchgedrücktem Knie und senken es wieder ab.*

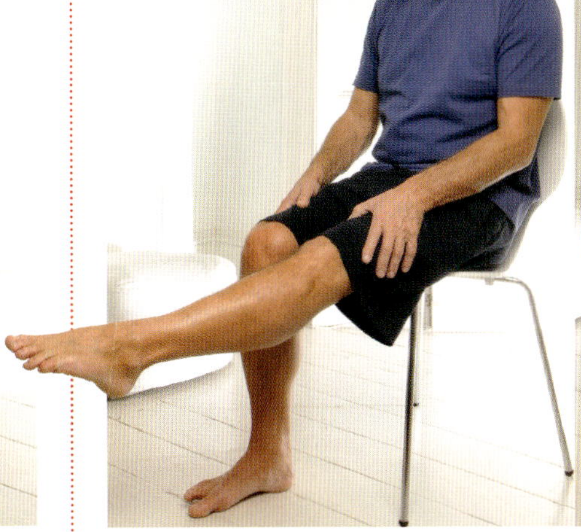

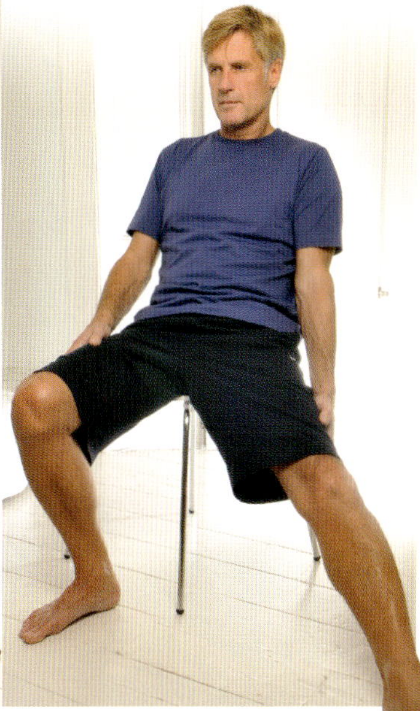

2 *Strecken Sie dasselbe Bein seitlich aus, und ziehen Sie es wieder heran.*

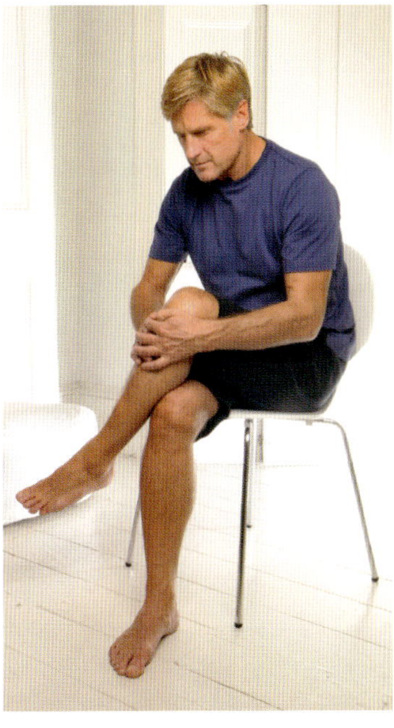

3 *Legen Sie das linke Bein über das rechte. Beugen Sie sich etwas nach vorn, dann zurück. Stellen Sie die Beine wieder nebeneinander. Mit dem rechten Bein wiederholen.*

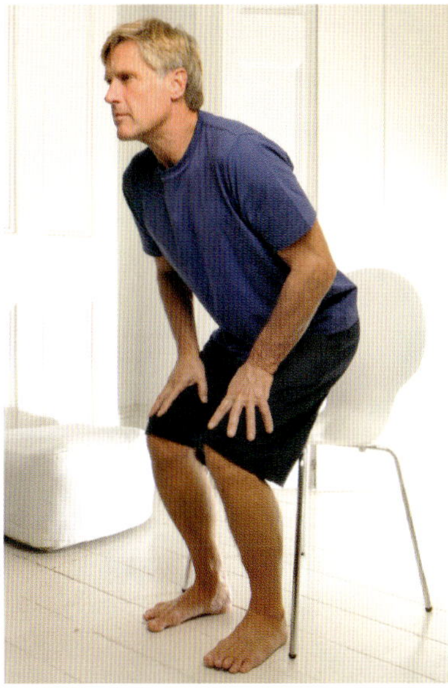

4 *Stellen Sie beide Füße fest auf den Boden. Stehen Sie auf und setzen sich wieder. Die Übung mehrmals wiederholen.*

SINGEN STATT SPRECHEN

Es mag seltsam klingen, aber Singen kann leichter sein als Sprechen. Etwa einer von fünf Patienten verliert bei einem Schlaganfall die Sprache – aber viele von Ihnen können sich singend äußern. Mithilfe einer Technik, die Melodische Intonationstherapie genannt wird, lernen Betroffene, Wörter und Sätze zu singen, wie z. B. nach der Toilette zu fragen oder mitzuteilen, dass sie Hunger haben. Forscher meinen, dass die Melodie den Neuronen im Gehirn helfen kann, sich neu und anders zu vernetzen, sodass die beschädigten Hirnregionen umgangen werden. „Musik ist ein gutes Medium, um Teile des Gehirns zum Reagieren zu bringen, die sonst nicht reagieren", sagt Dr. Gottfried Schlaug, Neurowissenschaftler an der Harvard Medical School.

Familie und Freunde sind jetzt gefordert

Wie gut die Therapeuten auch sein mögen – entscheidende Unterstützung wird von Familie und Freunden kommen. Hier sind 10 Tipps, wie Sie als Angehöriger oder Freund einem Schlaganfallpatienten helfen können:

1 Indem Sie ihn akzeptieren, wie er ist. Man sollte ihm helfen, seine Bedürfnisse und Ängste auszudrücken, ihn unterstützen und für alles loben, was er schafft.

2 Indem Sie herausfinden, wie Sie ihm bei besonderen Problemen helfen können – durch Befragung der Therapeuten oder Suchen von Informationen im Internet.

3 Indem Sie zusammen spielen – Kartenspiele, Brettspiele oder auch interaktive Spiele auf dem Computer oder mit einer Spielkonsole. Die positive Wirkung von Spielen auf Schlaganfallpatienten ist nachgewiesen.

4 Indem Sie ihn in Gespräche einbinden und Fragen vermeiden, auf die er mit Ja oder Nein antworten muss. Sie sollten Fragen stellen, die als Antwort ganze Sätzen erfordern. Wie lange es auch dauern mag, Sie müssen auf die Antwort warten.

5 Indem Sie daran denken, dass das Gedächtnis eingeschränkt sein kann. Eher erinnert sich ein solcher Patient an Lieder – deshalb könnte es sich lohnen, gemeinsam zu singen.

6 Indem Sie ihm keine Alltagsaufgaben abnehmen, mit denen er selbst klarkommt, selbst wenn er dafür viel Zeit braucht. Je mehr man ihn selbst tun lässt, desto sicherer wird er.

7 Indem Sie sich nach Rehabilitations- und Selbsthilfegruppen erkundigen und ihn dorthin begleiten.

8 Indem Sie ihm helfen, den Kontakt zu seinem sozialen Umfeld zu halten, damit seine Welt nicht immer kleiner wird.

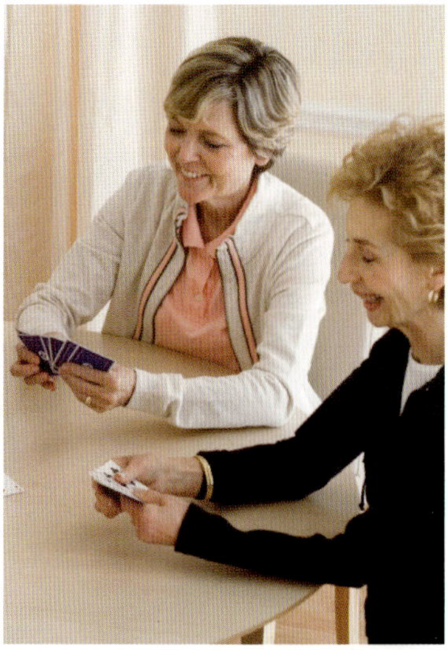

9 Indem Sie im Sinn behalten, dass nach einem Schlaganfall häufig Depressionen auftreten. Informieren Sie den Arzt, wenn Sie depressive Stimmungen bei dem Patienten beobachten.

10 Indem Sie verstehen, dass Genesung anstrengend sein kann und der Patient geruhsamen Heilschlaf braucht.

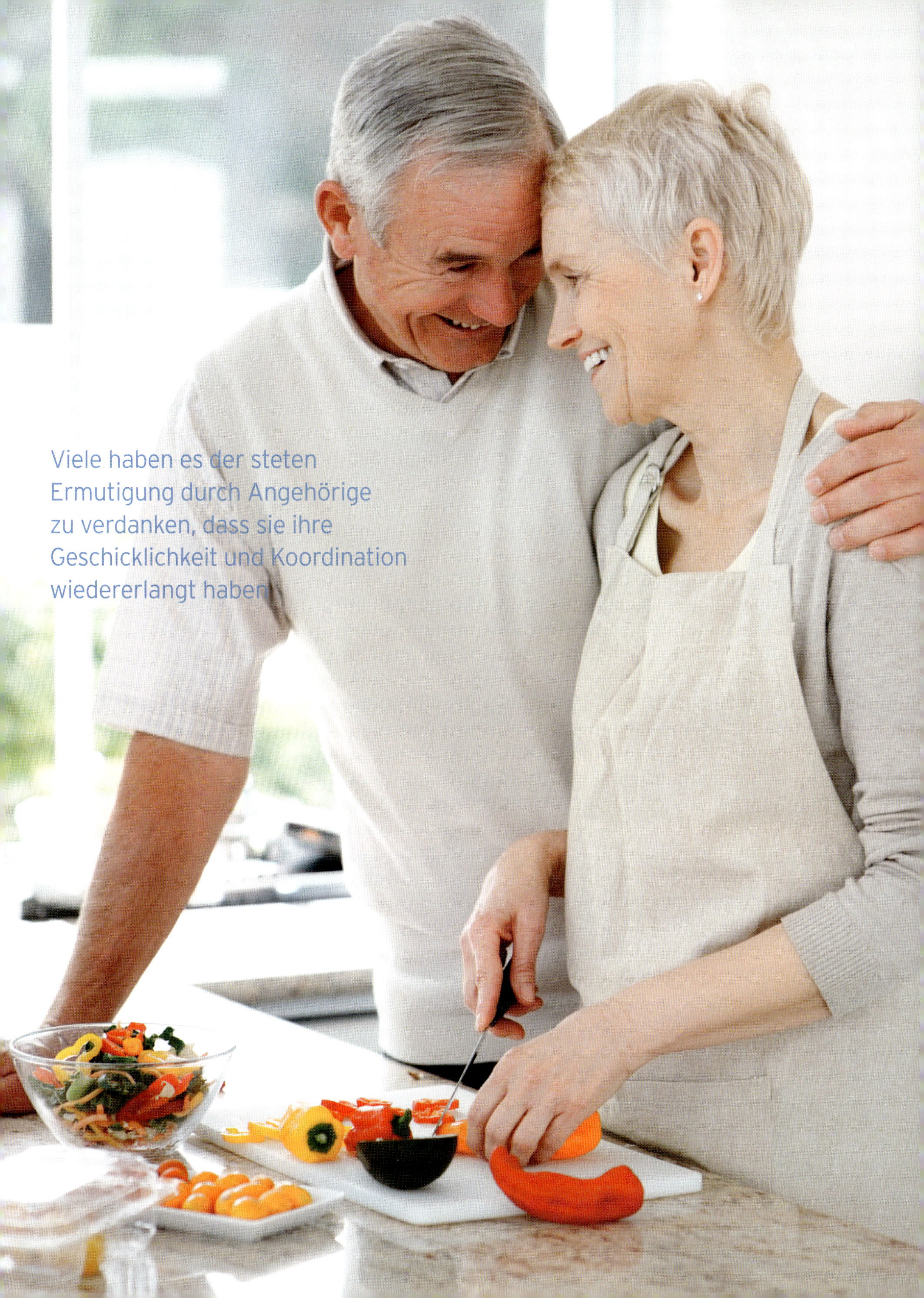

Viele haben es der steten Ermutigung durch Angehörige zu verdanken, dass sie ihre Geschicklichkeit und Koordination wiedererlangt haben.

Gesund bleiben – auf Jahre hinaus

Machen Sie es sich zur wichtigsten Aufgabe, die Faktoren, die zu Ihrem Schlaganfall beigetragen haben, in den Griff zu bekommen. Wenn Ihnen das gelingt, können Sie das Risiko einer Wiederholung eindämmen und die Chancen auf eine dauerhafte Genesung erheblich erhöhen.

Es gibt zwar Faktoren, die Sie nicht kontrollieren können – das Risiko ist größer bei Älteren, bei Männern und bei Menschen asiatischer, afrikanischer und afrikanisch-karibischer Herkunft –, aber es ist doch gesichert, dass viele Schlaganfälle zu verhindern wären. US-Wissenschaftler schätzen sogar, dass Änderungen im Lebensstil das Risiko eines zweiten Schlaganfalls halbieren können. Hier sind fünf wichtige Schritte, die mit Sicherheit das Risiko eines zweiten Schlaganfalls deutlich senken:

- Hören Sie mit dem Rauchen auf – es verdoppelt das Risiko eines zweiten Schlaganfalls. Ratschläge zum Rauchverzicht finden Sie auf S. 136 *Rauchfrei werden*.
- Trinken Sie wenig Alkohol. Er lässt den Blutdruck steigen, was das Risiko, einen zweiten Schlaganfall zu erleiden, erhöht.
- Essen Sie mäßig. Übergewicht, vor allem Bauchfett, hängt eng mit Bluthochdruck und damit dem Schlaganfallrisiko zusammen. Auch zu viel Salz erhöht den Blutdruck, essen Sie deshalb keine Fertiggerichte – sie enthalten viel Salz –, und salzen Sie Ihre Speisen wenig (siehe Kasten unten und S. 128–129 *Seien Sie sparsam mit Salz).*

F&A

Ich habe kürzlich einen Schlaganfall erlitten. Soll ich mich jetzt, da ich wieder zu Hause bin, besonders ernähren?

Eine „schlaganfallgesunde" Kost unterscheidet sich nicht von den normalen Richtlinien für gesundes Essen, die Sie auf den Seiten 24–25 finden. Sorgen Sie dafür, dass Ihre Ernährung ausgewogen ist und wenig tierische Fette, Zucker und Salz enthält. Versuchen Sie, möglichst viel Obst und Gemüse zu essen, und ergänzen Sie Ihre Speisekarte durch Vollkornprodukte (Brot, Nudeln und Reis). Auch der regelmäßige Verzehr von fettem Fisch trägt dazu bei, das Risiko eines erneuten Schlaganfalls zu verringern. Trinken Sie nur sehr wenig Alkohol.

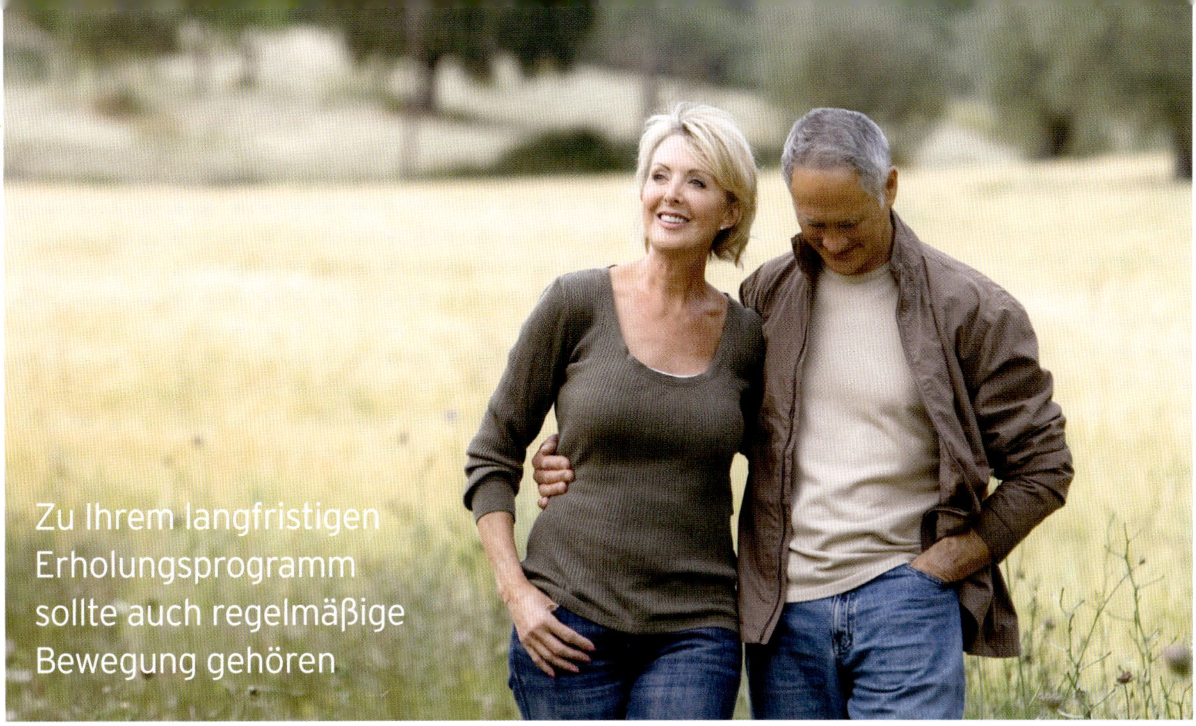

- Bewegen Sie sich mehr. Körperliche Untätigkeit erhöht das Risiko eines zweiten Schlaganfalls erheblich. Streben Sie mindestens fünfmal in der Woche 30 Minuten moderate Bewegung an, die Ihren Puls beschleunigt. Forschungen zeigen, dass mäßig aktive Menschen ein um 20 % niedrigeres Schlaganfallrisiko haben, während sehr aktive Menschen sogar ein um 30 % reduziertes Schlaganfallrisiko haben.
- Überdenken Sie die Einnahme von hormonhaltigen Medikamenten (in Verhütungsmitteln und Hormonersatztherapie). Sie könnten das Risiko eines zweiten Schlaganfalls erhöhen. Am besten sprechen Sie mit Ihrem Arzt über Alternativen.

CHRONISCHE KRANKHEITEN UNTER KONTROLLE

Sie sollten alles tun, um chronische Krankheiten in den Griff zu bekommen. Damit senken Sie das Risiko eines weiteren Schlaganfalls:

Bluthochdruck Dies ist die gefährlichste. Nehmen Sie Ihre blutdrucksenkenden Medikamente korrekt ein, und lassen Sie Ihren Blutdruck regelmäßig messen.

Hohe Cholesterinwerte Es gibt Beweise, dass nahezu jeder, der bereits einen Schlaganfall gehabt hat, von einer unbefristeten Behandlung mit Statinen profitiert; die Ausnahmen sind Menschen mit niedrigen Cholesterinwerten und unter 40-Jährige.

Hohe Blutzuckerwerte Sorgen Sie für normale Blutzuckerwerte. Befolgen Sie die Ratschläge für Typ-2-Diabetiker (siehe S. 108–112).

Herzrhythmusstörungen Wenn Sie keinen hämorrhagischen Schlaganfall gehabt haben, wird Ihr Arzt Ihnen wahrscheinlich ein blutverdünnendes Medikament, wie ASS oder Warfarin, verschreiben, um der Bildung von Blutgerinnseln vorzubeugen.

Richtig oder Falsch?

B-Vitamine sind wichtig für Schlaganfall-Patienten

Unbewiesen Eine groß angelegte japanische Studie schien zu ergeben, dass die vorbeugende Einnahme von Folsäure und B_6-Präparaten die Schwere von Schlaganfällen mindern und das Sterberisiko deutlich senken kann. Als Folge hat sich die Ansicht verbreitet, Folsäure sei sinnvoll für Menschen mit dem Risiko eines ersten oder zweiten Schlaganfalls. Aber viele Ärzte sind von dieser Studie (und anderen, die Ähnliches zu belegen scheinen) nicht überzeugt. Selbst wenn Sie sich für Folsäure entscheiden, sollten Sie die Richtlinien für einen gesunden Lebensstil nicht vernachlässigen.

PRAXIS-KNOWHOW

Medikamente richtig einnehmen

Es ist von größter Wichtigkeit, dass ein Patient, der einen Schlaganfall erlitten hat, seine Medikamente vorschriftsmäßig einnimmt. Um das zu gewährleisten, braucht man eventuell Gedächtnishilfen:

- Besorgen Sie sich in der Apotheke eine Tablettenbox, die für jeden Tag der Woche ein Fach mit den nötigen Medikamenten bereithält. In der Regel gibt es noch eine Extra-Einteilung: „morgens", „mittags", „abends".
- Lassen Sie sich von Ihrem Partner oder einem Familienmitglied daran erinnern, wann Sie Ihre Medikamente einnehmen müssen. Kleben Sie notfalls einen Zettel an den Kühlschrank.
- Es gibt auch Erinnerungshelfer für Medikamente. Wenn Sie mit einem Computer oder einem Smartphone ausgerüstet sind, können Sie Apps (kleine Programme) laden, die Ihnen zum vorgesehenen Zeitpunkt eine Nachricht oder ein akustisches Signal schicken. Über solche Neuentwicklungen berät Sie Ihr Arzt.

Leben mit Medikamenten

Die meisten Schlaganfallpatienten werden mit einer Verordnung für verschiedene Medikamente aus dem Krankenhaus entlassen. Statistiken aus den USA belegen, dass die meisten Schlaganfallpatienten drei Monate später noch ihre Medikamente wie vorgeschrieben einnehmen, doch dass diese Zahl nur ein Jahr später auf einen von dreien geschrumpft ist – was auch bedeutet, dass sie ihren Hausarzt nicht regelmäßig aufsuchen. Forscher, die 6000 Schlaganfallpatienten nach ihrem Krankenhausaufenthalt beobachteten, berichten, dass die Nichteinnahme von verordneten Medikamenten einer der Hauptfaktoren war, die einen zweiten Schlaganfall verursachten.

DIE WICHTIGSTEN ARZNEIMITTEL

Die drei am häufigsten für Schlaganfallpatienten verschriebenen Medikamente sind:

Statine zur Cholesterinsenkung, falls der Spiegel zu hoch oder grenzwertig ist. Diese Wirkstoffe senken den Cholesteringehalt im Blut, der die Bildung von Plaques in den Blutgefäßen und damit von Blutgerinnseln begünstigt. Durch die Einnahme von Statinen, in Kombination mit anderen Medikamenten, wird man auch weniger Gehirnschäden davontragen, wenn man einen Schlaganfall erleidet. Es gibt Beweise, dass Statine das Risiko eines erneuten Schlaganfalls und die Gefahr eines Herzinfarkts bei Menschen, die bereits einen ischämischen Schlaganfall oder eine TIA (**T**ransitorische **i**schämische **A**ttacke, siehe S. 147) hatten, drastisch senken.

Blutdrucksenkende Mittel, falls der Blutdruck zu hoch oder grenzwertig ist. Die Senkung des Blutdrucks trägt zur Vermeidung weiterer Schlaganfälle bei, unabhängig davon, welche Art von Schlaganfall vorlag. Unterschiedliche Arten von Wirkstoffen kommen zum Einsatz – Diuretika, ACE-Hemmer oder Angiotensin-Rezeptorblocker –, je nach Symptomen und Verträglichkeit. Blutdrucksenkende Mittel sind am wirksamsten, wenn zudem Änderungen in den Lebensgewohnheiten vorgenommen werden, z. B. sich bewegen und gesünder ernähren. Der Arzt wird den Blutdruck kontrollieren und die Medikation gegebenenfalls anpassen.

Warfarin Einem Patienten, der einen ischämischen Schlaganfall gehabt hat und unter Herzrhythmusstörungen wegen Vorhofflimmern leidet, wird man wahrscheinlich Warfarin verschreiben, da dieser Arzneistoff das Risiko eines weiteren Schlaganfalls senkt. Da Warfarin die Gerinnungsfähigkeit des Blutes herabsetzt, besteht die geringfügige Gefahr einer inneren Blutung, doch der Nutzen überwiegt das Risiko deutlich.

Aktive Rehabilitation

Über die Hälfte aller Schlaganfallpatienten muss mit langfristigen Mobilitätsproblemen leben. Bewegungsübungen sind daher enorm wichtig, aber welche Art von Übungen angegangen werden können, hängt davon ab, wie sehr die Beweglichkeit unter dem Schlaganfall gelitten hat und wie aktiv der Patient vorher gewesen ist. Falls Sie betroffen sind: Hier sind vier Vorschläge, was Sie tun können, empfohlen von einem Physiotherapeuten, der auf Schlaganfallbehandlung spezialisiert ist.

Die Unterstützung durch einen Physiotherapeuten kann enorme Fortschritte bringen

1 Fordern Sie sich jeden Tag etwas mehr ab. Stehen Sie länger, gehen Sie weiter, steigen Sie öfter die Treppen hoch.

2 Machen Sie nicht alles mit Ihrer stärkeren Seite. Üben Sie zum Beispiel Tätigkeiten, bei denen Sie Ihr schwächeres Bein bewegen oder belasten müssen.

3 Halten Sie Ihre Muskeln flexibel, indem Sie sie regelmäßig dehnen und bewegen, besonders natürlich die der „schwachen" Seite. Zum Beispiel: Strecken und beugen Sie die Finger, strecken und beugen Sie den Rücken.

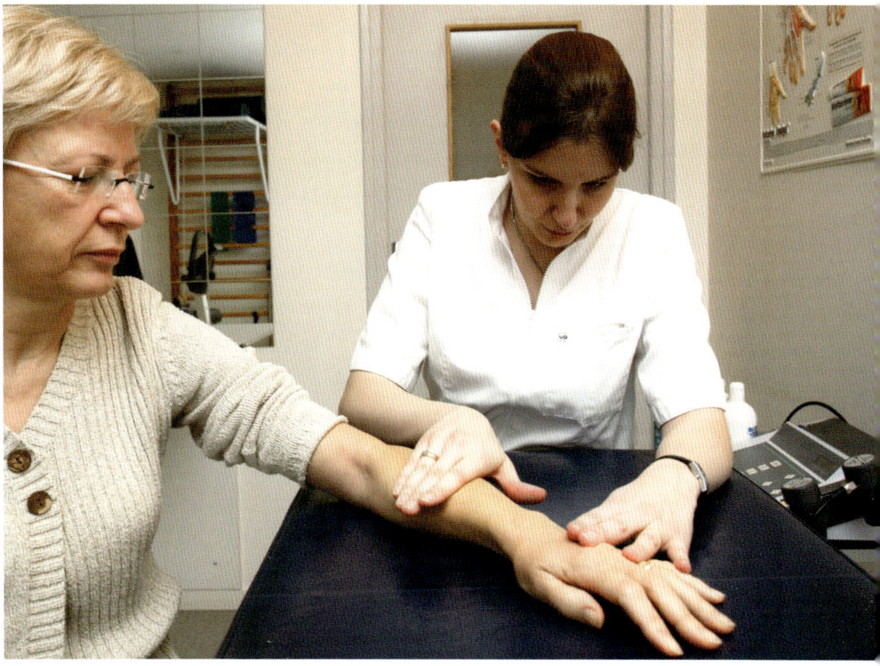

4 Überlegen Sie, wie Sie Bewegung in Ihren Tagesablauf integrieren können, oder legen Sie Zeiten fest, in denen Sie Ihre Übungen ausführen. Setzen Sie sich Ziele, wie z. B. die Anzahl der Übungen zu steigern oder mehrmals täglich in den Garten hinauszugehen.

VORTEILE DER BEWEGUNGSARTEN

Sie sind dabei, wieder auf die Beine zu kommen. Aber ob Sie zu Hause, in einem Fitnessstudio oder im Krankenhaus trainieren – die folgenden Übungen für die großen Muskelgruppen werden Wunder vollbringen.

Walking Flottes Gehen ist gut für Beinmuskeln, Gleichgewicht, Koordination, Fitness und Stärkung des Herz-Kreislauf-Systems.

Gehen auf dem Laufband Dies bietet alle Vorteile normalen Gehens, dazu aber Handläufe zum Festhalten. Man kann unterschiedliche Geschwindigkeiten und Neigungswinkel einstellen.

Fahrrad-Ergometer Auf ihm können Sie im Sitzen trainieren. Es misst die Leistung, die Sie erbringen, und ist gut für Beinmuskeln, Koordination, Gleichgewicht im Sitzen und Kreislauf.

Arm-Ergometer Das ist in der Regel nicht in Fitnessstudios, aber in den Reha-Abteilungen von Kliniken vorhanden. Es funktioniert wie ein Fahrrad für die Arme und ist gut für die Armmuskeln und den Oberkörper sowie für Koordination und Funktion der oberen Gliedmaßen.

Alltagsaktivitäten Aufstehen von einem Stuhl oder der Toilette, Treppensteigen, Bücken – all dies sind Bewegungsformen. Versuchen Sie, dies ohne Hilfe zu schaffen – außer, wenn es wirklich nicht geht.

Nach einem leichten Schlaganfall kann man in einem Fitnessstudio wieder Kraft aufbauen

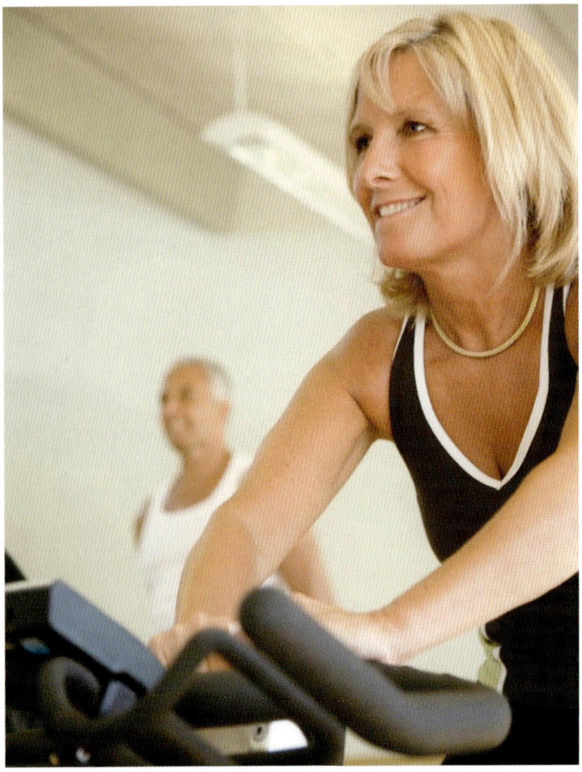

HILFSMITTEL, DIE WIRKLICH HELFEN

Sie müssen nicht mit allem allein fertig werden. Eine Reihe von Hilfsmitteln, die Schlaganfall-Betroffenen bei der Alltagsbewältigung helfen sollen, sind über Sozialdienste und Krankenkassen zu bekommen. Darüber hinaus bieten Spezialgeschäfte, vor allem Sanitätshäuser, zahlreiche Produkte an. Sie können danach auch im Internet suchen oder sich Informationen bei entsprechenden Organisationen besorgen: bei der Stiftung Deutsche Schlaganfall-Hilfe (www.schlaganfall-hilfe.de), dem österreichischen Öffentlichen Gesundheitsportal (www.gesundheit.gv.at) oder der schweizerischen Stiftung Selbsthilfe Schweiz (www.selbsthilfeschweiz.ch).

Hier folgt eine Liste von Hilfsmitteln, die Ihnen ein unabhängigeres Leben ermöglichen, solange Sie noch in der Erholungsphase sind. Ihr Arzt oder Ihr Ergotherapeut (die es in zunehmender Zahl auch außerhalb der Krankenhäuser gibt) wird Sie beraten, wo Sie praktische und finanzielle Hilfe für eine behindertengerechte Haushaltsausstattung bekommen.

Mobilität im Rollstuhl Wenn Sie auf einen Rollstuhl angewiesen sind, müssen Sie bestimmte Anpassungen in Ihrer Wohnung vornehmen, z. B. schräge Rampen (statt Stufen) und einen Treppenlift einbauen. Ein barrierefreies Bad mit spezieller Toilette und einem Waschbecken herzurichten, an das man auch mit dem Rollstuhl dicht heranfahren kann, ist für einen Badinstallateur kein Problem.

Sicherheit in der Wohnung Handläufe in Fluren und Korridoren sowie Griffe, Hocker und rutschfeste Matte in der Dusche (die Badewanne sollten Sie meiden) sorgen für größere Sicherheit.

Essen Besteckgriffe und Geschirr sollten rutschfest sein. Es gibt heute hübsches Kunststoffgeschirr, das keineswegs „behindertengerecht" aussieht.

Kochen Mit speziellen Hilfsmitteln können Sie Gläser und Dosen öffnen oder z. B. Kartoffeln schälen.

Körperpflege Zu den hilfreichen Utensilien gehören Schwämme und Bürsten mit langem Griff.

Ankleiden Suchen Sie nach Hilfsmitteln, die beim Knöpfeschließen helfen und das Anziehen von Schuhen und Strümpfen erleichtern.

Blase unter Kontrolle

Inkontinenz ist häufig die Folge eines Schlaganfalls. Meist gibt es mehrere Ursachen dafür, wie z. B. eine Nervenschädigung oder Verlust der Muskelkontrolle als Folge von Bettlägerigkeit. Das Problem wird oft noch dadurch verschärft, dass viele Schlaganfallpatienten nicht allein zur Toilette gehen können oder Schwierigkeiten haben, ihr Bedürfnis mitzuteilen.

Die meisten Menschen gewinnen die Kontrolle über ihre Blase bald wieder zurück. Wenn Sie trotzdem Hilfe brauchen: Ihr Arzt kann Ihnen einen Kontinenzberater nennen, der einen Rehabilitationsplan für Sie ausarbeitet. Dieser Plan umfasst Blasentraining und Übungen zur Stärkung der Beckenbodenmuskulatur. Er empfiehlt Ihnen auch Inkontinenzhilfen, z. B. saugfähige Betteinlagen. Überlegen Sie, ob die Toilette vom Schlafzimmer aus besser zugänglich gemacht werden könnte.

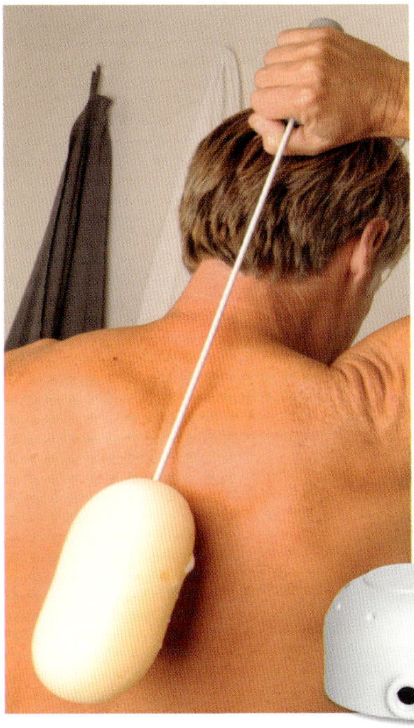

ANKOMMEN
Mit einem Schwamm am Stiel können Sie Körperteile waschen, die nach dem Schlaganfall für Sie nur schwer erreichbar sind.

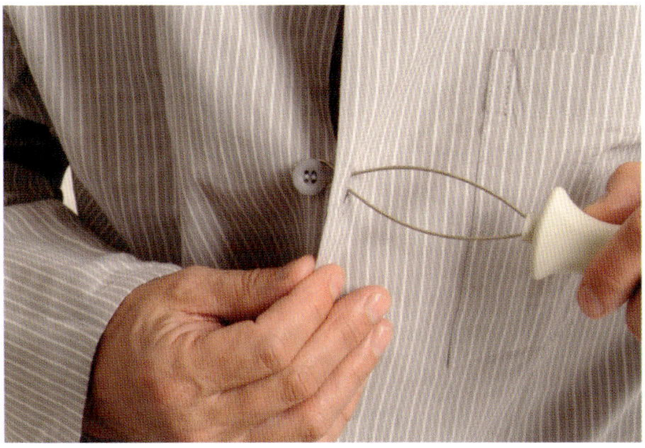

KNOPF ZU
Ist nach einem Schlaganfall die Feinmotorik von Händen und Fingern beeinträchtigt, setzt man ein solches Hilfsmittel ein, um Knöpfe zu schließen.

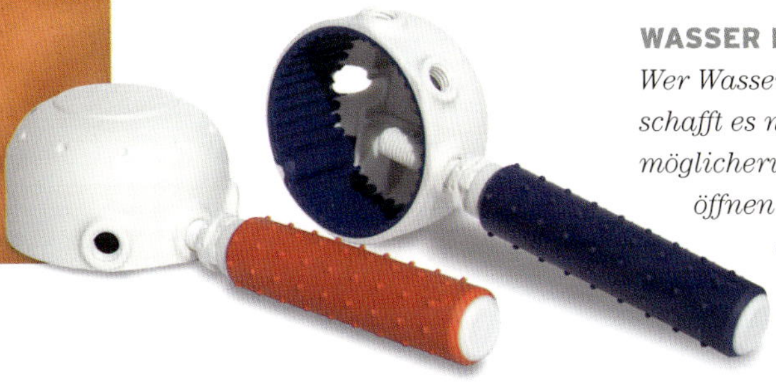

WASSER MARSCH
Wer Wasserhähne mit Drehgriff hat, schafft es nach einem Schlaganfall möglicherweise kaum, den Hahn zu öffnen und zu schließen. Da hilft dieses einfache Gerät.

DIE FACHAUSDRÜCKE KENNEN

Hier sind einige der Begriffe erklärt, die das medizinische Personal benutzt, um verschiedene Arten der Sprachstörung oder Aphasie zu beschreiben:

Rezeptive Aphasie Der Begriff wird verwendet, wenn eine Person Schwierigkeiten hat zu verstehen, was man ihr sagt. Auch Dysphasie genannt.

Expressive Aphasie Wenn jemand versteht, was gesagt wird, aber nicht die richtigen Worte findet, um sich auszudrücken. Auch Dysphasie genannt.

Dysarthrie Wenn eine Person so schwache Muskeln im Mund hat, dass sie keine Wörter artikulieren kann.

Dyspraxie Die Schwierigkeit, die Bewegungen der Gesichtsmuskeln zu koordinieren, die für das Sprechen erforderlich sind.

Sprachstörungen bewältigen

Einer von drei Menschen, die einen Schlaganfall überlebt haben, leidet unter Sprach- und Kommunikationsschwierigkeiten. Zu diesem als Aphasie, auch als Dysphasie bezeichneten Leiden kommt es, wenn ein Schlaganfall die Fähigkeit des Gehirns, Sprache zu verarbeiten, beschädigt hat. Doch was immer die Kommunikationsprobleme sind – Menschen mit Aphasie haben eines gemeinsam: Ihre Intelligenz und ihr Verstehen sind intakt geblieben.

Wie bei allen Schlaganfallfolgen ist die Schwere der Aphasie von Mensch zu Mensch unterschiedlich. Das Problem kann ein paar Wochen oder Monate bestehen, aber auch viel länger; Zeichen einer Besserung treten nur langsam, aber mit großer Wahrscheinlichkeit ein. Für die wenigen, die von schwerer Aphasie betroffen sind, kann dies bedeuten, dass ihr Leiden jahrelang andauern wird.

Pflegende müssen sich klar machen, dass Menschen mit Aphasie nicht nur Schwierigkeiten mit dem Sprechen haben, sondern auch weitere Probleme haben können: zu lesen, die Vorgänge im Fernsehen oder Radio zu verstehen, einen Brief zu schreiben oder ein Formular auszufüllen, zu rechnen oder zu zählen sowie ihren Namen oder die Namen ihrer Angehörigen zu nennen. Der Neurologe Prof. Richard Wise vom Londoner Imperial College bringt ein Beispiel: Ein Mensch mit Aphasie kann keine einfachen Sätze wie z. B. „Das ist ein Telefon" sagen.

Für den Betroffenen kann das sehr frustrierend sein und zu sozialer Isolierung, Einsamkeit, Verzweiflung, Depression, Vertrauensverlust und dem Ende von Beziehungen führen. Doch mit der verständnisvollen Unterstützung durch Freunde, Familie und Pflegende sowie mit fachkundiger Sprachtherapie können viele dieser Kommunikationsprobleme überwunden werden.

DIE ART DER APHASIE

Anders als andere neurodegenerative Erkrankungen, die das Kommunikationsverhalten beeinträchtigen, wie z. B. Demenz, beschädigt Aphasie zwar das Sprachzentrum des Gehirns, lässt aber das Erinnerungssystem intakt. Menschen mit Aphasie können durch Sehen, Geruch oder Geräusch Zugang zu ihren Erinnerungen haben.

Es liegt nur zu nahe zu glauben, dass jemand mit Aphasie nicht nur die Fähigkeit, sich mitzuteilen, verloren habe, sondern auch seine Fähigkeit, zu denken und sich zu erinnern. Deshalb kann es für Freunde und Familie schwierig sein, geduldig zu bleiben. Aber wenn sie sich ein wenig anpassen, könnten sie dem Betroffenen helfen, neue Wege zu finden, um an Unterhaltungen teilzunehmen und sich einbezogen und geschätzt zu fühlen (siehe Kasten unten).

HILFE IN ANSPRUCH NEHMEN

Für jemanden, der einen Schlaganfall erlitten hat und nicht mehr sprechen kann, ist es wichtig, dass er oder sie Hilfe bekommt und ermutigt wird. Ein Sprachtherapeut wird zunächst eingehende Einschätzungen vornehmen, entweder im Krankenhaus oder nach der Entlassung. Er wird dem Betroffenen dann vermutlich Folgendes empfehlen, wobei die Hilfe von Freunden, Angehörigen und Pflegenden gefordert ist:

- Übungen zur Stärkung der Gesichtsmuskulatur (siehe S. 150)
- Aussprechen einfacher Wörter, die vorgesprochen werden
- Mimik und Gesten einsetzen
- Schautafeln mit Wörtern und Bildern nutzen
- Anfertigen einfacher Zeichnungen.

Top-Tipps

Schlaganfallopfer sind erwachsen

Wer die Sprache verloren hat, hat nicht gleichzeitig seine Intelligenz verloren. Behandeln Sie ihn oder sie wie einen Erwachsenen. Vielleicht müssen Sie weniger taktvolle Freunde und Verwandte daran erinnern.

Wie man jemandem helfen kann, der die Sprache verloren hat

Ermutigen Sie einen Menschen mit Aphasie, sich an Unterhaltungen zu beteiligen. Hier sind ein paar Tipps, die die Kommunikation erleichtern:

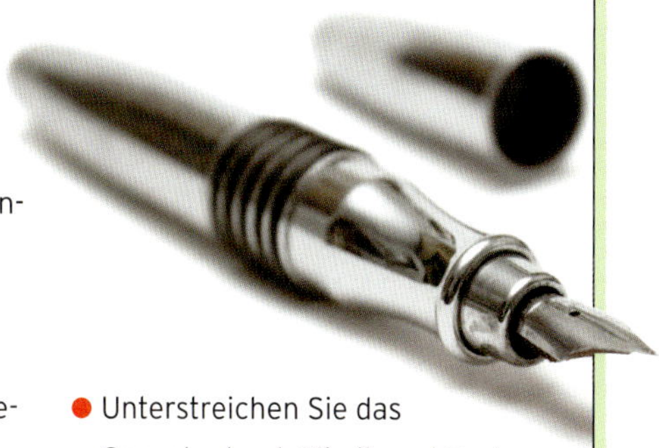

- Haben Sie bei der Unterhaltung Stift und Papier zur Hand.
- Nehmen Sie sich viel Zeit.
- Sprechen Sie deutlich und nur über einen Gedanken auf einmal.
- Wenn Sie nicht sicher sind, ob Sie etwas richtig verstanden haben, seien Sie ehrlich und sagen: „Tut mir leid, ich habe dich nicht verstanden – versuchen wir es noch einmal."
- Schreiben Sie Schlüsselwörter während der Unterhaltung auf.
- Ermutigen Sie die Person mit Aphasie, Zeichnungen zu verwenden, und tun Sie es selbst auch.
- Denken Sie daran, dass Kommunikation nicht darin besteht, grammatikalisch korrekt zu sprechen und ordentliche Sätze zu bilden. Korrigieren Sie also nicht zu viel. Das frustriert.
- Seien Sie positiv und machen Sie die Person auf jeden noch so kleinen Fortschritt aufmerksam. Das gibt Mut.
- Unterstreichen Sie das Gesagte durch Mimik und Gesten.
- Fassen Sie anhand der Schlüsselwörter und Zeichnungen das Gespräch zusammen.
- Stellen Sie sicher, dass Sie beide verstanden haben, was der eine zum anderen gesagt hat.

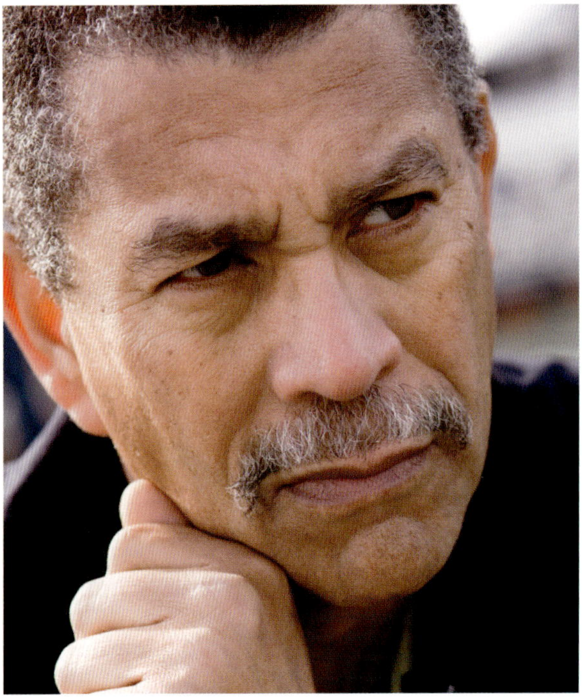

Hat ein Schlaganfall Ihre Sprache beeinträchtigt, sollten Sie und Ihre Familie sich informieren, welche Hilfen zur Verfügung stehen. Die wichtigste Unterstützung bietet zunächst der Logopäde, der Ihnen höchstwahrscheinlich von Ihrem Arzt empfohlen wird. Das bedeutet eine lange Zeit der Sprachtherapie; die Übungen müssen zu Hause intensiv, häufig und regelmäßig wiederholt werden. Das ist anstrengend und erfordert Selbstdisziplin und Selbstüberwindung, vor allem wenn man psychisch mit der Situation zu kämpfen hat. Deshalb ist auch hier die Unterstützung der Familie nötig.

KONTAKT MIT ANDEREN BETROFFENEN

Die Erfahrung, dass man mit seinem Schicksal nicht allein steht, ist ungeheuer tröstlich. Deshalb gibt es über die sprachtherapeutische Behandlung hinaus eine andere Art der Hilfe, die alle Aspekte des Lebens mit Aphasie umfasst: die Selbsthilfe-Verbände. In Deutschland ist das beispielsweise der Bundesverband für die Rehabilitation der Aphasiker e.V. – Bundesverband Aphasie (www.aphasiker.de). Der Verband veranstaltet regelmäßig „Aphasie-Tage", die neben Vorträgen für Therapeuten auch Informationen und Kurse für Betroffene und Angehörige bieten und der psychosozialen Rehabilitation dienen (z. B. Selbstverteidigung, Golfen, Theater, Kochen, Kunsttherapie, Tanz). Darüber hinaus gibt es in Deutschland regionale Aphasiker-Zentren, an die sich Betroffene zwecks Beratung und Hilfe wenden können. Ihr Arzt kann Ihnen Adressen nennen, sie sind aber auch im Internet zu finden.

Der Verlust der Sprache kann einsam machen

In der Schweiz kann man sich an die Fachgesellschaft und Betroffenenorganisation Aphasie Suisse (www.aphasie.org) wenden, die – ähnlich wie der deutsche Verband – den Betroffenen, ihren Familien und den Fachtherapeuten mit Informationen und Veranstaltungen zur Seite steht. Die Selbsthilfeorganisation gibt auch eine Fachzeitschrift heraus, *Aphasie und verwandte Gebiete,* die im Internet kostenlos eingesehen werden kann.

In Wien hilft der Aphasie-Club Österreich (www.aphasie-club.at) mit Veranstaltungen und Informationen. Da die Nutzung eines Computers segensreich für Menschen sein kann, die die Sprache verloren haben, hat der österreichische Aphasie-Club zusätzlich eine Computerrunde eingerichtet.

Positiv denken

Das Leben ist nicht zu Ende, wenn Sie einen Schlaganfall erlitten haben. Anstatt dem nachzutrauern, was verloren gegangen ist, lohnt es sich, an alles zu denken, was Sie bereits erreicht haben. Grollen Sie nicht, dass Sie noch von Familie und Freunden, Ärzten und Therapeuten abhängig sind, sondern freuen Sie sich darüber, dass sie Sie auf Ihrem Weg in ein unabhängiges Leben unterstützen.

DIE VERLETZTE SEELE

Ganz abgesehen von Sorgen über den Arbeitsplatz und Geld können nach einem Schlaganfall leicht Entsetzen, Verbitterung, Kummer und die Frage „Warum gerade ich?" überwiegen. Die meisten Betroffenen haben das Gefühl, dass sie nicht mehr derselbe Mensch sind oder dass sie nicht mehr zur Welt draußen gehören. Solche Gefühle sind normal, doch es ist wichtig zu erkennen, dass zu viel negatives Denken der Wiederherstellung der Gesundheit im Weg steht.

AUF DIE GENESUNG KONZENTRIEREN

Regelmäßig Sport zu treiben und sich gesund zu ernähren ist relativ einfach und macht Freude, solange man gesund ist. Nach einem Schlaganfall wird das alles zu einem Problem. Aber jetzt ist es doppelt wichtig, dass Sie sich bewegen und gut essen, da beides dazu beiträgt, Ihre Stimmung zu heben und Stress und Depressionen, die Ihnen möglicherweise zu schaffen machen, entgegenzuwirken.

Untersuchungen der Universität Cambridge, die in der Zeitschrift *Stroke* (Schlaganfall) veröffentlich wurden, haben gezeigt, dass Menschen, die eine gelassene Haltung gegenüber ihren Problemen einnehmen, sich viel bewegen, nicht rauchen und während schwieriger Zeiten nicht zu viel Alkohol trinken, ein beträchtlich niedrigeres Risiko haben, einen Schlaganfall zu erleiden oder einen zweiten zu bekommen, wenn sie bereits einen hatten. Das sollten Sie als Schlaganfallpatient bedenken, denn nicht nur die Rückgewinnung Ihrer alten Kräfte und Fähigkeiten ist das Ziel Ihrer Rehabilitation, sondern auch die Vermeidung eines zweiten Schlaganfalls.

GEIST ÜBER MATERIE

Negative Gedanken in die Flucht schlagen

Dinge nicht mehr tun zu können, die Sie vor dem Schlaganfall konnten, kann Sie zur Verzweiflung bringen, und Sie werden Methoden brauchen, damit umzugehen. Visualisierungstechniken sind so eine Methode. Stellen Sie sich zum Beispiel einen sonnigen Strand vor, und gehen Sie im Geist dorthin. Dieselbe Wirkung erzielen Sie, wenn Sie beruhigende Musik hören. Suchen Sie in Online-Shops nach CDs mit Entspannungsmusik, oder laden Sie entsprechende Musik auf einen MP3-Player herunter. Wenn das für Sie sieben Siegel sind, wird ein Freund oder Enkel diese Aufgabe gern für Sie übernehmen.

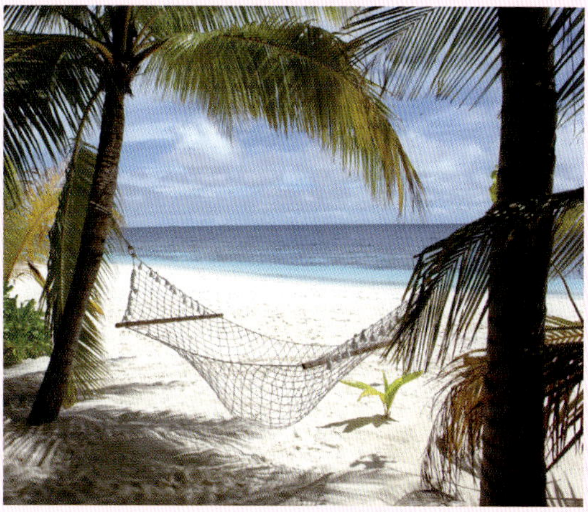

WIE SIE WÄHREND IHRER GENESUNG POSITIV BLEIBEN

Akzeptieren Sie, dass Sie schlechte wie gute Tage haben werden und dass Sie manchmal eher Rückschritte als Fortschritte zu machen scheinen. Denken Sie daran, dass es sich lohnt durchzuhalten, selbst wenn Sie nur langsam Fortschritte machen. Vergessen Sie nicht, die von den Therapeuten gestellten Aufgaben zwischen den Sitzungen oft zu wiederholen, sonst geht es noch viel langsamer mit den Fortschritten. Betrachten Sie dies wie das Lernen eines Instruments: Die Unterrichtsstunden sind wichtig, aber ohne regelmäßiges Üben zu Hause macht man keine Fortschritte. Hier sind weitere Tipps, die Sie auf Ihrem Weg zur Genesung begleiten sollen:

- Übertreiben Sie es nicht, und verlangen Sie nicht zu viel von sich. Erschöpfung wirft Sie eher zurück und bringt Sie nicht voran.
- Weisen Sie Ihre Mitmenschen nicht ab. Selbst wenn Sie Schwierigkeiten mit der Kommunikation haben, ist es gut für Sie, wenn Sie Zeit mit Ihrer Familie und Freunden verbringen.
- Verzweifeln Sie nicht, wenn Sie nicht mehr alles, was Sie einmal konnten, tun können. Es gibt doch noch genug Dinge, zu denen Sie in der Lage sind.
- Wenn Sie ständig deprimiert sind, besprechen Sie dies mit Ihrem Arzt. Er wird Ihnen möglicherweise die Behandlung bei einem Psychotherapeuten empfehlen oder Ihnen Antidepressiva verschreiben.
- Schließen Sie sich einer Schlaganfall-Selbsthilfegruppe an (siehe S. 151).
- Finden Sie sich damit ab, dass Sie vielleicht ab einem bestimmten Punkt keine bedeutenden Fortschritte mehr machen werden. Das wird Ihnen Seelenfrieden bringen.

SELBSTHILFE

Wo ist mein Schlüssel?

... wenn das Gedächtnis streikt

Bei Gedächtnisproblemen können einfache Tricks helfen, mit dem Alltag klarzukommen. Zum Beispiel diese:

- Haben Sie immer einen Notizblock auf dem Tisch, und machen Sie sich darauf Listen. Bringen Sie diese stets auf den neuesten Stand.
- Routine ist Ihre Freundin: Erledigen Sie bestimmte Aufgaben immer zu denselben Zeiten und immer in derselben Reihenfolge.
- Nehmen Sie sich nie mehrere Dinge auf einmal vor, und teilen Sie jede Aufgabe in kleinere Schritte ein.
- Wenn etwas getan werden muss, tun Sie es gleich – oder machen Sie sich eine Notiz auf dem Block, der immer auf dem Tisch liegt.
- Kommunizieren Sie mit Freunden und Familie über E-Mails, damit Sie sich beim Sprechen nicht auf Ihr Gedächtnis verlassen müssen. Beim Telefonieren lassen Sie sich viel Zeit.
- Legen Sie Ihre Schlüssel immer an denselben Ort, damit Sie sie leicht finden können. Auch andere Dinge sollten stets einen festen Platz haben.

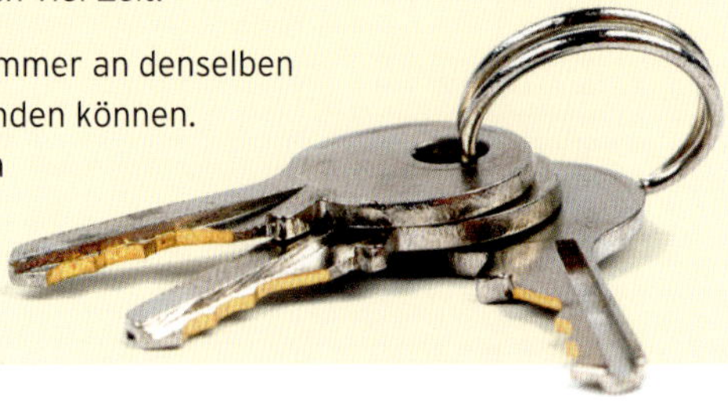

Fallstudie

DIE HÜRDEN ÜBERWINDEN

Wie ein Schlaganfall-Patient durch die Bewältigung kleiner Aufgaben zurück in ein aktives Leben fand

Der englische Krimi-Autor Martin Stephen hatte 2005 im Alter von 56 Jahren einen Schlaganfall. In seinem Buch *Diary of a Stroke* (Tagebuch eines Schlaganfalls) berichtet er von seinem Kampf gegen die Folgen und von seiner Genesung.

„Medizin ist keine exakte Wissenschaft, pflegte mein Vater immer zu sagen. Er sprach auch oft von diesen Schlaganfall-Betroffenen, die sich nicht unterkriegen lassen und kämpfen. Dieser Gedanke leitete mich – auch in Momenten, in denen es mir besonders schlecht ging."

Tag 3 nach dem Schlaganfall

„Mein Gesicht ist voller Bartstoppeln. Ich stinke. Ich kann nicht gehen und weiß nicht einmal, ob ich es mit dem Rollator schaffe. Aber ich muss, muss zur Dusche, mich sauber machen und etwas von dem Horror, der mir passiert ist, abspülen … Wenn ich mich an den Bettrand setze und meine Fäuste mit durchgedrücktem Ellbogen in die Matratze ramme, kann ich aufrecht sitzen. Ich rutsche auf meinem Hintern Zentimeter für Zentimeter auf der Matratze vorwärts und fühle meine Füße auf dem Boden … mein Ziel ist sechs gewaltige Doppelschritte entfernt. Irgendwie sammle ich wieder Kräfte … und schaffe es durch die Tür zum Badezimmer. Ich versuche mich zu rasieren. Mein Gesicht sieht aus wie ein Erntefeld, durch das ein Betrunkener mit einem Mähdrescher gebrettert ist, aber den Humor habe ich noch nicht ganz verloren: die beste Rasur meines Lebens!"

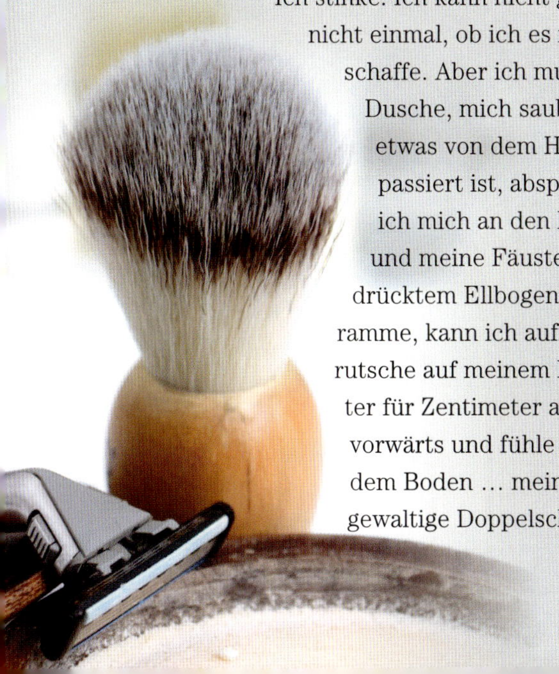

Nach Woche 2

„Ich bin zu Hause in vertrauter Umgebung und habe Angst, dass ich in Lethargie verfalle. Ich teile den Tag in zweistündige Schichten ein. Die erste Übung: Ich soll einen Tennisball gegen die Wand werfen und wieder auffangen. Ziel ist es, den Ball 2000-mal pro Tag zu fangen. Wahnsinn.

Als nächstes kommt Schreiben. Meine Unterschrift ist lachhaft, unkenntlich. Der Felssturz des Schlaganfalls hat meine Unterschrift unter sich begraben, aber sie hat so lange zu mir gehört, dass ich sicher bin, sie ist noch da. Es ist nur unglaublich mühsam, sie auszugraben.

Im Januar nehme ich meine Arbeit wieder auf. Fast ist es so, als hätte es nie einen Schlaganfall gegeben. Ich habe genug Energie. Die Schrift ist kaum von der zu unterscheiden, die sie vorher war – ich weiß nur, dass ich mich noch etwas anstrengen muss, um sie ganz gut hinzukriegen."

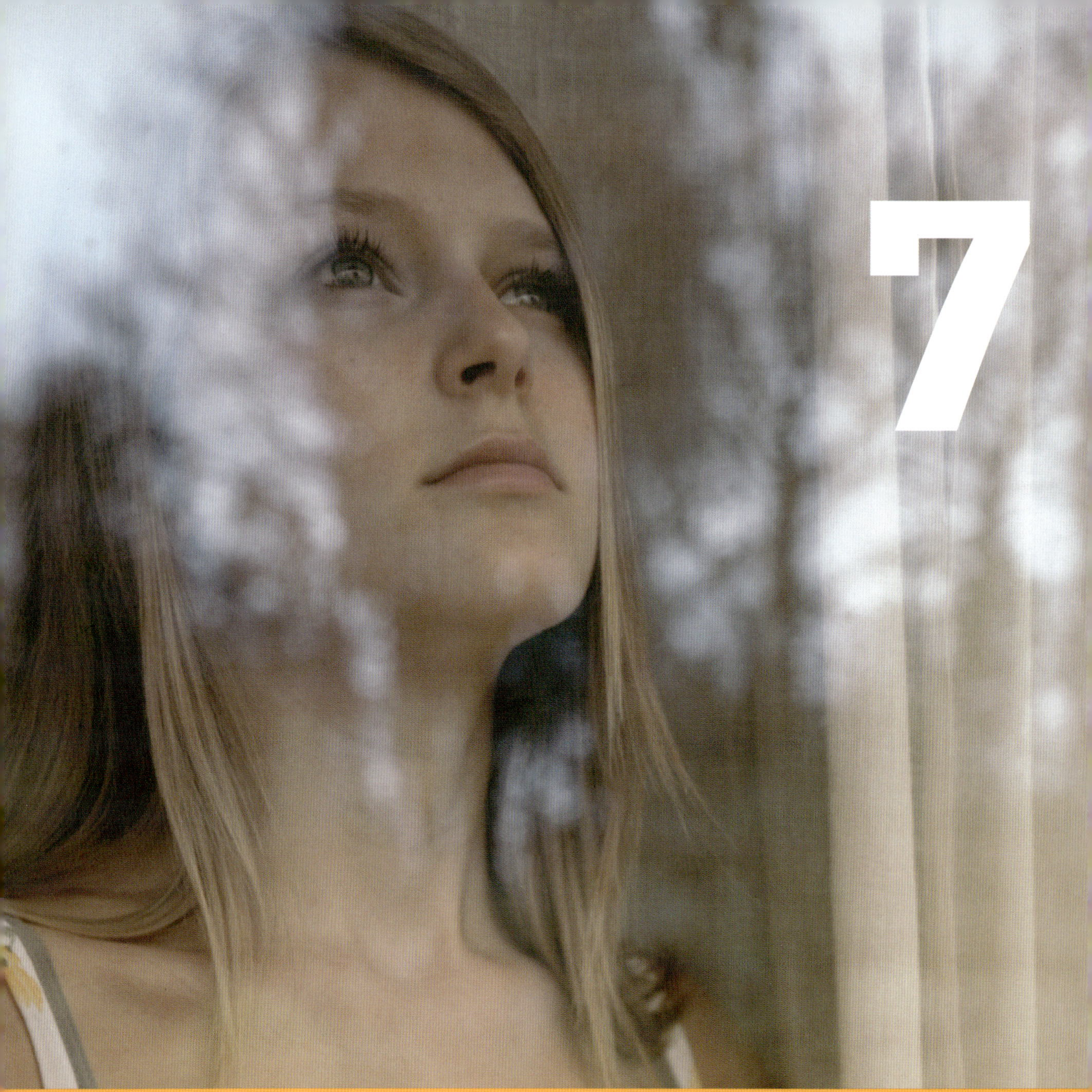

7

Dem Krebs trotzen

Obwohl Krebs eine der erschreckendsten Diagnosen überhaupt sein kann, haben Erkrankte heute viel mehr Grund, optimistisch zu sein, als frühere Generationen.

Millionen überleben die Diagnose Krebs

Heute überleben doppelt so viele Menschen eine Krebserkrankung wie vor 30 Jahren. Die Hälfte derjenigen, die heute eine Krebsdiagnose erhalten, wird noch nach fünf Jahren am Leben sein, mehr als 40 % noch nach zehn Jahren. Früherkennung, verbesserte Behandlungsmöglichkeiten und eine umfangreiche Nachsorge sind die Hauptfaktoren hinter diesen Zahlen. Aber auch ein Patient selbst kann viel tun, um die Chancen, die Krankheit zu überleben, zu erhöhen. Die Forschung hat nämlich gezeigt, dass es die Heilung fördert, wenn sich der Patient aktiv an der Behandlung beteiligt. Es gibt tatsächlich eine Reihe von Hinweisen, dass Faktoren des Lebensstils, etwa körperliche Aktivität und Ernährung, das Fortschreiten einer Krebserkrankung hemmen, die Lebensqualität verbessern, Nebenwirkungen während der Behandlung mindern, die Rückfallquote reduzieren und die Überlebenschancen verbessern können.

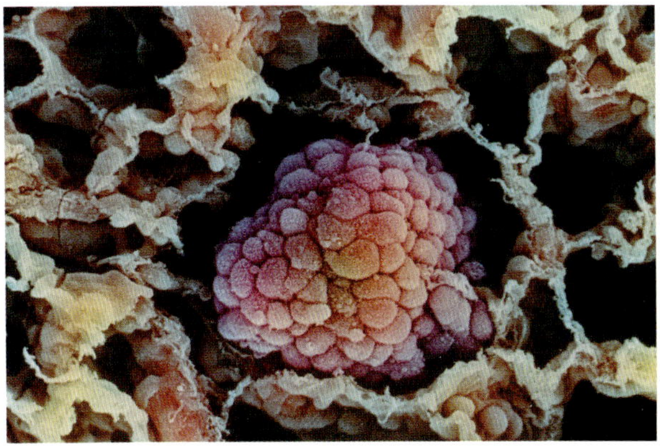

FRÜH ERKENNEN
Das Rasterelektronenmikroskop (REM) zeigt eine Anhäufung von Krebszellen in Lungenbläschen. Die sich ständig verbessernden Techniken der Früherkennung von Krebs bieten die besten Chancen für eine wirkungsvolle Behandlung und eine dauerhafte Genesung.

WAS IST KREBS?

Krebs entsteht, wenn der normale Prozess der Zellteilung außer Kontrolle gerät und die neu entstandenen Zellen das Potenzial haben, sich im Körper auszubreiten und gesundes Gewebe zu zerstören. In etwa 95 % der Krebserkrankungen beginnen Karzinome (bösartige Tumore) in den Epithelzellen, die den Körper und die Organe auskleiden. Viel seltener sind Leukämien und Lymphome, die auftreten, wenn vermehrt weiße Blutkörperchen gebildet werden, und Sarkome, die vom Stütz- und Bindegewebe des Körpers wie Muskeln und Knochen ausgehen.

DIE WAFFEN GEGEN KREBS

Heute steht uns ein riesiges Arsenal an Waffen gegen Krebs zur Verfügung, darunter Chirurgie, Strahlentherapie, Chemotherapie, Immuntherapie, Hormontherapie und Knochenmarktransplantation. Die Behandlung hängt im Wesentlichen davon ab, wo der Tumor sitzt, wie aggressiv er wächst und wie weit er gestreut hat. Neuere Forschungen haben einen weiteren Faktor ausgemacht, der die Wahl der Behandlung beeinflussen kann: die genetischen Eigenschaften des Tumors (siehe S. 172 *Neue Erkenntnisse*).

Nach der Diagnose

Wenn Sie die Ergebnisse von Untersuchungen, die eine Krebsdiagnose bedeuten könnten, erwarten, nehmen Sie einen Ihnen nahestehenden Menschen mit in die Sprechstunde. Lautet die Diagnose tatsächlich Krebs, so haben Sie Unterstützung, falls Sie nicht mehr klar genug denken können, um Fragen zu stellen. In den meisten Fällen wird der Onkologe (Facharzt für Tumorerkrankungen) jetzt wissen, um welche Krebsart es sich handelt, und falls bereits Erkenntnisse über die Ausbreitung des Tumors vorliegen, bespricht der Arzt mit Ihnen die Behandlungsmöglichkeiten. Behalten Sie einen kühlen Kopf, und machen Sie sich klar, dass die Diagnose kein Todesurteil ist, sondern das Erkennen einer sehr ernsten Erkrankung, gegen die die moderne Medizin vielfältige Waffen in ihrem Arsenal hat.

Fragen an den Arzt

Zögern Sie nicht, alle Fragen, die Ihnen während des Gesprächs mit dem Onkologen einfallen, auch zu stellen. Und nehmen Sie diese Liste an Kernfragen mit, damit Sie in der Aufregung, in der Sie höchstwahrscheinlich sein werden, nichts vergessen:

- *Wie lautet der volle medizinische Name meines Krebses?*
- *Wo ist der Tumor entstanden?*
- *Hat sich der Krebs ausgebreitet und wohin?*
- *Wächst er langsam oder schnell?*
- *Welche Behandlung werde ich brauchen?*
- *Gibt es mehrere Behandlungsmöglichkeiten, und wenn ja, welche wird voraussichtlich die beste für mich sein?*
- *Mit welchen Erfolgen kann ich rechnen?*
- *Was werden die Nebenwirkungen sein?*
- *Wie krank werde ich mich fühlen und für wie lange?*
- *Wie lange werde ich nicht arbeiten können?*
- *Welche psychologische Unterstützung gibt es im Krankenhaus, wo ich behandelt werde?*
- *Welche andere Unterstützung gibt es?*
- *Wie groß ist die Gefahr, dass der Krebs wiederkommt?*

WAS TUN UND WAS NICHT

Zu Hause werden Sie als Mensch des 21. Jahrhunderts vermutlich als Erstes ins Internet gehen, um sich weiter zu informieren. Zunächst eine Warnung: Meiden Sie Webseiten, die auf irgendeine einfache Art eine Krebsheilung versprechen – sie sind niemals seriös. Wenn Sie sich deren Methoden anvertrauen, machen Sie die Chancen zunichte, die Ihnen die moderne Medizin bietet. Auskünfte und Hilfsangebote erhalten Sie beim Krebsinformationsdienst des Deutschen Krebsforschungszentrums (www.dkfz.de), der Deutschen Krebshilfe (www.krebshilfe.de), der Österreichischen Krebshilfe (www.krebshilfe.net) und der Krebsliga Schweiz (www.krebsliga.ch).

ÜBERLEBENSSTATISTIKEN VERSTEHEN

Sie werden wohl auch nach Überlebensstatistiken suchen. Statistiken sagen etwas über den Prozentsatz von Menschen mit allen Arten und Stadien von Krebs aus, die nach unterschiedlichen Behandlungsformen fünf oder zehn Jahre später noch am Leben und krankheitsfrei sind. Sie sagen aber nichts darüber aus, wie es Ihnen als Individuum ergehen wird. Ihre Prognose hängt vom Stadium und der Schwere der Erkrankung, von Ihrem Alter und allgemeinen Gesundheitszustand ab.

Nicht den Mut verlieren

Positives Denken wird Ihren Krebs nicht verschwinden lassen, aber es kann Ihnen helfen, mit der Situation fertigzuwerden. Je besser Sie sich körperlich und seelisch fühlen, desto besser werden Sie den schweren Weg der Therapie, der vor Ihnen liegt, bewältigen.

MIT DER DIAGNOSE UMGEHEN

Es gibt keinen „richtigen" Weg, wie man eine Krebsdiagnose verarbeitet, und jeder geht damit auf seine eigene Weise um. Aber eine positive Grundeinstellung hilft. Beginnen Sie damit, sowohl Ihre negativen Gefühle als auch die Hilfe, die Sie brauchen werden, zu akzeptieren. Anfangs werden Sie Angst, Wut, Hilflosigkeit und Trauer empfinden. Die Gefühle können bleiben oder kommen und gehen. Geben Sie sich Zeit, um Wege zu finden, wie Sie damit fertig werden können.

Einige finden Trost darin, ihren Mitmenschen von ihrer Diagnose zu berichten, andere ziehen sich eher zurück, außer von denen, die ihnen wirklich nahestehen. Wie es bei Ihnen sein wird, zeigt sich alsbald nach der Diagnose. Wichtig zu wissen ist, dass Angehörige und Freunde in der Regel einbezogen sein wollen. Wenn Sie Ihre Gefühle nicht mit ihnen teilen, könnten sie den Eindruck gewinnen, dass Sie ihnen nicht vertrauen. Und sie würden Sie doch gern unterstützen.

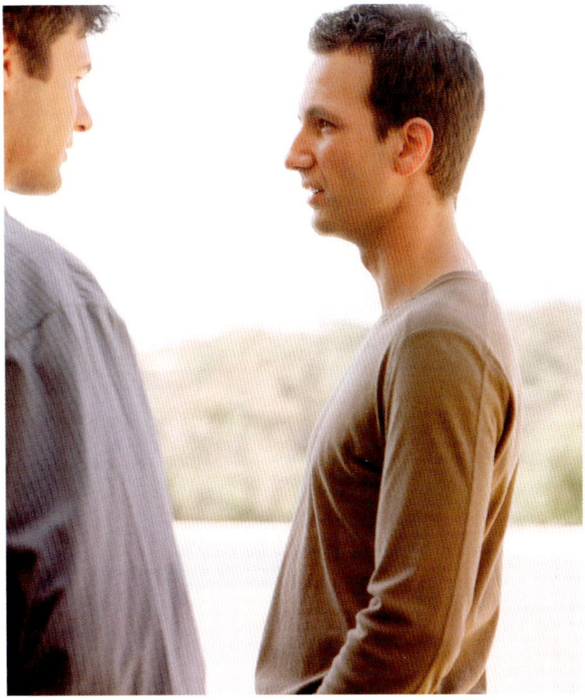

Es kann helfen, sich einem mitfühlenden Menschen anzuvertrauen

Falls Sie es schwierig finden, über Ihre Krankheit zu sprechen, erzählen Sie es eben nur einem einzigen Menschen. Wenn Sie den Mut dazu aufbringen, kann dies ein erster Schritt zum offenen Umgang mit Ihren Emotionen sein.

KANN SICH DIE INNERE EINSTELLUNG AUF DIE KREBSERKRANKUNG AUSWIRKEN?

Es ist viel darüber diskutiert worden, ob psychische Faktoren die Überlebensraten bei Krebs beeinflussen. Eine groß angelegte Studie von 2007, veröffentlicht in der wissenschaftlichen Zeitschrift *Cancer* (Krebs), stellte fest, dass seelisches Wohlbefinden sich nicht auf das Überleben auswirkt, und eine weitere Studie, die frühere Untersuchungen auswertete, kam zu dem Ergebnis: „Es gibt kaum schlüssige

F&A

Kann ein Familienmitglied an demselben Krebs erkranken?

Krebs selbst ist nicht erblich, aber die Neigung, eine bestimmte Krebsart zu entwickeln, kann durchaus vererbt werden. Die Forschung ist hier noch im Fluss; momentan geht man davon aus, dass durchschnittlich 5 % der Krebserkrankungen genetisch bedingt sind. Besonders hoch ist das Risiko, wenn zwei oder mehr Erkrankungsfälle einer bestimmten Krebsart bei Blutsverwandten ersten Grades auftreten. Besprechen Sie Fragen einer familiären Vorbelastung mit Ihrem Arzt; er sagt Ihnen, welche Vorsorgemaßnahmen möglich sind.

Beweise, dass psychologische Verhaltensweisen eine größere Rolle beim Überleben von Krebs oder dem Wiederauftreten von Krebs spielen."

Fühlen Sie sich also nicht schuldig, wenn Sie nicht positiv denken können. Heutzutage halten Ärzte es für sinnvoll, dass Betroffene alles ihnen Mögliche tun sollten, um sich körperlich und seelisch besser zu fühlen, ohne daran zu denken, ob sie ihre Überlebenschancen damit erhöhen oder einen Rückfall verhindern. Diese Denkweise wird zwar höchstwahrscheinlich nicht den Verlauf Ihrer Krankheit beeinflussen, aber dafür Ihr tägliches Leben positiv prägen.

DIE RICHTIGE UNTERSTÜTZUNG BEKOMMEN

Wenn Sie aus unterschiedlichen Gründen lieber nicht mit Freunden und Verwandten über Ihre Krankheit sprechen wollen, gibt es noch viele andere Stellen, an die Sie sich wenden können:

Krebsberatung Gemäß einer Studie fühlten sich Frauen mit Brustkrebs, die eine Beratung erhielten, viel entspannter als diejenigen, die dies nicht taten. Bluttests zeigten, dass auch ihr Immunsystem davon profitierte. Sie können Adressen von Krebsberatungsstellen in Ihrem Krankenhaus oder von Ihrem Arzt bekommen. Auch Psychoonkologen – speziell ausgebildete Psychologen – können Unterstützung bieten. Sie helfen beim Umgang mit Angst, Trauer und Hilflosigkeit.

Religion Manche Menschen suchen Unterstützung bei Seelsorgern. Fragen Sie in Ihrer Gemeinde, wer Ihr Ansprechpartner sein könnte.

Hotlines Die auf Seite 170 unter *Was tun und was nicht* genannten Websites nennen auch Telefonnummern, unter denen man Beratungsdienste erreicht. Dort wird mit Informationen aller Art geholfen.

Online-Foren In Internet-Foren oder Echtzeit-Chatrooms können Sie jederzeit tagsüber und auch nachts Erfahrungen mit anderen Betroffenen austauschen. Oft werden auf diese Weise Freundschaften geschlossen, auch wenn man die Gesprächspartner nicht persönlich kennt. Geben Sie beispielsweise die Suchworte „Krebs" und „Betroffene" ein.

Neue Erkenntnisse

Bis heute wird Krebs danach definiert, wo er im Körper beginnt, z. B. „Bauchspeicheldrüsenkrebs". Aber Wissenschaftler kommen immer mehr dahinter, dass das, was wirklich zählt, die spezifischen genetischen Veränderungen innerhalb der Tumorzellen sind, die zu ihrer Vermehrung führen.

Sie haben festgestellt, dass zwei Patienten Krebs in verschiedenen Körperteilen haben können, der aber von dem gleichen genetischen Defekt ausgelöst worden ist und vielleicht auf die gleiche Behandlung anspricht. Umgekehrt können zwei Patienten mit Krebs im gleichen Körperteil von unterschiedlichen Behandlungen profitieren.

Am Massachusetts General Hospital in Boston wird deshalb zur Zeit die Behandlung einiger Patienten auf das molekulare Profil ihres Tumors abgestimmt. Diese Methode könnte die Behandlung von Krebs verändern. Seit wir mehr über die DNA von verschiedenen Krebsarten wissen, können gezielte Therapien entwickelt werden.

GEIST ÜBER MATERIE

Sie können damit fertigwerden ...
Bewältigungsstrategien

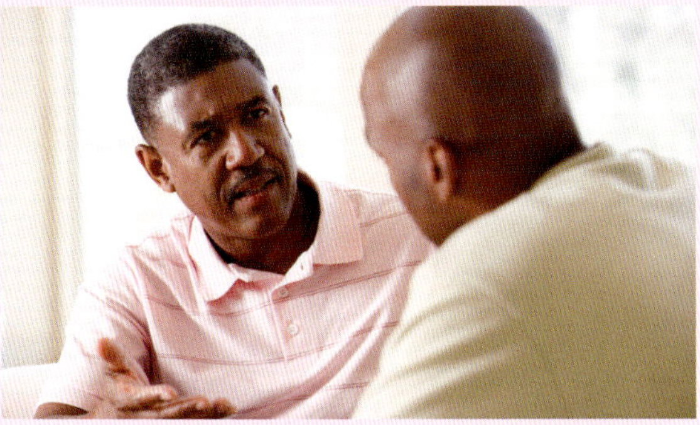

Vielleicht denken Sie, dass das Leben nach der Krebsdiagnose nie wieder sein wird wie früher. Aber Sie werden einen Weg finden, um mit der Krankheit zurechtzukommen. Es gibt keine allgemeingültigen Regeln: Was bei dem einen funktioniert, hilft einem anderen vielleicht nicht. Doch Sie werden bald entdecken, was für Sie richtig ist. Hier sind einige Tipps:

Frühere Bewältigungsstrategien In der Mayo-Klinik in den USA ist man der Meinung, dass alles, was vorher in schweren Zeiten getröstet hat, auch nach einer Krebsdiagnose helfen kann. Das mag die Gegenwart eines guten Freundes, die geistliche Inspiration in einem Gottesdienst oder das Vertiefen in Musik sein. An diese Trostquellen sollten Sie sich auch jetzt halten.

Arbeit Vielleicht möchten Sie während der Therapie weiterarbeiten, aber vielleicht auch nicht, oder vielleicht sind Sie zu krank dafür. Sie müssen Ihrem Arbeitgeber nicht sagen, dass Sie Krebs haben, aber die meisten tun das. Wenn Sie beurlaubt werden müssen oder Ihrer Arbeit nicht angemessen nachgehen können, hilft es, wenn Sie die Unterstützung Ihres Chefs haben. Sie könnten die Situation auch mit Ihrer Personalabteilung oder Gewerkschaft besprechen. Kollegen sind manchmal eine große Hilfe, aber möglicherweise wollen Sie Ihr Privat- und Arbeitsleben lieber getrennt halten.

Lassen Sie andere helfen Sie sollten Hilfe annehmen, auch wenn Sie ein sehr selbstständiger Mensch sind. Aber es ist wichtig, dass Sie die von der Krankheit und der Behandlung auferlegten Grenzen akzeptieren und sich nicht überfordern. Sie sollten auch Ihre Angehörigen ermutigen, Hilfe von anderen anzunehmen; irgendwann brauchen auch sie eine Pause. Falls Sie kaum soziale Kontakte haben, erkundigen Sie sich bei Ihrem Arzt, wer Sie unterstützen könnte, z. B. eine Sozialstation. Nehmen Sie auch an einer Selbsthilfegruppe teil.

Führen Sie ein Tagebuch Es kann sinnvoll sein, Gedanken und Gefühle in Worten auszuformulieren. Wenn man sich über die eigene – nicht leichte – Situation klar wird, hilft das bei der Bewältigung.

Selbsthilfegruppen Wenn Sie sich lieber von Angesicht zu Angesicht austauschen, fragen Sie Ihren Arzt, ob es in Ihrer Nähe eine Selbsthilfegruppe gibt. Es kann sehr tröstlich sein, mit anderen Betroffenen über die eigenen Ängste zu sprechen.

Seien Sie ehrlich zu sich selbst. Wenn Sie nicht und mit niemandem über Ihre Krankheit sprechen wollen und sich völlig zurückziehen, könnte dies ein Anzeichen für eine Depression sein. In diesem Fall sollten Sie Ihren Arzt um Rat und Hilfe bitten.

Fallstudie

HILFE UND VERSTÄNDNIS FINDEN

Wie einer Brustkrebspatientin geholfen wurde, Krankheit und Therapie zu bewältigen

Karin Mankour war 33, als bei ihr Brustkrebs diagnostiziert wurde. Im Lauf von zwei Jahren hatte sie zu überstehen: Lumpektomie (Entfernung des Knotens), Bestrahlung, Chemotherapie, Hormontherapie, beidseitige Brustamputation und Brustrekonstruktion.

Karin ist eine unabhängige Person. Nun war ihr Leben auf den Kopf gestellt. Doch sie nutzte eine Reihe von Hilfsmöglichkeiten und glaubt, dass dieses Netzwerk bei ihrer Genesung eine entscheidende Rolle gespielt hat.

„Kurz nachdem ich die Diagnose erhalten hatte, wurde ich ausführlich über die Therapiemöglichkeiten informiert. Und nicht nur das: Man sprach mit mir über die Nachsorge und welche Hilfen man mir anbieten könnte, um die schwierige Zeit „danach" zu bewältigen. Jedes Krankenhaus hat da andere Möglichkeiten. In meinem Fall konnte ein ganzes Arsenal an Hilfen aufgeboten werden: Betreuung durch einen Psychoonkologen, Pysiotherapie, Massagen und Wickel, ja sogar Musiktherapie. All das diente dem Ziel, mein nach den heftigen Eingriffen und Therapien verloren gegangenes Wohlbefinden wiederherzustellen.

Da meine Familie in einer anderen Stadt lebt und ich ein Single-Dasein führe, suchte ich den Gedankenaustausch mit Leidensgenossinnen auf anderem Wege, z. B. in Online-Foren. Was ich dort las, gab mir viel Sicherheit. Zum Beispiel bei Folgendem: Während einer Krebsbehandlung bekommt man alle möglichen seltsamen Symptome, und man möchte wissen, ob sie normal sind. So bekam ich schmerzende wunde Stellen in der Nase. Der Spezialist sagte, sie hätten nichts mit dem Arzneistoff Trastuzumab zu tun, das ich – wie viele Brustkrebspatientinnen – bekam; aber alle im Forum redeten davon, hatten also dasselbe. Man gerät so leicht in Panik und macht sich Sorgen, bis man feststellt, dass jede Menge andere Leute die gleichen Symptome haben."

In einer Selbsthilfegruppe erhielt Karin gute Tipps von anderen Patientinnen, die bereits Eingriffe und Therapien hinter sich hatten, und schloss Freundschaft mit einigen Frauen ihres Alters.

„Wir treffen uns immer noch alle sechs Wochen, und das ist für uns sehr wichtig – ein sicherer Ort, wo wir alles sagen können, wo wir unsere Sorgen, aber auch unsere Hoffnungen besprechen können."

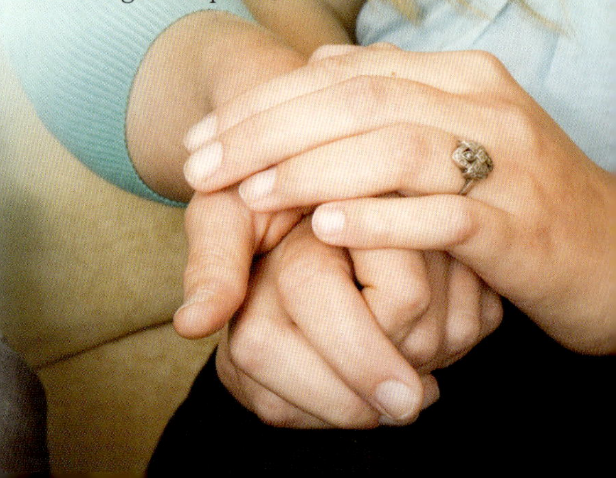

Achten Sie auf Ihren Lebensstil

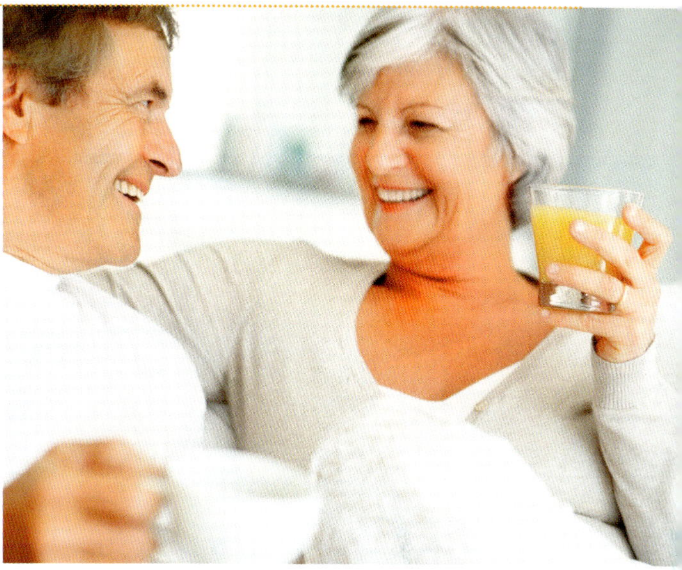

Es ist zwar kaum zu glauben, aber manche Menschen mit Krebs beschreiben die Krankheit als eine Art Weckruf. Mit einem lebensbedrohenden Zustand konfrontiert, sind sie dabei, jeden Aspekt ihres Lebens – Arbeit, Beziehungen, Ernährung, Freizeit – neu zu bewerten. Wenn Sie die Kraft dazu haben, kann Krebs auch Ihnen die Chance geben, neu durchzustarten.

TABAK UND ALKOHOL ÜBER BORD WERFEN

Wenn Sie nach einer Krebsdiagnose nur eine einzige Entscheidung treffen, sollte es die sein, das Rauchen aufzugeben. Rauchen ist nicht nur die Hauptursache für Lungenkrebs – es wirkt sich auch auf andere Krebsarten aus. „Das Weiterrauchen setzt den Körper einem hohen Spiegel an Karzinogenen aus, die weitere DNA-Schäden an bestehenden Krebsarten verursachen können; es kann darüber hinaus den Krebs dazu bringen, in eine aggressivere Art zu mutieren oder Mechanismen zu entwickeln, mit denen er sich vor der Immunabwehr des Körpers verstecken kann", sagt Prof. Robert Thomas, einer der führenden britischen Onkologen.

Die sogenannte Eine-Million-Frauen-Studie zur Frauengesundheit hat nachgewiesen, dass eine Verbindung zwischen Alkoholkonsum und einigen Krebsarten, darunter Brust-, Leber- und Darmkrebs, besteht. Eine neuere Studie mit 365 Frauen, die Brustkrebs hatten, ergab, dass diejenigen, die mehr als sechs alkoholische Getränke in der Woche zu sich nahmen, ein um 90 Prozent höheres Risiko hatten, einen zweiten Brusttumor zu entwickeln.

Trinken Sie während einer Krebstherapie frische Fruchtsäfte und Kräutertees, und meiden Sie Alkohol

GUT ERNÄHRT DEN KAMPF AUFNEHMEN

Wenn Sie sich in einem guten Ernährungszustand befinden, haben Sie bessere Chancen, Ihren Krebs zu überwinden. Wenn nicht, ist es jetzt an der Zeit, Ihre Ernährungsgewohnheiten zu verbessern. Denn eine gute Ernährung kann Ihrem Körper helfen:

- die Nebenwirkungen der Behandlung zu lindern
- mit der günstigsten Dosis bestimmter Therapien auszukommen
- Infektionen abzuwehren
- schneller wieder zu Kräften zu kommen.

Top-Tipps

So lösen Sie Ihre Essprobleme

Versuchen Sie es einmal mit diesen Tipps aus der Praxis:

- **Appetitlosigkeit** Essen Sie fünf- bis sechsmal täglich kleine Mahlzeiten – und nur das, was Ihnen schmeckt. Wenn Sie Gewicht verlieren, fragen Sie Ihren Arzt, wie Sie Ihre Kalorienzufuhr erhöhen können.
- **Entzündete Mundschleimhaut, Schluckbeschwerden** Essen Sie Suppen, Eierspeisen und Pürees. Meiden Sie würzige und saure Speisen und alles, was hart ist.
- **Übelkeit** Küchengerüche machen es noch schlimmer. Essen Sie lieber kalte, leichte Speisen. Wenn die Übelkeit einmal nicht ganz so schlimm ist, versuchen Sie es mit Hühnerbrühe. Auch Ingwertee könnte helfen.
- **Durchfall** Wählen Sie ballaststoffarme Speisen wie Weißbrot, Nudeln, weißen Reis und geschältes Obst. Trinken Sie viel, aber keine Zitrussäfte.
- **Verstopfung** Trinken Sie reichlich, und essen Sie ballststoffreiche Nahrung wie z. B. Vollkornbrot und Vollkornnudeln, ungeschälten Reis und Obst.

Doch Krebs kann sich auf Ihren Appetit und Ihre Essgewohnheiten auswirken. Ängste, die Krankheit selbst und die Therapien können dazu führen, dass Sie zu wenig essen. Bis zu vier von zehn Krebskranken erleiden einen ungewollten Gewichtsverlust. Wer keinen Appetit hat oder Schwierigkeiten hat zu essen, sollte das Problem umgehen, indem er – oder sie – sich kalorienreich ernährt. Man muss gut genährt sein, um die Krankheit zu bekämpfen: Sonst wird das Immunsystem nicht so funktionieren, wie es sollte.

ESSEN GEGEN KREBS?

„Es gibt keine Krebsdiät. Keine, die Krebs verhindern kann und auch keine, die Krebs heilen kann", sagt die Deutsche Krebsgesellschaft. Doch um bei einer Krebserkrankung einigermaßen bei Kräften zu bleiben oder wieder zu Kräften zu kommen, kann man etwas tun – und zwar die allgemeinen Richtlinien für eine gute Ernährung beachten.
Grundregel: Essen Sie so abwechslungsreich wie möglich.
Davon sollten Sie mehr essen: Vor allem grünes Blattgemüse, fetten Fisch (wegen der Omega-3-Fettsäuren), Nüsse und Samen, unverarbeitetes Getreide und Hülsenfrüchte.
Davon sollten Sie weniger essen: Meiden Sie Fastfood und andere stark verarbeitete Nahrungsmittel sowie zuckerhaltige Getränke; essen Sie weniger rotes Fleisch (nicht mehr als 500 g in der Woche), Geräuchertes oder Gepökeltes, z. B. Schinken, Speck und Würste; nehmen Sie insgesamt weniger Salz zu sich.
Das sollten Sie meiden: Alle im Internet oder in der Presse kursierenden „Krebsdiäten", z. B. die Rohkostdiät. Sie helfen nicht, sondern schaden eher, da sie immer auf irgendeine Weise einseitig sind.

Der Verzehr von frischen Früchten stärkt Ihre Lebensgeister

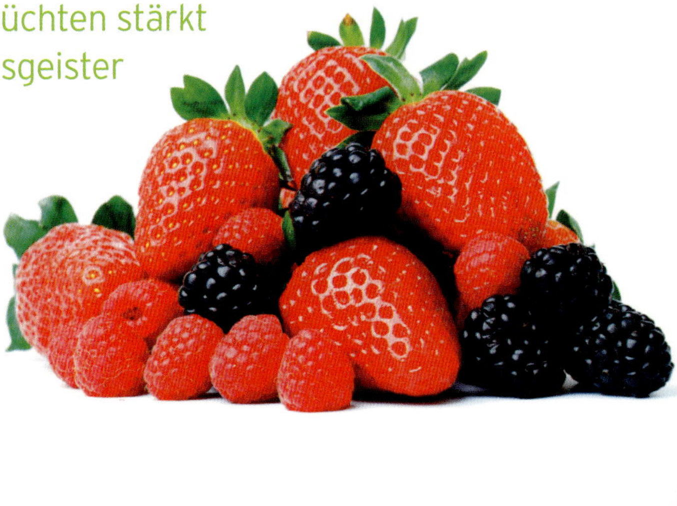

NAHRUNGSERGÄNZUNGSMITTEL

Es gibt keine Beweise, dass Vitamin- oder Mineralstoffpräparate für Krebspatienten Vorteile bringen. Nach Meinung des Onkologen Prof. Robert Thomas sollten, wenn man eine abwechslungsreiche, ausgewogene Kost isst, Nahrungsergänzungsmittel nicht notwendig sein. „Und sie sollten nicht während einer Chemotherapie eingenommen werden, da sie die Wirkung der Medikamente beeinträchtigen können.“ Wenn Sie unter Übelkeit leiden, kaum essen können und befürchten, dass es zu Mangelerscheinungen kommt, sprechen Sie mit Ihrem Arzt.

GEHEN SIE MEHR NACH DRAUSSEN

Bewegung ist vielleicht das Letzte, wonach Ihnen während einer Krebsbehandlung der Sinn steht. Aber die Forschung zeigt, dass Bewegung an der frischen Luft die Nebenwirkungen einer Therapie, zum Beispiel

SELBSTHILFE

Heben Sie Ihre Stimmung ...
damit Sie durch die dunklen Tage kommen

Man kann etwas tun, um mit dem Krebs und den Nebenwirkungen der Therapie besser umzugehen. Hier sind ein paar Vorschläge, wie Sie Angst und Ungewissheit überwinden können.

Entspannung Einfache Atemübungen, wie die auf Seite 250 beschriebenen, können helfen, Spannungen abzubauen. Sie können Entspannungstechniken auch mit einem Buch oder einer CD oder in einer Gruppe oder einem Kurs erlernen.

Meditation Laut wissenschaftlichen Studien kann Meditation Stress und Angst reduzieren und den Blutdruck und die Pulsrate senken. Sie hilft auch bei Schmerzen und Schlafproblemen. Kliniken und Volkshochschulen bieten Meditationskurse an.

Visualisierung Dies ist eine Übung, bei der Sie sich beruhigende oder schöne Bilder vorstellen – eine Art Tagtraumtechnik, die der Entspannung dient. Kurse für geführte Visualisierung gibt es an Volkshochschulen.

Yoga Yoga kann zu besserem Schlaf und seelischem Wohlbefinden beitragen. Yogakurse werden von Sportvereinen und Volkshochschulen angeboten.

Lachen Auch wenn Ihnen gerade nicht zum Lachen zumute ist: Tun Sie es. Lachen kann den Kreislauf und das Immunsystem anregen und möglicherweise die Schmerztoleranz durch die Ausschüttung von Endorphinen im Gehirn verbessern. Es mindert Stress und führt zu einem positiveren Lebensgefühl.

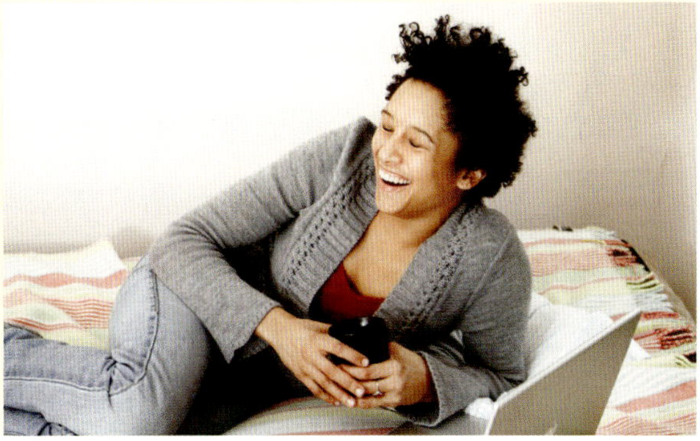

Abgeschlagenheit, Schmerzen und Übelkeit, lindert und auch die Stimmung hebt. Was Sie tun können, wird von der Art der Krebserkrankung, der Therapie, Ihrer Kondition, Kraft und Fitness abhängen. Es gibt einfache Übungen zur Kräftigung, die Ihnen ein Physiotherapeut zeigen kann. Wenn Sie sich dazu nicht aufraffen können, gehen Sie einfach spazieren – natürlich nicht gerade an einer vielbefahrenen Straße. Bitten Sie einen Ihnen nahestenden Menschen, Sie zu begleiten.

Körperliche Bewegung trägt auch dazu bei, die Genesungschancen zu verbessern. Eine Studie mit 40 000 schwedischen Männern über 45 Jahre ergab, dass die Teilnehmer, die sich am meisten bewegten, die größten Chancen hatten, nicht an einer Krebserkrankung zu sterben. Eine andere Studie, die mit fast 3000 amerikanischen Brustkrebspatientinnen durchgeführt wurde, zeigte, dass diejenigen, die wöchentlich zwischen drei und fünf Stunden spazieren gingen, weniger Gefahr liefen, an ihrem Krebs zu sterben, als Frauen, die weniger als eine Stunde in der Woche aktiv waren. Die Erklärung könnte sein, dass Bewegung den Spiegel an bestimmten Hormon- und Wachstumsfaktoren senken kann; wenn diese Faktoren in zu großen Mengen im Blut vorhanden sind, scheinen sie manche Krebsarten zu fördern.

WAS IM LEBEN WICHTIG IST UND WAS NICHT

Wer ernsthaft erkrankt ist, wird vermutlich überlegen, was in seinem Leben wirklich wichtig ist und was geändert werden sollte. Das sind sehr persönliche Dinge, die jeder für sich entscheiden muss. Dennoch folgen hier Tipps für ein paar Fragen, die Sie sich stellen könnten:

- Gefällt Ihnen Ihr Job? Wenn nicht, was könnte man ändern?
- Was ist mit Ihren Beziehungen? Krebs kann eine Chance sein, so manches in Partnerschaft und Familie zurechtzurücken.
- Haben Sie zu viel Verantwortung in der Familie übernommen? Dies kann Ihre Chance sein, einen Teil der Last abzugeben. Freunde und Familienmitglieder wollen in einer so schweren Zeit gern helfen.
- Möchten Sie gern etwas für andere tun? Ehrenamtliche Aufgaben bringen seelischen und körperlichen Gewinn; sie geben Ihrem Leben mehr Sinn, und dadurch werden Sie sich besser fühlen.
- Haben Sie unerfüllte Wünsche und Träume? Gibt es Dinge, die Sie schon immer gern tun wollten, oder Orte, die Sie gern besuchen möchten? Jetzt ist die Zeit, dies umzusetzen. Beginnen Sie mit der konkreten Planung.
- Wer lebensbedrohlich erkrankt ist, befindet sich in einer Ausnahmesituation. Riskieren Sie etwas, das Ihrem Leben Farbe gibt. Überlegen Sie, was das sein könnte.

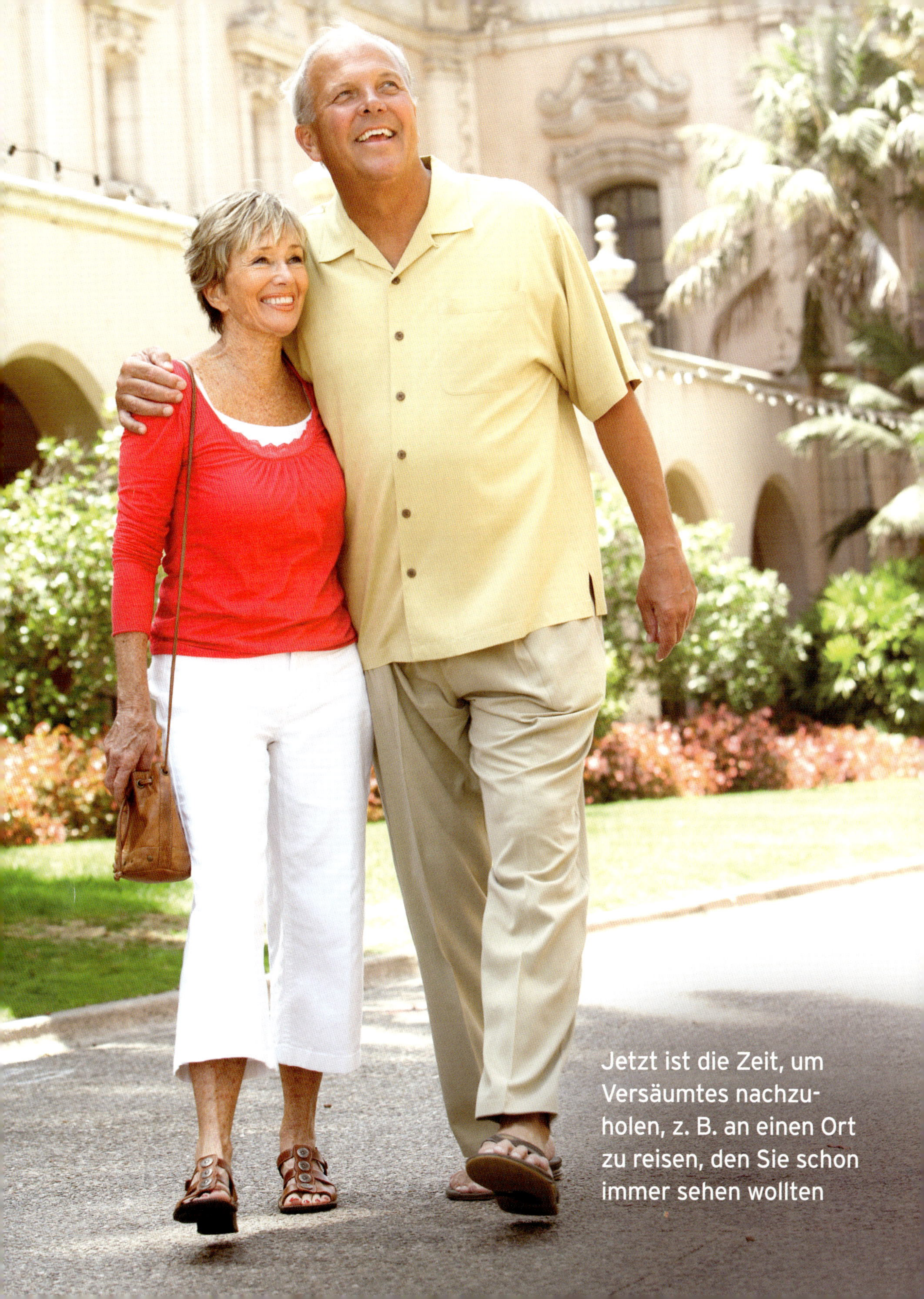

Jetzt ist die Zeit, um Versäumtes nachzuholen, z. B. an einen Ort zu reisen, den Sie schon immer sehen wollten

Das erwartet Sie während der Therapie

Nach einer weitverbreiteten Meinung sind Krebsbehandlungen fast ebenso belastend wie die Krankheit selbst. Doch das trifft heute weniger zu als in der Vergangenheit, und Sie selbst können viel zum Erfolg der Behandlung – welche es auch sein mag – beitragen.

> Teilen Sie alle Ängste und Sorgen, die Sie haben, den Ärzten und Schwestern mit

Die drei Säulen der Tumortherapie – Chirurgie, Strahlen- und Chemotherapie – werden unablässig weiterentwickelt, um ihre Wirksamkeit zu verbessern und die Nebenwirkungen zu reduzieren. Die Methode der Wahl wird weitgehend von der Art und dem Stadium des Krebses bestimmt. Dennoch sollten Sie zum Ausdruck bringen, was Ihnen an einer Therapie zusagt und was nicht. Oft kann Ihre Meinung im Behandlungsplan berücksichtigt werden.

Die Operation

Die Chirurgie ist eine der Hauptwaffen in dem medizinischen Arsenal gegen Krebs – neun von zehn Patienten müssen in irgendeiner Form operiert werden. Wenn der Krebs örtlich begrenzt ist, kann dies die einzige erforderliche Behandlung sein. Wenn er sich ausgebreitet hat, kann ein chirurgischer Eingriff in Verbin-

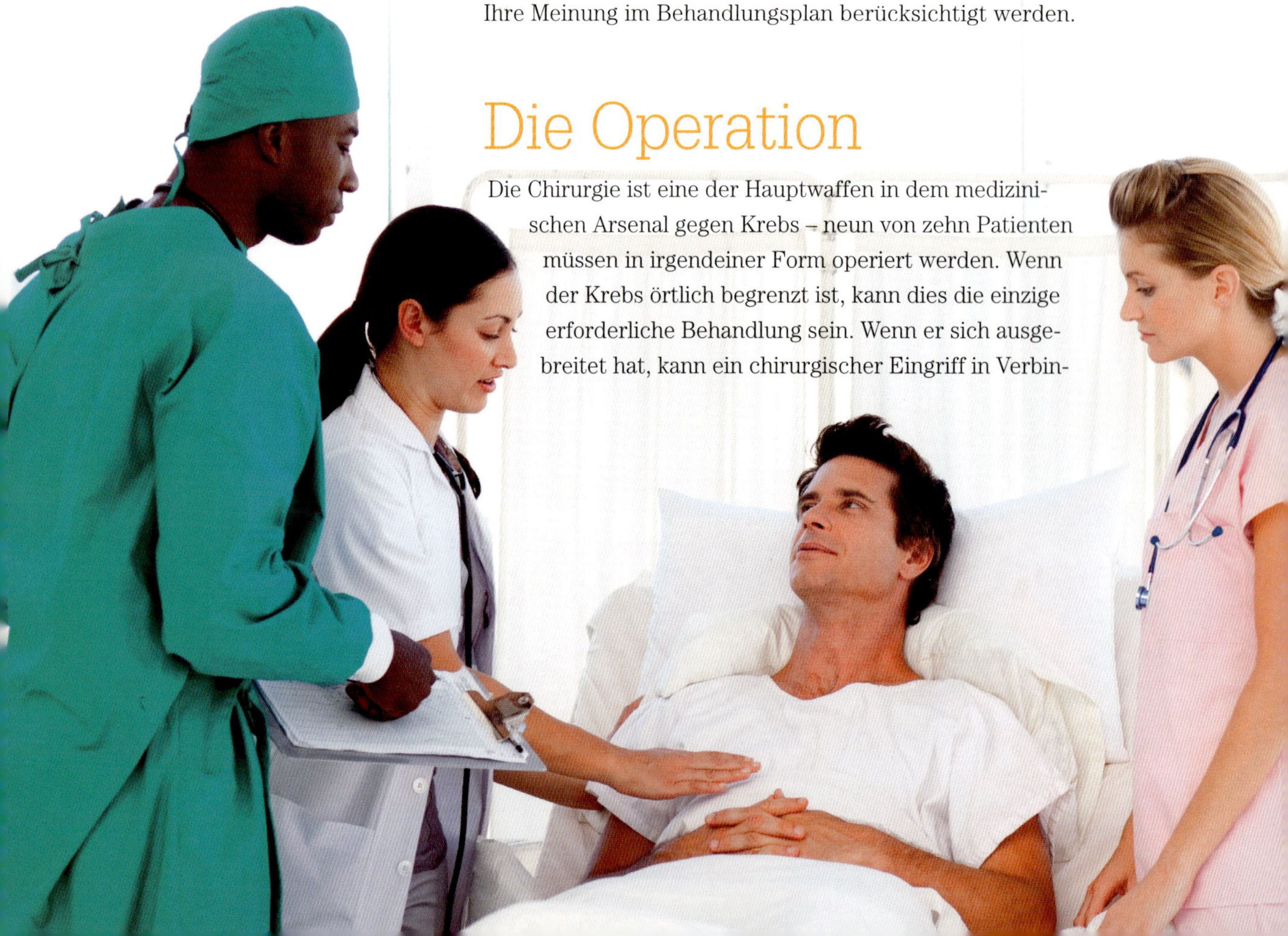

dung mit anderen Therapien zum Einsatz kommen. Operationen dienen zum Entfernen von Tumorgewebe, können aber auch aus anderen Gründen notwendig werden: um eine Gewebeprobe zu entnehmen, mit der mehr über den Tumor in Erfahrung gebracht wird, um festzustellen, wie weit sich der Krebs ausgedehnt hat, um den Tumor vor einer Chemo- oder Strahlentherapie zu verkleinern (Debulking), um Symptome zu beheben oder um Gewebe zu rekonstruieren, das bei früheren Operationen beschädigt wurde.

WENN DER ARZT IHNEN DIE WAHL LÄSST

Falls zwei oder mehr Behandlungsformen gleichermaßen erfolgversprechend sind – z. B. Strahlentherapie oder Operation bei Prostatakrebs –, wird Ihr Onkologe Sie vielleicht fragen, welche Sie vorziehen würden. In diesem Fall bitten Sie den Onkologen um so viele Informationen wie möglich, vor allem über Nebenwirkungen, mögliche Komplikationen und den Behandlungsverlauf. Gehen Sie auf seriöse Webseiten, z. B. die des Deutschen Krebsforschungszentrums, wo die verschiedenen Behandlungsmöglichkeiten bei Prostatakrebs dargestellt werden. Auch Online-Foren, in denen Betroffene von ihren Erfahrungen berichten, können nützlich sein. Aber falls Sie sich nicht stark genug fühlen, um eine solche Entscheidung zu treffen, wird Ihr Onkologe bereit sein, dies für Sie zu tun.

Fragen an den Arzt

Wenn Ihnen eine Operation bevorsteht, sollten Sie Ihren Chirurgen Folgendes fragen. Nehmen Sie jemanden mit, der, falls nötig, die Fragen stellen und die Antworten aufschreiben kann:

- *Wie heißt die Operation und warum ist sie für mich richtig?*
- *Was werden Sie entfernen und warum?*
- *Wäre ein weniger invasiver Eingriff möglich?*
- *Wie lange dauert die Operation?*
- *Wenn Sie feststellen, dass sich der Krebs ausgebreitet hat – werden Sie dann gleich weitere Operationen vornehmen?*
- *Wird mein Körper nach der Operation anders aussehen oder weniger gut funktionieren?*
- *Kann ich etwas zur Vorbereitung der Operation tun?*
- *Brauche ich eine rekonstruktive (wiederherstellende) Operation und wenn ja, kann sie gleichzeitig ausgeführt werden?*
- *Wann werde ich wissen, ob der Eingriff erfolgreich war?*
- *Werde ich vor oder nach der Operation noch weitere Behandlungen brauchen?*
- *Muss ich eventuell noch einmal operiert werden?*
- *Wie wahrscheinlich ist es, dass der Eingriff meinen Krebs heilt?*

DIE VERÄNDERUNG DES KÖRPERS

Eine Krebsoperation kann Ihr Leben retten, aber sie kann auch Ihren Körper verändern. Der Unterschied kann für alle sichtbar sein, z. B. die Amputation einer Gliedmaße, oder nur für die, die Ihnen am nächsten stehen, wie bei der Entfernung einer Brust. Er kann auch völlig unsichtbar sein, wie die Entfernung der Gebärmutter, einer Niere oder eines Teils des Darms.

Möglich sind auch Folgen anderer Art, etwa wenn Sie nach einer Darmoperation für den künstlichen Darmausgang einen Kolostomiebeutel brauchen oder wenn Sie nach einer Prostatektomie Schwierigkeiten haben, eine Erektion zu erreichen. In all diesen Fällen können die psychischen Folgen schwerwiegend sein, aber es gibt Wege, um mit dem veränderten Körper seinen Frieden zu schließen.

PRAXIS-KNOWHOW

Den Verlust bewältigen ...
einer körperverändernden Operation begegnen

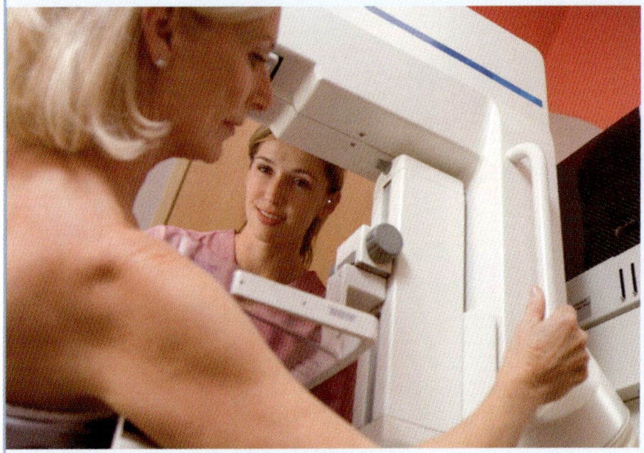

Es kann lange dauern, bis man den Verlust eines Körperteils akzeptiert, aber hier sind einige Anregungen, wie man dieser Herausforderung von Anfang an begegnen kann:

- Ihr Arzt wird Ihnen ausführlich erläutern, was bei der Operation zu erwarten ist. Besprechen Sie alles mit ihm, was Ihnen jetzt das Herz schwer macht. Mit einer solchen Vorbereitung können Sie sich schon lange bevor die Operation stattfindet mit deren Folgen arrangieren.
- Fragen Sie nach den Möglichkeiten rekonstruktiver Chirurgie, z. B. dem Wiederaufbau einer Brust. Sollte dies zur gleichen Zeit oder später stattfinden? Erkundigen Sie sich auch nach Prothesen.
- Sprechen Sie mit jemandem, der das Gleiche durchgemacht hat. Ihr Arzt oder die Schwestern im Krankenhaus können Ihnen Adressen von Selbsthilfegruppen geben. Sie vermitteln Sie auch an einen Psychoonkologen. Es gibt zudem zahlreiche Online-Foren, in denen sich Betroffene austauschen können. Seriöse Krebsinformationsdienste finden Sie hier: Deutsches Krebsforschungszentrum (www.dkfz.de), Deutsche Krebshilfe (www.krebshilfe.de), Österreichische Krebshilfe (www.krebshilfe.net), Krebsliga Schweiz (www.krebsliga.ch).
- Vermutlich können Sie nicht vorhersagen, welche Auswirkungen eine körperverändernde Operation auf Ihr Selbstwertgefühl haben wird. Möglicherweise wird Ihre Weiblichkeit oder Männlichkeit beeinflusst sein. Sprechen Sie deshalb mit Ihrem Partner, Ihrer Familie und engen Freunden über alle Ängste und Sorgen. Ihre Lieben werden sehr darauf bedacht sein, zu Ihnen zu stehen und Ihnen Mut zu machen.

WARUM WERDEN LYMPHKNOTEN ENTFERNT?

Das Lymphsystem ist der zweite Kreislauf innerhalb des Körpers, neben dem Blutkreislauf. Es besteht aus Gefäßen, die Gewebsflüssigkeit, Lymphe genannt, durch den Körper transportieren, sowie aus Lymphknoten, wo die Lymphbahnen zusammentreffen und die Gewebsflüssigkeit gefiltert wird. Denn das Lymphsystem ist Teil der Körperabwehr gegen Krankheitserreger. Krebszellen breiten sich manchmal von ihrem ursprünglichen Ort in benachbarte Lymphknoten und von dort über die Lymphbahnen in andere Körperteile aus. Wenn Ärzte wissen oder vermuten, dass Krebszellen benachbarte Lymphknoten befallen haben – wie es oft bei Brustkrebs der Fall ist –, werden sie die Lymphknoten entfernen und auf Tumorzellen untersuchen. Weil dann dort der Transport der Lymphe nicht mehr funktioniert, können Schwellungen im benachbarten Gewebe auftreten. Manchmal werden nur wenige Knoten entfernt. Wenn aber festgestellt wird, dass sie Krebszellen enthalten, muss vielleicht später auch der Rest entfernt werden.

Die Sentinel-Lymphknoten-Biopsie (Wächterlymphknoten-Biopsie) ist ein neueres, weniger invasives Verfahren, das insbesondere bei der Behandlung von Brustkrebs eingesetzt wird und ein geringeres Risiko von Schwellungen birgt. Der Chirurg entfernt den ersten Lymphknoten, der die Lymphe, die aus dem befallenen Bereich der Brust kommt, filtert. Ist er frei von Krebszellen, sind wahrscheinlich keine weiteren Lymphknoten befallen. Rein statistisch gesehen sind Frauen, bei denen nur der Sentinel-Lymphknoten entfernt wurde, nach fünf Jahren ebenso krebsfrei wie diejenigen, bei denen mehr Knoten entfernt wurden.

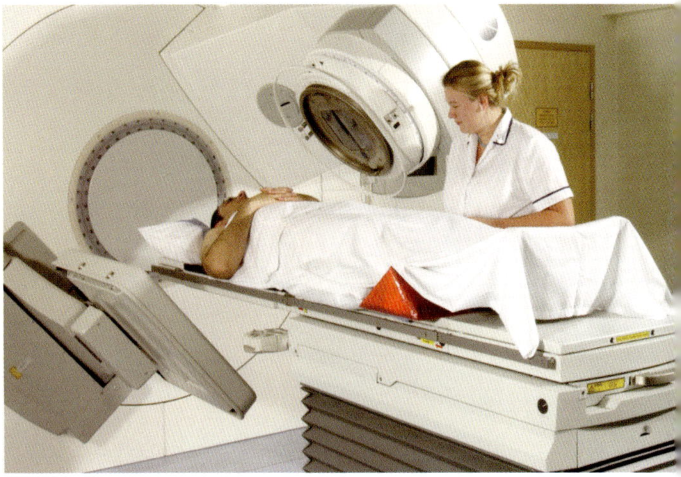

EIN BESTRAHLUNGSGERÄT IN AKTION
Eine Strahlentherapie wird sorgfältig überwacht, damit Sie die richtige Strahlendosis an der richtigen Stelle bekommen. Das Gerät, als Linearbeschleuniger bezeichnet, setzt Röntgenstrahlen frei, die sich im Tumor bündeln und gesundes Gewebe schonen. Das Gerät macht viel Lärm, aber Sie können mit der Röntgenschwester über eine Gegensprechanlage Verbindung halten. Die Bestrahlung verursacht keinerlei Schmerzen.

Die Bestrahlung

Bei vielen Krebsarten wird mit hoher Wahrscheinlichkeit zu einer Strahlentherapie geraten. Es gibt verschiedene Arten der Strahlentherapie, darunter einige neue Methoden, die die Behandlung beschleunigen, die Genauigkeit verbessern und die Nebenwirkungen reduzieren. Welche gewählt wird, hängt von der Art und der Lage des Tumors ab, davon, welche anderen Therapien eingesetzt werden, und vom allgemeinen Gesundheitszustand des Patienten.

WAS IST STRAHLENTHERAPIE?

Es gibt zwei Hauptarten von Strahlentherapie. Bei der externen Strahlentherapie wird der Tumor von außen bestrahlt. Die Patienten werden in der Regel 2–6 Wochen täglich mit kleinen Strahlendosen („Fraktionen"), behandelt. Bevor der Zyklus beginnt, wird der Röntgenologe ausarbeiten, wie die „Strahlenkanone" zu positionieren ist, und markiert am Körper die zielgenau zu bestrahlende Stelle.

Bei der Bestrahlung von innen gibt es zwei Methoden. Bei der einen wird eine radioaktive Substanz getrunken oder injiziert (Radioisotopen-Therapie). Bei der anderen werden radioaktive Gegenstände, beispielsweise kleine Kapseln, „Seeds" genannt, direkt im Tumor oder in seiner unmittelbaren Nähe platziert (Brachytherapie).

Neue Bestrahlungsverfahren

Nachstehend sind modernste Formen der Strahlentherapie aufgeführt. Die verwendeten Geräte sind extrem teuer und deshalb praktisch nur in großen Kliniken vorhanden.

Gamma-Knife-Radiotherapie, eingesetzt vor allem für Hirntumore. Der Tumor wird mit einer hohen Dosis von Gammastrahlen aus vielen Winkeln heraus hochpräzise beschossen.

Cyber-Knife-Radiotherapie verwendet computergenerierte Scans des Tumors, um Roboterarme zu steuern, die eine Präzisionsbestrahlung ermöglichen. Eingesetzt für Hirn- und Rückenmarkstumore.

Protonenstrahlen-Therapie beschießt tief im Körper sitzende oder von empfindlichem Gewebe umgebene Tumore mit Protonen (atomaren Teilchen). Wie bei den beiden oben genannten Methoden ist die Zielgenauigkeit ein großer Vorteil.

Wenn bei Ihnen ein Tumor bestrahlt wird, müssen Sie die allgemeinen Nebenwirkungen der Therapie kennen (siehe Kasten unten). Möglicherweise werden Sie auch spezielle Nebenwirkungen haben. So kann beispielsweise eine Strahlentherapie an Kopf und Hals Trockenheit im Mund und Probleme beim Schlucken hervorrufen. Eine Strahlentherapie in der Bauchregion kann Durchfall, Übelkeit und Blasenprobleme verursachen. Fragen Sie Ihren Arzt, was man dagegen tun kann.

LANGFRISTIGE AUSWIRKUNGEN

Obwohl die moderne Strahlentherapie Spätfolgen auf ein Minimum reduziert, werden Sie vielleicht bestimmte Veränderungen bemerken:

- Ihre Haut kann dunkler aussehen oder sich anders anfühlen.
- Ihr Haar wächst vielleicht nicht ausreichend nach oder hat eine andere Farbe und Struktur als zuvor.

PRAXIS-KNOWHOW

Strahlentherapie ...
Nebenwirkungen bekämpfen

Hier sind ein paar Tipps, die beim Umgang mit den häufigsten Nebenwirkungen einer Strahlentherapie helfen. Bei schwer erträglichen Nebenwirkungen suchen Sie den Rat Ihres Arztes.

Erschöpfung Bitten Sie einen Freund oder Verwandten, Sie in die Klinik zu fahren und wieder von dort abzuholen. Zu Hause gönnen Sie sich Ruhe. Sorgen Sie aber auch für regelmäßige Bewegung, wie z. B. einen täglichen kurzen Spaziergang.

Appetitlosigkeit Es ist wichtig, dass Sie sich gesund ernähren und viel trinken, während der Körper von einer Strahlentherapie angegriffen wird. Essen Sie mehrere kleine Mahlzeiten am Tag.

Wunde Stellen Keine heißen Wannen- und Duschbäder. Benutzen Sie unparfümierte Seife, und tupfen Sie die bestrahlte Stelle mit einem weichen Handtuch vorsichtig ab. Cremen Sie die entzündeten Bereiche nicht ein, es sei denn, Ihr Arzt hat Ihnen eine Creme empfohlen. Wählen Sie weiche, lockere Kleidung, die nicht scheuert. Bedecken Sie die bestrahlte Stelle, um sie vor Sonne und Wind zu schützen.

Depression Die Strahlenbehandlung macht viele Patienten depressiv oder weinerlich (siehe S. 172–173 *Die richtige Unterstützung bekommen*).

- Sie können Hautrötungen durch geplatzte Äderchen bekommen.
- Ihr inneres Körpergewebe kann an Elastizität verloren haben. Die Folgen könnten sein: Kurzatmigkeit, wenn Ihre Lunge behandelt worden ist; häufigeres Urinieren, weil die Blase unelastischer geworden ist, wenn Ihr Bauchraum bestrahlt wurde.
- Eine Strahlentherapie kann sich auch auf die Fruchtbarkeit auswirken. Siehe S. 188 *Beeinträchtigung der Fruchtbarkeit.*

Die Chemotherapie

Die Chemotherapie setzt starke Medikamente ein, die Krebszellen an der Teilung hindern. Es gibt 150 verschiedene Medikamente, die in der EU zur Krebsbehandlung zugelassen sind, und eines davon werden Sie bekommen. Die Chemotherapie kann auf unterschiedliche Weise angewendet werden: allein, vor oder nach einer Operation oder mit Bestrahlung und anderen Behandlungsformen zusammen. Meist wird sie als Injektion oder Tropfinfusion direkt ins Blut verabreicht. Sie kann aber auch in Form von Tabletten oder Kapseln oder durch einen sogenannten Port, der unter der Haut implantiert wird, gegeben werden.

Jeder Chemotherapie-Zyklus besteht aus Behandlungen und Ruhephasen. Die Medikamente, die Art ihrer Verabreichung und die Anzahl und Länge der Behandlungszyklen hängen von der Krebsart ab sowie davon, wo der Tumor sitzt, ob er bereits gestreut hat, wie gut der Patient auf die Behandlung reagiert und welche Nebenwirkungen auftreten.

VORBEREITUNG AUF DIE CHEMOTHERAPIE

Die Chemotherapie beschädigt Zellen, wenn sie sich teilen – und Krebszellen teilen sich häufiger als die meisten anderen. Aber es gibt auch gesunde Gewebe, in denen sich die Zellen besonders schnell teilen, zum Beispiel die in den Haarwurzeln, in Haut und Nägeln, im Mund, in den Schleimhäuten des Verdauungssystems und im Knochenmark. Daher sind dies die gesunden Teile des Körpers, die von einer Chemotherapie am schwersten in Mitleidenschaft gezogen werden.

Die Chemotherapie schwächt das Immunsystem, deshalb sollten Sie so fit und kräftig wie möglich sein, bevor Ihr Körper den starken Medikamenten ausgesetzt wird. Tipps für den Umgang mit den Nebenwirkungen der Therapie finden Sie unter *Chemo-clever sein* auf Seite 187. Sagen Sie Ihrem Arzt, welche Medikamente – einschließlich Nahrungsergänzungsmittel und Kräuterarzneien – Sie einnehmen, da es zu Wechselwirkungen kommen kann.

Top-Tipps

Ihr Prä-Chemo-Plan

Tun Sie innerhalb Ihrer Grenzen so viel wie möglich, um Ihre Chemotherapie vorzubereiten:

- Gehen Sie zum Zahnarzt und informieren Sie ihn über die bevorstehende Chemotherapie. Er wird Ihre Zähne und Ihr Zahnfleisch überprüfen und gegebenenfalls behandeln. Intensivieren Sie Ihre Zahnpflege, damit Zähne und Zahnfleisch frei von Bakterien sind und Sie das Risiko reduzieren, sich während der Behandlung eine Infektion zuzuziehen.
- Essen Sie so gesund wie möglich (siehe S. 22), trinken Sie viel Wasser, und geben Sie das Rauchen auf. Eisenreiche Nahrungsmittel, wie Fleisch und dunkelgrünes Blattgemüse, können eine Anämie vermeiden helfen.
- Planen Sie Ihre Termine so, dass Sie sich in den Tagen nach der Behandlung ausruhen können.
- Falls Ihr Haar ausfallen wird, lassen Sie es kurz schneiden, und bestellen Sie eine Perücke in Ihrer Haarfarbe und in demselben Schnitt.
- Fragen Sie Ihren Arzt, welche weiteren Therapien Ihnen nach der Chemo helfen könnten, sich gut zu erholen.

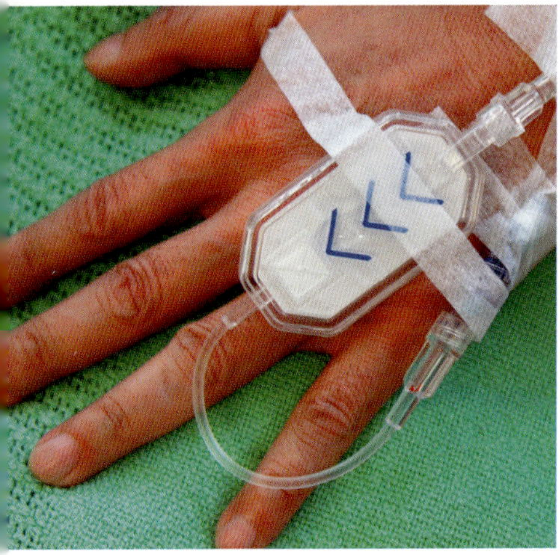

DIE MEDIKAMENTE
Bei einer Chemotherapie werden die Medikamente meist intravenös, in der Regel über einen Zugang in der Hand oder dem Arm, verabreicht.

AUF NEBENWIRKUNGEN DER CHEMO GEFASST SEIN

Viele Menschen haben eine Reihe von Nebenwirkungen, möglicherweise auch Sie. Deshalb ist wichtig, dass Sie Ihren Arzt fragen, welche Nebenwirkungen in Ihrem speziellen Fall auftreten können. Wenn man sich innerlich darauf einstellt, kommt man im Allgemeinen besser mit der Therapie klar. Jeder Mensch hat eine individuelle Reizschwelle für bestimmte Symptome, wie z. B. Schmerzen, deshalb ist es möglich, dass Sie vielleicht nur wenige Nebenwirkungen verspüren.

Die meisten Nebenwirkungen sind zwar unangenehm, aber nicht bedrohlich. Manchmal jedoch deuten sie auf ein schwerwiegenderes Problem hin. Rufen Sie einen Arzt, wenn Sie diese Symptome haben:

- Zittern oder eine Temperatur von 38 °C oder höher
- Atemprobleme
- erkältungsähnliche Symptome
- blutendes Zahnfleisch oder Nasenbluten
- Blutung aus anderen Körperteilen, die nicht aufhört, nachdem Sie 10 Minuten lang auf die Stelle gedrückt haben
- Mundgeschwüre, die Essen und Trinken unmöglich machen
- Erbrechen, das trotz der Einnahme von Medikamenten gegen Übelkeit nicht aufhört
- vier oder mehr Male Stuhlgang täglich oder Durchfall.

MIT DEM HAARAUSFALL UMGEHEN

Bei einer schweren Erkrankung und einer belastenden Therapie auch noch Haare, Augenbrauen und Wimpern zu verlieren verursacht zusätzlichen Kummer. Es ist kein Zeichen von Eitelkeit, wenn Sie sich Sorgen machen, wie die Chemotherapie Ihr Aussehen verändern wird. Scheuen Sie sich nicht, Ihre Ängste dem Arzt oder, wenn Sie im Krankenhaus liegen, einer Schwester mitzuteilen. Das erleichtert. Und es gibt einen Trost: Die Haare wachsen meist innerhalb von sechs Monaten wieder nach.

Nicht alle chemotherapeutischen Medikamente führen zu Haarausfall. Doch selbst wenn Sie ein Medikament bekommen, das Haarausfall bewirkt, können Sie sich nach einer Kältehaube („scalp-cooling") erkundigen. Sie verringert die Durchblutung der Kopfhaut, sodass weniger von dem Medikament die Haarwurzelzellen erreicht. Kältehauben sind nur für bestimmte chemotherapeutische Medikamente und Krebsarten geeignet, und viele Ärzte sind dagegen, weil sie meinen, sie könnten die Wirksamkeit der Behandlung beeinträchtigen. Doch fragen kann man immerhin danach.

Wenn Sie dennoch eine Perücke brauchen, kann professioneller Rat eine große Hilfe sein. Vor der Therapie ist ein guter Zeitpunkt zum Aussuchen einer Perücke, denn jetzt lässt sie sich der Originalhaarfarbe noch leicht anpassen, und der Friseur kann die Perücke nach Ihrer Frisur zuschneiden. Adressen von Spezialisten finden sich unter dem Suchwort „Zweithaar-Spezialisten“ im Internet. Heute muss man nicht mehr zur Echthaarperücke greifen, es gibt auch sehr gute aus Kunsthaar, die preiswerter sind. Wenn Sie eine modemutige Frau sind und der schweren Situation eine heitere Seite abgewinnen wollen, sehen Sie sich einmal das Foto mit den frechen Perücken auf S. 283 an.

Auch Männer können während der Krebsbehandlung Probleme mit ihrem Körperbild bekommen. Ein kahler Kopf sieht bei einem Mann nicht ungewöhnlich aus, aber die ausgefallenen Augenbrauen und Wimpern machen ihnen ebenso zu schaffen wie den Frauen. Wichtig für Männer ist die richtige Rasur. Um das Risiko von Schnitten, die sich entzünden könnten, geringer zu halten, sollte man einen elektrischen Rasierapparat der Nassrasur vorziehen. Auch sollte kein Rasierwasser, das Alkohol, Menthol oder starke Düfte enthält, verwendet werden.

PRAXIS-KNOWHOW

Chemo-clever sein …
die Folgen in den Griff bekommen

Hier sind ein paar Tipps, wie Sie mit den häufigsten Problemen zurechtkommen können. Wenn eine schwere Reaktion einsetzt oder unerwartete Symptome auftreten, rufen Sie den Arzt.

Übelkeit und Erbrechen Moderne Antiemetika (Mittel gegen Erbrechen) wirken meist gut. Nehmen Sie sie ein, selbst wenn Ihnen noch nicht übel ist. Möglicherweise kann Akupunktur die Übelkeit lindern. Armbänder oder Pflaster gegen Übelkeit können auch wirken. Essen Sie nicht vor einer Behandlung. Nehmen Sie mehrmals täglich kleine, leichte Mahlzeiten zu sich, und trinken Sie viel. Vielen Menschen hilft Pfefferminz- oder Ingwertee.

Erschöpfung Wahrscheinlich werden Sie sich während der Chemotherapie sehr matt fühlen. Gönnen Sie sich viel Ruhe, aber scheuen Sie auch leichte Bewegung nicht, etwa Spaziergänge. Wenn Ihre Energie plötzlich stark nachlässt, informieren Sie Ihren Arzt – Sie könnten eine Anämie entwickelt haben.

Wunde Stellen im Mund Probieren Sie ein von Ihrem Arzt empfohlenes Mundwasser aus. Putzen Sie die Zähne sanft nach jeder Mahlzeit, also mehrmals täglich, und benutzen Sie zusätzlich Zahnseide, um Infektionen zu verhindern. Verwenden Sie abgekochtes und abgekühltes Salzwasser zum Zähneputzen. Trinken Sie viel, aber meiden Sie Alkohol und säurehaltige Getränke, ebenso Gewürze. Die Lippen mit Fettcreme feucht halten.

Infektionen Die Chemotherapie schwächt Ihre Abwehrkräfte und macht Sie anfälliger für Infektionen. Halten Sie deshalb einen hohen Hygienestandard ein, und meiden Sie Menschenansammlungen.

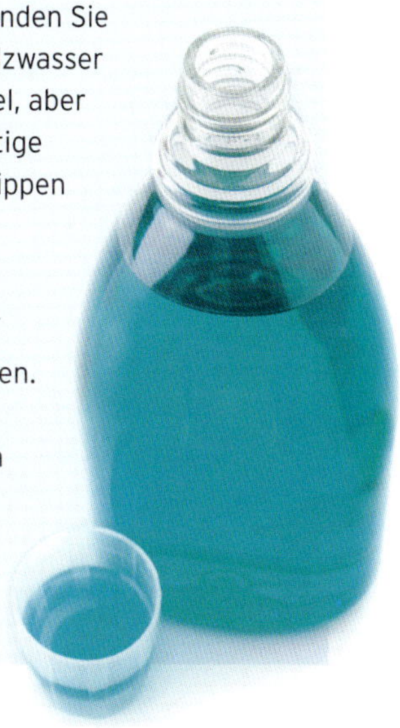

FOKUS

Beeinträchtigung der Fruchtbarkeit

Zu den bedrückendsten Aspekten von Krebs gehört der Gedanke, dass die Behandlung die Fruchtbarkeit beeinträchtigen kann. Doch heute gibt es mehrere Möglichkeiten, dieses Problem zu umgehen, sodass Sie zuversichtlich in eine Zukunft mit Kindern blicken können.

Wenn bei Ihnen Krebs diagnostiziert wurde und Sie einen Kinderwunsch haben, sollten Sie sich bewusst sein, dass sich alle Krebstherapien auf die Fruchtbarkeit auswirken können. Doch die Fortschritte in der Fortpflanzungsmedizin eröffnen Ihnen Möglichkeiten, die Sie vor Behandlungsbeginn mit Ihrem Arzt klären sollten. Auch eine Krebsberatungsstelle kann helfen.

DAS RISIKO BEI FRAUEN

Unfruchtbarkeit ist eine der Hauptsorgen vieler Frauen mit Krebs. Allgemein gesprochen ist die Gefahr geringer, je jünger Sie sind. Aber bestimmte chemotherapeutische Medikamente können die Eierstöcke daran hindern, Eizellen zu produzieren – vorübergehend oder dauerhaft. Je geringer die Medikamentendosis ist, desto seltener kommt es zu dauerhafter Infertilität. Es ist gut zu wissen, dass etwa ein Drittel der Frauen wieder ihren normalen Monatszyklus bekommt, wenn die Chemotherapie endet.

Viele radiotherapeutische Behandlungen hingegen wirken sich nicht auf die Fruchtbarkeit aus. Aber wenn die Eierstöcke bestrahlt werden, ist eine vorübergehende oder dauerhafte Unfruchtbarkeit wahrscheinlich. Natürlich ist auch nach Entfernung der Gebärmutter keine Schwangerschaft mehr möglich.

Zu wissen, dass Sie nach Ihrer Therapie vielleicht oder bestimmt unfruchtbar werden, kann hart sein, vor allem wenn Sie noch eine Familie gründen wollen. Aber es gibt Maßnahmen, die Sie vor Beginn der Krebsbehandlung treffen können, sodass sich Ihr Kinderwunsch doch noch erfüllen lässt.

SCHWANGER WERDEN

Glücklicherweise werden die Techniken für die Behandlung krebsverursachter Unfruchtbarkeit immer weiter verbessert, und viele Frauen, die Krebs hatten, schaffen es, nach der Behandlung schwanger zu werden. Vielleicht kommt für Sie das Einfrieren von Eizellen infrage („Eigen-Eispende"), das in Deutschland, Österreich und der Schweiz erlaubt ist. Nach der Krebstherapie könnte man es dann mit einer In-vitro-Fertilisation (IVF) versuchen, bei der die aufgetauten Eizellen mit dem Sperma Ihres Partners im Reagenzglas („in vitro") befruchtet werden. Sofern Ihnen die Gebärmutter nicht entfernt wurde, wird Ihnen die Zygote (Zellhaufen) dann eingepflanzt, und Sie können das Kind austragen. Die Chance, dass Sie auf diese Weise Mutter werden, liegt bei 20–40 %.

VORZEITIGE MENOPAUSE

Nach der Entnahme der Eierstöcke und Behandlungen wie Hormontherapie, Radiotherapie und Chemotherapie setzen die Wechseljahre oft verfrüht ein. Es können dann die typischen unangenehmen Symptome, wie Hitzewallungen, Schlafstörungen, Stimmungsumschwünge, geringe Libido und Scheidentrockenheit auftreten – sie müssen es aber nicht.

Eine Hormonersatztherapie (HET) lindert die Symptome, ist aber nicht für jede Frau, vor allem nicht für Brustkrebspatientinnen, geeignet und stellt die Fruchtbarkeit nicht wieder her. Es gibt andere Behandlungsmöglichkeiten gegen Begleiterscheinungen der Menopause; sprechen Sie mit Ihrem Arzt.

DAS RISIKO BEI MÄNNERN

Weniger häufig diskutiert, aber für die Betroffenen ebenso traumatisierend ist das Risiko der Unfruchtbarkeit bei Männern, das bei bestimmten Krebsarten und Behandlungen auftritt. Wenn Sie Prostata- oder Hodenkrebs haben, sprechen Sie mit Ihrem Arzt über die Konsequenzen dieser Behandlung für Ihr Sexleben und Ihre Fähigkeit, Kinder zu zeugen. Eine Operation wegen Prostata-, Hoden- und Darmkrebs wird möglicherweise Ihre Fähigkeit zur Erektion beeinträchtigen. Eine Radiotherapie des Beckenbereichs kann ebenfalls vorübergehende oder dauerhafte Erektionsprobleme und Unfruchtbarkeit verursachen. Chemotherapie für alle Arten von Krebs birgt ebenfalls die Gefahr der Infertilität – vorübergehend oder dauerhaft –, abhängig von dem eingesetzten Medikament, seiner Dosierung und Ihrem Alter.

VORBEUGUNG BEI MÄNNERN

Wenn das Risiko besteht, dass Ihre Behandlung Sie impotent oder unfruchtbar macht, kann die Spermalagerung eine Möglichkeit sein, es sei denn, Ihr Arzt möchte die Krebsbehandlung nicht hinausschieben. Samenspende bedeutet nämlich, dass Sie einige Wochen lang Spermaproben abgeben, die dann eingefroren und später zur Befruchtung der Eizellen Ihrer Partnerin verwendet werden.

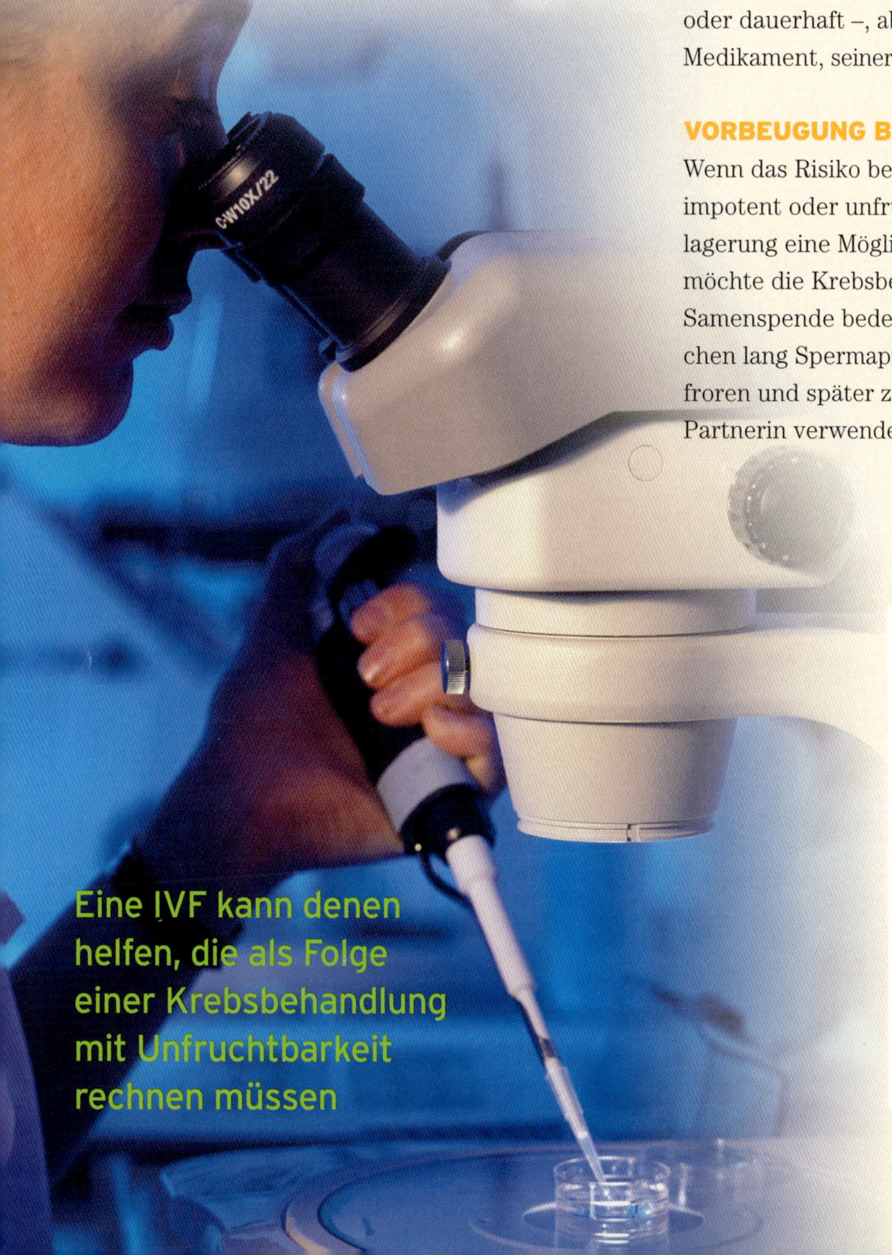

Eine IVF kann denen helfen, die als Folge einer Krebsbehandlung mit Unfruchtbarkeit rechnen müssen

Chemotherapie und Verhütung

Eine Frau kann schwanger werden und ein Mann kann ein Kind zeugen, während sie eine Chemotherapie machen. Weil die eingesetzten Medikamente jedoch die große Gefahr bergen, ein Ungeborenes zu schädigen, raten Experten zur Empfängnisverhütung während der Chemotherapie und auch noch einige Monate danach.

Andere Methoden der Krebsbehandlung

In der ganzen Welt arbeiten Wissenschaftler an neuen Behandlungsformen – in der Hoffnung, wirkungsvollere oder weniger belastende Therapien zu finden als die, die den Ärzten bis dato zur Verfügung stehen. Auch wenn der große Durchbruch auf sich warten lässt, so gibt es doch einige neue Therapien, die bei manchen Krebsarten Erfolge bringen.

BIOLOGISCHE THERAPIEN

Diese wirken auf das Immunsystem des Körpers und werden allein oder zusammen mit anderen Behandlungen eingesetzt. Dies ist ein sich schnell entwickelndes Gebiet, auf dem alle Arten von neuen Arzneistoffen produziert werden, von denen einige auf Krebsarten mit einer speziellen genetischen Signatur gerichtet sind.

- Monoklonale Antikörper (MAbs) richten sich gegen anormale Proteine auf Krebszellen und hindern diese daran, zu wachsen. Manche MAbs regen das Immunsystem dazu an, Krebszellen abzutöten und dabei gesunde Zellen weitgehend zu verschonen (Immuntherapie). Zwei Beispiele für Wirkstoffe: Trastuzumab gegen Brustkrebs und Bevacizumab gegen fünf Krebsarten in fortgeschrittenem Stadium. Die Nebenwirkungen sind unterschiedlich und können schwer sein (Bevacizumab); häufig sind allergische Reaktionen, etwa Fieber.
- Medikamente gegen Tumorwachstum hemmen die Vermehrung von Krebszellen, indem sie sich gegen mehrere Moleküle richten, die bei Krebs anormal sind. Sie werden oft als „smart drugs“ bezeichnet.
- Eine Immuntherapie mit Interferon und Interleukin, die beide vom Körper selbst gebildet werden, kann verordnet werden, um das Immunsystem zu stimulieren. Diese Strategie kann gegen Nierenkrebs, Melanome und bestimmte Arten von Leukämie eingesetzt werden.

Teilnahme an einer klinischen Studie

Alle neuen Medikamente und Behandlungsformen müssen in klinischen Studien geprüft werden, bevor sie die Zulassung erhalten. Es gibt vier klinische Phasen – von Phase 1, in der man geringe Dosen erstmals am Menschen testet, um die Wirkmechanismen zu ermitteln, bis Phase 4, die beginnt, wenn das Medikament zugelassen ist, und sich mit den langfristigen Vor- und Nachteilen befasst. Diese Regeln gelten international.

Bekomme ich eine bessere Behandlung, wenn ich in einer Studie bin? Die neue Therapie muss nicht besser sein als die alte. Aber wenn Sie in einer Studie sind, werden Sie sich vermutlich besser umsorgt fühlen.

Gibt es Nachteile? Sie müssen öfter in die Klinik gehen, weil sie häufiger untersucht werden. Die neue Therapie kann auch Risiken beinhalten, über die Sie aber informiert werden. Zudem sind Nebenwirkungen nicht auszuschließen, mit denen niemand gerechnet hat. Doch es kommt selten zu schweren Zwischenfällen.

Wo kann ich mich über Krebsstudien informieren? Das Deutsche KrebsStudienRegister (www.studien.de) ist ein Verzeichnis aller in Deutschland laufenden Krebsstudien.

Kann ich auch „aussteigen“? Ja, jederzeit. Es gibt häufig sogenannte Drop-Outs.

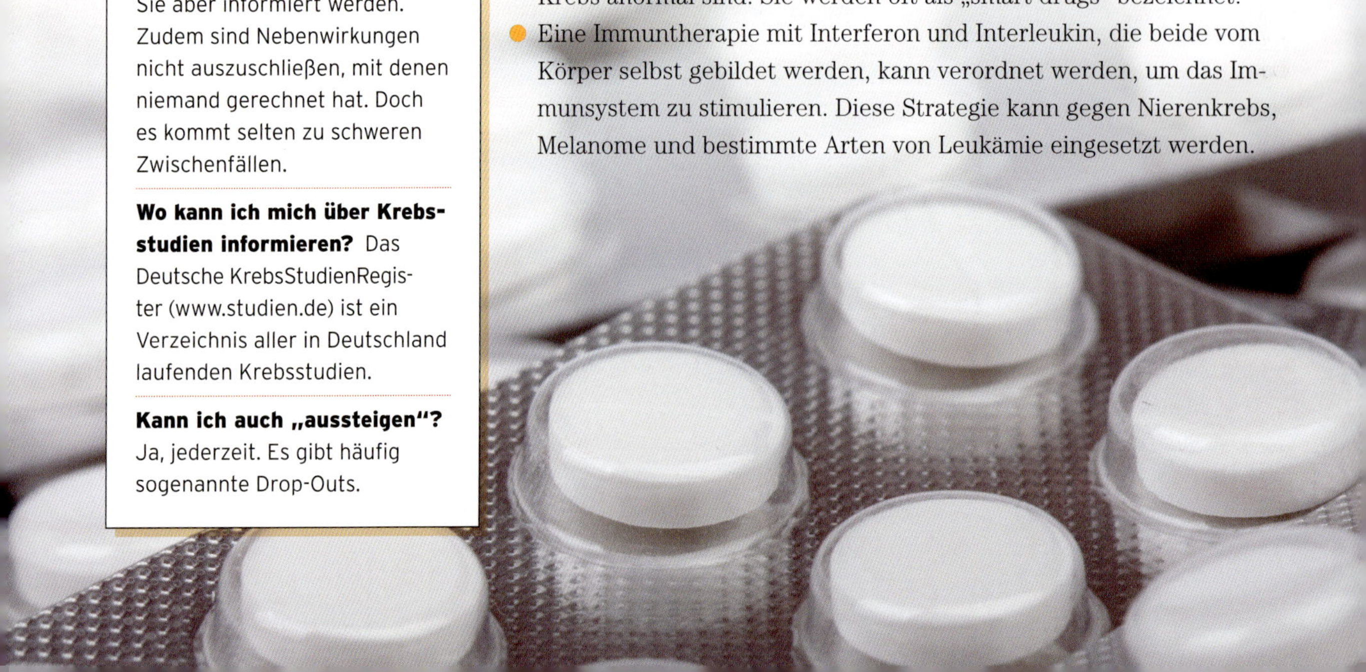

HORMONTHERAPIEN

Einige Tumore brauchen Hormone, um wachsen zu können. Eine Hormontherapie hemmt entweder die Hormonproduktion im Körper oder blockiert die Hormonrezeptoren am Tumor. Beispiele für solche Arzneistoffe sind Tamoxifen gegen Brustkrebs und Goserelin gegen Prostatakrebs. Zu den vielen möglichen Nebenwirkungen gehören Akne, Hitzewallungen (auch bei Männern) und Depressionen.

STAMMZELLTRANSPLANTATION

Eine Transplantation von Knochenmark – wo das Blut gebildet wird, daher der Begriff „Stammzelltransplantation" – wird zur Behandlung verschiedener Krebsarten, darunter Leukämie und Lymphome, eingesetzt. Manchmal wird eigenes Knochenmark des Kranken entnommen, chemotherapeutisch behandelt und per Infusion wieder zugeführt. Doch meistens benötigt man einen Spender – entweder einen Verwandten oder einen Fremden, den man mithilfe der internationalen Spenderdateien ermittelt. Dem Spender entnimmt man unter Vollnarkose per Punktierung ein Knochenmark-Blut-Gemisch aus dem Beckenkamm. Nach dieser Prozedur hat der Spender keine großen Nebenwirkungen zu erwarten. Anders beim Empfänger, dem man die gewonnenen gesunden Stammzellen per Infusion zuführt. Denn damit sie in seinem Knochenmark gesundes Blut bilden können, muss zuvor das kranke Knochenmark per Chemo- oder Strahlentherapie zerstört werden. Die Nebenwirkungen sind entsprechend schwer. Da der Bestand an weißen Blutzellen zunächst niedrig ist, erhöht sich zudem das Infektionsrisiko.

Eine neuere Methode ist die Stammzellapherese, bei der dem Spender Medikamente gegeben werden, die die Gewinnung von Stammzellen direkt aus seinem Blut ermöglichen. Das macht einen Eingriff überflüssig – er spendet einfach Blut. Der Nachteil: grippeähnliche Nebenwirkungen, verursacht durch die Medikamente.

PRAXIS-KNOWHOW

Infektionen vorbeugen

Während Ihr Immunsystem durch die Krebstherapie geschwächt ist, können Sie Folgendes zur Vorbeugung gegen Infektionen tun:

- Spülen Sie dreimal täglich mit einem Mundwasser.
- Waschen Sie sich gründlich die Hände, bevor Sie essen, nachdem Sie auf der Toilette waren und wenn Sie mit Anderen oder mit Haustieren in Kontakt waren.
- Duschen Sie täglich.
- Sorgen Sie dafür, dass Familie und Freunde jedes Mal die Hände waschen, bevor Sie sie besuchen.
- Essen Sie nur frisch zubereitete und gut durchgekochte Speisen.
- Waschen und schälen Sie alles Obst, und verzichten Sie auf Salate.
- Essen Sie keine frische Sahne, weiche Käsesorten oder Gerichte, Desserts und Saucen, die rohe Eier enthalten, wie z. B. Mayonnaise.

Labsal für Körper und Seele

Rund ein Drittel aller Krebspatienten nutzt ergänzende Therapien zusammen mit der konventionellen Behandlung ihrer Erkrankung, um die Symptome der Krebserkrankung oder die oft quälenden Nebenwirkungen der Strahlen- und Chemotherapie abzumildern.

Ergänzende Behandlungsformen können beim Umgang mit den Krebssymptomen – auch Schmerzen – und den Nebenwirkungen der Krebstherapie helfen. Es ist gut möglich, dass Sie unter einer solchen Therapie angstfreier, entspannter und souveräner werden – in einer Zeit, in der Sie vielleicht von dem Gefühl beherrscht werden, dass die Krankheit Ihr Leben in einem festen, brutalen Griff hat. Doch geben Sie sich nicht der Hoffnung hin, dass irgendeine „alternative" Therapie Krebs heilen könnte. Hüten Sie sich vor jedem Heiler, der Ihnen weismachen will, dass die „Schulmedizin" nicht in der Lage sein wird, Ihren Krebs zu besiegen, und der Ihnen stattdessen rät, sich von ihm behandeln zu lassen.

BEGLEITTHERAPIEN, DIE IHNEN HELFEN KÖNNEN

Akupunktur kann das durch eine Chemotherapie ausgelöste Erbrechen mindern

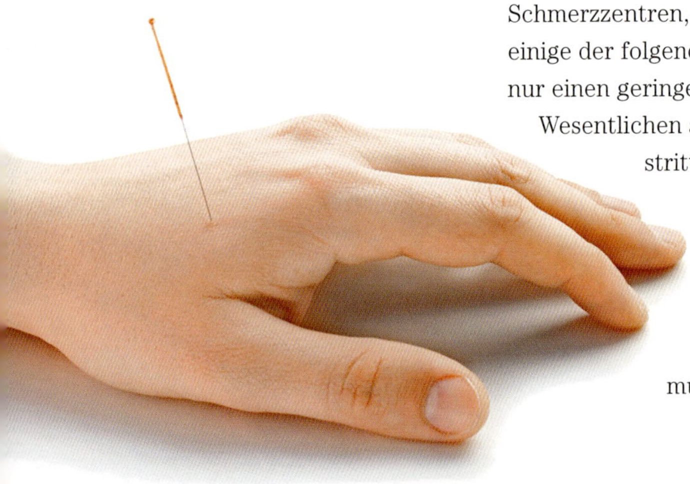

Sprechen Sie immer mit Ihren Ärzten, wenn Sie an eine ergänzende Therapie denken, damit sichergestellt ist, dass diese nicht mit anderen Behandlungsformen, die bei Ihnen durchgeführt werden, in Konflikt gerät. Viele Kliniken und Krebszentren bieten Therapien an, die sie für sinnvoll halten, und speziell für die Schmerzbewältigung gibt es Schmerzzentren, die auf Tumorpatienten spezialisiert sind. Auch wenn einige der folgenden Therapien nach wissenschaftlichen Maßstäben nur einen geringen oder keinen therapeutischen Nutzen haben und im Wesentlichen auf einem Placebo-Effekt beruhen, so ist doch unbestritten, dass sie das Wohlbefinden steigern können. Um die Krebssymptome und die Behandlung besser bewältigen zu können, seien also hier genannt:

Akupunktur, Akupressur Eine neuere Studie zu Übelkeit und Erbrechen zeigte, dass die Stimulation von Akupunkturpunkten durch Nadeln, Elektrostimulation oder Druck das Erbrechen minderte, nicht aber die Übelkeit. Akupunktur wird von Ärzten verschiedener Fachrichtungen angeboten, in Deutschland und der Schweiz auch von Heilpraktikern (in Österreich sind Heilpraktiker verboten). Adressen erhalten Sie von den Berufsverbänden, die Sie im Internet finden, aber am sinnvollsten ist es, einen Freund oder Verwandten zu fragen, der Erfahrung mit Akupunktur hat und jemanden empfehlen kann.

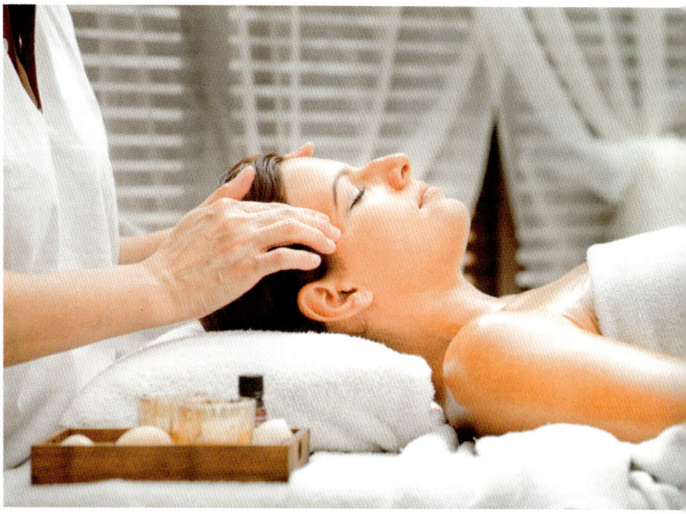

Mit Massage und Aromatherapie lassen sich Ängste lösen

Aromatherapie Viele Krebspatienten berichten, dass sie sich durch die Massage mit aromatischen Ölen entspannt, umsorgt und gekräftigt fühlen. Auch nicht wenige Ärzten sehen die Aromatherapie als wirkungsvolle Maßnahme zur Behandlung von Angst- und Spannungszuständen an. Die Aromatherapie wird von Ärzten und Heilpraktikern durchgeführt. Sie ist nicht ganz risikolos, da allergische Reaktionen auftreten können und manche Kräuteröle giftig sind. Doch bei fachgerechter Anwendung ist die Aromatherapie eine Wohltat für Körper und Seele.

Massage Die guten Ergebnisse einer britischen Studie lassen darauf schließen, dass Massage den Schlaf verbessern, das Immunsystem stärken und Müdigkeit und Übelkeit reduzieren kann. Vertrauen Sie sich einem ausgebildeten Masseur an, dem Sie detailliert von Ihrer Krankheit und den Therapien berichten, die Sie durchlaufen. Es gibt auch Kliniken, die ihren Patienten – vor allem solchen, die Angst vor Spritzen haben – vor der Chemotherapie Massagen anbieten.

Reflexzonenmassage In einer Studie von 2007, an der 86 Krebspatienten teilnahmen, deren Tumor bereits gestreut hatte, lasen die Partner der Patienten ihnen entweder etwas vor oder nahmen eine Reflexzonenmassage an ihnen vor. Die Gruppe, die Reflexzonenmassagen erhielt, berichtete über weniger Ängste und weniger Schmerzen als die Gruppe, der vorgelesen wurde. Heilpraktiker, Physiotherapeuten und Masseure bieten Reflexzonenmassagen an.

Reiki Die Methode ist dem Esoterik-Heilwesen zuzurechnen, und es gibt keinen anerkannten Ausbildungsgang und kein Qualitätsmanagement dafür. Die Reiki-Methode besteht aus Handauflegen, wodurch „Energieströme" vom Reiki-Meister auf den Klienten übergehen sollen. Immerhin berichteten Patienten, die sich belastender Krebsbehandlungen zu unterziehen hatten, der American Cancer Society (www.cancer.org) zufolge über ein besseres Wohlbefinden, weniger Schmerzen und geringere Übelkeit, wenn sie Reiki-Behandlungen erhielten.

Wie es weitergeht

Wenn die Behandlung beendet wird, klingt dies wie ein Grund zum Feiern und ist es sehr oft tatsächlich. Aber auch wenn Sie sich überhaupt nicht euphorisch fühlen, lässt man Sie nicht allein.

Die Zeit nach Beendigung der Therapie wird in der Regel vom Aufenthalt in einer Reha-Klinik ausgefüllt, wo man sich um die Nachsorge kümmert. Doch danach, wieder zu Hause, kann eine schwere Zeit anbrechen. Man hatte sich daran gewöhnt, von Ärzten und Schwestern unterstützt zu werden, und plötzlich ist man deutlich mehr auf sich allein gestellt. In dieser Übergangszeit zum normalen Leben kann man sich verloren und verängstigt fühlen.

Deshalb ist das Wichtigste, alsbald Kontakt zum Hausarzt aufzunehmen, um den Krankheitsverlauf und das weitere Verhalten mit ihm zu besprechen. Denn nun stehen Sie vor einer von drei Situationen:

- Es gibt keine weiteren Zeichen der Krebserkrankung. Das nennt man „komplette Remission". An Ihnen werden Nachuntersuchungen vorgenommen, und nach fünf Jahren ohne Rückfall gelten Sie normalerweise als geheilt.
- Der Tumor kann geschrumpft, aber nicht verschwunden sein. Das nennt man eine „partielle Remission". Der Krebs kann wiederkommen. Doch manche Menschen – vor allem solche mit Brust- und Prostatakrebs – können viele Jahre in partieller Remission ohne Symptome leben und in hohem Alter an etwas anderem sterben.
- Der Krebs hat nicht auf die Behandlung reagiert, und Sie kommen weder gebessert noch geheilt nach Hause.

Bitten Sie Ihren Arzt – entweder in der Klinik, in der Reha oder Ihren Hausarzt –, Ihnen zu erklären, wie Ihre langfristige Perspektive aussieht. Aber fragen Sie nur, wenn Sie es wirklich wissen wollen. Nicht jeder will das. Dies sind die Kernfragen, die Sie stellen sollten, falls Sie Klarheit haben möchten:

- Wie groß ist die Gefahr, dass mein Krebs wiederkommt oder streut oder dass sich ein neuer Krebs entwickelt?
- Welche Nachsorge-Untersuchungen und -Tests brauche ich?
- Auf welche Symptome muss ich achten?
- Gibt es langfristige Nebenwirkungen, die nach meiner Behandlung auftreten können, und wann kann es dazu kommen?

WENN DER KREBS ZURÜCKKOMMT

Wird Ihnen gesagt, dass der Krebs wieder da ist, kann das noch niederschmetternder sein als die anfängliche Diagnose. In dieser sehr schweren Zeit kann Ihnen Folgendes helfen:

- Lassen Sie Verzweiflung und Trauer zu. Sie sind natürlich und normal, wenn Ihr Leben von der Krankheit auf den Kopf gestellt wird.
- Suchen Sie sich jemanden, mit dem Sie sprechen können. Sollte es Ihnen unangenehm sein, sich jemandem zu offenbaren, den Sie kennen, gehen Sie vielleicht lieber in eine Selbsthilfegruppe oder machen einen Termin bei einer Krebsberatungsstelle.
- Erinnern Sie sich daran, wie Sie früher mit anderen schweren Situationen klargekommen sind. Denken Sie daran, wie stark Sie damals waren, und versuchen Sie, es diesmal wieder zu sein.

Wenn der Arzt Entwarnung gibt, beginnt ein neuer, schönerer Lebensabschnitt

WIEDER GESUND – ABER NICHT MEHR DERSELBE MENSCH

Selbst wenn Ihre Behandlung vollkommen erfolgreich war, werden Sie sich anders fühlen, körperlich, seelisch oder beides. Körperlich müssen Sie sich vielleicht an ein verändertes Aussehen und die langfristigen Nebenwirkungen der Behandlung gewöhnen. Seelisch fühlen Sie sich möglicherweise unsicherer als zuvor und fürchten, dass die Krankheit wiederkommen kann. Vielleicht haben Sie auch Sorgen, was Ihren Arbeitsplatz und Ihre finanziellen Verhältnisse angeht. Und wenn Ihre Umgebung nicht versteht, dass Sie nicht himmelhoch jauchzen, so haben Sie ein zusätzliches Problem.

Jetzt brauchen Sie Hilfe – obwohl Sie wieder gesund sind. Fragen Sie Ihren Hausarzt um Rat, suchen Sie eine Krebsberatungsstelle auf, schließen Sie sich einer Selbsthilfegruppe an, oder sprechen Sie mit einem Seelsorger. Und gehen Sie wieder Ihren alten Interessen nach. Nach einiger Zeit werden Sie sehen, dass Licht am Horizont aufscheint!

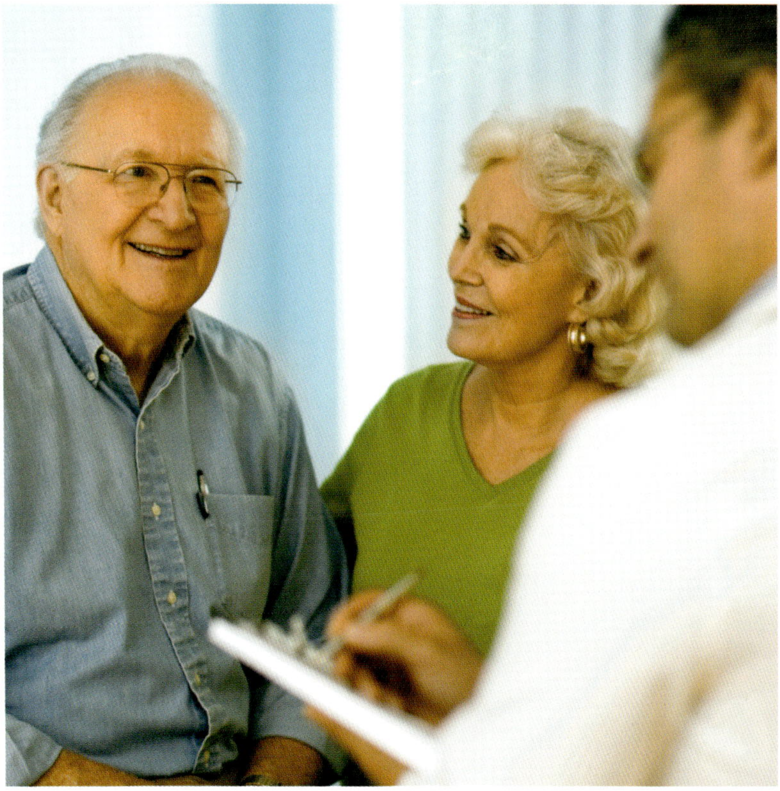

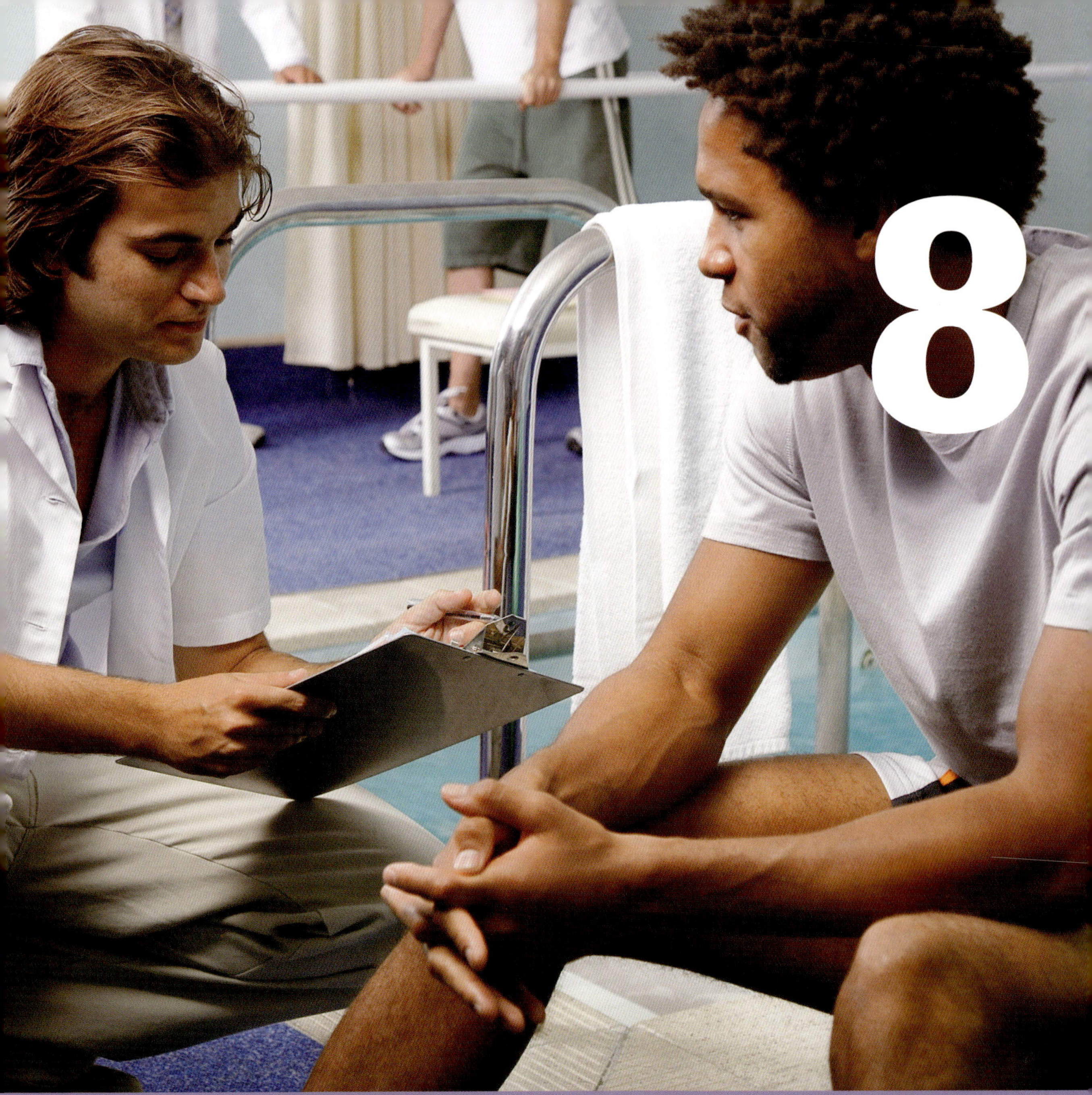

Vor und nach einer Operation

Eine gute Vorbereitung und eine positive Strategie für die Zeit danach können die Genesung deutlich beschleunigen.

Die Operation verstehen

Eine Fülle von Erkenntnissen weist darauf hin, dass die Vorbereitung auf einen größeren Eingriff – sowohl physisch als auch mental – das Ergebnis positiv beeinflussen kann. Jede größere Operation, die eine oder mehrere Übernachtungen in der Klinik erfordert, beansprucht den Körper erheblich. Deshalb ist es ratsam, so fit wie nur irgend möglich zu sein: gesundes Gewicht, keine Zigaretten, ausgewogene Kost und regelmäßige Bewegung (siehe S. 200–201 *Fit werden für den Eingriff*). Aber nicht übertreiben! Radikalmaßnahmen bringen das Gleichgewicht des Körpers mehr durcheinander, als dass sie helfen.

Weniger offensichtlich sind vielleicht die Vorteile, die eine mentale Vorbereitung bringt. Es ist ganz natürlich, sich wegen einer anstehenden Operation Sorgen zu machen, und man sollte sich mit diesen Ängsten auseinandersetzen anstatt sie unter den Teppich zu kehren und in sich hineinzufressen. Es ist belegt, dass eine ruhige und positive Einstellung das Ergebnis einer Operation günstig beeinflussen und die Genesung fördern kann. Psychische Faktoren (wie innere Einstellung und Stimmung plus Unterstützung durch das soziale Umfeld) können eine bedeutende Rolle beim postoperativen Heilungsprozess spielen.

DIE RICHTIGEN FRAGEN STELLEN

Sie werden sich mit ziemlicher Sicherheit besser fühlen, wenn Sie im Vertrauen darauf, das Richtige zu tun und sich auf Ihren Chirurgen und sein Team verlassen zu können, in den Operationssaal kommen. Lesen Sie im Internet Informationen zu Ihrer Art von Eingriff und den Fragen, die Sie beschäftigen. Zu den vielen hilfreichen Webseiten gehört zum Beispiel www.operation.de.

Aufklärung und ausführliche Patientengespräche sind heute Standard. Falls Ihnen aber doch noch Fragen einfallen, sollten Sie diese bei der ersten Gelegenheit vorbringen. Das chirurgische Team wird das nicht als lästig empfinden, sondern Ihr Interesse begrüßen – es ist bekannt, dass Patienten zu Hause umso besser genesen, je mehr sie in ihre Versorgung im Krankenhaus eingebunden waren.

Fragen an den Arzt

Das Vorgespräch mit dem Chirurgen ist Ihre beste und vielleicht einzige Chance, sich Fragen zur Operation von einem Experten beantworten zu lassen. Scheuen Sie sich nicht nachzuhaken, bis Sie alles verstanden haben. Hier einige häufig gestellte Fragen:

- *Ich bin mir unsicher wegen der Operation. Sollte ich eine Zweitmeinung einholen?*
- *Welche Erfahrungen haben Sie bei anderen Patienten mit diesem Eingriff gemacht?*
- *Gibt es alternativ ein nichtchirurgisches Verfahren? Wie erfolgversprechend wäre es?*
- *Wie dringend ist die Operation?*
- *Wie lange werde ich brauchen, um mich von dem Eingriff zu erholen? Wann werde ich wieder mobil sein?*
- *Kann ich jetzt schon etwas tun, um mich auf die Rehabilitation vorzubereiten?*
- *Was sind die spezifischen Risiken bei diesem Eingriff? Was werden Sie tun, um sie auf ein Minimum zu reduzieren?*
- *Können Sie verhindern, dass große Narben zurückbleiben?*

Vor Ihrer Operation

Sobald der Zeitpunkt des Eingriffs feststeht, sollten Sie beginnen, sich seelisch und körperlich auf die Operation vorzubereiten und praktische Vorkehrungen für Ihre postoperative Genesung zu Hause zu treffen.

Ambulante Eingriffe

Manche Art von Eingriffen – beispielsweise eine Graue-Star-Operation, die unter lokaler Narkose nur wenige Minuten dauert – bedeutet keine größere Unterbrechung Ihrer Routine. Sie müssen sich allerdings auf jeden Fall abholen lassen oder ein Taxi nach Hause nehmen. Ruhen Sie sich mindestens eine Woche lang gut aus, und sorgen Sie dafür, dass die Wunde trocken und sauber bleibt.

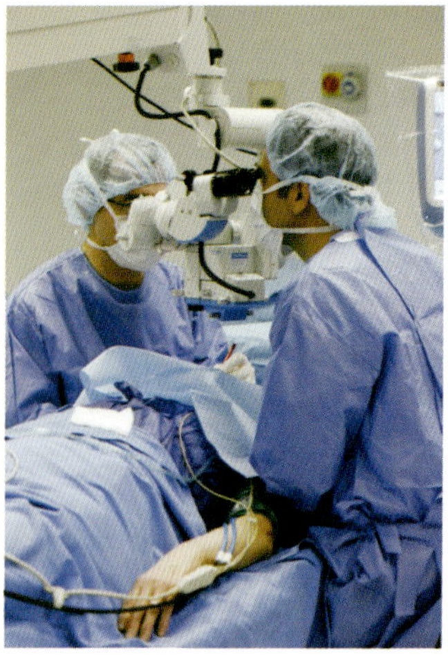

Aufs Genesen vorbereiten

Selbst nach größeren Eingriffen bleiben die Patienten heute längst nicht mehr so lange im Krankenhaus wie noch vor 20 Jahren. Man kann somit in der Bequemlichkeit des eigenen Zuhauses wieder zu Kräften kommen, ohne die Unannehmlichkeiten und das Infektionsrisiko, die ein längerer Krankenhausaufenthalt mit sich bringt. Andererseits muss man nun viele Aspekte der Genesung ohne eine Rund-um-die-Uhr-Versorgung selbst organisieren.

Bei einem festen Termin für die Operation bleibt Ihnen vermutlich reichlich Zeit zu überlegen, welche Hilfe Sie danach benötigen werden und ob Veränderungen in Ihren vier Wänden erforderlich sind. Inwieweit die Operation Sie körperlich beeinträchtigen wird, können Ihnen die Ärzte sagen und oft auch Freunde, die sich einem ähnlichen Eingriff unterziehen mussten. Im Internet mangelt es nicht an Einträgen mit Ratschlägen, wie sich der Alltag nach einer Operation am sinnvollsten gestalten lässt. Der folgende Vierstufenplan sollte dazu beitragen, dass die ersten Tage nach Ihrer Entlassung glatt verlaufen:

1 Versuchen Sie sich vorzustellen, wie Ihr Alltag während der Nacherholung wahrscheinlich ablaufen wird. Werden Sie zu Hause allein klarkommen? Um einfacher ins Bad zu gelangen, könnten Sie vielleicht in einem anderen Zimmer schlafen. Hat man Sie vorgewarnt, dass Sie wohl einen Toilettenstuhl brauchen werden? Dann können Sie einen mieten oder ausleihen. Das Deutsche Rote Kreuz hat einen Hilfsmittelverleih (www.drk.de/Angebote). Wenn Sie auf ein Auto angewiesen sind, müssen Sie überlegen, wann Sie wieder in der Lage sein werden, selbst zu fahren. Dabei müssen Sie allerdings die Auswirkungen von schmerzlindernden Medikamenten sowie die Nachwehen der Operation berücksichtigen (siehe S. 211 *Darf ich wieder Auto fahren?*).

2 Fragen Sie den Chirurgen oder Stationsarzt, ab wann Sie nach Ihrer Operation wieder Sport treiben dürfen. Vielleicht rät der Chirurg Ihnen sogar zu einer bestimmten Sportart, um Muskeln und Gelenke gezielt zu trainieren. Das kann den Heilungsprozess deutlich beschleunigen.

3 Erkundigen Sie sich im Fall einer Knie- oder Hüftoperation nach Gehhilfen (zum Beispiel Krücken oder Gehgestell). Vielleicht werden sie sogar vom Krankenhaus zur Verfügung gestellt?

4 Lassen Sie Handläufe und Haltegriffe in Ihrer Dusche anbringen, falls Sie so etwas benötigen. Für den Wohnraum brauchen Sie einen bequemen und stabilen Stuhl mit fester Rückenlehne und Armlehnen. Mit Kissen lässt sich die Sitzhöhe anpassen (siehe auch S. 266–283 *Einen Menschen pflegen*).

NEHMEN SIE BEREITWILLIG HILFE AN

Sie werden in dieser Zeit Hilfe brauchen. Scheuen Sie sich nicht, Freunde und Familie um Unterstützung zu bitten – die meisten sind froh, helfen zu dürfen. Hier einige Vorschläge, wie sich Unterstützung aus Ihrem Umfeld optimal nutzen lässt:

- Organisieren Sie jemanden, der bei Ihnen saubermacht und aufräumt. Eine unordentliche Umgebung schafft nur Stress, wenn Sie sich doch eigentlich erholen sollten.
- Schreiben Sie auf, wobei Sie Hilfe benötigen werden – Einkaufen, Wäschewaschen, Kochen, Kinderhüten? Fragen Sie Ihre freiwilligen Helfer, was ihnen am ehesten zusagt.
- Erstellen Sie einen Besucherplan. Viele mögen zunächst nur Partner, Kinder und engste Freunde um sich. Nach einer Woche sind dann auch neue Gesichter willkommen.
- Legen Sie sich einen Vorrat an Lebensmitteln an, bevor Sie ins Krankenhaus gehen. Falls möglich, bereiten Sie ein paar Ihrer Lieblingsgerichte zu und frieren diese ein. Wenn Sie nicht kochen können, bitten Sie jemanden, der Ihnen gern helfen möchte, es für Sie zu tun.

WAS DIVERSE EINGRIFFE ERFORDERN

Die präoperativen Vorbereitungen auf einen Eingriff und die speziellen Risiken und Voraussetzungen für die Heilung zu kennen trägt zu einem bestmöglichen Ergebnis bei. Manche vorbereitenden Maßnahmen muss man schon Wochen vor dem Eingriff treffen, andere erst ein paar Tage oder Stunden vorher. Die folgende Auflistung soll Ihnen eine gewisse Vorstellung davon geben, was bei unterschiedlichen Operationen zu berücksichtigen ist.

Bauchchirurgie Ihr Darm muss entleert sein, und Sie dürfen ab bestimmten Zeiten nichts mehr essen und trinken, wenn Sie am Bauch operiert werden. Das gilt auch für eine Leistenbruchoperation. Befolgen Sie die Anweisungen der Chirurgen und Schwestern genauestens.

Hysterektomie Nehmen Sie sich Zeit, die starken Emotionen, die eine bevorstehende Entfernung der Gebärmutter bei vielen Patientinnen hervorruft, zu verarbeiten. Vergewissern Sie sich, dass Sie über das Thema gut informiert und voll und ganz überzeugt sind, dass eine Operation in Ihrem Fall die beste Alternative ist. Sie werden danach nicht mehr Mutter werden können.

Krebsoperation Diese Art von Eingriff erfordert in vielen Fällen eine lange Narkose. Um sich gut zu erholen, brauchen Sie mehrere Übernachtungen im Krankenhaus. Falls Sie länger bleiben sollen, tun Sie das, ohne zu murren.

Orthopädische Operation Ihr schlimmster Feind bei einem Knie- oder Hüftersatz ist Übergewicht. Es erhöht das Risiko und macht die Heilung langwieriger und problematischer. Wenn irgend möglich, sollten Übergewichtige vor dem Eingriff ein paar Pfund abnehmen.

Stent- oder Bypass-Operation Gesund essen, mit dem Rauchen aufhören und eine zahnärztliche Untersuchung – drei ausgesprochen sinnvolle Maßnahmen, bevor ein Stent gesetzt oder ein Bypass gelegt wird. Psychische Vorbereitung ist ebenfalls wichtig (siehe S. 132 *Bypass-Operation*).

Fit werden für den Eingriff

Lassen Sie sich nicht von Sorgen über die bevorstehende Operation unterkriegen, sondern richten Sie all Ihre Energie darauf, möglichst fit dafür zu werden. Sie können eine Menge zu einem guten Ausgang beitragen, wenn Sie in der Zeit bis zu Ihrem Termin aktiv werden.

Mit dem Rauchen aufzuhören ist der erste und größte Schritt, um Ihre Chancen auf eine gute Genesung zu erhöhen. Wer mindestens sechs Wochen vor dem großen Tag nicht mehr nach einer Zigarette greift, reduziert die gesundheitlichen Probleme, die Operationen nach sich ziehen können, beträchtlich (siehe auch S. 202–203 *Countdown zur Operation*). Ratschläge zur Rauchentwöhnung finden Sie auf Seite 136 unter *Rauchfrei werden*. Beratung und Therapie können die Erfolgsaussichten verdreifachen.

ERNÄHREN SIE SICH AUSGEWOGEN

Die meisten denken, Fitwerden bedeutet Abnehmen. Aber das ist nicht zwangsläufig so, wenn man sich auf eine Operation vorbereitet. Sie sollten dann gewiss nicht die neueste Modediät mitmachen. Wichtig ist, möglichst gut ernährt zu sein, wenn der Eingriff ansteht, und das erreichen Sie durch eine gesunde, ausgewogene Kost. Viele Anwärter auf

Fallstudie

RAUCHER-STORY MIT HAPPY END

Wie ein Paar es gemeinsam schaffte, endlich mit dem Rauchen aufzuhören

Michael war 60 Jahre alt und rauchte seit seiner Teenagerzeit 30 Zigaretten am Tag – bis er zwei Herzinfarkte erlitt. Seine Frau Gudrun erzählt ihre gemeinsame Geschichte:

„Man sagte Michael, nur eine Herzoperation könne seine Symptome lindern und das Risiko eines frühen Todes senken. Nachdem er zuvor schon mehrmals versucht hatte, mit dem Rauchen aufzuhören, bat er diesmal mich, die ich ja ebenfalls rauchte, mit ihm an einem siebenwöchigen Entwöhnungsprogramm teilzunehmen. Wir bekamen eine Nikotinersatztherapie und individuelle Beratung und schlossen uns einer Selbsthilfegruppe an. Am Ende des Programms stuften wir uns als Nichtraucher ein. Als Michael dann operiert wurde, war es für mich die Hölle – doch trotz des Stresses habe ich nie ans Rauchen gedacht, und er auch nicht. Wir sind froh, dass es uns besser geht als jemals zuvor. Und das sieht man uns auch an.“

eine Operation sind aufgrund ihrer Erkrankung untergewichtig. Dabei hätten sie eine bessere Aussicht auf rasche Genesung, wenn sie ein paar Pfunde zulegten. Wer infolge seiner Krankheit abnimmt, baut am besten neue Kräfte auf, indem er sich auf eine ausgewogene Kost umstellt (siehe S. 273 *Gewichtsverlust vorbeugen).* Die Deutsche Gesellschaft für Ernährung (DGE) bietet praktische Infos zu Ernährung auf ihrer Webseite: www.dge.de.

NEHMEN SIE EVENTUELL EIN PAAR PFUND AB

Für alle, die überflüssige Pfunde mit sich herumschleppen, kann abhängig von der noch zur Verfügung stehenden Zeit Abnehmen das Beste sein, was sie für ihre Gesundheit tun können – insbesondere, wenn der Eingriff belastete Gelenke betrifft. Aber hungern Sie nicht mit Gewalt, kurz bevor Sie ins Krankenhaus gehen. Allmähliches, gesundes Abnehmen – nicht mehr als ein Pfund pro Woche und am besten unter ärztlicher Aufsicht – sollte Ihr Ziel sein.

Wenn Sie und Ihr Arzt der Meinung sind, dass ein erhebliches Gewichtsproblem vorliegt, das die anstehende Operation beeinträchtigen könnte, ist es ratsam, über Ihre Klinik oder den Hausarzt einen Ernährungsberater einzuschalten. Er kann Ihnen bei der Umstellung auf eine gesunde Kost helfen. Wenn Ihre üblichen Mahlzeiten bis dato einen hohen Anteil an Fett und Zucker enthielten, essen Sie nun mehr Gemüse, Obst und Fisch, während Sie gleichzeitig auf Frittiertes, Kuchen und zuckerhaltige Getränke verzichten.

WERDEN SIE FIT – ABER BEHUTSAM

Falls Ihre körperliche Verfassung es erlaubt, sollten Sie sich vor der Operation leichte körperliche Betätigung angewöhnen. Ihr Arzt wird festlegen, auf welche Weise Sie sich gefahrlos und sicher betätigen können. Auf jene, die ihre Tage weitgehend sitzend verbringen, haben bereits regelmäßige Spaziergänge im Park oder der Fußweg zum Arzttermin einen günstigen Einfluss.

STELLEN SIE SICH INNERLICH AUF DIE SITUATION EIN

Ein entspanntes Leben bietet viele Vorteile: Es beruhigt die Nerven, stärkt das Immunsystem, gleicht den Herzrhythmus aus und fördert die Heilung. Konzentrieren Sie sich in der Zeit vor dem Krankenhaustermin auf positive Gedanken mit dem Ziel einer vollkommenen und zügigen Erholung. Diese Strategie wird Ihnen während der Genesung gleichermaßen zustatten kommen. Falls Sie Angst vor der Operation haben, wird es Sie beruhigen, mit Ihrem Arzt zu sprechen.

Richtig oder Falsch?

Jeder Vierte ist bei der Einlieferung in ein Krankenhaus unterernährt

Richtig Etwa 25 % der Patienten sind gemäß der Deutschen Gesellschaft für Ernährung (DGE) bei der Einlieferung ins Krankenhaus unterernährt. Dabei handelt es sich vor allem um geriatrische Fälle, solche mit bösartigen Tumoren und Kandidaten für Organtransplantationen.

Versuchen Sie nur abzunehmen, wenn Ihr Arzt das für vernünftig hält

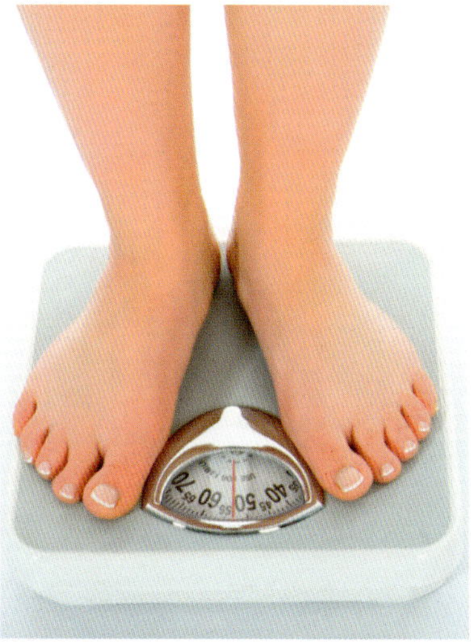

FOKUS

So bereiten Sie sich in aller Ruhe vor

Falls Ihre Operation von langer Hand geplant ist, haben Sie die Chance, frühzeitig praktische Vorkehrungen für Ihren Klinikaufenthalt zu treffen. Diese Aktivitäten werden auch Angst und Ungewissheit vertreiben.

Orientieren Sie sich an dem groben Zeitplan auf der gegenüberliegenden Seite, wenn Sie sich in den Wochen und Tagen vor Ihrem Termin auf den Eingriff vorbereiten. Vielleicht erhalten Sie auch vom Krankenhaus eine Liste mit Hinweisen, was Sie mitnehmen sollten. Falls nicht, orientieren Sie sich an der nebenstehenden Box oder Tipps im Internet. Packen Sie die Sachen in eine Reise- oder Sporttasche. Grundsätzlich raten Krankenhäuser davon ab, Wertsachen mitzubringen.

Sorgfältige Vorbereitung hilft, einer Operation optimistisch entgegenzusehen

Was man braucht

Bei mehr als einer Übernachtung im Krankenhaus sollte man Folgendes mitnehmen:

- ✔ zweimal Nachtwäsche, einen Morgenmantel und Hausschuhe oder -pantoffeln
- ✔ Kleidung und Unterwäsche zum Wechseln
- ✔ zwei Handtücher sowie Seife, Zahnbürste, Zahnpasta, Deodorant und Shampoo; Frauen außerdem Hygieneartikel und Männer Rasierzeug
- ✔ Kamm oder Bürste
- ✔ Lesebrille
- ✔ Dinge zur Beschäftigung (Bücher, Zeitschriften, MP3-Player usw.)
- ✔ Kleingeld für den Krankenhaus-Kiosk
- ✔ Ihre üblichen Medikamente
- ✔ Papiertaschentücher
- ✔ sterile Feuchttücher (z. B. zum Abwischen der TV-Fernbedienung)
- ✔ Notizblock und Stift, um Fragen aufschreiben zu können, die Ihnen durch den Kopf gehen, wenn der Arzt nicht da ist
- ✔ gesunde haltbare Snacks als Zwischenmahlzeit (Nüsse, Trockenfrüchte, Studentenfutter)
- ✔ Handy und Adressbuch mit wichtigen Telefonnummern, z. B. den Kontaktdaten Ihres Hausarztes.

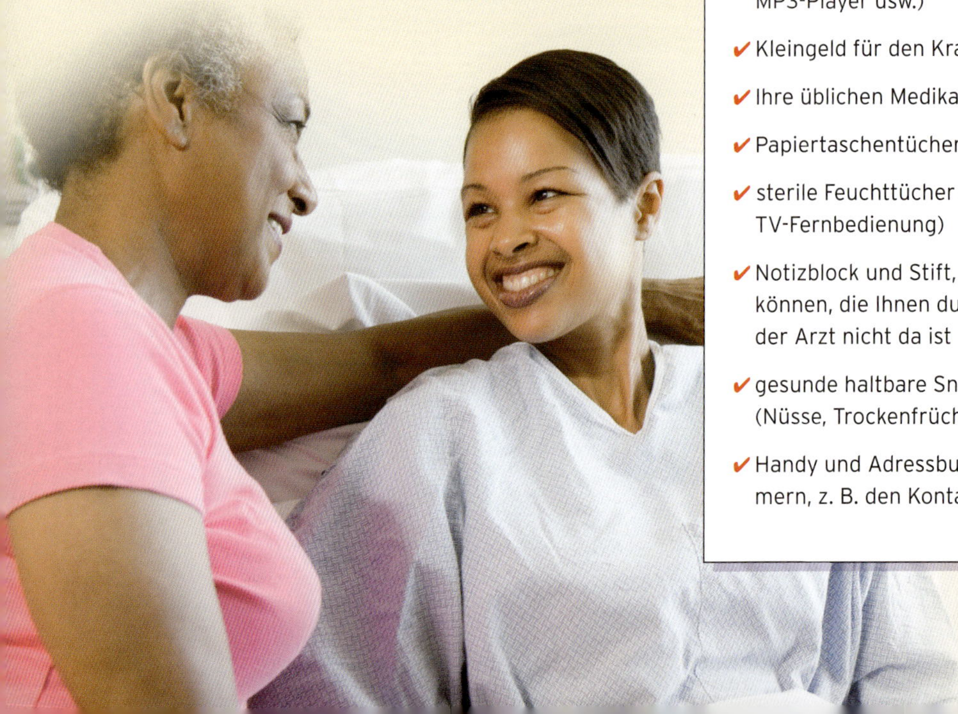

DIE WOCHEN VOR IHRER OP

2 Monate vorher

Achten Sie auf Ihre Ernährung Nehmen Sie eine nährstoffreiche Kost zu sich, und streben Sie einen allmählichen Gewichtsverlust an, falls Ihr Arzt dazu rät (siehe S. 201).

Bewegen Sie sich Wenn Ihr Gesundheitszustand es erlaubt, beginnen Sie mit einer leichten sportlichen Betätigung (siehe S. 201).

Schlafen Sie viel Versuchen Sie, zu festen Zeiten zu Bett zu gehen. Sollten Sie schlecht schlafen, sprechen Sie mit Ihrem Arzt (siehe auch S. 30–33).

Geben Sie das Rauchen auf Ein Leben ohne Zigaretten beugt postoperativen Komplikationen vor, z. B. einem erhöhten Risiko schlechter Wundheilung oder langfristigen Herz-Kreislauf- und Lungenproblemen.

Schränken Sie Ihren Alkoholkonsum ein Trinken Sie nicht mehr als eine Einheit pro Tag (ein kleines Glas Wein). Sollte das für Sie ein Problem darstellen, sprechen Sie mit Ihrem Arzt über mögliche Hilfe.

Denken Sie an Ihr Zuhause Überlegen Sie, was anders sein muss, wenn Sie aus dem Krankenhaus heimkommen (siehe S. 198). Beginnen Sie mit dem Beschaffen eventuell notwendiger Hilfsmittel.

1 Monat vorher

Bleiben Sie am Ball Geben Sie Ihre guten Vorsätze nicht auf. Falls Sie jetzt erst von dem Eingriff erfahren, ist es noch nicht zu spät, sich darauf einzustellen.

Organisieren Sie Hilfe Sprechen Sie mit Freunden und Familie über die Unterstützung, die Sie brauchen werden, wenn Sie aus dem Krankenhaus kommen. Falls nötig, arbeiten Sie einen „Dienstplan" für Besucher und Helfer aus (siehe S. 199).

Überprüfen Sie Ihre Verpflichtungen Informieren Sie Ihren Arbeitgeber, wie lange Sie voraussichtlich abwesend sein werden. Legen Sie wichtige Termine, die in Ihre Krankenhauszeit und in die Erholungsphase fallen, entsprechend um.

1 Woche vorher

Checken Sie erneut Ihre Trinkgewohnheiten Haben Sie es geschafft, nicht mehr als eine Einheit an einem Tag zu trinken? Falls nicht, ist es jetzt an der Zeit, ihre Anstrengungen zu verstärken. Schwere Trinker neigen zu Radikalmaßnahmen kurz vor dem Eingriff. Die Reaktionen des Körpers auf den Entzug können dann zu lebensbedrohenden Komplikationen führen. In diesem Fall müssten Sie vor der Operation unbedingt mit dem Anästhesisten sprechen.

Überprüfen Sie Ihre Instruktionen Lesen Sie nochmals die Anweisungen für die Tage vor dem Eingriff, insbesondere im Hinblick auf Essen und Trinken.

Rechnungen Vergewissern Sie sich, dass alle Rechnungen beglichen werden, die während Ihrer Abwesenheit anfallen.

Einkäufe Sehen Sie nach, ob Sie für die Tage im Krankenhaus noch etwas brauchen (siehe gegenüberliegende Seite). Kaufen Sie haltbare Lebensmittelvorräte für die Tage nach Ihrer Rückkehr.

Entspannen Sie sich Jetzt haben Sie es geschafft und können sich zurücklehnen und ausruhen. Gönnen Sie sich eine Massage.

1 Tag vorher

Packen Sie Ihre Tasche Richten Sie sich dabei nach den Anweisungen der Klinik bzw. den Vorschlägen im Kasten auf der gegenüberliegenden Seite.

Wasserhaushalt Sofern die Anweisungen des Krankenhauses es erlauben, sollten Sie viel trinken.

Planen Sie Ihren Transport Bestellen Sie für den nächsten Tag ein Taxi zum Krankenhaus, oder bitten Sie einen Bekannten, Sie hinzufahren.

Nichts mehr essen und trinken Falls Sie die Anweisung haben, nüchtern in der Klinik zu erscheinen, denken Sie daran, dass Sie am nächsten Morgen nicht frühstücken dürfen.

Nach der Operation

Noch vor zwei Jahrzehnten verordnete man Patienten reichlich Bettruhe, um sich von einem chirurgischen Eingriff zu erholen. Heute wird man Sie ermutigen, möglichst bald wieder aufzustehen.

Die nicht selten überraschend zügige Genesung, die sich mittlerweile bei Patienten nach chirurgischen Eingriffen beobachten lässt, verdeutlicht die Vorteile einer raschen Rückkehr zur Mobilität. Dies untermauern Forschungsergebnisse, die zeigen, dass sich eine venöse Thromboembolie (VTE), eines der gefährlichsten postoperativen Risiken, am besten verhindern lässt, wenn sich der Patient möglichst schnell wieder normal bewegt.

Moderne Techniken wie die Minimal-invasive Chirurgie („Schlüsselloch"-Chirurgie), bei der nur kleinste Schnitte erforderlich sind, beschleunigen die Heilung ebenfalls. Das spiegelt sich im heutigen Pflegegedanken wider, der den Patienten ermutigt, seine Heilung vom ersten Tag an aktiv zu unterstützen.

SELBSTHILFE

Nicht einrosten ...
schon gar nicht im Bett

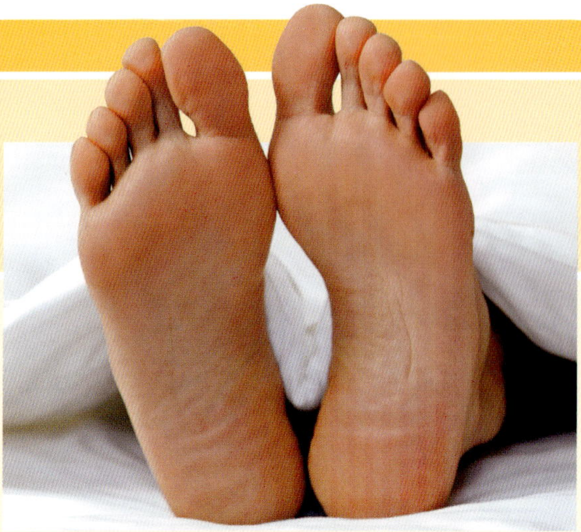

Nach einer Operation machen Sie, auf dem Rücken liegend, jede Stunde folgende Übungen:

- Sie atmen fünfmal tief ein, füllen Ihre Lungen bis tief unten im Brustkorb mit Luft. Versuchen Sie dabei, die Schultern nicht anzuheben. Der Magen bewegt sich nach vorn, wenn sich die Lungen füllen.
- Füße auf und ab bewegen, Zehen zu sich hinziehen und wieder von sich wegstrecken. 20- bis 30-mal wiederholen. Sie können auch 20- bis 30-mal mit den Füßen kreisen. Diese Übungen fördern die Blutzirkulation und wirken der Bildung von Blutgerinnseln in den Beinen entgegen.
- Gesäß- und Oberschenkelmuskeln anspannen. Abwechselnd die Beine nach vorn ausstrecken und vordere Oberschenkelmuskeln anspannen. Kniekehle aufs Bett drücken und 3 Sekunden halten. 10-mal wiederholen.

ERSTE SCHRITTE

Sie sind nach der Operation aufgewacht. Was sollen Sie nun tun? Der folgende Sechs-Punkte-Plan zur zügigen Genesung bietet sich in vielen Fällen an.

- Bemühen Sie sich, möglichst schnell unabhängig zu werden. Bewegen Sie die Beine, um aus dem Bett aufstehen, sitzen, sich vom Stuhl erheben und zur Toilette gehen zu können – das sind die ersten Hürden, die Sie nehmen müssen. Tun Sie dies anfangs nicht ohne die Hilfe einer Schwester oder eines Pflegers – Sie könnten stürzen.
- Trauen Sie sich nicht zu schnell zu viel zu. Anfangs sollten Sie bei Bewegungsübungen oft Pausen einlegen. Sobald es weh tut, hören Sie sofort auf, denn Übungen, die schmerzen, bringen nichts, sie verlangsamen höchstens den Genesungsprozess.
- Ihr Chirurg und Ihr Physiotherapeut werden Sie schriftlich oder mündlich darüber informieren, wie Sie die Heilung unterstützen können. Verlassen Sie sich aber nicht darauf, dass jemand Sie drängen wird zu tun, was man Ihnen gesagt hat. Heutzutage wird erwartet, dass Patienten von sich aus einen Großteil der Verantwortung für ihre Genesung übernehmen.
- Kümmern Sie sich nicht darum, wie der Heilungsprozess bei anderen verläuft. Vergleichen Sie nicht deren Fortschritte mit Ihren eigenen. Ihre Fähigkeit, wieder in Schwung zu kommen, hängt von Ihrem Alter und Ihrem allgemeinem Gesundheitszustand ab sowie von der Schwere der Operation, die bei Ihnen durchgeführt wurde.
- Versuchen Sie, entspannt zu bleiben, und konzentrieren Sie sich auf Positives – beispielsweise wenn Sie über den Flur gehen, wo Ärzte, Schwestern und Pflegepersonal emsig tätig sind und Besucher kommen und gehen. Schaffen Sie sich eine Insel der Ruhe, indem Sie sich mit Atemübungen entspannen und meditieren. Falls notwendig, tragen Sie Ohrstöpsel.
- Das Internet ist voll mit Informationen für Patienten, die sich von einer Operation erholen. Viele Anregungen sind zweifelsohne sinnvoll, und Sie sollten die auf Ihren Fall zutreffenden nutzen.

Kampf den Krankenhauskeimen

Alle Krankenhäuser haben an vielen Stellen, oft schon an den Eingängen für die Besucher, Händedesinfektionsapparate. Händewaschen ist das Wichtigste, was Pflegepersonal, Ärzte und Besucher tun können, um einer Ausbreitung des methicillinresistenten *Staphylococcus aureus* (MRSA) und anderer Keine wie zum Beispiel *Clostridium difficile* vorzubeugen. Viele der Spender in den Klinikabteilungen und -zimmern enthalten Händedesinfektionsmittel auf Basis von Alkohol, mit denen sich die meisten Keime am schnellsten und wirkungsvollsten vernichten lassen. MRSA-Keime wurden allerdings auch schon auf von Ärzten und Personal benutzten Handys gefunden. Tipp: Nehmen Sie vorsichtshalber einen Vorrat an antibakteriellen Tüchern mit ins Krankenhaus, und reinigen Sie damit alle Flächen, mit denen Sie in Berührung kommen.

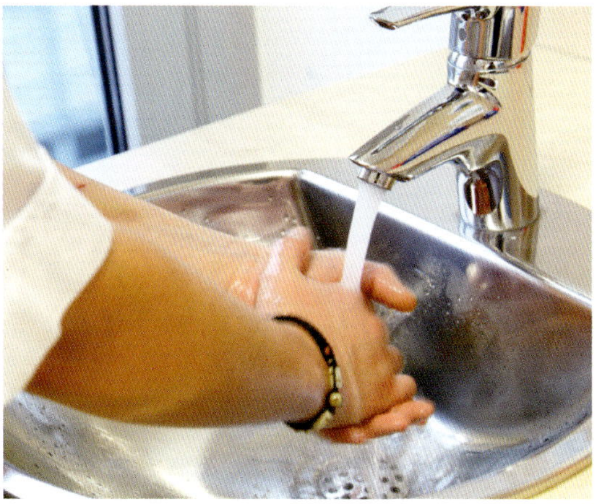

FRAGEN SIE ÄRZTE UND SCHWESTERN

Falls noch Fragen zu Ihrer Heilung offen stehen, bekommen Sie die Antwort am ehesten im Krankenhaus. Schreiben Sie auf, was Sie bedrückt. Sobald die Zuständigen vorbeikommen, stellen Sie Ihre Fragen.

Versuchen Sie, einen möglichst detaillierten Zeitplan für Ihre Rückkehr ins normale Leben aufzustellen. Können Sie schon wieder die Hausarbeit erledigen und Auto fahren? Vielleicht gar Sport treiben? Sie müssen ja nicht gleich ins Fitnessstudio gehen – regelmäßige Spaziergänge tun nach einem Krankenhausaufenthalt Wunder. Ihre Notizen haben zunächst scheinbar keine große Bedeutung, später aber können sie sich durchaus als nützlich erweisen. Lassen Sie sich einen Physiotherapeuten in der Nähe Ihres Wohnorts empfehlen.

DIE FOLGEN EINGESCHRÄNKTER BEWEGLICHKEIT

Längere Zeit im Bett zu liegen kann Probleme mit sich bringen, nicht zuletzt, weil viele Muskeln nicht beansprucht werden. Die folgenden Maßnahmen tragen dazu bei, Schäden vorzubeugen:

- Bei längerer Bettlägerigkeit werden Sie Stützstrümpfe tragen und diverse Übungen machen müssen, damit die Venen weiterhin gut durchblutet werden.
- Manche Patienten, die nach einem Kniegelenkersatz oder einer Knorpeloperation das Gelenk nicht bewegen können, bekommen im Krankenhaus eine Apparatur angelegt, die das Knie für sie beugt. Sobald das Gelenk dann beweglicher geworden ist, erfolgen Übungen zur Kräftigung der betroffenen Muskeln.
- Falls Ihr Fuß in Gips ist, etwa nach einer Ballenoperation, legen Sie im Sitzen das Bein hoch. Ein Hocker mit einem Kissen sollte reichen. Er braucht nur so hoch zu sein, dass sich das Blut nicht im Fuß staut.
- Benutzen Sie möglichst bald Krücken. Die Bewegung beschleunigt nach Fuß- oder Knieoperationen die Heilung. Physiotherapeuten können Krücken optimal einstellen.

PRAXIS-KNOWHOW

Bauchwunden

Bauchwunden können beim Husten oder schon beim tiefen Einatmen wehtun. Hier ein paar Tipps von einem Pflegeexperten:

- Halten Sie ein kleines, zusammengefaltetes Handtuch bereit, das Sie auf die Wunde drücken, wenn Sie husten müssen oder Atemübungen machen.
- Falls es weh tut, wenn Sie auf dem Rücken liegen, stecken Sie ein Kissen unter die Oberschenkel, damit die Knie gebeugt sind, der Druck vom Bauch genommen wird und die Wunde richtig heilen kann.

EXPERTENRAT BEI DIVERSEN EINGRIFFEN

Laparoskopische Chirurgie Wird häufig eingesetzt bei Gallenblasenoperationen sowie Leistenbrüchen und Bauchoperationen, wie der Entfernung von Eierstockzysten. Diese „Schlüsselloch“-Chirurgie ohne große Schnitte durch Muskeln und Fleisch erlaubt eine rasche Erholung. Allerdings wird bei einem solchen Eingriff weiches Gewebe durchtrennt, das etwa 4–6 Wochen braucht, um zu heilen. Es ist dann sehr wichtig, keine anstrengenden Tätigkeiten auszuüben, beispielsweise schwere Hausarbeit, bis die Heilung abgeschlossen ist.

Vaginal- und Abdominalchirurgie Seien Sie in den ersten 6 Wochen nach der Operation extrem vorsichtig beim Heben. Falls es sich einmal nicht vermeiden lässt, spannen Sie Bauch- und Beckenbodenmuskulatur an und richten sich ganz vorsichtig auf.

Kniechirurgie Sobald Sie sich wieder bewegen können, sollten Sie das Knie nicht über längere Zeit in einer Position halten. Das könnte zu Steifheit, Schmerzen und Schwellungen führen. Stehen Sie häufig auf, und gehen Sie umher. Machen Sie es sich auf längeren Autofahrten zur Gewohnheit, stündlich anzuhalten und 5 Minuten umherzugehen. Wenn Sie mit dem Zug oder Flugzeug reisen, sollten Sie ebenfalls in regelmäßigen Abständen ein paar Schritte gehen.

Knöchel- und Handgelenkchirurgie Lassen Sie sich für eine optimale Heilung Übungen bei einem Physiotherapeuten verschreiben, damit die Gelenke wieder kräftig und beweglich werden. Schwellungen während der Heilung sind nach einer solchen Operation nicht ungewöhnlich.

Fuß- oder Zehenchirurgie Sie sollten nicht ohne Hilfe gehen, bis Ihr Physiotherapeut grünes Licht gegeben hat. Versuchen Sie, nicht allzu lange zu stehen, denn das zieht Schmerzen und Schwellungen im Fuß nach sich.

Herzchirurgie Nach einer Bypass-Operation sollten Sie an einem Übungsprogramm teilnehmen, das Sie wieder fit macht. Für weitere Informationen siehe S. 132–133 *Bypass-Operation*.

PRAXIS-KNOWHOW

Bei Schmerzlinderung Vorsicht walten lassen

Nehmen Sie Ihre schmerzlindernden Medikamente vor Tätigkeiten, die Ihnen nach der Operation zu schaffen machen – zum Beispiel bevor Sie Rehabilitationsübungen durchführen, ein Bad nehmen oder sich anziehen. Doch Schmerz hat eine warnende Funktion. Nehmen Sie deshalb niemals Medikamente, um mehr tun zu können, als Ihrem Körper bekommt.

Für Patienten der Herzchirurgie gibt es spezielle Reha-Programme

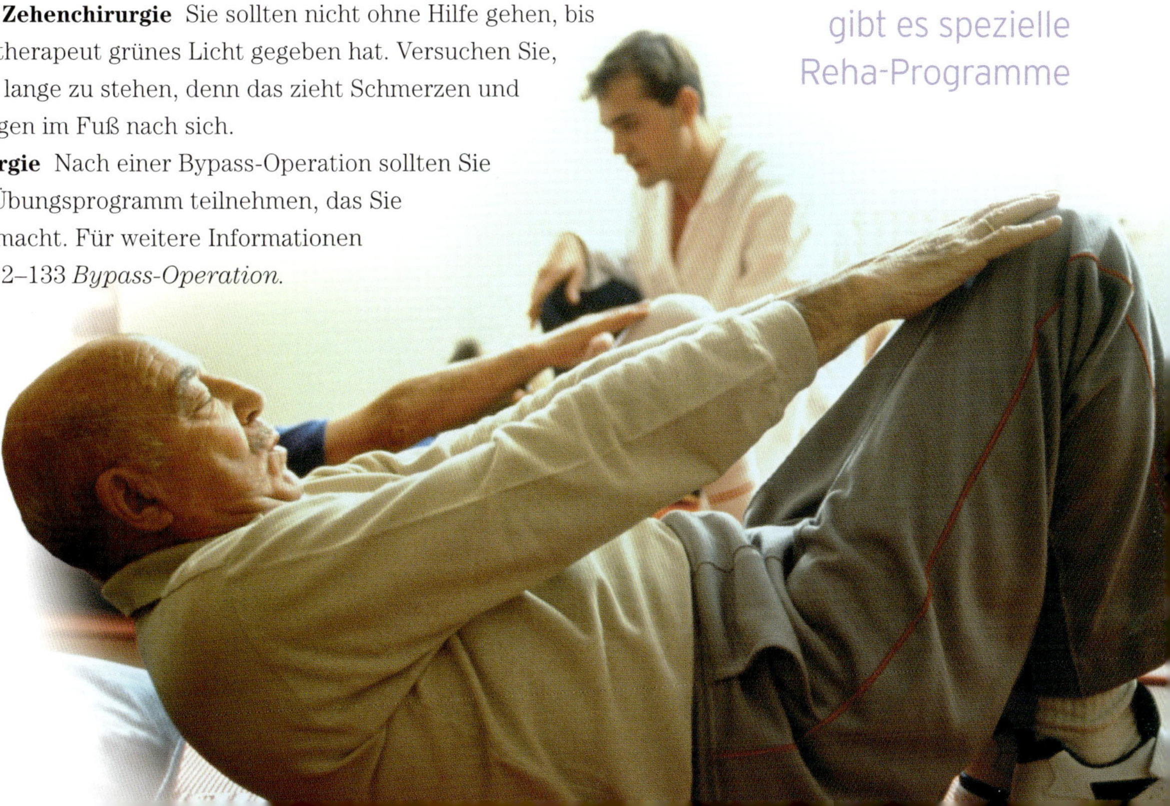

Richtig oder Falsch?

Die Anwendung von Vitamin E kann Narben mindern

Unbewiesen Einzelfallberichte, denen zufolge die Anwendung von Vitamin-E-reichen Ölen auf einer bestehenden Narbe oder einer kürzlich verheilten Wunde das Narbengewebe mindern soll, sind nicht durch wissenschaftliche Studien belegt. Vielmehr gibt es Hinweise, dass Vitamin E Hautreizungen (Kontaktdermatitis) hervorrufen kann.

DIE RICHTIGE NARBENBEHANDLUNG

Die meisten Menschen machen sich Sorgen, dass nach ihrer Operation auffällige Narben zurückbleiben werden. Was sich jeder idealerweise wünscht, ist eine schmale, flache Narbe, die kaum zu sehen ist. Zumindest nicht nach 12–18 Monaten – genügend Zeit für die Haut, sich komplett zu erholen.

In den Tagen und Wochen nach der Operation können Sie eine Menge dafür tun, dass Ihre Wunde gut heilt und es nicht zu einer Infektion oder auffälligen Narbenbildung kommt:

- Man wird Sie vor der Entlassung aus dem Krankenhaus beraten, wie die Wunde zu Hause zu versorgen ist. Insbesondere müssen Sie wissen, ob Sie die Wunde trocken halten sollen, beispielsweise beim Baden und Duschen, und wenn ja, wie lange. Es gibt wasserfeste Pflaster und Verbände, die das Duschen ermöglichen.
- Wird die Wunde durch einen Verband feucht gehalten, bildet sich kein harter Schorf, der die Heilung behindert. Für den Fall, dass die Wunde nach Ihrer Entlassung aus dem Krankenhaus einen neuen Verband erfordert, wird der Verbandswechsel ambulant erfolgen, entweder in der Klinik oder bei Ihrem Hausarzt.
- Sollte die Wundfläche anschwellen, kann ein Eisbeutel (Gel-Kompressen, die im Eisfach des Kühschranks gekühlt werden, gibt's in der Apotheke) helfen, die Schwellung abklingen zu lassen. Den Verband auf der Wunde lassen, den Bereich mit einem Handtuch abdecken, den Eisbeutel darauflegen und festhalten. Nicht länger als 5 Minuten auf der geschwollenen Stelle liegen lassen.
- Bei genähten Wunden die Fäden auf der Hautoberfläche nicht berühren, sonst kann die Wunde infiziert werden.
- Wenn die Wunde verheilt ist und Sie den Verband abnehmen, massieren Sie eine Feuchtigkeitscreme in den Wundbereich ein. Damit unterstützen Sie die Entstehung von narbenbildendem Kollagen. Üblicherweise wird dazu Bio-Öl empfohlen, aber auch alles von E45-Creme bis hin zu Babyöl lässt sich verwenden, wenn Sie nicht gerade allergisch dagegen sind.
- Kortisonsalbe kann das Risiko der Entstehung eines Keloids verringern, einer wulstartigen roten (hypertrophen) Narbe. Ihr Arzt wird Ihnen die Salbe verschreiben, wenn er es für richtig hält.
- Ebenfalls auf Rezept erhältliche silikonhaltige Gele oder Sprays halten die Wunde feucht, sodass die Narbe nicht hart wird. Sie können auch elastisches Kinesio-Tape ausprobieren, das die Blutzirkulation um die Wunde herum verbessert und Bewegungen verhindert, welche die Heilung beeinträchtigen.

Essen für die Genesung

Je nach Operation müssen Sie vielleicht während der Genesungsphase, und möglicherweise auch danach, Ihre Ernährung umstellen. Besorgen Sie sich Informationen über die beste Kost bei Ihrer Krankheit bzw. Operation. So sollten Sie beispielsweise nach einer Kolostomie oder Ileostomie (einem künstlich angelegten Ausgang des Dick- beziehungsweise Dünndarms) diverse Lebensmittel zunächst meiden. Webseiten zum Essverhalten nach diesen Eingriffen gibt es im Internet reichlich, etwa www.felix-burda-stiftung.de/darmkrebs, um nur eine zu nennen. Nach bestimmten Operationen kann es erforderlich werden, dass Sie Ihr Essverhalten lebenslang umstellen.

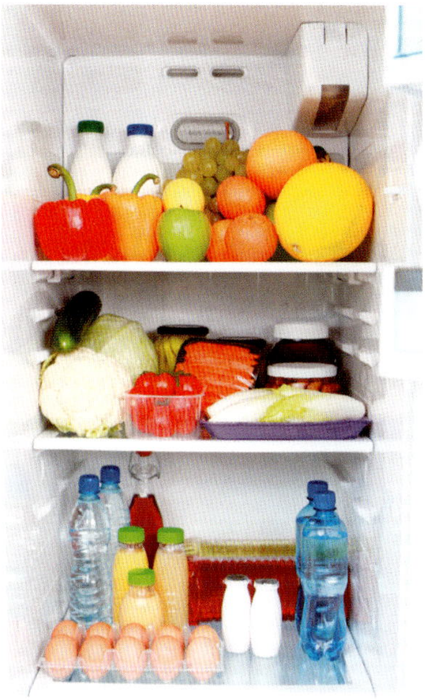

Ein Kühlschrank voll vitamin- und eiweißreicher Lebensmittel, die sich einfach zubereiten lassen

SIE HABEN KEINEN APPETIT?

Nach einer Operation haben viele Patienten kaum oder gar keinen Appetit. Aber nicht anständig zu essen kann die Genesung beeinträchtigen. In Zeiten, da das Immunsystem geschwächt ist und der Körper viel leisten muss, sollte auf jeden Fall die Ernährung stimmen. Leichte, nahrhafte Mahlzeiten, möglichst noch hübsch angerichtet, sollten Ihren Appetit wieder anregen.

Für Alleinstehende gestalten sich regelmäßige Mahlzeiten selbst unter normalen Umständen oft schon schwierig. Nach einer Operation ist dann erst recht das Risiko groß, dass man eine Mahlzeit ausfallen lässt, vor allem, wenn eine OP-Wunde die Beweglichkeit einschränkt. Leicht zuzubereitende kleine Speisen wie Thunfischsalat, Hüttenkäse auf Vollkornbrot oder Hähnchenbrust auf Toast sind dann ideal. Machen Sie es sich aber zur Regel, eine warme Mahlzeit am Tag zu essen, und wenn es nur Rühreier oder Pfannkuchen aus Fertigmehl-Mischung sind.

WENN SIE BEREITS VOR DER OP ABGENOMMEN HABEN

Das größte Risiko besteht für manche Patienten – darunter jene, die eine Krebsoperation hinter sich haben – darin, zu viel Gewicht zu verlieren. Das ging vielleicht schon vor dem Eingriff los und kann sich danach fortsetzen. Falls Ihr Arzt einverstanden ist, sollten Sie in den ersten Tagen zu Hause essen, was Ihnen schmeckt, und seien es ganze Tafeln Schokolade und riesige Portionen Eis. Nahrungsergänzungsmittel, gemäß ärztlichem Rat einzunehmen, sind ebenfalls hilfreich, damit keine Mangelerscheinungen auftreten. Zur Stärkung kommt auch kalorienreicher Fruchtsaft infrage, ebenso Proteinpulver, das man in Kartoffelpüree, Suppen und Saucen einrühren kann. Mehr über Krankenkost finden Sie auf Seite 266–283 *Einen Menschen pflegen*.

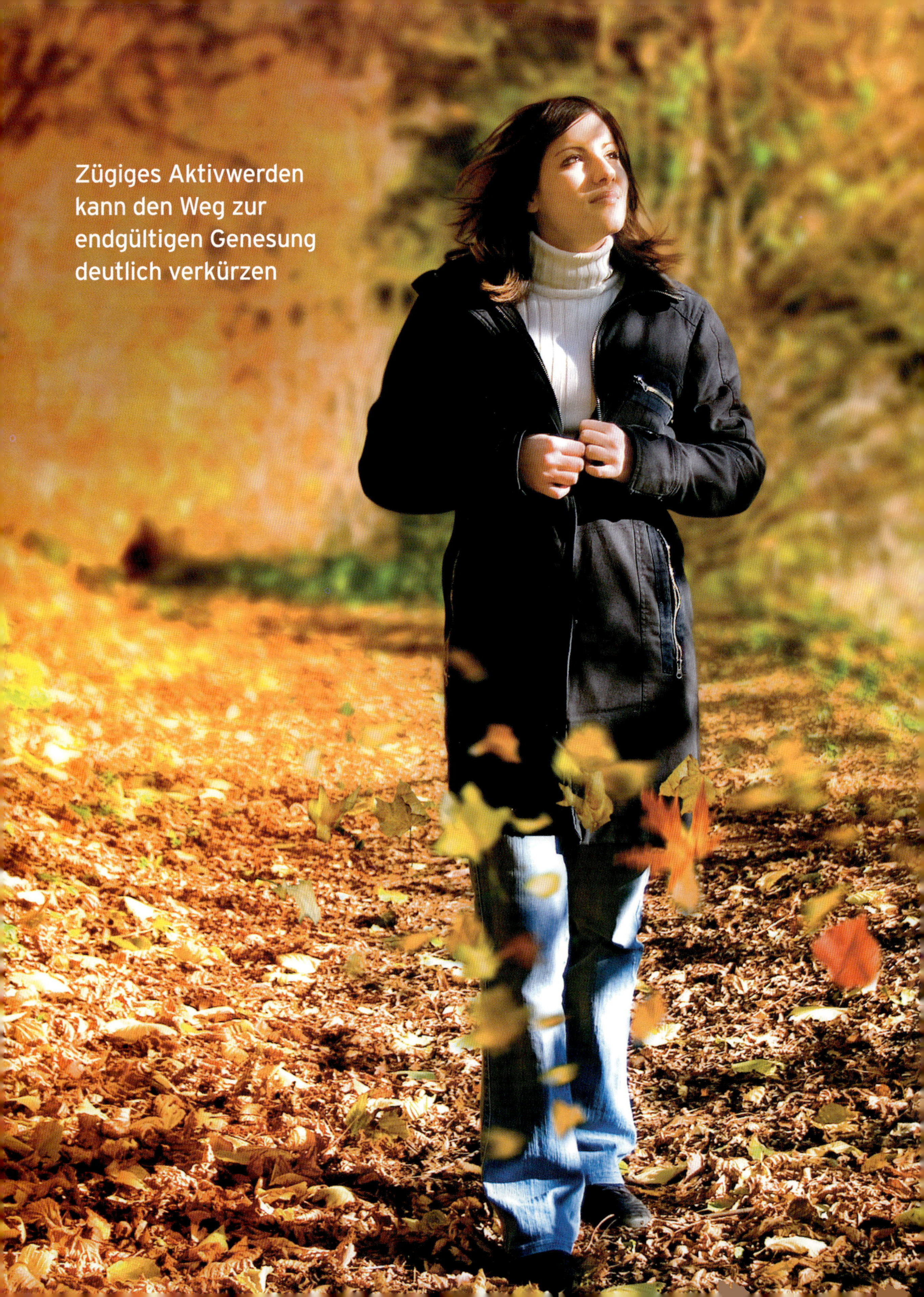

Zügiges Aktivwerden kann den Weg zur endgültigen Genesung deutlich verkürzen

Zurück ins normale Leben

Eine Genesung verläuft selten geradlinig. Häufiger ist es ein mühsamer Weg, auf dem sich Fortschritte nur langsam oder scheinbar gar nicht einstellen wollen und eine endlose Reihe von Hürden zu nehmen ist. Aber zweifeln Sie keine Sekunde daran, dass sich Beharrlichkeit auf Ihrer Reise zurück zur Gesundheit auszahlt.

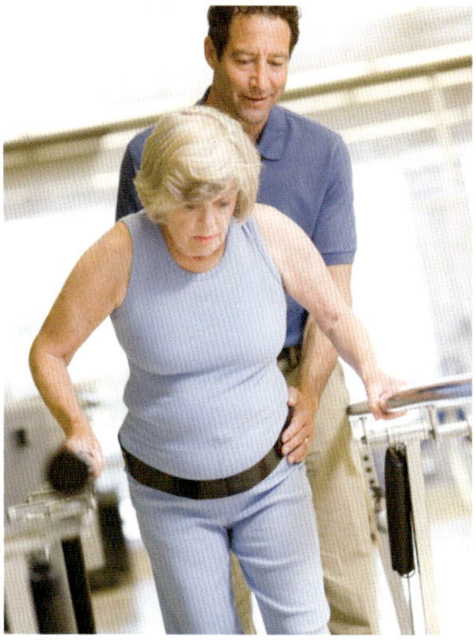

Der Physiotherapeut im Krankenhaus wird Ihnen zu Kraft und Zuversicht verhelfen

DER WEG ZURÜCK ZU EINEM GESUNDEN KÖRPER

Selbst kleinere Eingriffe bedeuten ein bestimmtes Maß an physischem Trauma. Ihr Körper ist verletzt worden und braucht nun Zeit für eine gründliche Heilung. Das heißt, man sollte während der Genesung Vorsicht walten lassen und sich nicht übernehmen. Achten Sie beispielsweise auf Folgendes:

- Weiches Gewebe braucht 4–6 Wochen, um zu heilen. Während dieser Zeit sind sanfte Aktivitäten wie Spazierengehen, Radfahren oder Schwimmen hilfreich. Warten Sie mit Langstreckenläufen oder Belastungssport wie Fußball noch, bis Ihr Chirurg sein OK gegeben hat – vor allem, wenn Sie am Bauch operiert wurden.
- Vermeiden Sie schwere Arbeiten. Leichte Haus- und Gartenarbeit – zum Beispiel ein Süppchen kochen oder vertrocknete Rosenblüten abschneiden – ist erlaubt, ein warmes Abendessen für sechs Personen zuzubereiten oder den Rasen zu mähen hingegen absolut tabu.
- Nach einer Hüft-, Knie- oder Fußgelenkoperation werden Sie von Bewegungsanleitungen unter Aufsicht eines Physiotherapeuten profitieren. Er wird Fehlhaltungen korrigieren, die sich postoperativ eingestellt haben und langfristig Probleme bereiten könnten. Bitten Sie Ihren behandelnden Arzt, Ihnen für die Zeit nach der Entlassung physiotherapeutische Behandlungen und Übungen zu verschreiben.
- Glauben Sie nicht, Ihr Genesungsziel bereits erreicht zu haben, wenn Sie nach einer orthopädischen Operation wieder normal gehen können. Mit Patienten nach orthopädischen Operationen durchgeführte Übungen zielen auf verwundbare Muskelgruppen ab, die für funktionale Aktivität wichtig sind und nach einem Eingriff besonders beobachtet werden müssen. Betroffene sollten solche Übungen mindestens 4 Monate beibehalten, wenn möglich sogar noch viel länger.

Darf ich wieder Auto fahren?

Nach einer Operation dürfen Sie erst wieder Auto fahren, wenn Ihr Arzt der Meinung ist, dass Ihr gegenwärtiger Zustand Ihre Fähigkeit, ein Fahrzeug zu lenken, nicht beeinträchtigt und andere nicht in Gefahr bringt. Die Fristen können variieren, aber als Faustregel dürfte man nach einer Bypass- oder Herzklappenoperation mit 3 Monaten Fahrverbot rechnen, nach einer Hüftoperation mit 6 Wochen. Aber Achtung! Auch wenn der Arzt Ihnen grünes Licht gibt, sind bei einem Unfall Sie als Fahrer verantwortlich. Setzen Sie Ihre Versicherungsgesellschaft von der Operation in Kenntnis, um möglichen Rechtsstreitigkeiten vorzubeugen.

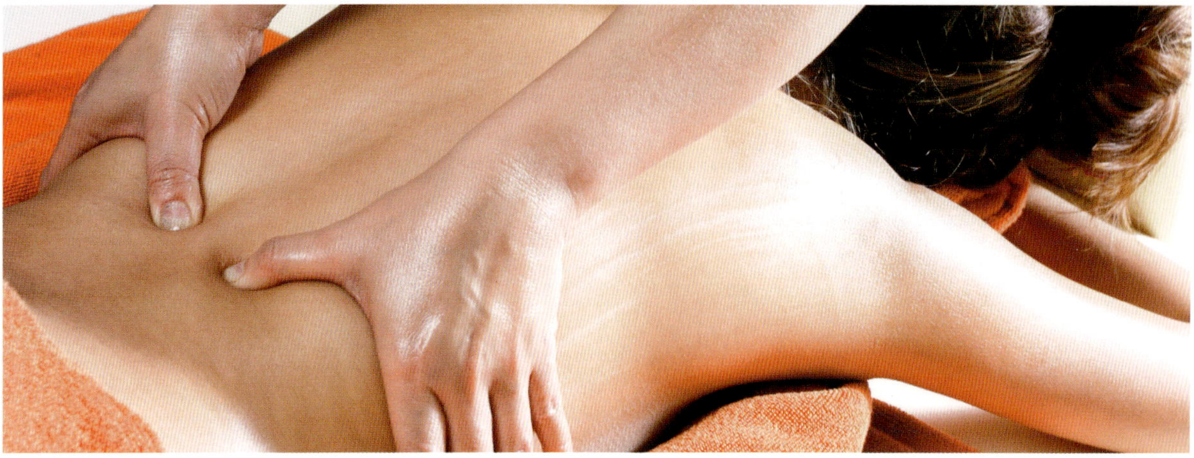

Bei einer Massage können Sie nach einer Operation entspannen und Energie aufladen

DAS EMOTIONALE GLEICHGEWICHT WIEDERERLANGEN

Es ist nicht ungewöhnlich, dass ein Patient in der postoperativen Phase unter Depressionen leidet – mehrere Tage oder sogar Wochen nach dem Eingriff. In einigen Fällen kann die Depression so schwer und andauernd sein, dass eine Behandlung erforderlich wird. Vieles im Zusammenhang mit Operationen finden Patienten beängstigend. Ein Eingriff kann das Bild, das wir von unserem Körper als etwas Intaktem haben, erschüttern, die daraus folgenden Gefühle von Sterblichkeit, Verlust und Verwundbarkeit sitzen tief. Schlafmangel aufgrund postoperativer Schmerzen sowie Energieverlust und mangelnder Appetit verschlimmern solche Empfindungen unter Umständen noch.

Sollten Sie sich nach einem operativem Eingriff bedrückt fühlen, sprechen Sie mit Ihrem Arzt. Wird tatsächlich eine Depression diagnostiziert, lässt sie sich in vielen Fällen mit Gesprächstherapien und, wenn nötig, Medikamenten erfolgreich behandeln.

Hier einige Vorschläge, wie Sie in den Tagen und Wochen nach einer Operation auf sich selbst emotional achthaben können:

- Geraten Sie nicht in Panik, wenn Sie nach dem Eingriff deprimiert sind. So etwas ist normal. Weinen Sie, und sprechen Sie darüber. Einfach seinen Gefühle freien Lauf lassen zu können trägt schon viel dazu bei, dass man sich besser fühlt.
- Trinken Sie viel Wasser. Das spült die Reste der in einer relativ kurzen Zeitspanne verabreichten Medikamente, die für Ihre negative Stimmung verantwortlich sein könnten, aus dem Körper.
- Gönnen Sie sich Ruhe. Nach einer Operation muss sich Ihr Körper von dem Eingriff, den er als Verletzung empfindet, erholen.
- Lassen Sie sich verwöhnen. Bitten Sie jemanden, Ihnen Füße, Hände, Rücken, Schulter und Nacken zu massieren.

Studie

EXTREMSPORT NACH BYPASS

Eine Bypass-Operation bedeutet nicht zwangsläufig das Ende sportlicher Leistungsfähigkeit

Der britische Forscher Sir Ranulph Fiennes erlitt 2003 im Alter von 59 Jahren beim Training zum Land Rover Challenge – 7 Marathons auf 7 Kontinenten in 7 Tagen – einen Herzinfarkt. Eine doppelte Bypass-Operation folgte.

Ein Herzinfarkt kann große Ängste und Sorgen auslösen, was die Zukunft angeht. Nach dem Bypass sagte man mir, ich solle acht Wochen lang nicht Auto fahren und nicht hart trainieren. Zunächst kam ich schon nach wenigen Schritten außer Atem und musste mich setzen. Doch nach zwei Wochen joggte ich eine Stunde, nach einem Monat zwei Stunden. Es dauerte, bis ich auch nur einigermaßen fit war, aber vier Monate nach der Operation war ich bei der Land Rover Challenge dabei. Nicht jeder hat so viel Glück wie ich. Manche bleiben nach einem Herzinfarkt behindert, andere verlieren ihr Selbstvertrauen oder erholen sich emotional und körperlich nur langsam. Aber viele, wie ich, können wieder leben wie vorher. ”

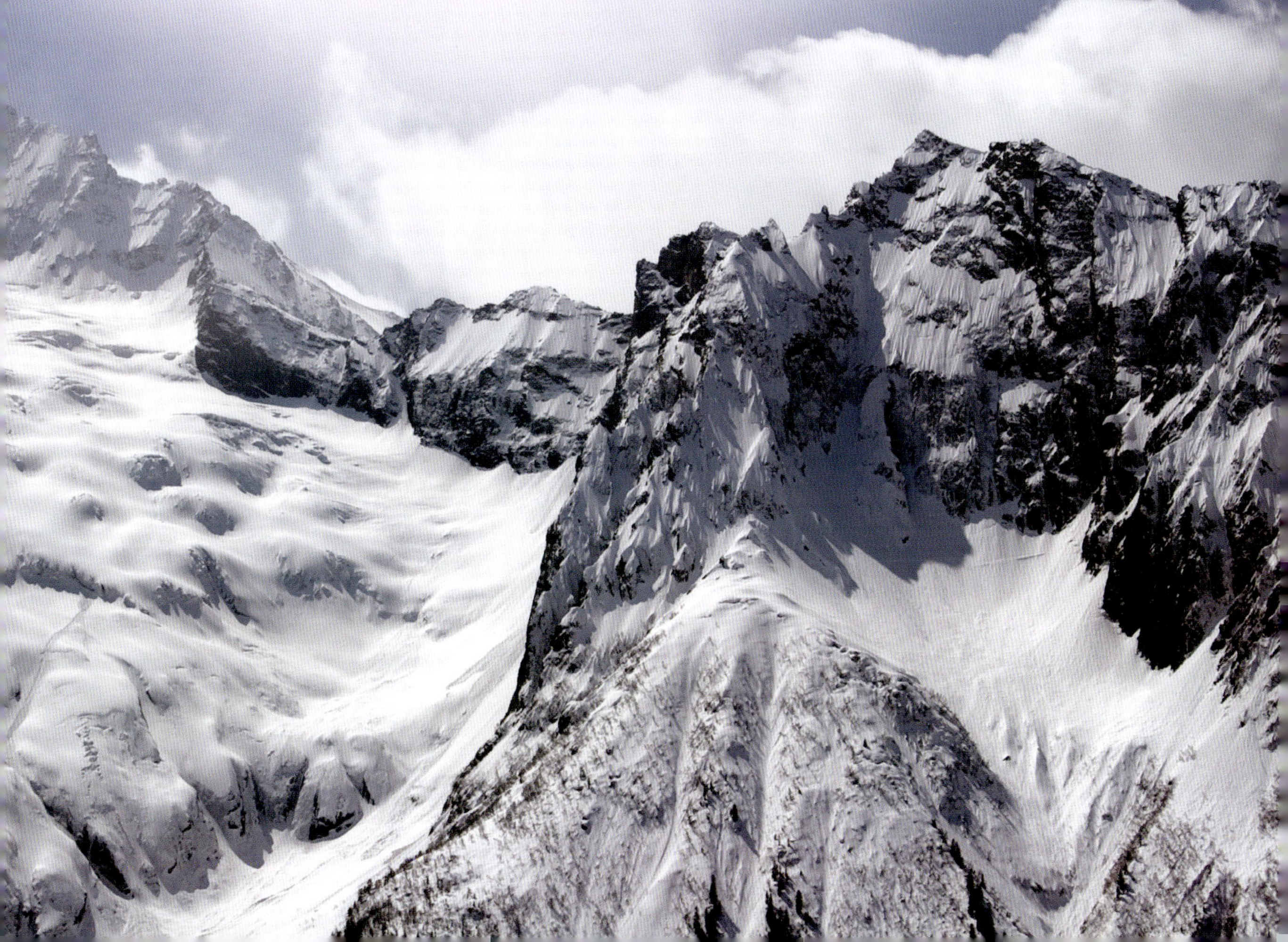

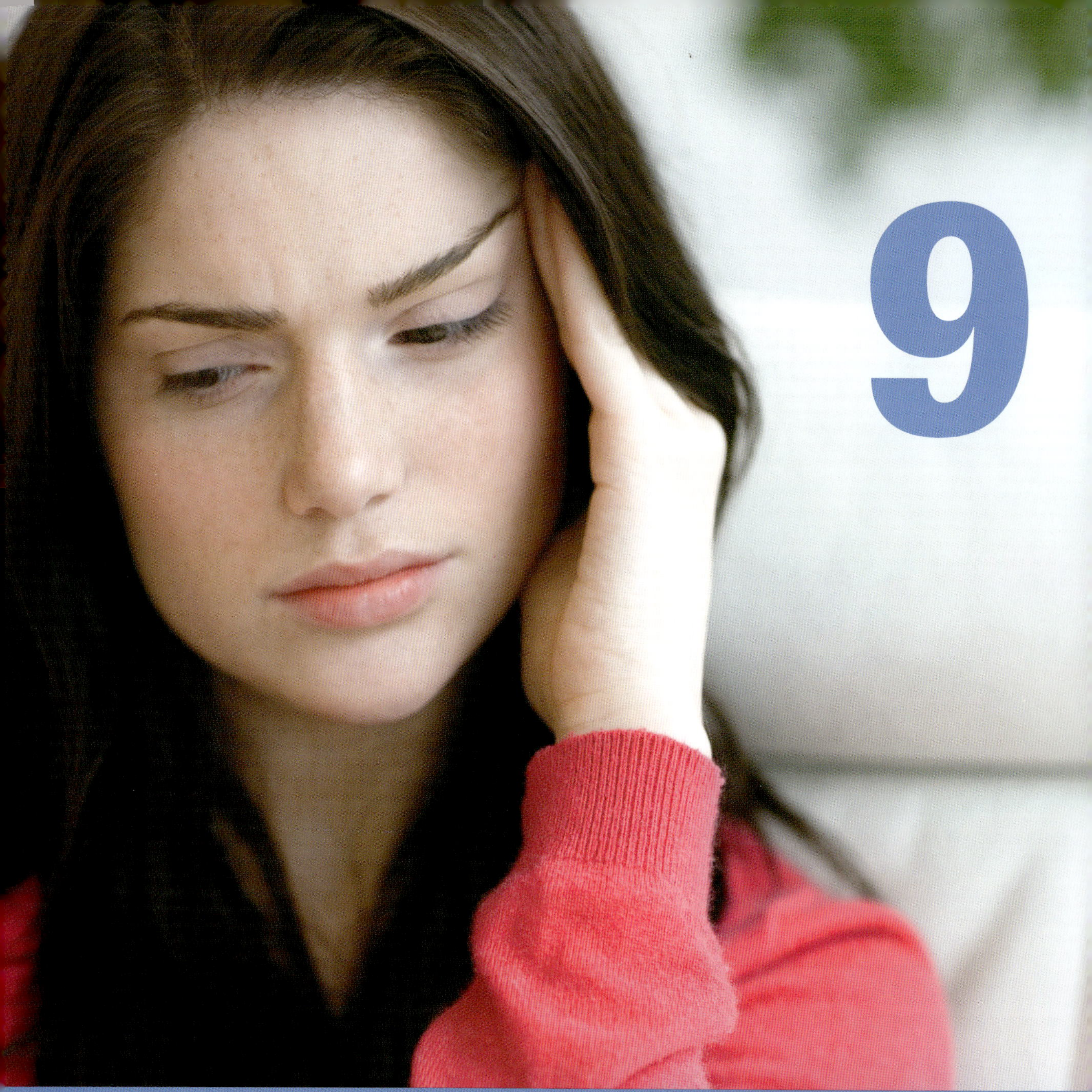

9

Schmerzen lindern

Dank großer medizinischer Fortschritte und dank eines besseren Verständnisses der Vorteile ergänzender Therapien lassen sich heute viele Schmerzarten in den Griff bekommen.

Ein neuer Ansatz

Viele von uns wissen, wie quälend allein vorübergehende Kopfschmerzen sein können, und chronische Schmerzen – welcher Art auch immer – können einem das Leben zur Hölle machen. Doch es gibt Hoffnung, denn die Schmerzforschung hat gewaltige Fortschritte gemacht, und selbst von chronischen Schmerzen Geplagte müssen nicht mehr stillschweigend leiden. Vieles lässt sich tun, um das Problem zu reduzieren. Da Schmerz in der Regel Symptom einer Erkrankung ist, muss in erster Linie die zugrundeliegende Erkrankung gefunden und behandelt werden. Dann verschwindet auch meist der Schmerz. Aber es gibt auch chronische Schmerzen ohne eindeutig identifizierbare Ursache.

SCHMERZ ALS KRANKHEIT

Einige Forscher vertreten die Ansicht, chronische Schmerzen könnten die Folge von Veränderungen des Nervensystems infolge einer Reaktion auf einen akuten Schmerz sein. Immer mehr Ärzte behandeln chronische Schmerzen deshalb als eigenständige Krankheit, und sie zählen darauf, dass ihre Patienten die Wirkung der verordneten Therapie steigern, indem sie diverse Selbsthilfestrategien befolgen.

IHR AKTIVER BEITRAG ZUR BEHANDLUNG

Welche Behandlung ein Arzt auch empfehlen mag, Sie selbst können am besten beurteilen, was bei Ihnen hilft und was nicht. Zusätzlich zu verordneten Medikamenten könnte es hilfreich sein, sich sportlich zu betätigen, einen angenehmen Lebensrhythmus zu finden, sich Ziele zu setzen und Entspannungstechniken einzuüben. Ausreichend Schlaf ist immer empfehlenswert: Auswertungen von Studien ergaben, dass Schlafmangel die Schmerzschwelle senken kann, was wiederum die Pein noch verstärkt.

Beim Ausprobieren neuer Schmerzlinderungsmaßnahmen werden Sie vermutlich feststellen, dass Sie bessere und schlechtere Tage erleben. Doch wenn Sie durchhalten, sollte es Ihnen und Ihrem Arzt klar werden, was wirkt und was nicht. In nicht wenigen Fällen sprechen nichtmedikamentöse Behandlungen sogar besser an als Schmerzmittel.

F&A

Warum ist Schmerz so wichtig?

Schmerz ist ein im Nervensystem ausgelöstes Gefühl. Ohne Schmerz könnten Sie sich ernsthaft verletzen, ohne es zu spüren. Sie würden wahrscheinlich gar nicht merken, dass Ihre Wunde einer Behandlung bedarf.

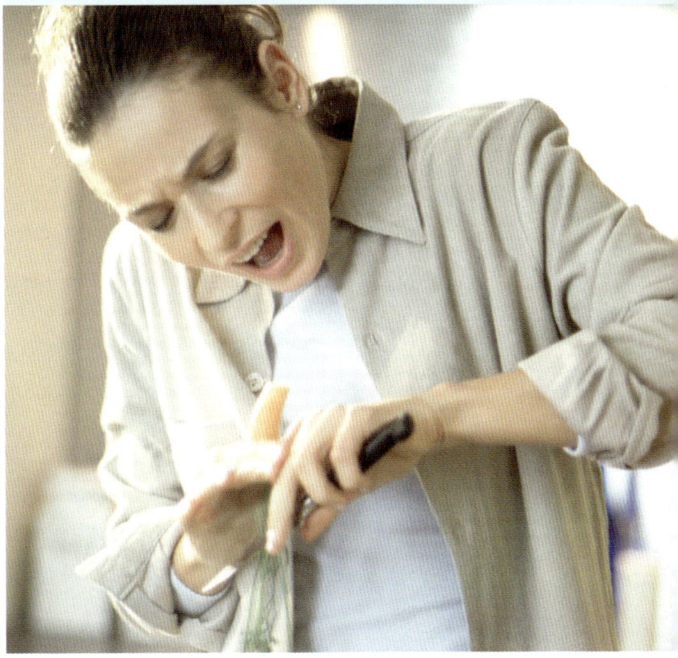

Was geschieht da?

Ob ein kurzer, heftiger Stoß gegen das Knie oder ein bohrendes Pochen in einem arthritischen Gelenk – Schmerz ist ein unangenehmes, aber wichtiges Gefühl. Denn Schmerz ist die Art, wie der Körper uns mitteilt, dass etwas nicht in Ordnung ist.

Akut, chronisch ...

Mediziner differenzieren zwischen mehreren Schmerzarten.

Akuter Schmerz ist meist von kurzer Dauer und oft Ergebnis einer Verletzung. Die Ursache ist feststellbar, und zu den typischen Beispielen gehören Muskelschmerzen nach dem Sport und Schmerzen aufgrund eines Unfalls oder einer OP.

Chronischer oder dauerhafter Schmerz wird als Schmerz definiert, der länger als 3 Monate und manchmal Jahre anhält. Er geht oft mit Erkrankungen wie Arthritis oder Rückenleiden einher, aber in vielen Fällen wird die Ursache nicht gefunden.

Übertragungsschmerz kommt und geht, beispielsweise Kopfschmerzen.

Wiederkehrender Schmerz wird nicht in dem Teil des Körpers empfunden, wo die Ursache sitzt. Menschen mit einem Bandscheibenvorfall etwa empfinden oft Schmerzen im Bein, weil die Scheibe z. B. auf den Ischiasnerv drückt, der vom Rückenmark über das Gesäß zum Bein hinab verläuft.

Schmerz ist für Ärzte schwer in den Griff zu bekommen, weil er sich so unberechenbar verhält. Er kommt und geht, je nachdem, in welcher Stimmung wir sind, womit wir uns gerade beschäftigen, wie stabil unsere seelische Lage derzeit ist und unter wie hohem Stress wir gerade stehen. Manchmal wird er sogar vom Wetter beeinflusst. Schmerz lässt sich nicht objektiv messen, und manche Menschen sind anfälliger dafür als andere. Seltsamerweise spürt man Schmerz manchmal noch, wenn die auslösende Ursache längst behoben ist.

DER SCHMERZZYKLUS

Die geheimnisvolle Natur des Schmerzes hängt weitgehend mit der komplexen Vernetzung des Nervensystems zusammen. Wenn Sie sich eine Verletzung zuziehen, sich zum Beispiel beim Kochen die Hand verbrennen, setzt das geschädigte Gewebe chemische Substanzen frei, die umliegende Nervenendigungen sensibilisieren und einen Strom von Schmerzsignalen an einen speziellen Nervenbereich an der Rückseite des Rückenmarks senden, das Hinterhorn. Dieser Bereich leitet Signale gleichzeitig zum Gehirn und durch den Rückenmarkskanal zur verletzten Stelle weiter.

DIE SIGNALE LESEN

Das Hinterhorn ist aber viel mehr als nur ein passiv Botschaften verarbeitendes Nervenzentrum. Es steuert auch Reflexe, die automatische Reaktion auf Reize. Das Gehirn braucht uns nicht erst mitzuteilen, dass wir die Hand zurückziehen sollen, wenn wir eine heiße Herdplatte berühren, weil das Hinterhorn dies bereits erledigt hat. Obwohl der Reflex im Rückenmark stattfindet, setzen sich die Schmerzsignale aber auch über das Rückenmark bis ins Gehirn fort, sodass dieses einordnen kann, was geschehen ist.

Die Schmerzsignale kommen in einem tief im Mittelhirn liegenden Bereich, dem Thalamus, an. Dies ist eine Art Depot, das die Botschaften an spezialisierte Bereiche weiterleitet, wo sie ausgewertet werden.

F&A

Warum weinen wir, wenn's weh tut?

Eine der vielen Stellen, an die der Körper Schmerzsignale aussendet, ist das limbische System, das emotionale Zentrum des Gehirns. Deshalb bringen uns Schmerzen manchmal zum Weinen. Das limbische System ist ebenfalls zuständig für die Abschwächung der Schmerzwahrnehmung direkt nach einer Verletzung.

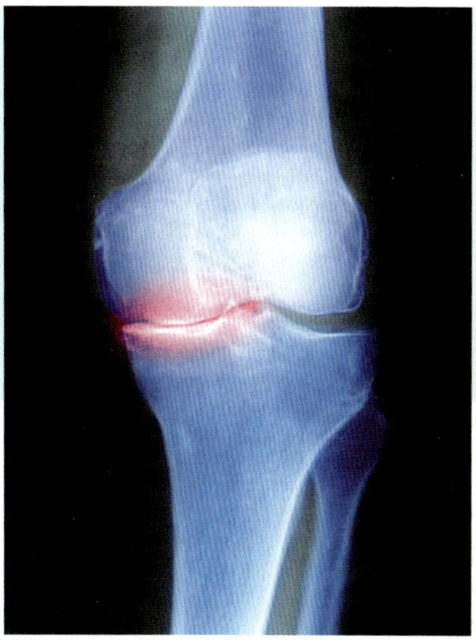

CHRONISCHE SCHMERZEN
Der rosa Bereich auf der Röntgenaufnahme des Knies einer 84-Jährigen zeigt den durch Gelenkverschleiß verursachten Schaden – ein häufiger Grund für chronische Schmerzen.

Bestimmte Bereiche in der Großhirnrinde, dem Denk- und Verhaltenszentrum des Gehirns, ermitteln, woher der Schmerz kommt, und vergleichen ihn mit früher gespürten ähnlichen Empfindungen.

Stimmung und Gedächtnis können die Art und Weise verändern, wie das Gehirn Schmerz empfindet. Wenn Sie sich an der Hand verbrennen, wird Ihre Reaktion von Ihrer emotionalen Verfassung und früheren Erfahrungen in ähnlichen Situationen beeinflusst.

CHEMISCHER ALARM

Als Reaktion auf ein Schmerzsignal setzen Nerven im Rückenmark chemische Substanzen frei. Glutamat und Aspartat beispielsweise verstärken den Schmerz, Endorphine und GABA schwächen ihn ab. Bei bestimmten Arten von Verletzungen sendet das Gehirn zwei chemische Botenstoffe, Noradrenalin und eine Art Serotonin, aus, um den Schmerz zu lindern. Sind die Beschwerden ernsthafter, setzt das Gehirn andere Arten von Serotonin frei, die die Wahrnehmung erhöhen.

DAS WIND-UP-PHÄNOMEN

Sobald die verbrannte Hand heilt oder eine Entzündung nachlässt, können die Schmerzrezeptoren keinen Gewebeschaden mehr ausmachen, und die Schmerzreize hören auf. Doch bei einer chronischen Krankheit oder einer dauerhaften Gelenkschädigung (Arthrose) gelangen kontinuierlich Schmerzsignale zum Rückenmark. Aufgrund der ständigen Reize kann an den Nervenendigungen in Rückenmark und Gehirn eine Übersensibilisierung eintreten, was die Beschwerden verschlimmert. Experten sprechen bei einer derart gesteigerten Reaktion auf Schmerzreize vom Wind-up-Phänomen – der Schmerz „schaukelt sich auf“ –, was erklärt, weshalb chronische Schmerzen so schwer zu behandeln sind.

Manchmal tut eine Verletzung auch nach dem Ausheilen noch weh. Dafür ist das Nervensystem verantwortlich: Unter Umständen leiten die auf Schmerz reagierenden Nervenfasern das Signal noch weiter, nach-

Richtig oder Falsch?

Es gibt Menschen, die nie Schmerzen empfinden

Richtig Sicherlich kommt so etwas extrem selten vor, aber es gibt tatsächlich Menschen, die nicht fähig sind, Schmerzen zu empfinden. Die von einer solchen „kongenitalen Analgesie“ Betroffenen laufen ständig Gefahr, sich schwer zu verletzen, da die Warnfunktion des Schmerzes bei ihnen außer Kraft gesetzt ist.

Richtig oder Falsch?

Ich sollte meine Schmerzen einfach aushalten und nicht so viel Tamtam darum machen

Falsch Es ergibt keinen Sinn, unnötig zu leiden, wenn sich doch viel tun lässt, um die meisten Schmerzarten zu lindern. Aber die Betroffenen müssen sich melden. Auch das professionellste Schmerzmanagement kann nicht helfen, wenn niemand es in Anspruch nimmt.

dem die Ursache des Schmerzes beseitigt ist. Auch eine Entzündung, einer der wichtigsten Heilungsmechanismen, kann zum Teufelskreis der Schmerzen beitragen. Üblicherweise verschwinden sie, wenn die Verletzung oder Schädigung heilt. Solange die Verletzung besteht, werden weiterhin entzündungsfördernde Substanzen produziert und somit die Empfindlichkeit des Bereichs und die Schmerzwahrnehmung erhöht.

Schmerzen lokalisieren

Eine erste Reaktion auf Schmerz ist der Versuch festzustellen, woher er kommt, welcher Art er ist und was die Ursache sein mag. Wenn Sie sich die Finger am Bügeleisen verbrennen, ist das klar; in anderen Fällen ist die Quelle aber nicht so einfach zu orten. Beispielsweise kann Sie ein „Kältekopfschmerz" quälen, ein Schmerz, der auftreten kann, wenn etwas sehr Kaltes den Gaumen berührt hat, z. B. Speiseeis.

Sollten die Schmerzen andauern und Tabletten keine Erleichterung verschaffen, ist es an der Zeit, den Arzt aufzusuchen. Scheuen Sie sich nicht, offen zu sprechen. Nur Sie kennen die Art der Schmerzen, die Ihre Lebensqualität beeinträchtigen. Wundern Sie sich aber nicht, wenn Sie nicht gleich eine Diagnose bekommen. Schmerzen lassen sich nicht so einfach messen wie zum Beispiel Blutdruck.

Für kurzfristige Beschwerden kann Ihr Arzt Medikamente verschreiben oder Sie an einen Physiotherapeuten überweisen. Wenn die Symptome nicht abklingen, weil sie möglicherweise mit einer chronischen Erkrankung wie Arthrose einhergehen, kann der Arzt mit Ihnen andere Möglichkeiten durchsprechen, um das Problem in den Griff zu bekommen. Das kann ein leichtes Übungsprogramm sein, aber infrage kommen auch Ablenkungsstrategien durch ein neues Hobby.

DEN SCHMERZ KENNEN

Es kann nützlich sein zu wissen, was Fachausdrücke bedeuten, die Ihr Arzt möglicherweise verwenden wird oder die Sie in schriftlichen Unterlagen lesen.

Schmerzart	Wo es weh tut
Nozizeptorenschmerz	Haut, Muskeln, Bänder, Gelenke, Knochen
Entzündungs ...	Verletztes Gewebe
Neuropathischer ...	Nerven
Viszeraler ...	Innere Organe
Gemischter ...	Eine Kombination der oberen

SCHMERZ BESCHREIBEN

Bevor Sie zum Arzt gehen, könnten Sie sich ein paar Gedanken zu den folgenden Punkten machen, die der Arzt wahrscheinlich ansprechen wird. Diese Informationen erleichtern die Diagnose:

- Wo scheint der Schmerz zu sitzen?
- Wann hat er angefangen?
- Was halten Sie für die Ursache?
- Verstärkt oder schwächt ihn irgendetwas ab?
- Wie gut ist Ihr Schmerzmittel? Wie lange hält die Wirkung an?

- Setzt der Schmerz unvermittelt ein oder Minuten bzw. Stunden nach bestimmten Aktivitäten?
- Können Sie nicht ein- oder durchschlafen?
- Beeinträchtigt er Arbeit, Bewegung oder Essen?
- Drückt er auf Ihre Stimmung – fühlen Sie sich deprimiert, gestresst oder gar verzweifelt?
- Hatten Sie diese Art Schmerz schon früher?

Dem Übel auf der Spur

Jeder reagiert anders auf Schmerzen. Was Sie quält, empfindet jemand anderes vielleicht nur als lästig. Wenn Sie Ihre Schmerzen dokumentieren, hilft dies Ihnen und Ihrem Arzt, herauszufinden, wie sich das Problem bewältigen lässt.

- *Denken Sie über Ihre Schmerzen nach, und halten Sie auf einer Skala von 1 bis 10 fest, wie stark Sie sie empfinden.*
- *Notieren Sie Veränderungen im Tagesverlauf. Ist es beim Aufwachen schlimmer oder am Abend? Hilft Ausruhen? Sind die Beschwerden nach dem Essen erträglicher?*
- *Führen Sie ein paar Tage ein Tagebuch. So sieht man schwarz auf weiß, ob und wie die Schmerzen sich innerhalb dieser Zeitspanne verändern. Begriffe wie brennend, stechend, ziehend oder bohrend erhellen das Problem.*
- *Notieren Sie die Wirkung von allem, das Sie einnehmen und sonst tun, um Ihre Beschwerden zu lindern. Wirkt ein Mittel besser, wenn Sie es vor Auftreten des Schmerzes schlucken oder wenn Sie es danach einnehmen?*
- *Wie wirkt sich in Ihrem Fall körperliche Betätigung aus? Gehen die Schmerzen zurück oder werden sie schlimmer? Sind bestimmte Tätigkeiten besonders schmerzhaft?*

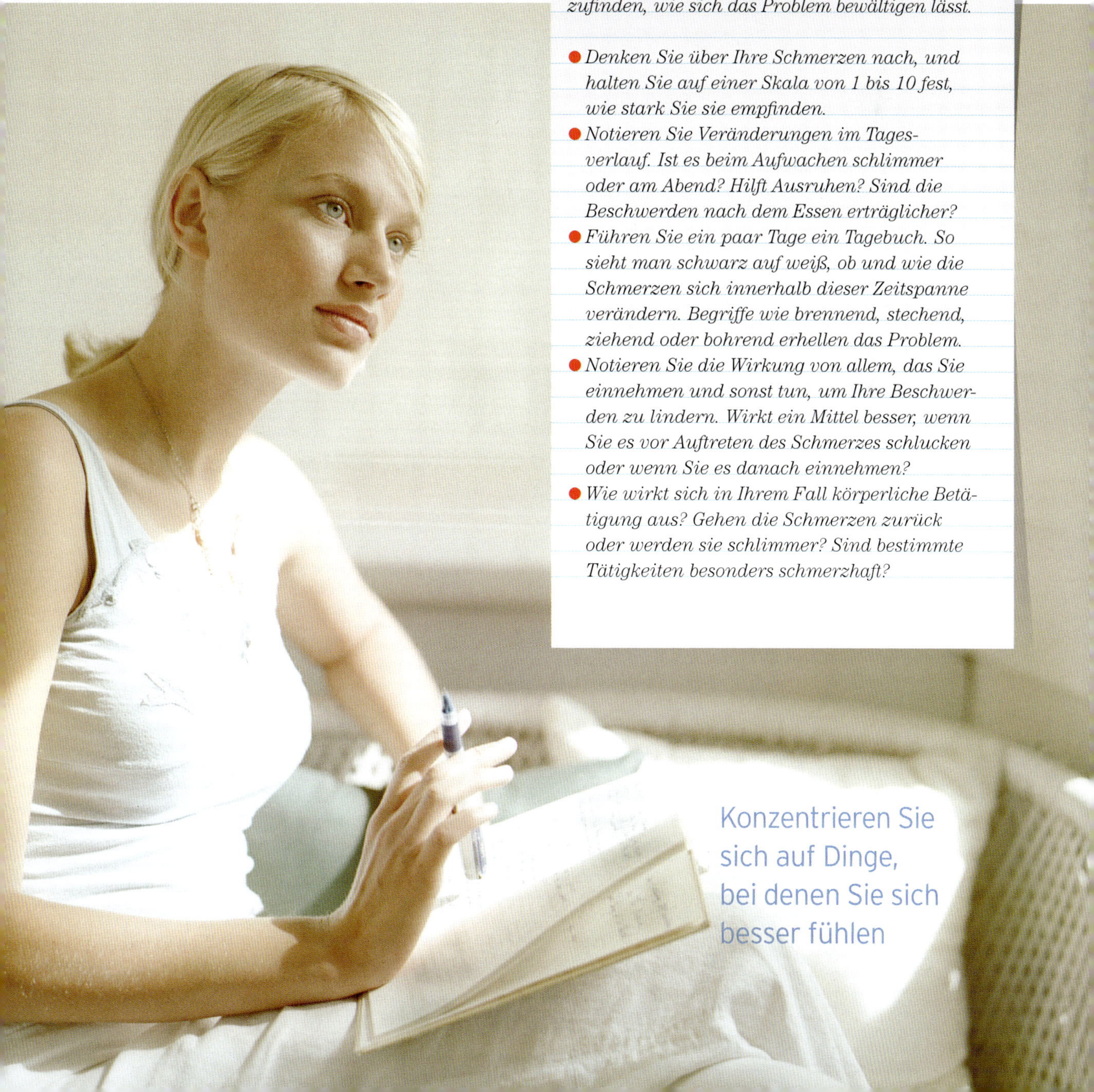

Konzentrieren Sie sich auf Dinge, bei denen Sie sich besser fühlen

Schmerzbehandlung

Es gibt mittlerweile hochspezielle Schmerzmittel und auch zahlreiche andere wirkungsvolle Behandlungen – von Selbsthilfemaßnahmen bis zu Apparaten, die Schmerzsignale unterbrechen.

Ein Mittel für jeden Zweck

Schmerzmittel helfen bei kurzfristigen Beschwerden, beispielsweise Kopfweh, und diversen langfristigen Krankheiten, darunter einigen Formen von Arthrose. Vielfach verschaffen sie dem Patienten so viel Erleichterung, dass er aktiver wird.

Während milde Medikamente rezeptfrei gekauft werden können, sind stärkere lediglich auf Rezept erhältlich. Die gebräuchlichsten Wirkstoffe sind unten aufgelistet. Weitere Informationen zu Schmerzmitteln finden Sie auf den Seiten 312–339 *Was man über seine Arznei wissen sollte.*

- Nichtsteroidale Antirheumatika (NSAR) sind entzündungshemmende Wirkstoffe. ASS wird oft in diese Gruppe eingestuft.
- Opioide sind an Schmerzrezeptoren ansetzende Mittel, die die Art und Weise, wie das Gehirn Schmerzen wahrnimmt, verändern. Sie werden im Körper in kleine Mengen morphinähnlicher Substanzen umgewandelt und sollten möglichst nur kurz eingesetzt werden.
- Paracetamol ist eine Klasse für sich. Wie dieser Wirkstoff genau funktioniert, ist nicht bekannt, aber man nimmt an, dass er möglicherweise Schmerzsignale an das Gehirn blockiert.

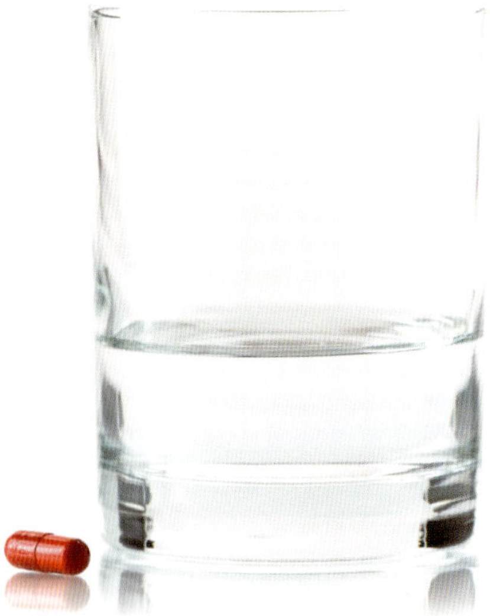

So gelingt's – das richtige Mittel in der richtigen Dosierung

WELCHE MITTEL GEGEN WELCHEN SCHMERZ

Wirkstoffe	Helfen gegen
Nichtsteroidale Antirheumatika (NSAR): Acetylsalicylsäure (ASS), Diclofenac, Ibuprofen, Naproxen	Kopfschmerzen, akute Verspannungen und Zerrungen, Muskel- und Gelenkschmerzen, Menstruationsschmerzen
Schwache Opioide: Codein, Dihydrocodein	Schmerzen nach einer Operation, Knochenbrüche, starke Zahnschmerzen
Paracetamol	Alltagsbeschwerden wie Kopf-, Zahn- und Gelenkschmerzen

AUF DER SICHEREN SEITE

Dass ein Medikament frei verkäuflich ist, heißt nicht zwangsläufig, dass es auch ungefährlich ist. Bei allen Wirkstoffen sind Nebenwirkungen möglich, wenn Sie das Präparat länger als eine Woche einnehmen. Sobald Sie ungewöhnliche Symptome bemerken, sollten Sie ärztlichen Rat suchen. Zu beachten sind die folgenden Punkte:

- Hohe Dosierungen oder eine lange Anwendungsdauer von NSAR können zu Verdauungsbeschwerden, Magen-Darm-Blutungen, Nierenproblemen, Bluthochdruck, Flüssigkeitsretention sowie einem leicht erhöhten Herzinfarkt- und Schlaganfallrisiko führen. Asthma verschlimmert sich bei etwa 10 % der Asthmatiker.
- ASS darf nicht an Kinder unter 16 Jahren verabreicht werden. Es besteht die Gefahr eines Reye-Syndroms, einer sehr seltenen, aber äußerst gefährlichen neurologischen Erkrankung.
- Eine längere Einnahme von Präparaten, die Codein oder Dihydrocodein enthalten, führt möglicherweise zu Verstopfung, chronischen Kopfschmerzen oder Abhängigkeit.
- Paracetamol ist im Allgemeinen ein sicheres Mittel. Eine Überdosis kann jedoch die Leber schädigen, unter Umständen auf Dauer.

NUR AUF REZEPT

Wer unter heftigen Schmerzen oder an langwierigen Krankheiten leidet, bekommt vom Arzt vielleicht stärkere NSAR verschrieben. Verschaffen auch diese keine Linderung, muss der Arzt eventuell auf Opioide oder Narkotika zurückgreifen.

Zu den schwachen Opioiden gehören:

- Codein
- Dihydrocodein

Zu den starken Opioiden gehören:

- Tramadol
- Morphin
- Oxycodon
- Fentanyl
- Buprenorphin
- Diamorphin

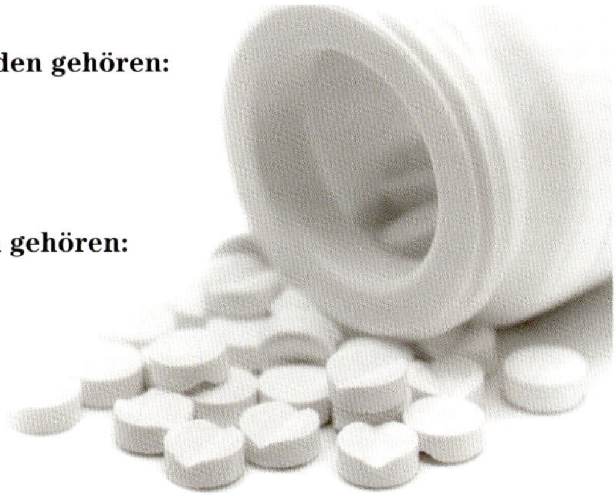

Wenn Ihr Arzt rät, starke Opioide auszuprobieren, wird er Sie vermutlich darauf hinweisen, dass diese Medikamente Risiken bergen. Sie werden nur eingesetzt, wenn alle anderen Mittel der Schmerzlinderung

Top-Tipps

Was zu beachten ist, wenn Sie Schmerzmittel nehmen

SIE SOLLTEN

- die Liste der Inhaltsstoffe auf dem Beipackzettel oder der Packung all Ihrer Medikamente lesen; es kann gefährlich sein, Präparate einzunehmen, die die gleichen aktiven Wirkstoffe enthalten, die auch in vielen Erkältungs- und Grippemitteln zu finden sind;
- mit Ihrem Apotheker sprechen, wenn Sie unter Asthma oder Magenproblemen leiden oder weitere verschreibungspflichtige Medikamente einnehmen; bestimmte Präparate könnten ungeeignet sein;
- die Medikamente genau in der Dosierung und zu der Tageszeit einnehmen, die auf der Packung stehen oder von Ihrem Arzt verordnet wurden.

SIE SOLLTEN NICHT

- ein Mittel häufiger einnehmen als auf Schachtel oder Beipackzettel angegeben;
- zusätzlich zum verschriebenen ein rezeptfreies Mittel nehmen, ohne vorher mit Ihrem Arzt zu sprechen;
- Schmerzmittel länger als 3 Tage lang einnehmen, ohne Rat bei Ihrem Arzt zu holen.

fehlgeschlagen sind. Oft sind die Nebenwirkungen erheblich, und oft wird es schwer, die Dosierung zu verringern – im Gegenteil: Viele Betroffene entwickeln eine Toleranz, brauchen also sogar eine noch höhere Dosis, um die gleiche Wirkung zu erzielen. Starke Opioide führen häufig zu körperlicher Abhängigkeit, sodass der Entzug ebenfalls ein Problem darstellt. Trotzdem können bei Menschen mit starken Schmerzen die Vorteile die Nachteile überwiegen, vor allem, wenn diese Mittel es ihnen ermöglichen, körperlich aktiver zu werden.

ANDERE MEDIKATIONEN

Manche Schmerzen, zum Beispiel neuropathische (Nervenschmerzen), lassen sich mit den gängigen Medikamenten nicht erfolgreich behandeln. In solchen Fällen verschreibt der Arzt vielleicht Antidepressiva oder Antiepileptika.

Antidepressiva verstärken die positive Wirkung chemischer Substanzen in Gehirn und Rückenmark, die Schmerzreize blockieren.

Antiepileptika helfen, den von überempfindlichen Zellen im Rückenmark erzeugten Schmerz zu reduzieren – auf die gleiche Weise, wie sie hyperaktive Gehirnzellen bei Epileptikern beruhigen.

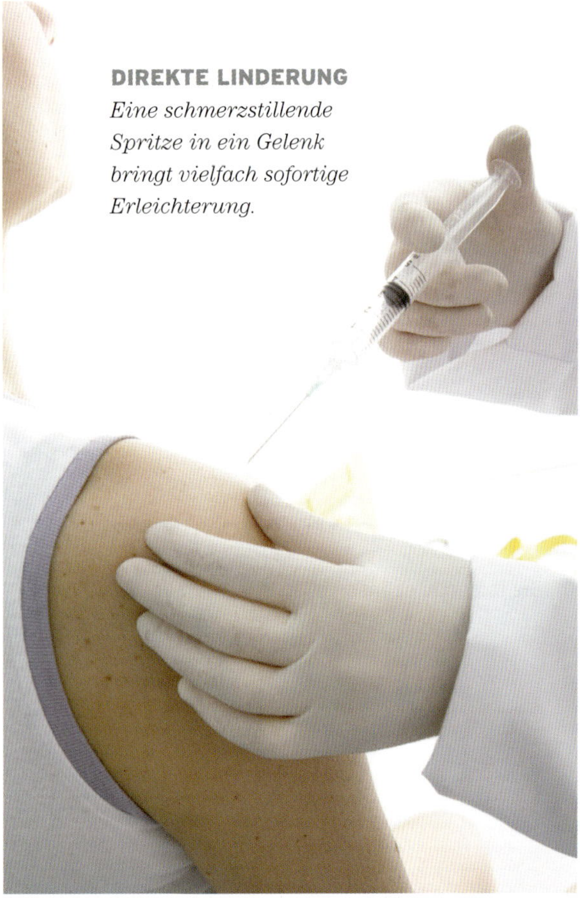

DIREKTE LINDERUNG
Eine schmerzstillende Spritze in ein Gelenk bringt vielfach sofortige Erleichterung.

WENN ES NUR NOCH SCHLIMMER WIRD

Falls Sie häufig Kopfschmerzen bekommen und dagegen Medikamente einnehmen, kann es passieren, dass die Beschwerden täglich rund 4 Stunden andauern. Solche chronischen täglichen Kopfschmerzen sind meist die Folge eines Übergebrauchs von Schmerzmitteln. Wenn Sie darunter leiden, müssen Sie Ihren Arzt aufsuchen, damit er Ihnen helfen kann, von diesen Medikamenten loszukommen.

ZEIT FÜR EINE SPRITZE?

Injektionen helfen in manchen Fällen bei der Schmerzbekämpfung. Ihr Arzt wird Ihnen sagen, ob sie bei Ihnen angeraten sind. Einige der Möglichkeiten:

- Kurzfristige Injektionen eines Lokalanästhetikums, oft kombiniert mit einem Steroid, können direkt in ein schmerzendes Gelenk oder eine andere schmerzende Stelle gesetzt werden, um die für diesen Bereich zuständigen Nerven vorübergehend zu betäuben.

F&A

Weshalb enthalten manche Mittel Kombinationen von Wirkstoffen?

Die verschiedenen Arten schmerzstillender Arzneistoffe wirken unterschiedlich. Manche Präparate enthalten daher Kombinationen. Beispielsweise können ASS, Paracetamol oder Ibuprofen mit Codein gemischt werden, um die Wirkung zu optimieren.

- Epiduralinjektionen von Corticosteroiden in den das Rückenmark einhüllenden Raum lindern für Tage oder sogar Monate eine Reizung des Ischiasnervs. Diese Reizung verursacht Schmerzen, die bis in die Beine hinunterziehen können.
- „Denervierung" ist eine Behandlung, bei der Injektionen die für die Schmerzen verantwortlichen Nerven teilweise zerstören.

Positiv denken

Wer mit Migräne in einem abgedunkelten Raum liegt oder von Arthrose geplagt wird, dürfte sich kaum fröhlich fühlen. Es ist aber nachgewiesen, dass eine positive Grundeinstellung helfen kann, die Pein zu lindern. Und ob Sie es glauben oder nicht – es gibt Therapien, die Sie in die Lage versetzen können, die richtige Einstellung einzunehmen.

Einige Techniken (zum Beispiel Visualisieren, Meditation und Lachtherapie) befähigen Sie, Ihre Gedanken von den Schmerzen abzulenken. Andere (etwa kognitive Verhaltenstherapie/KVT und Hypnotherapie) versetzen Sie in die Lage, positiver über Ihren Schmerz zu denken. Manche Methoden sind wissenschaftlich besser fundiert als andere, aber bei allen besteht die Möglichkeit, dass sie Schmerzleidenden helfen.

VISUALISIEREN SIE

Mit der Technik der Visualisierung lassen sich vorteilhafte physische, psychische und emotionale Veränderungen erreichen. Sie lernen, Ihre Gedanken auf etwas zu fokussieren, wo es keine Schmerzen gibt, z. B. eine Wiese. Das erfordert Übung, lässt sich aber mit professioneller Anleitung meistern.

PRAXIS-KNOWHOW

Tief durchatmen

Die folgende ebenso einfache wie effektive Atemübung hilft gut gegen Schmerzen, insbesondere, wenn Sie sich angespannt oder gestresst fühlen.

- ✔ Langsam und regelmäßig durchatmen. Dabei das Zwerchfell heben und senken anstatt die Schultern hochzuziehen.
- ✔ Völlig auf das Ein- und Ausatmen konzentrieren. Alle anderen Gedanken ausschalten.

HILFE DURCH EINE ÄNDERUNG DER SICHTWEISE

Die Art und Weise, wie Sie an etwas denken oder auf etwas reagieren, bestimmt, ob dieses Etwas für Sie besser oder schlimmer aussieht. Das ist die Grundlage der kognitiven Verhaltenstherapie (KVT). Statt zu denken „Dieser Schmerz ist unerträglich", rät die KVT zu der Formulierung: „Wenn ich tief durchatme, wird es vorübergehen." Forschungsergebnisse legen nahe, dass sich Schmerz lindern lässt, indem man sich angewöhnt, ihm gegenüber eine positive Haltung einzunehmen. Eine Studie mit Menschen, die an chronischen Rückenschmerzen litten, kam zu dem Ergebnis, dass bereits neun Sitzungen KVT bei Schmerzen und Steifheit eine deutliche Besserung brachten. Ihr Arzt kann Ihnen einen KVT-Therapeuten empfehlen. Auch gibt es reichlich Infos im Internet, z. B. unter www.gesundheitsinformation.de/kognitive-verhaltenstherapie.2136.de.html, www.sgvt-sstcc.ch oder www.oegvt.at.

MUSKELANSPANNUNG PRÜFEN
Beim Biofeedback nehmen Sie die Funktionen verschiedener Körpersysteme mittels Rückmeldung (Feedback) wahr und lernen, diese zu beeinflussen. In diesem Fall erfassen am Nacken befestigte Elektroden die Muskelanspannung, die der Nackensteife und den Kopfschmerzen zugrunde liegen könnte.

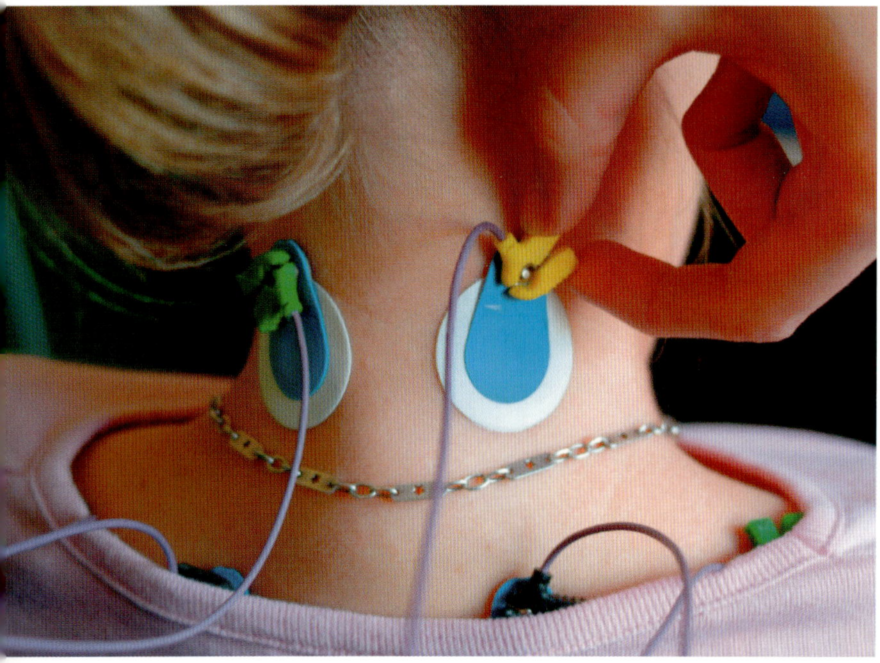

VERLAGERN SIE DEN FOKUS IHRER AUFMERKSAMKEIT

Hypnotherapie (Hypnose) schneidet in klinischen Versuchen bei der Schmerzbekämpfung gut ab. Vor allem bei Spannungskopfschmerzen kann die Therapie zur Linderung beitragen.

Ein Hypnotherapeut hilft Ihnen, Ihr Bewusstsein bei gleichzeitiger Tiefenentspannung auf etwas zu konzentrieren. Dann fokussiert er sich auf Ihren Schmerz um festzustellen, weshalb Sie ihn wohl spüren und was Sie dagegen tun können. Dahinter steht der Gedanke, den Schmerz mithilfe dessen, was man unter Anleitung durch den Hypnotherapeuten gelernt hat, selbst kontrollieren zu können. Es gibt reichlich Bücher und DVDs, mit denen Sie die Technik der Selbsthypnose erlernen können. Therapeutenlisten sind u. a. erhältlich bei der Deutschen Gesellschaft für Hypnose (www.dgh-hypnose.de), dem Hypnose-Verband Deutschland (www.hynose-verband.de) und dem Schweizer Fachverband für Hypnosetherapie (www.hypnosefachverband.ch). In Österreich bieten diese Leistung lediglich Privatpraxen an.

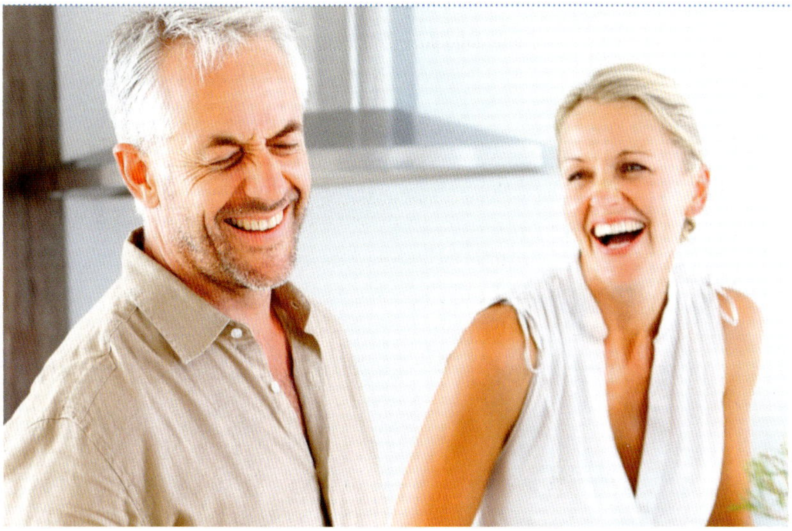

Herzhaftes Lachen löst die Ausschüttung von Endorphinen aus, den Schmerzmitteln der Natur

KÖRPERKONTROLLE MITHILFE VON BIOFEEDBACK

Ihr Körper kontrolliert unbewusst ablaufende Prozesse, z. B. Herzschlag und Muskelfunktion, normalerweise automatisch. Mithilfe von Biofeedback lässt sich lernen, diese Vorgänge zu beeinflussen. Das kann Ihnen helfen, Kontrolle über Ihren Schmerz zu gewinnen.

Während einer Sitzung messen elektrische Sensoren Herzfrequenz, Blutdruck, Atmung und Muskelspannung. Per Monitor oder Lautsprecher werden die Ergebnisse gemeldet. Indem Sie so eine Verbindung schaffen zwischen dem Schmerz und der Reaktion Ihres Körpers darauf, entdecken Sie vielleicht, dass beispielsweise Ihre Kopfschmerzen mit Muskelverspannungen einhergehen. Ist Ihnen das bewusst, können Sie willentlich entscheiden, Muskeln zu entspannen, um die Beschwerden zu vermeiden oder zu verringern. Ziel ist es, diese Reaktionen mit der Zeit ohne die Hilfsmittel erzeugen zu können.

Eine Auswertung von 53 Studien ergab, dass Biofeedback bei Spannungskopfschmerzen funktionieren kann. Eine Sichtung von weiteren 55 Studien wies auch mögliche Vorteile bei Migräne nach.

DIE KRAFT DES LACHENS

Wahrscheinlich halten Sie es für einen schlechten Scherz zu behaupten, Schmerzen ließen sich weglachen. Aber immer mehr Studien kommen zu dem Ergebnis, Lachen könne tatsächlich die beste Medizin sein. Bei einer in Japan durchgeführten Studie sanken die Entzündungswerte im Blut beträchtlich, wenn sich Patienten mit rheumatoider Arthritis einen

GEIST ÜBER MATERIE

Die Kraft der Ablenkung

Sie können zur Schmerzbewältigung sowohl die Kraft Ihrer Fantasie als auch verschiedene Ablenkungsstrategien einsetzen.

- Schmerzen auf einer imaginären Skala herunterzusetzen kann helfen, sie unter Kontrolle zu bekommen und kurzzeitige oder auch langwierige Beschwerden besser zu bewältigen.
- Stricken, Kreuzworträtselraten oder die Teilnahme an einem Literaturzirkel bieten ebenfalls eine Möglichkeit, sich von den Schmerzen abzulenken.
- Der Kontakt zu Freunden und Familie kann Ihrer Gesundheit zugute kommen. Falls Sie in Ihrer Mobilität eingeschränkt sein sollten, halten Sie per Telefon Kontakt oder laden diejenigen, die in der Nähe wohnen, auf einen Plausch zu sich ein.

lustigen Film ansahen. Besser noch: Bei einigen der Probanden hielt die Wirkung länger als 12 Stunden an.

Beim Lachen schüttet der Körper Endorphine aus, natürliche Schmerzmittel. Lachen erhöht die Lungenkapazität und somit den Sauerstoffgehalt im Blut, der bei einem zu niedrigen Pegel mit Schmerz einhergehen kann. Manche Schmerzkliniken bieten Lachtherapie an. Oder denken Sie einfach zu Hause an Dinge, die Sie zum Lachen bringen.

LEIB UND SEELE ENTSPANNEN

Den Körper zu entspannen und die Gedanken auf etwas anderes als Schmerzen zu konzentrieren, kann zutiefst therapeutisch wirken. Verschiedene Techniken bieten die Möglichkeit, einen entspannten, meditativen Zustand zu erreichen.

Meditation kann die Herzfrequenz verlangsamen, den Blutdruck senken, die Atmung regulieren und den Geist zur Ruhe kommen lassen. Gemäß einer in der Zeitschrift *NeuroReport* veröffentlichten Studie sank die Reaktion des Gehirns auf Schmerzen bei Menschen, die regelmäßig Transzendentale Meditation praktizieren, um 40–50 %. Knien oder sitzen Sie morgens und abends bequem mit geschlossenen Augen, und wiederholen Sie im Geiste ein einziges Wort als Ihr Mantra.

Bewegung gegen Schmerz

Am besten lässt sich Schmerz bewältigen, wenn man in Bewegung bleibt. Übungsprogramme können Menschen, die an rheumatoider Arthritis leiden, helfen, Kraft, Kondition und Allgemeinbefinden zu bessern.

Bewegungsmangel erhöht die Gefahr, steife Gelenke und schwache Muskeln sowie Übergewicht und Kurzatmigkeit zu entwickeln. Langfristig riskiert man Herz-Kreislauf-Erkrankungen und Diabetes.

Sie brauchen nicht gleich einen Marathon zu laufen oder an Geräten im Fitnessstudio zu trainieren. Gehen, Schwimmen und Dehnübungen tun es für den Anfang auch. Dann steigern Sie die Anforderungen allmählich. Ihr Arzt oder Physiotherapeut kann bei der Wahl geeigneter Aktivitäten helfen, die drei Arten von Übungen umfassen sollten:

Übungen für den Bewegungsradius helfen Beweglichkeit und Kraft zu erhalten und verbessern die Körperhaltung.

Übungen zur Kräftigung tragen zum Aufbau von Muskelmasse bei, die die Gelenke stützt.

Aerobische Übungen erhöhen die Herzfrequenz, stärken den Herzmuskel und vergrößern die Lungenkapazität.

Fünf gute Gründe, sich zu bewegen

Selbst wenn Sie bei körperlicher Bewegung Schmerzen empfinden, wird sie Ihnen gut tun. Lesen Sie fünf Gründe, um aktiv zu werden. Bewegung:

1 erhöht die Ausschüttung von Endorphinen, den natürlichen Schmerzmitteln des Körpers, und reduziert die des Stresshormons Cortisol;

2 stärkt Muskeln und Bänder;

3 hilft beim Gewichthalten – Übergewicht kann Schmerzen verstärken;

4 fördert einen guten Schlaf;

5 kann helfen, die Gedanken vom Schmerz abzulenken.

BEUGEN SIE DEN NACKEN

Diese Übung wirkt vor allem Schmerzen und Steifheit im Nacken entgegen, kann aber auch gegen Kopfschmerzen helfen.

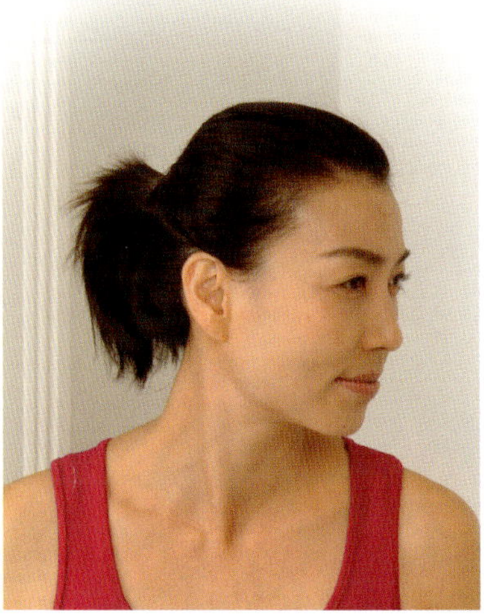

1 *Kopf langsam nach links drehen und die Stellung 5 Sekunden halten. Kopf zur Mitte zurückdrehen und dann diese Bewegung nach rechts wiederholen. Das Ganze 5–10-mal.*

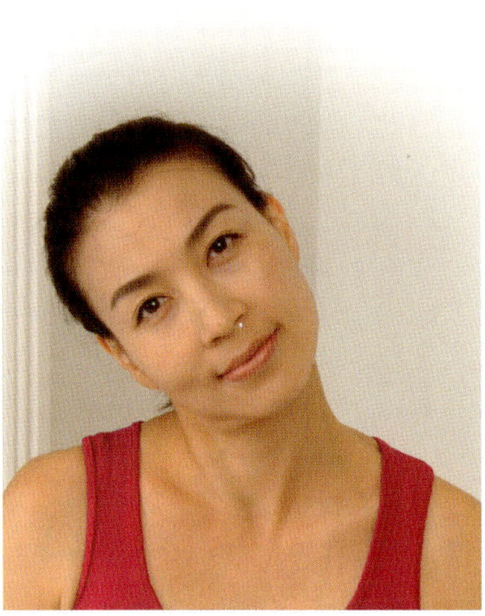

2 *Den Kopf gerade halten, dann nach rechts neigen (ohne die Schulter hoch zum Ohr zu ziehen); 5 Sekunden halten. Wiederholen Sie die Bewegung nach links. Das Ganze 5–10-mal.*

Aktiv mit Maßen

Vielleicht tut es anfangs etwas weh, wenn Sie aktiv werden. Falls die Schmerzen nach einer Stunde nicht abgeklungen sind, haben Sie vermutlich zu viel geübt. Besprechen Sie mit Ihrem Arzt, wie viel Schmerz akzeptabel ist, und fragen Sie ihn nach Anzeichen ernsthafter Gefahr. Hören Sie sofort auf, wenn der bereits bestehende Schmerz noch schlimmer wird.

Manuelle Therapien

Schmerzen können müde und kraftlos machen, vor allem, wenn Arzt und Patient die Ursache nicht identifizieren können. Dann verschaffen manuelle Therapien, darunter Akupunktur und Akupressur, möglicherweise Linderung. Vermutlich stimulieren sie im Körper die Ausschüttung von natürlichen Schmerzmitteln, darunter Endorphinen.

Andere Techniken, z. B. Massage, können entspannen und Muskelverspannungen, die den Schmerz intensivieren, lockern. Die Anwendung von starkem Druck auf schmerzende Stellen soll verhindern, dass Schmerzsignale das Gehirn erreichen.

NADELSTICHE GEGEN SCHMERZEN

Die Technik der Akupunktur, bei der Nadeln in Akupunkturpunkte in die Haut gestochen werden, kommt schon lange bei der Schmerzlinderung zum Einsatz. Die Anhänger dieser Praktik aus dem alten China glauben, sie fördere den Fluss der Lebensenergie (Qi) durch Bahnen

Den Schmerz überlagern

An einem Londoner Krankenhaus wird eine Schmerztherapie erprobt, bei der die Ärzte den Patienten ein Gerät mit Bewegungssensoren einpflanzen. Wenn sich der Patient bewegt, sendet das Gerät sanfte elektrische Impulse ins Rückenmark, die das Schmerzgefühl maskieren, d. h. überlagern.

im Körper, die als Meridiane bezeichnet werden. So werde ein Selbstheilungsprozess in Gang gesetzt. Westliche Ärzte vertreten eher die Ansicht, die Folge des Nadelns sei die Ausschüttung von Endorphinen, woraufhin man sich entspannter fühle. Forschungen aus den USA legen nahe, dass Akupunktur wirkt, weil aufgrund der Nadelstiche der Level von Adenosin, einem natürlichen Schmerzmittel, ansteige.

Akupressur und Shiatsu funktionieren nach dem gleichen Prinzip wie Akupunktur, nur anstelle von Nadeln mit starkem Fingerdruck. Viele halten diese Therapien für wirkungsvoll bei Kopf- und Rückenschmerzen sowie bei Arthrosebeschwerden.

KRIBBELN AUF DER HAUT

Der Begriff TENS (**t**ranskutane **e**lektrische **N**erven**s**timulation) bezeichnet eine Therapie, bei der Elektroden, die an der schmerzenden Stelle und in ihrer Nähe angebracht werden, ein schwaches Stromsignal auf die Haut übertragen. Bei einigen Schmerzformen übernehmen manche Krankenkassen die Kosten zum Ausleihen oder Kauf eines TENS-Geräts. Stellen Sie die Stromstärke so ein, dass Sie ein leichtes Kribbeln spüren, und lassen Sie die Elektroden 30–60 Minuten auf der Haut.

TENS soll ähnlich wie Akupunktur und Akupressur funktionieren, nur regen in diesem Fall sanfte elektrische Impulse die Ausschüttung von Endorphinen an und stören die Weiterleitung der Schmerzsignale. Die Methode ist umstritten, kann aber unter Umständen bei Beschwerden im unteren Rücken, Menstruationsschmerzen, Beschwerden nach Operationen und Kopfschmerzen wirken.

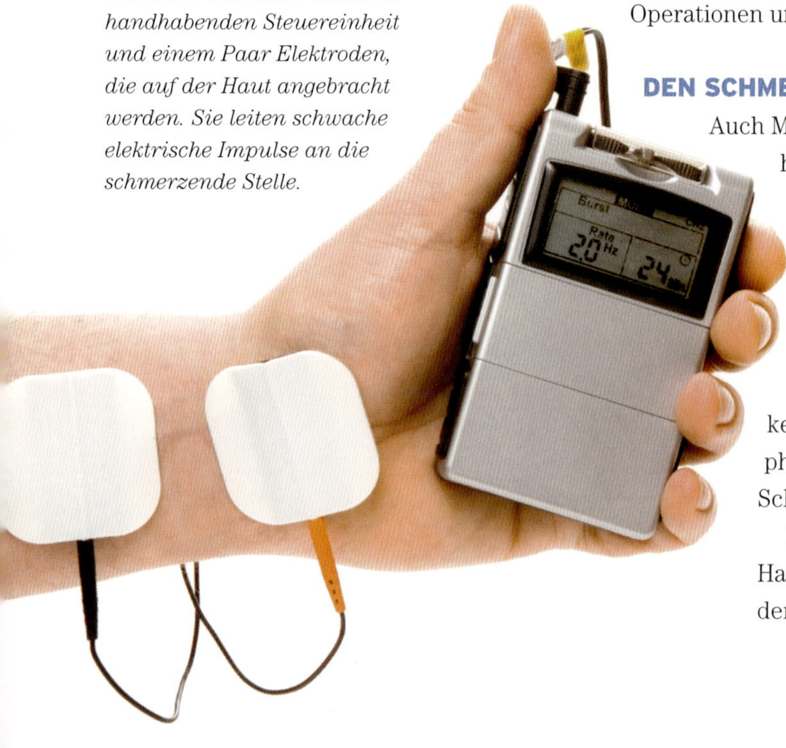

IMPULSE GEGEN SCHMERZ
Ein TENS-Gerät besteht üblicherweise aus einer leicht zu handhabenden Steuereinheit und einem Paar Elektroden, die auf der Haut angebracht werden. Sie leiten schwache elektrische Impulse an die schmerzende Stelle.

DEN SCHMERZ WEGMASSIEREN

Auch Massage, eine der ältesten Therapien überhaupt, wird vielfach als Teil von Schmerzlinderungsprogrammen angeboten. Es gibt verschiedene Varianten der Massage, die von sanft bis kräftig reichen. Ihr Arzt oder Schmerztherapeut wird wissen, welche für Sie am besten ist. Massage ist beruhigend, kann aber auch direkt auf den Schmerz wirken, indem sie die Ausschüttung von Endorphinen stimuliert und die Nerven beruhigt, die Schmerzsignale an das Gehirn weiterleiten.

Die meisten Masseure verwenden Öle, um die Haut geschmeidig zu machen, meist pflanzliche, denen ätherische Aromatherapie-Öle zugefügt werden. Es gibt eine riesige Auswahl, aber bei Schmerzen und Spannungszuständen gelten folgende ätherische Öle als besonders wirkungsvoll:

- Kamille, Eukalyptus und Rosmarin – gegen rheumatische Schmerzen
- Rosmarin und Lavendel – gegen Kopf- und Muskelschmerzen
- Pfefferminz – gegen Kopfschmerzen und Migräne.

SELBSTHILFE

Matchball

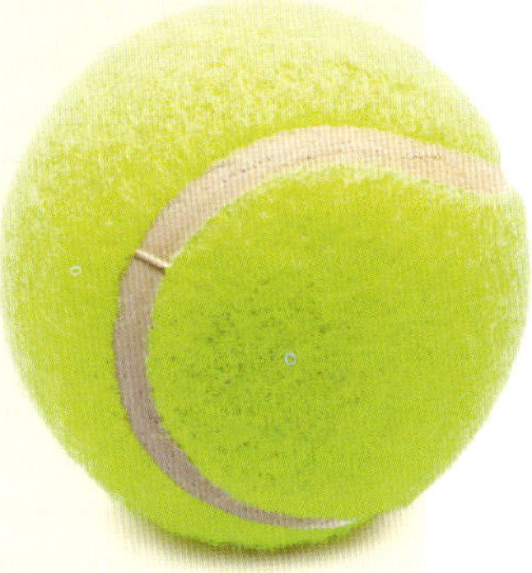

Ihnen tut der Rücken weh? Setzen Sie sich auf einen Stuhl mit gerader Lehne, und drücken Sie die schmerzende Stelle gegen einen Tennisball. 10-mal tief durchatmen, entspannen. Mehrmals wiederholen.

FÜSSE ZUERST

Seit Jahrtausenden kommt Fußmassage in allen Kulturen bei der Schmerzlinderung zum Einsatz. Die Anfang des 20. Jahrhunderts weiterentwickelte Reflexzonenmassage basiert auf der Annahme, dass der Körper in zehn vom Kopf zu den Füßen verlaufende Zonen bzw. Energiekanäle eingeteilt ist und jedem Organ, jeder Drüse und jedem Körperteil eine bestimmte Reflexzone an der Fußsohle entspricht.

Sanfter Druck auf diese Punkte – auch auf die Zehen – soll Blockaden im Energiefluss zu Organen und Gewebe in einer bestimmten Zone lösen und so die Schmerzlinderung fördern. Es gibt kaum Studien, die dies belegen, aber die entspannende Wirkung der Reflexzonenmassage ist unbestritten – und Entspannung fördert die Schmerztoleranz.

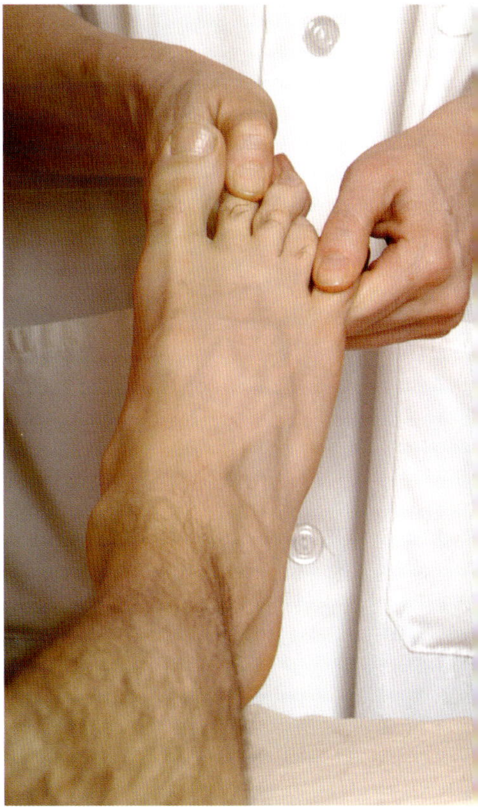

Eine Reflexzonenmassage kann Verspannungen lösen

DIE KRAFT DER HÄNDE

Bei Osteopathie und Chiropraktik werden Wirbelsäule und andere Gelenke sowie die sie umgebenden weichen Gewebe manuell behandelt, um Nervenfunktion und Kreislauf zu verbessern. Der einzige Unterschied liegt eigentlich darin, dass Chiropraktiker meist diagnostische Techniken wie Röntgen und Ultraschall benutzen. Osteopathen wenden manchmal auch eine meist an der Wirbelsäule ausgeführte kurze, ruckartige Bewegungstechnik („high-velocity thrust") an, die eine deutliche Schmerzlinderung bewirken kann.

Beide Therapieformen weisen bei der Schmerzlinderung diverser Beschwerden, die Rücken, Muskulatur und die Gelenke betreffen, sowie bei Migräne und Nervenschmerzen eine echte Erfolgsbilanz auf und sind gut im Internet vertreten: www.osteopathie.de (Verband der Osteopathen Deutschland), osteopathes-suisses.ch (Schweizerischer Verband der Osteopathen), www.oego.org (Österreichische Gesellschaft für Osteopathie), www.chiropraktik.de (Deutsche Chiropraktoren-Gesellschaft), www.chirosuisse.info (Chirosuisse) und www.aerzte-austria.at/spezialisten/chiropraktiker.htm.

FOKUS

Migräne

Migräne kann den ganzen Körper in Mitleidenschaft ziehen und tagelang anhalten, wie mehr als 10 Mio. Betroffene allein in Deutschland allzu gut wissen. Medikamente gegen Migräne bekommen Sie von Ihrem Arzt, aber es gibt auch viel, was Sie selbst tun können, um die Attacken abzuwehren.

Verschwommene Sicht, zuckende Blitze oder Zickzackmuster sind nur einige der Warnsignale vor einer drohenden Attacke. Andere der als „Aura“ zusammengefassten Symptome betreffen Wahrnehmungsstörungen und Kribbeln in Armen und Beinen. Aber rund 80 % der Menschen mit Migräne bekommen gar keine Vorwarnung.

Bei einer Migräne entsteht auf einer Seite des Kopfes allmählich ein starker Kopfschmerz, der sich meist bei Bewegung verschlimmert. Ebenso beherrschend wie der Kopfschmerz sind vielfach Übelkeit und/oder Erbrechen sowie eine zunehmende Empfindlichkeit gegen Licht, Geräusche oder Gerüche.

Akupressurgriff

Ein Tipp zur Migränelinderung: Mit der Daumenspitze fest den Punkt im fleischigen Hautgewebe zwischen Daumen und Zeigefinger der linken Hand massieren. Den Druck einige Minuten lang immer mehr verstärken.

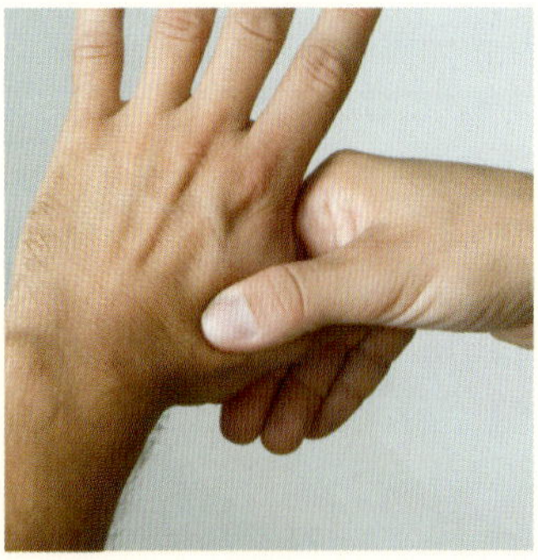

DIE SUCHE NACH EINER URSACHE

Migräne tritt familiär gehäuft auf, und niemand kann mit Sicherheit sagen, was die Ursache ist. Als ein wichtiger auslösender Faktor gelten Veränderungen in der Gehirnchemie, die bewirken, dass sich Blutgefäße im Kopf erweitern oder verengen. Was diese Veränderungen auslöst, wird noch diskutiert.

Man weiß von vielen Schlüsselreizen (Triggern), die von Mensch zu Mensch variieren. Das Führen eines Migränetagebuchs kann helfen, Triggern auf die Spur zu kommen. Notieren Sie bei jeder Attacke, was Sie gegessen und getrunken haben, Ihre Gefühle und das Wetter, wo Sie in Ihrem Menstruationszyklus standen, wie gut Sie schliefen und wie müde Sie waren. Wenn Faktoren immer wieder auftauchen, handelt es sich wohl um Trigger. Häufig sind:

- Rotwein, Käse und Schokolade;
- Veränderungen der Schlafgewohnheiten;
- hormonale Veränderungen in Verbindung mit Menstruationszyklus, Einnahme oraler Verhütungsmittel und Menopause;
- Stress und Angstzustände;
- Dehydrierung und ausgelassene Mahlzeiten;
- sensorische Reize, z. B. grelles Licht, starker Lärm und strenge Gerüche.

DEN SCHMERZ LINDERN

Sogenannte OTC-Medikamente („**o**ver **t**he **c**ounter“, d. h. apotheken-, aber nicht verschreibungspflichtig), die bei der Schmerzbewältigung helfen können, enthalten beispielsweise ASS oder Paracetamol. Falls diese nichts bewirken, kann Ihr Arzt Triptane verschreiben – eine Medikamentengruppe, die

Migräneattacken bekämpfen soll. Korrekt eingenommen, können diese Mittel innerhalb von 2 Stunden Erleichterung bringen. Nehmen Sie alle Medikamente gleich beim ersten Anzeichen einer Migräne ein, da die Wirkstoffe während einer Attacke nur schlecht absorbiert werden.

Falls Sie zwei oder mehr Anfälle pro Monat haben oder Ihre Attacken sehr schwer sind, wird Ihr Arzt Ihnen vielleicht andere Medikamente verschreiben. Geben Sie nicht auf, wenn eine Behandlung nicht gleich Erleichterung bringt; was anderen hilft, wirkt bei Ihnen vielleicht nicht. Manchmal bringt schon eine andere Dosierung eine Besserung.

Sollten bei Ihnen keine Medikamente ansprechen, kann der Arzt Sie zur weiteren Untersuchung an eine Spezialklinik überweisen. Ein Experte wird dort bestätigen, ob Sie Migräne haben, Ihre bisherige Therapie beurteilen und Vorschläge machen, welche Behandlung sich in Ihrem Fall anbietet.

ERGÄNZENDE THERAPIEN AUSPROBIEREN

In vielen Fällen kann eine ergänzende Therapie die Häufigkeit und Intensität von Migräneanfällen verringern. Einzelfallberichte zeigen, dass Akupunktur, die Bowen-Technik (eine manuelle Therapie, die mit leichten rollenden Bewegungen Muskeln lockert), Osteopathie, Chiropraktik und Reflexzonenmassage Linderung bringen können.

SELBSTHILFE

So effektiv wie einfach

Die folgenden Maßnahmen tragen dazu bei, Migräneanfälle zu vermeiden:

- bekannte Schlüsselreize meiden;
- reichlich trinken (Ziel sind 2 Liter pro Tag), aber nur wenig Kaffee und alkoholische Getränke;
- zu regelmäßigen Zeiten essen und auf zuckerhaltige Zwischenmahlzeiten verzichten;
- wenn möglich stets zur gleichen Zeit zu Bett gehen und aufstehen;
- bei der Arbeit regelmäßige Pausen einlegen, vor allem, wenn Sie viel vor dem Computer sitzen;
- möglichst Stress vermeiden und sich Zeit zum Entspannen nehmen.

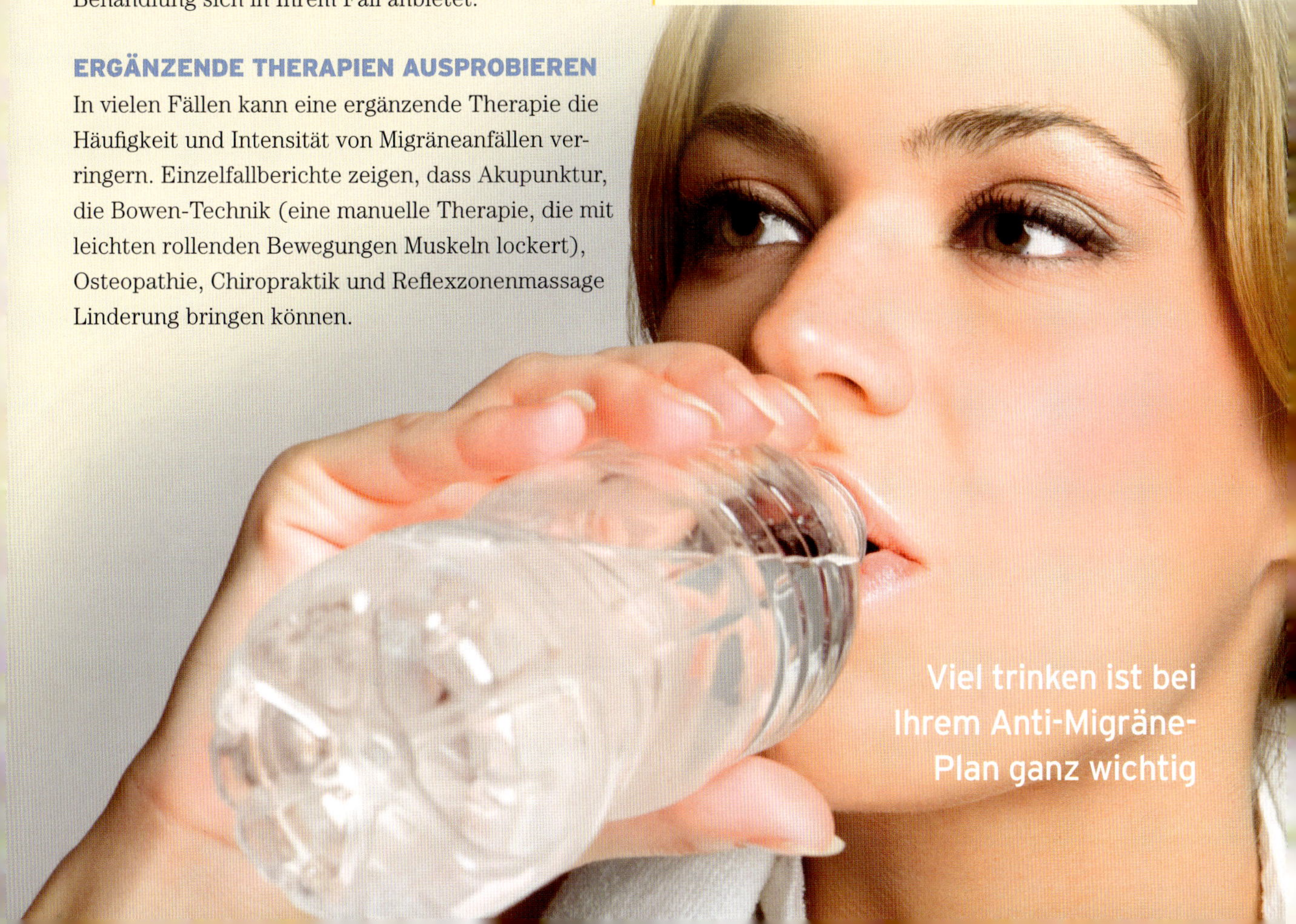

Viel trinken ist bei Ihrem Anti-Migräne-Plan ganz wichtig

Multimodale Schmerztherapie

Viele Schmerzkliniken und Schmerztherapiepraxen bieten eine sogenannte multimodale Schmerztherapie an. Das bedeutet, dass man dort den chronischen Schmerzen des Patienten mit mehreren Methoden gleichzeitig zu Leibe rückt. In solchen Zentren arbeiten deshalb Spezialisten verschiedener Fachrichtungen zusammen, vor allem Ärzte mit Schwerpunkt Schmerzbehandlung, Psychotherapeuten und Physiotherapeuten. Der „multimodale" Ansatz wird aus der Erkenntnis heraus gewählt, dass der chronische Schmerz den Patienten in seiner Gesamtheit schädigt und oft auch ein ganzes Ursachenbündel seinem Leiden zugrundeliegt. In der Praxis sind es vielfach Patienten mit Rückenschmerzen ohne eindeutige Ursache, bei denen die multimodale Schmerztherapie angewandt wird.

Gesund essen

Eine Umfrage der Techniker Krankenkasse zur Ernährung *(Iss was, Deutschland?)* kam 2013 zu dem Ergebnis, dass bei 4 von 10 Bundesbürgern mindestens ein- bis zweimal in der Woche Fertigkost auf den Tisch kommt und die Hälfte aller Deutschen täglich Fleisch und Wurst konsumiert. Nun spielt die Ernährung beim Schmerzprozess eine große Rolle. Menschen, die wenig Obst und Gemüse essen, konsumieren wahrscheinlich weniger gesunde Lebensmittel und häufen dann Pfunde an. Das wiederum kann den Druck auf die Gelenke erhöhen, vor allem, wenn Sie kein Freund von Bewegung und Sport sind.

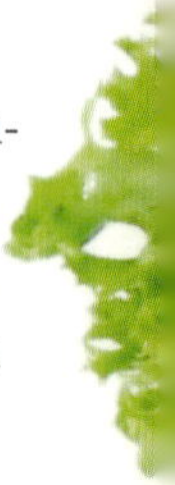

Es ist eine irrige Ansicht, Fett sitze nur an der Taille und tue nichts weiter. Fettzellen erzeugen nämlich Proteine, die Entzündungen und damit Schmerzen vermehren. Neuesten Forschungen zufolge fördern die in bestimmten pflanzlichen Ölen (siehe unten) sowie vielen Fertigprodukten enthaltenen Omega-6-Fettsäuren die Produktion von Entzündungsstoffen im Körper. Diese Substanzen vermischen sich mit den von den Fettzellen produzierten Proteinen zu einer „Entzündungssuppe", welche die Schmerzen verursachenden Nerven reizt.

ATTACKE AUFS GEWICHT

Vergessen Sie Diäten, die sofort einen Gewichtsverlust versprechen. Entscheiden Sie sich für Nährstoffe, die Entzündungen unterdrücken, und verzichten Sie auf solche, die sie fördern. So können Sie beginnen:

Nein zu „schlechten" Fetten Meiden Sie in tierischen Produkten enthaltene gesättigte Fette ebenso wie die in Mais-, Sonnenblumen-, Erdnuss- und Sojabohnenölen vorkommende Omega-6-Fettsäuren. Auch „Transfette" schaden – Fettarten, die sich in diversen Fertigprodukten (Kuchen und Keksen) und einigen pflanzlichen Ölen und Fetten finden.

Ja zu „guten" Fetten Essen Sie mehr entzündungshemmende, einfach gesättigte Fette, wie sie in nativem Olivenöl extra enthalten sind, und Omega-3-Fettsäuren aus fettem Fisch, Fischöl, Walnüssen und Walnussöl, Leinsamen und Leinöl, Hanfsamen und Hanföl.

Keine raffinierten Kohlenhydrate Verzichten Sie auf Kuchen, Kekse, Süßigkeiten und alles, was aus weißem Mehl und weißem Zucker gemacht ist. Sie treiben den Insulin- und Glukosespiegel in die Höhe, was wiederum die Produktion entzündungsfördernder Botenstoffe erhöht.

Top-Tipps

Suspekte Muster

Durch Führen eines Ernährungstagebuchs lässt sich feststellen, ob bestimmte Lebensmittel Ihren Schmerz auslösen oder verschlimmern. Nach einer Woche kristallisiert sich vielleicht ein Muster heraus, das es Ihnen erlaubt, schmerzauslösende Lebensmittel vom Speiseplan zu streichen.

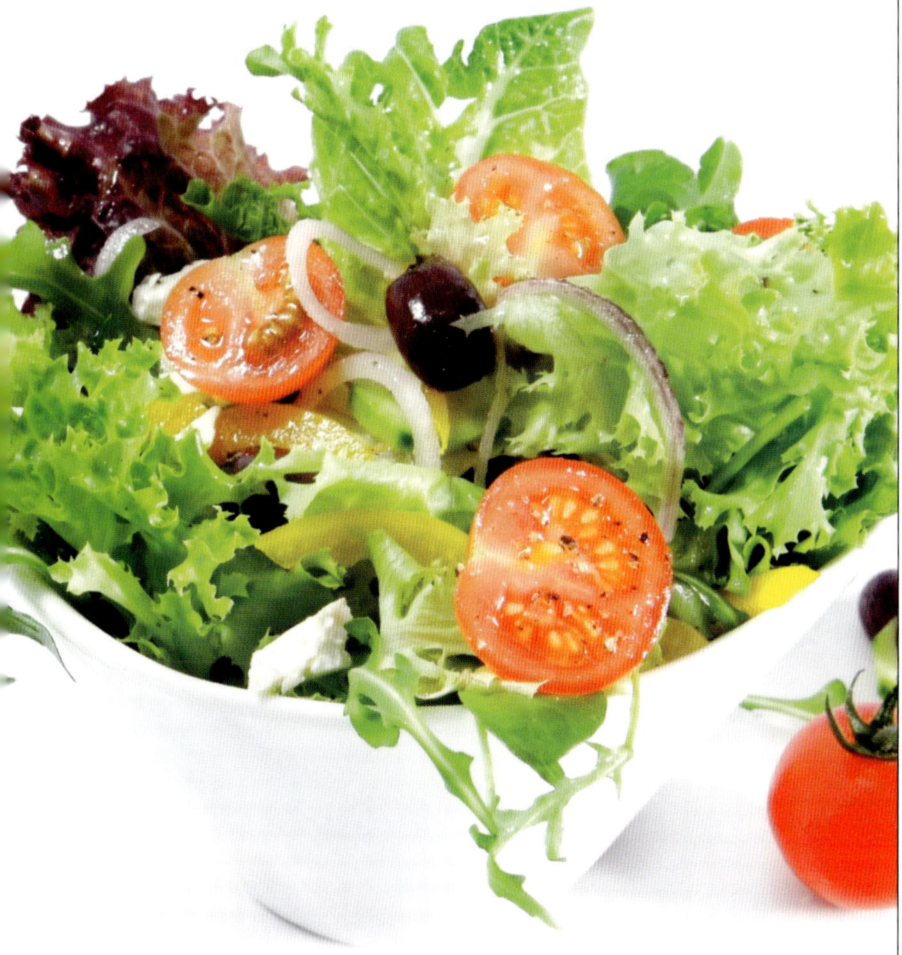

Knallig bunt Häufen Sie auf Ihren Teller viel Obst und Gemüse in knalligen Farben, um die Zufuhr an entzündungshemmenden pflanzlichen Substanzen wie Karotinoiden und Flavonoiden zu maximieren.
Gut gewürzt Ingwer, Kurkuma, Cayennepfeffer, Knoblauch und Zwiebeln sind für ihre entzündungshemmenden Eigenschaften bekannt.

ERGÄNZUNG MIT VERNUNFT?

Seien Sie skeptisch, wenn Vitamin- und Nahrungsergänzungsmittel mit ausdrücklich schmerzlindernden Eigenschaften werben. Falls Sie die Befürchtung haben, sich nicht ausgewogen genug zu ernähren, sprechen Sie mit Ihrem Arzt. Ob eine ausgewogene Kost gegen Ihr Schmerzproblem hilft, bleibt auszuprobieren.

Wie steht es mit Ihrem Liebesleben?

Vielleicht möchten Sie gern intim werden, aber Sie haben zu große Schmerzen. Hinzu kommt, dass einige Medikamente, die zur Schmerzbehandlung eingenommen werden, das Verlangen dämpfen können. Aber keine Angst, Ihr Sexualleben ist nicht für immer vorbei. Sex ist für eine gesunde Beziehung wichtig, und vielleicht geht es Ihnen danach sogar besser. Geben Sie nicht auf – es gibt reichlich Möglichkeiten, Ihrem Sexleben wieder auf die Sprünge zu verhelfen.

- ✔ **Sprechen Sie darüber** Viele finden es schwierig, über Sex zu reden, aber das Gespräch ist die beste Möglichkeit, einen Weg aus der Problematik zu finden.
- ✔ **Stimmt die Medikation?** Nehmen Sie Ihre Schmerzmittel rechtzeitig, bevor Sie Sex haben. Bedenken Sie aber, dass manche Medikamente sowohl bei Männern als auch bei Frauen die Lust am Sex reduzieren können. Sprechen Sie mit Ihrem Arzt, ob man in Ihrem Fall eventuell die Medikation ändern sollte.
- ✔ **Suchen Sie den Rat eines Experten** Sexualtherapeuten können Ihnen zu allen Problemen, die Sie wegen Ihrer Schmerzen haben, hilfreiche Ratschläge geben. Bitten Sie Ihren behandelnden Arzt, für Sie einen Termin zu machen.

Schmerzlinderung für häufige Beschwerden

Die erste Reaktion auf Schmerzen ist oft der Griff zur Tablette oder der Gang zum Arzt. Falls sie aber andauern, kann eine Kombination aus Therapie und bewusster Lebensführung Linderung verschaffen.

Neben konventionellen Methoden kommen in Schmerzkliniken zunehmend ergänzende Therapien zum Einsatz – mit guten Ergebnissen. Nachstehend finden Sie Informationen zu häufigen Fragen im Hinblick auf Schmerzen: Was ist von Ihrem Arzt zu erwarten? Was gibt es an der ergänzenden Front? Auf welche Weise können Sie sich selbst helfen?

RÜCKENSCHMERZEN

Vier von fünf Menschen machen irgendwann im Leben Bekanntschaft mit mehr oder minder starken Schmerzen im unteren Rücken. Beschädigte Bandscheiben, Druck auf Nerven, ein Bandscheibenvorfall oder

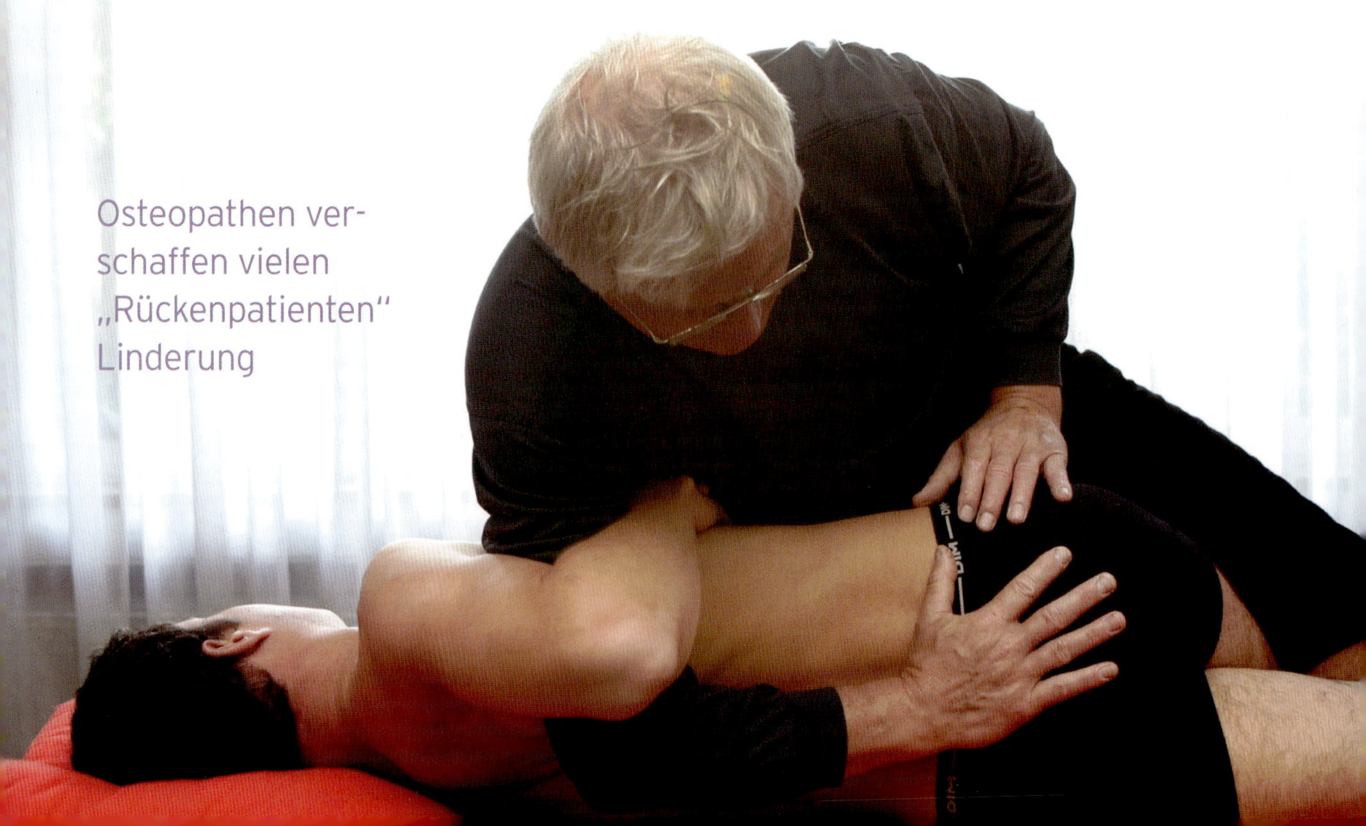

Osteopathen verschaffen vielen „Rückenpatienten" Linderung

Entzündungen an einem der 110 Wirbelgelenke, Muskelverspannungen, beschädigte Bänder, Verletzungen, Fehlhaltung, Abnutzung an den Knochen der Wirbelsäule und Osteoporose sind mögliche Gründe dafür. In bis zu 85 % der Fälle wird jedoch kein Auslöser gefunden. Ratschläge zum Umgang mit Steifheit, die durch Rückenschmerzen verursacht wurde, gibt es auf den Seiten 84–99 *Wieder auf die Beine kommen.*

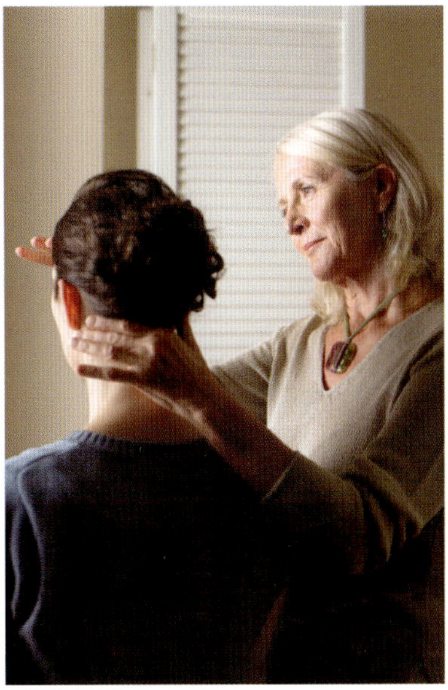

Eine Haltungskorrektur gemäß der Alexandertechnik kann Rückenschmerzen vorbeugen

Die potenziell wirksamen Behandlungen umfassen:
Schmerzmittel Rezeptfreie Arzneien, z. B. ASS oder Paracetamol, sind die ersten Mittel der Wahl. In gravierenderen Fällen kann der Arzt stärkere Wirkstoffe, z. B. Codein und Dihydrocodein, verschreiben. Helfen auch sie nicht, sind eventuell Antidepressiva die Lösung.
Wirbelsäule einrichten und Massage Ihr Arzt kann eine konventionelle Physiotherapie verschreiben. Vielleicht empfiehlt er aber auch, es einmal mit Osteopathie oder Chiropraktik zu versuchen.
TENS Wie auf Seite 228 beschrieben
Yoga, Pilates und Alexandertechnik Diese Bewegungsmethoden verbessern Stärke, Beweglichkeit und Haltung des Rückens.
Akupunktur Möglicherweise stimuliert diese Behandlung die Ausschüttung natürlicher chemischer Substanzen, die helfen, den Schmerz zu blockieren (siehe S. 227–228 *Nadelstiche gegen Schmerzen).*
Biofeedback Hilft bei der Entspannung (siehe S. 225).

Selbsthilfe:
Wärme- oder Kältebehandlung Ein warmes Bad oder eine Wärmflasche bzw. ein Wärmepack auf die betroffene Stelle kann Muskelschmerzen lindern. Manchmal wirkt aber auch ein Eisbeutel besser.
Übergewicht abbauen Zu viele Pfunde strapazieren den Rücken.

FIBROMYALGIE

Diese Erkrankung, auch Faser-Muskel-Schmerz genannt, verursacht im ganzen Körper Schmerzen, die 3 Monate und länger anhalten. Vielleicht interpretiert das Gehirn Schmerzsignale nicht richtig.

Die potenziell wirksamen Behandlungen umfassen:
Medikamente Wenn rezeptfreie Mittel versagen, kann Ihr Arzt stärkere empfehlen, z. B. Codein. Gegen Muskelschmerzen, Schwierigkeiten beim Einschlafen und Angstzustände kann er Muskelrelaxantien, Antidepressiva oder Antiepileptika verschreiben.
Physiotherapie Beratung und Übungsvorschläge eines Physiotherapeuten helfen Ihnen möglicherweise, aktiver zu werden.

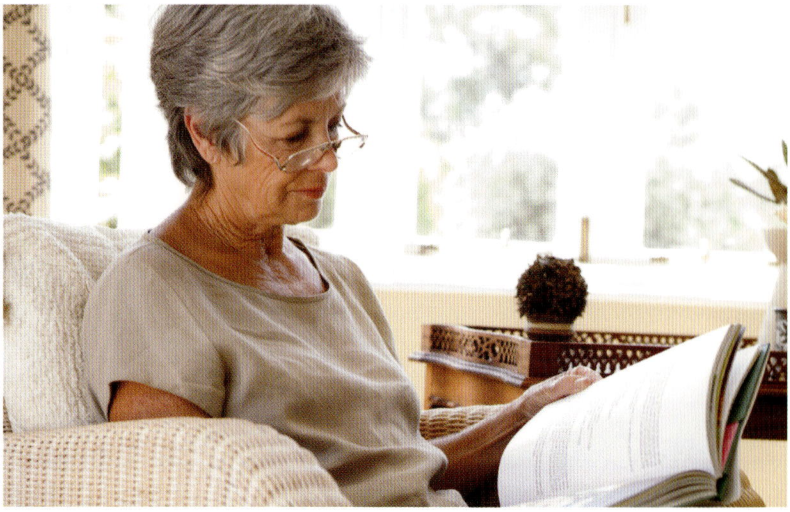

Bei eingeschränkter Beweglichkeit hilft es, abzuschalten und sich zu entspannen

Chiropraktik oder Osteopathie Diese manuellen Behandlungsformen können Schmerzen lindern, indem sie die Muskeln entspannen.

Selbsthilfe:
Sportliche Betätigung Walken, Schwimmen, Yoga, Aerobic-Übungen
Entspannte Ruhe Erholen Sie sich bei einem guten Buch.

SPANNUNGSKOPFSCHMERZ

Ein dumpfer Schmerz breitet sich zum Nacken hin oder von dort her aus. Sie denken, ein Band sei eng um Ihren Kopf geschnürt. Stress gilt als Hauptauslöser, auch Fehlhaltungen, Zugluft, grelles Licht, Lärm oder langes Sitzen vor dem Computer.

Die potenziell wirksamen Behandlungen umfassen:
Schmerzmittel Paracetamol, ASS oder Ibuprofen helfen vielleicht, eventuell Antidepressiva.
Yoga und Pilates Diese Übungen lockern die Muskelspannung und verbessern die Körperhaltung.
Akupunktur Eine große Studie kam zu dem Ergebnis, Akupunktur könne bei Spannungskopfschmerzen die gleiche Wirkung zeigen wie Schmerzmittel.

Selbsthilfe:
Entspannen Sie sich Wenn die Schmerzen anhalten, nehmen Sie sich Zeit zum Entspannen. Schlafen Sie ausgiebig, und nehmen Sie sich Zeit für sich selbst.

SELBSTHILFE

Zahnschmerzen

Zahnschmerzen sind ein Graus. Wenn Sie nicht sofort zum Zahnarzt gehen können, probieren Sie in der Zwischenzeit Folgendes zur Überbrückung:

- Nehmen Sie ein rezeptfreies Schmerzmittel ein.
- Reiben Sie die betroffene Stelle sanft mit Nelkenöl ein. Es enthält Eugenol, eine lokal betäubende Substanz. Aber Vorsicht: Schwangere dürfen Eugenol nicht anwenden!
- Probieren Sie aus, ob eine Kalt- oder Warmkompresse Erleichterung verschafft.

Frische Luft Gehen Sie spazieren, um einen klaren Kopf zu bekommen.
Kopfschmerztagebuch Vermerken Sie, wann die Schmerzen auftreten, was Sie in den letzten 24 Stunden gegessen und getrunken haben, wie Sie in letzter Zeit geschlafen und was Sie vor der Attacke getan haben.

ZYSTITIS

Bei diesem Harnwegsinfekt, hervorgerufen durch Bakterien, ist die Blase entzündet mit Schmerzen im Unterleib und beim Wasserlassen. Ihr Arzt wird Antibiotika verschreiben, damit der Infekt nicht in die Nieren hochsteigt, was zu ernsten Komplikationen führen kann (siehe S. 57 *HWI: Vorbeugen und die Therapie unterstützen).*

Die potenziell wirksamen Behandlungen umfassen:
Ibuprofen oder Paracetamol Sie dienen der Schmerzlinderung.
Kalzium- oder Natriumzitrat Sie bewirken, dass der Urin weniger säurehaltig ist und somit beim Wasserlassen nicht so stark schmerzt.

Selbsthilfe:
Viel trinken Reichliches Trinken spült die Bakterien aus. Außerdem wird der Urin verdünnt, wodurch er die Blase weniger reizt.
Warm halten Eine Wärmflasche kann lindernd wirken.

REIZDARMSYNDROM (RDS)

Ratschläge, um diese unregelmäßigen krampfartigen Bauchschmerzen auf Dauer in den Griff zu bekommen, finden Sie Seite 55 *Den Reizdarm beruhigen.* Folgende Tipps sollten die Beschwerden erleichtern.

Die potenziell wirksamen Behandlungen umfassen:
Krampflösende Mittel Sie helfen bei Schmerzen und Blähungen.
Akupunktur Diese Methode könnte schmerzlindernd wirken, doch sind die Forschungsergebnisse einer größeren Studie zufolge gemischt.
Bauchhypnose Anhand der darmbezogenen Hypnotherapie lernen Sie, die Darmfunktion zu kontrollieren und Einfluss darauf zu nehmen, wie das Gehirn die Darmtätigkeit steuert.

Selbsthilfe:
Keine Weizenfasern Nach heutigem Forschungsstand können nichtlösliche Ballaststoffe oder Kleie, wie sie beispielsweise in Vollkornbrot enthalten sind, Blähungen und Schmerzen verschlimmern. Nehmen Sie Ballaststoffe in Form von reichlich Obst und Gemüse zu sich, die lösliche Fasern enthalten.

Top-Tipps

Rasche Hilfe bei Kopfschmerzen

Vielleicht reichen die folgenden einfachen Tipps schon, um Kopfschmerzen zu lindern.

- Packen Sie eine Handvoll Haare nahe den Wurzeln, und ziehen Sie mehrmals sanft daran. Arbeiten Sie sich rund um den Kopf, um das Spannungsgefühl zu lockern.
- Legen Sie ein warmes Tuch auf Kopf und Nacken.
- Massieren Sie Lavendelöl sanft in Ihre Schläfen und den Nacken ein.
- Trinken Sie langsam ein großes Glas Wasser, um toxische Substanzen als mögliche Ursache Ihrer Kopfschmerzen aus dem Körper zu spülen.
- Baden Sie die Füße in einer Schüssel mit warmem Wasser, in das Sie ein wenig Senfpulver gegeben haben.
- Trinken Sie eine Tasse warmen Ingwertee.

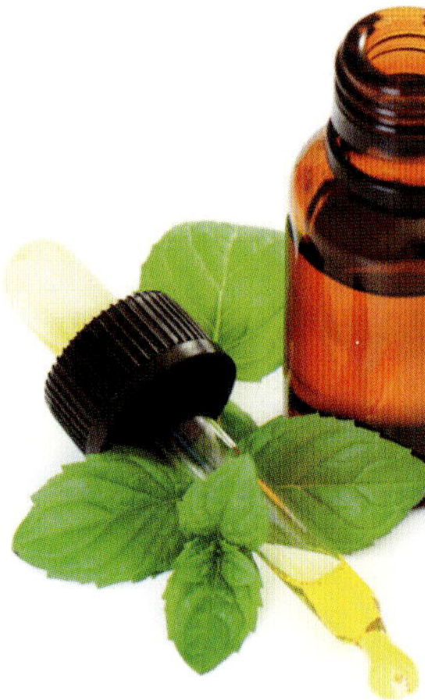

PFEFFERMINZÖL

Pfefferminze beruhigt die Muskulatur des Verdauungstrakts. Sie kann als Kapsel eingenommen werden, oder Sie geben ein paar Tropfen Pfefferminzöl zum Massageöl und reiben dies dann sanft am Bauch ein.

Ein Ernährungstagebuch führen Eine so einfache wie effektive Methode, um problematische Lebensmittel zu identifizieren.

MENSTRUATIONSSCHMERZEN

Als Ursache für die Schmerzen oder Krämpfe im Unterleib kurz vor oder während einer Periode gilt die vermehrte Ausschüttung von Hormonen, welche die Gebärmutter veranlassen, sich zusammenzuziehen.

Die potenziell wirksamen Behandlungen umfassen:
Schmerzmittel Meist genügen rezeptfreie Medikamente. Wenn nicht, kann z. B. Codein mit Paracetamol verschrieben werden.
Hormonelle Hilfe Wenn Sie nicht gerade schwanger werden möchten, kann Ihr Arzt empfehlen, eine Kombinationspille auszuprobieren.
TENS Der Einsatz dieses Gerätes (siehe S. 228) könnte unter Umständen zu einer Linderung der Symptome beitragen.
Akupunktur, Akupressur, Einrichten der Wirbelsäule All dies hilft möglicherweise, aber der Nachweis der Wirksamkeit ist begrenzt.

Selbsthilfe:
Leichte körperliche Betätigung Versuchen Sie es z. B. mit Radfahren, Spazierengehen, Walken oder mit leichter Haus- und Gartenarbeit.
Massage Führen Sie mit der Hand sanft kreisende Bewegungen auf dem Unterleib aus.

PRAXIS-KNOWHOW

Wohltuende Wärme

Die Anwendung von Wärme auf der betroffenen Stelle mit einer Wärmflasche ist eine einfache, aber durchaus wirkungsvolle Methode, um Muskelkrämpfe, Reizdarm, Menstruationsbeschwerden oder Rückenschmerzen zu lindern.

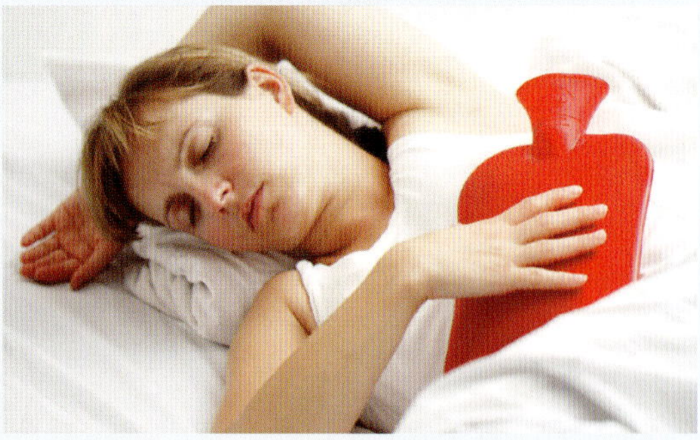

NERVENSCHMERZEN

Ursache von Nervenschmerzen (Neuropathie) ist oft ein eingeklemmter, beschädigter oder entzündeter Nerv. Andere Auslöser sind Krankheiten wie Gürtelrose und Diabetes oder eine Operation. Neuropathie kann sich in stechendem oder brennendem Schmerz und Kribbeln oder Taubheit bei Berührung der betroffenen Körperpartie äußern.

Die potenziell wirksamen Behandlungen umfassen:
Medikamente Ihr Arzt kann je nach Art des Problems Antidepressiva, Antiepileptika oder Opioid-Schmerzmittel verschreiben.
Akupunktur Diese Behandlungsform scheint in manchen Fällen gegen Nervenschmerzen zu helfen.
Entspannungsübungen und Biofeedback Diese Therapien können in milden Fällen vielleicht helfen.

Selbsthilfe:

Blutzucker im Auge behalten Bei Diabetikern hängen Nervenschmerzen mit einem hohen Glukosespiegel zusammen. Deshalb ist bei ihnen eine sorgfältige Kontrolle des Blutzuckers sehr wichtig.

B-Vitamine ausprobieren Es ist gut möglich, dass Präparate mit diesen Vitaminen helfen können, insbesondere, wenn die Nervenschmerzen mit einer Krankheit wie Diabetes zusammenhängen.

Neue Methode

Gegen neuropathische Schmerzen soll eine neue Therapieform namens TMS (**t**ranskranielle **M**agnet**s**timulation) helfen. Dabei wird eine Magnetspule am Schädel angelegt, und das Magnetfeld stimuliert bestimmte Bereiche im Gehirn. Die Ergebnisse lassen hoffen, doch weitere Forschungen sind erforderlich, um zu sehen, ob die Behandlung mit TMS die in sie gesetzten Erwartungen erfüllt.

MAGENGESCHWÜR

Bei dieser Krankheit entwickelt sich ein offenes Geschwür in der Magenschleimhaut (Gastritis) oder im Dünndarm (Zwölffingerdarmgeschwür). Die Medizin sieht in den durch das Bakterium *Helicobacter pylori (H. pylori)* verursachten Schäden den Hauptgrund. Die zweithäufigste Ursache für Magengeschwüre ist eine dauerhafte Einnahme nichtsteroidaler Antirheumatika (NSAR) wie ASS und Ibuprofen, zum Beispiel zur Linderung von Arthritisschmerzen. Das Hauptsymptom für ein Magengeschwür sind wiederholt auftretende stechende Schmerzen im Bereich des Oberbauchs.

Die potenziell wirksamen Behandlungen umfassen:

Antibiotika Wenn *Helicobacter pylori* das Magengeschwür verursacht hat, kann die Behandlung der Infektion mit Antibiotika dazu führen, dass es abheilt und die Schmerzen nachlassen.

Protonenpumpenhemmer (PPI) Die Verabreichung von Mitteln, die eine Reduzierung der vom Magen erzeugten Säuremenge bewirken, bringt oft dauerhafte Linderung. Infrage kommen dafür die Arzneistoffe Omepazol und Lansoprazol.

Selbsthilfe:

Schonkost essen Verzichten Sie auf stark gewürzte Speisen und Alkohol, die Symptome auslösen oder verschlimmern können.

Keine Zigaretten Tabakrauch erhöht die Produktion von Magensäften. Falls Sie Raucher sind, sollten Sie damit aufhören.

Saftig Probieren Sie es mit Aloe-vera-Saft (erhältlich im Reformhaus). Manche Betroffenen haben die Erfahrung gemacht, dass dieser Saft Entzündungen hemmt und die Sekretion von Magensäure reduziert.

Kräutertee Verzichten Sie auf Kaffee und Tee, da sie die Produktion von Magensäure erhöhen können. Trinken Sie Kräutertee, beispielsweise Kamillen- oder Fencheltee.

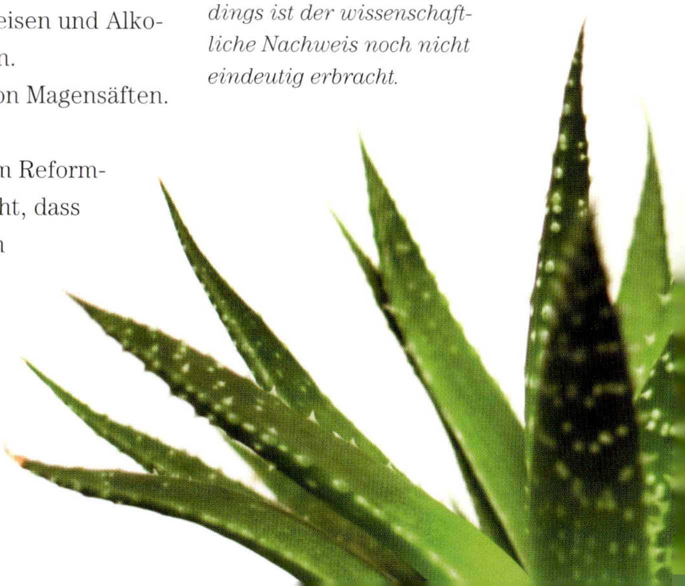

ALOE VERA

Der Saft dieser Wüstenpflanze soll zahlreiche Beschwerden des Verdauungstrakts, von Magengeschwüren bis Reizdarm, lindern. Allerdings ist der wissenschaftliche Nachweis noch nicht eindeutig erbracht.

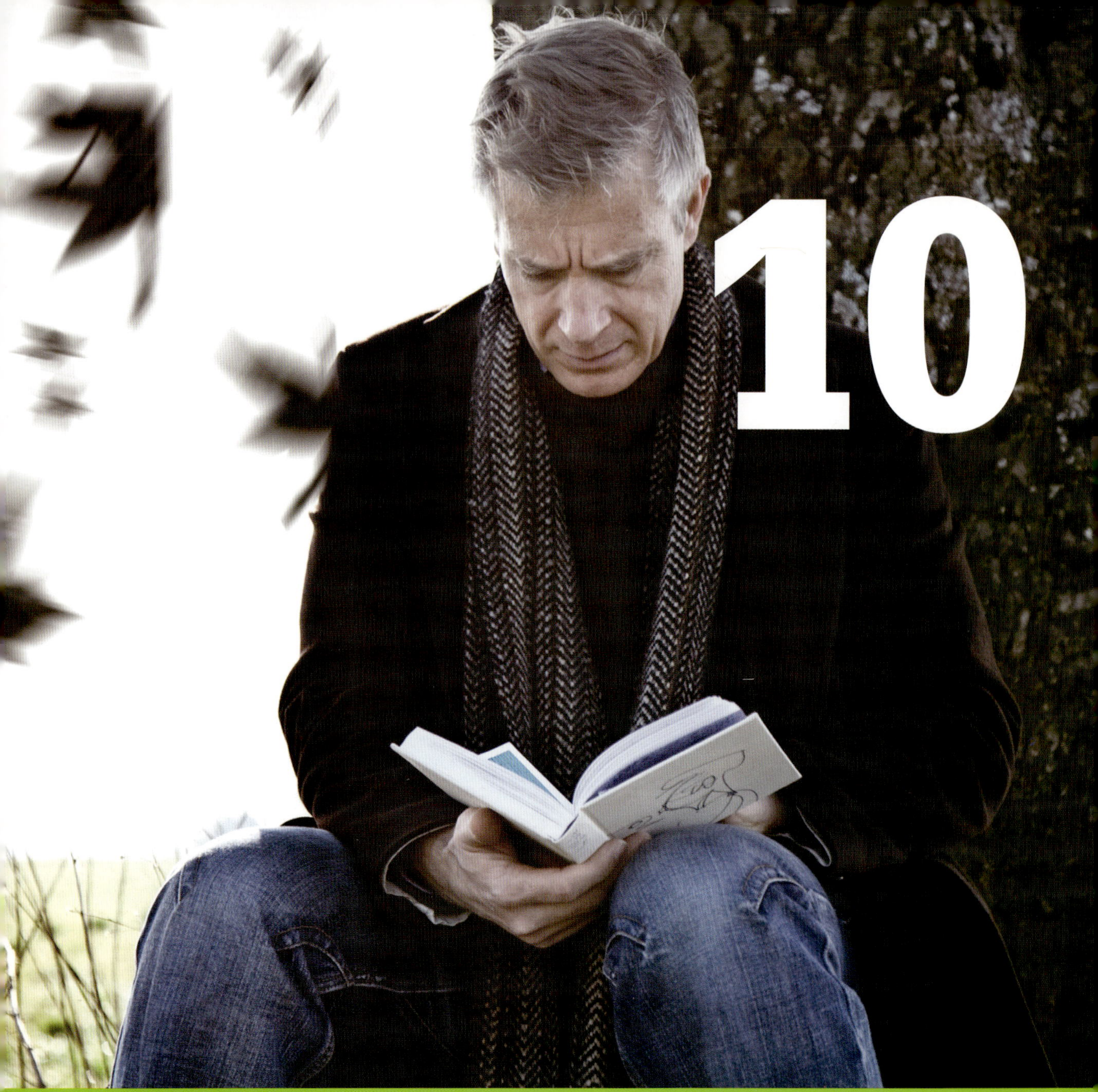

10

Psychische Probleme bewältigen

Mit der richtigen Unterstützung werden Sie bald wieder ein erfülltes Leben führen – vielleicht sogar bewusster als vorher.

Störungen unterschiedlicher Art

Psychische Störungen treten in unterschiedlichster Form auf, und ihr Schweregrad reicht von einer leichten Beeinträchtigung bis zur völligen Handlungsunfähigkeit. Sie beeinflussen das Denken, Fühlen und Handeln und haben Auswirkungen auf Beruf, Beziehungen und Lebensqualität. Statistiken belegen, dass Angst und depressive Verstimmungen zu den häufigsten psychischen Problemen gehören. Im Mittelpunkt dieses Kapitels steht vor allem deren Heilung. Gravierende Erkrankungen wie Schizophrenie, echte Depression oder die bipolare Störung (früher: manisch-depressive Erkrankung) sind seltener, halten aber oft ein Leben lang an. Erkrankte benötigen ständige psychiatrische Betreuung.

Mit der Bitte um Hilfe beginnt oft schon die Heilung

Obwohl psychische Erkrankungen keine Seltenheit sind, sehen viele darin ein Stigma, dem sie mit einer gewissen Voreingenommenheit begegnen. Das erschwert es den Betroffenen, sich einzugestehen, dass mit ihnen etwas nicht stimmt. Dabei ist es wichtig zu erkennen, dass zwar eine Störung vorliegt, diese aber nicht ein Zeichen von Schwäche oder man „daran selbst schuld" ist. Es gibt nichts, für das Sie sich schämen oder rechtfertigen müssten. Mit der richtigen Hilfe und dem entsprechenden Verständnis sowie gegebenenfalls einer Behandlung ist eine Heilung sehr gut möglich. Dank gewaltiger Fortschritte in der Erforschung und Therapie psychischer Erkrankungen und neuer medizinischer und psychologischer Behandlungsmethoden gelingt es immer mehr Betroffenen, ihr Leben wieder in den Griff zu bekommen.

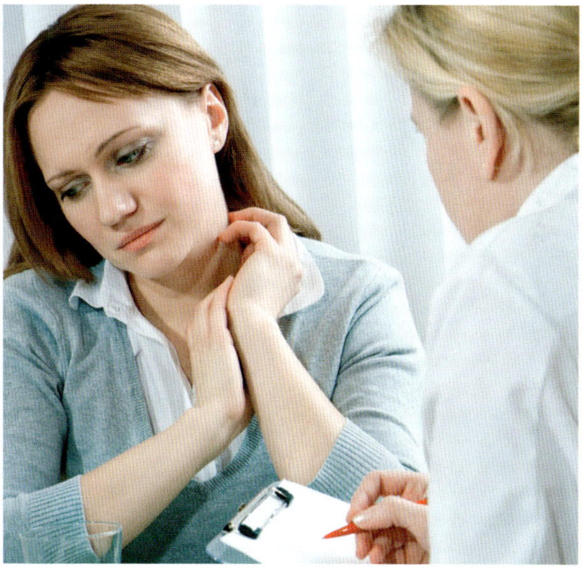

Erste Schritte auf dem Weg zur Heilung

Wenn Sie selbst oder ein Ihnen Nahestehender an einer psychischen Störung leiden, ist das Erkennen und Akzeptieren des Problems ein erster Schritt auf dem Weg zur Heilung. Das ist nicht leicht, doch es gibt Hilfsangebote. Oft stellen Gesprächstherapien eine Lösung dar, in anderen Fällen kann eine medikamentöse Behandlung Teil des Heilungsprozesses sein. Aber mit diesen Maßnahmen allein erreicht man das Ziel nicht – wichtig ist die Bereitschaft des Patienten, geheilt zu werden. Und dazu braucht er Mut, Kraft und den Glauben, dass dies möglich ist.

Fragen an den Arzt

Sobald eine Behandlung notwendig wird, sollten Patienten diese Fragen stellen:

- *Lässt sich mein Problem behandeln?*
- *Wo finde ich die beste Hilfe?*
- *Welche Therapiemöglichkeiten gibt es in meinem Fall?*
- *Wird es Nebenwirkungen geben?*
- *Wie heißt die Störung, an der ich leide?*
- *Wo finde ich Informationen darüber?*
- *Wie häufig tritt mein Problem auf?*
- *Was kann ich selbst tun, um meine Beschwerden zu lindern?*
- *Wann werde ich mich wieder besser fühlen?*
- *Bin ich jetzt Dauerpatient?*
- *Was geschieht in dem Fall, dass meine Störung nicht behandelt wird?*

Man sollte aber nicht allein kämpfen. Behalten Sie Ihre Sorgen nicht für sich. Die Unterstützung durch Familie, Freunde, medizinische und soziale Fachkräfte sowie ehrenamtliche Helfer trägt zu einer erfolgreichen Genesung bei. Vereinbaren Sie einen Termin bei Ihrem Hausarzt, damit er Ihre Probleme kennenlernt und einen Behandlungsplan erstellt. Ein solcher Plan kann Ratschläge und Informationen zu Selbsthilfe, medikamentöser Behandlung und psychologischer Beratung beinhalten. Vielleicht schickt Ihr Arzt Sie zu einem Psychotherapeuten oder Psychiater.

VORBEREITUNG AUF DEN ARZTBESUCH

Schreiben Sie sich für den Termin ein paar Dinge auf. Ihr Arzt könnte zu Folgendem Fragen stellen:

Ihre Symptome Wann treten sie auf, wodurch werden sie besser oder schlechter? Wie wirken sie sich auf Beruf und Beziehungen aus?

Kürzlich aufgetretene Veränderungen oder belastende Ereignisse aus der Vergangenheit Dazu gehören das Scheitern einer Beziehung, der Verlust des Arbeitsplatzes, die Geburt eines Kindes, Todesfälle, traumatische Erlebnisse im Kindesalter.

Andere gesundheitliche Probleme In diese Gruppe fallen körperliche sowie anderweitige psychische Beschwerden.

Medikamente Geben Sie genau an, welche Medikamente und Nahrungsergänzungsmittel Sie einnehmen. Oft fragen Ärzte auch nach den Trinkgewohnheiten und eventuellen Drogen.

GEBEN SIE AUF SICH ACHT

Wer an einer psychischen Störung leidet, empfindet oft schon einen ganz normalen Tag als unüberwindliches Hindernis: seine Medikamente nehmen, zur wöchentlichen Therapie gehen, sich gesünder ernähren, Sport treiben, nachts acht Stunden schlafen, eventuell ein Yogakurs oder eine Selbsthilfegruppe – allein der Gedanke daran ist anstrengend.

Im Kampf gegen eine psychische Störung fühlt man sich oft außerstande, sich dem Problem zu stellen, versucht Themen, die das Leben beherrschen, auszuweichen. Um dieser Bedrohung zu begegnen, sollten Sie zunächst überlegen, welche Änderungen Ihrer Lebensweise dazu beitragen könnten, dass Sie sich besser fühlen. Teilen Sie diese dann in kleine, überschaubare Schritte auf. Um körperlich fit zu werden, reicht für den Anfang ein täglicher Spaziergang; Sie ernähren sich schon gesünder, wenn Sie statt dem Schokoriegel eine Handvoll Weintrauben essen; um besser zu schlafen, legen Sie fest, wann genau Sie zu Bett gehen und zu welcher Zeit Sie aufstehen. Eine angegriffene Gesundheit und Schlafmangel fördern psychische Probleme, eine gute Ernährung und körperliche Betätigung kommt dem Wohlbefinden zugute (siehe S. 258 *Essen hebt die Stimmung* und S. 260 *Sport weckt die Lebensgeister*). Solche kleinen Veränderungen bringen eine Menge und werden Sie darin bestärken, noch mehr zu tun.

GESUNDE BEZIEHUNGEN

Enge Beziehungen mit anderen Menschen spielen für das seelische Wohlbefinden eine große Rolle. Mitgefühl und Freundschaft scheinen psychischen Störungen entgegenzuwirken und Bestandteil des Heilungsprozesses zu sein. Wenn Sie mit einem Freund oder Ihrem Partner über Ihr Problem reden, wird er es aus seiner Perspektive heraus erörtern.

Was ist psychische Gesundheit?

Psychisch Gesunde können mit Notlagen umgehen, verstehen sich mit ihren Mitmenschen, besitzen Selbstvertrauen und Selbstwertgefühl. Der Weg dahin ist gar nicht so schwer. Versuchen Sie Folgendes:

- Hegen und pflegen Sie sich selbst. Aber aufpassen, dass Sie dabei nicht zu egoistisch werden.
- Essen Sie gesund, schlafen Sie ausreichend, treiben Sie regelmäßig Sport, tun Sie überhaupt Dinge, die Ihrem Wohlbefinden zugute kommen.
- Schätzen Sie sich als jemand, der es sich wert ist.
- Akzeptieren Sie sich, wie Sie sind – niemand ist vollkommen.

Wer diese Ziele erreicht, ist für den Alltag gerüstet.

Eine kaputte Beziehung ist oft der Grund für psychische Probleme

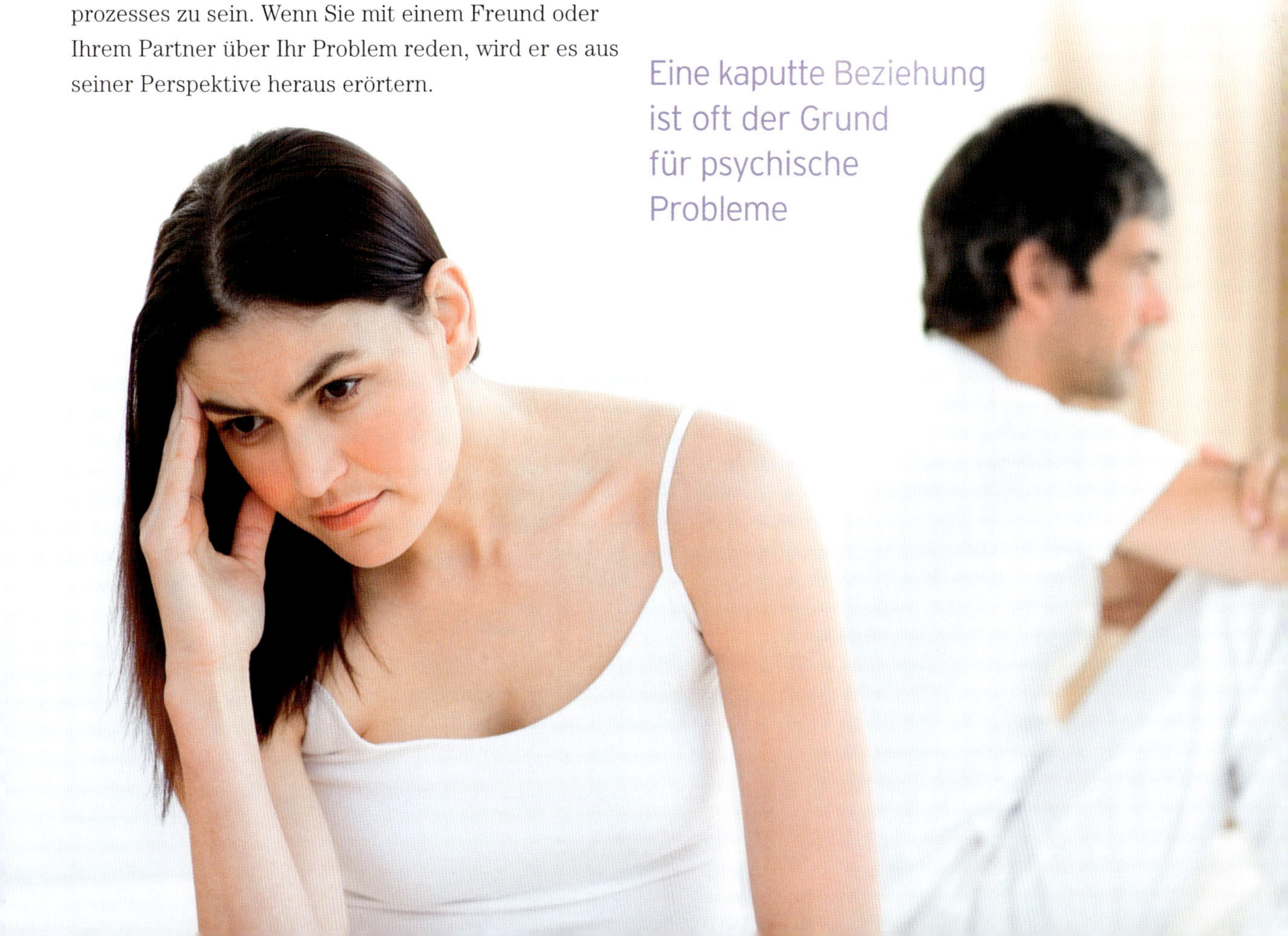

Depressionen meistern

Schätzungsweise vier Millionen Menschen leiden in Deutschland an Depressionen. Wer in der Lage ist, über seine Krankheit zu sprechen, kann die Störung mit professioneller Hilfe meist überwinden.

Bin ich depressiv?

Wenn mindestens 5 Aussagen 2 Wochen hindurch fast täglich auf Sie zutreffen, könnten Sie depressiv sein:

- ☐ Bin meistens unglücklich
- ☐ Habe kein Interesse am Leben, finde an nichts Gefallen
- ☐ Kann nur schwer Entscheidungen treffen
- ☐ Komme im Gegensatz zu früher mit vielem nicht zurecht
- ☐ Fühle mich völlig erschöpft, rastlos und/oder aufgewühlt
- ☐ Habe kaum Appetit
- ☐ Brauche 1–2 Stunden zum Einschlafen und wache dann früher auf als üblich
- ☐ Habe wenig Interesse an Sex
- ☐ Habe kein Selbstvertrauen
- ☐ Fühle mich nutzlos
- ☐ Meide andere Menschen
- ☐ Bin gereizt
- ☐ Fühle mich morgens schlecht
- ☐ Denke an Selbstmord

WAS IST EINE DEPRESSION?

Der Begriff Depression wird sehr häufig falsch verwendet. Viele glauben, depressiv zu sein, wenn sie sich elend fühlen – zum Beispiel die gewünschte Arbeitsstelle nicht bekommen, wenn sie jemand enttäuscht hat oder sie zunehmen. Eine echte Depression ist jedoch viel gravierender und hält viel länger an als ein vorübergehendes Gefühl der Niedergeschlagenheit (siehe Kasten links *Bin ich depressiv?*). In Extremfällen kommt ein depressiver Mensch zu dem Schluss, das Leben sei nicht lebenswert: Er beginnt, sich Verletzungen zuzufügen, versucht vielleicht sogar, sich umzubringen. Manchmal hält diese Störung monate- oder jahrelang an.

MÖGLICHE GRÜNDE FÜR EINE DERARTIGE STÖRUNG

Eine Depression kann unterschiedlichste Formen annehmen, oft wirken mehrere Faktoren zusammen. Häufiger Auslöser ist eine belastende Situation – der Verlust des Arbeitsplatzes, der Tod eines nahestehenden Menschen, eine unglückliche Beziehung. Frauen sind anfälliger als Männer, und in manchen Familien kommen Depressionen gehäuft vor. Wenn ein Elternteil an einer schweren Depression leidet, ist die Gefahr für die Nachkommen, ebenfalls depressiv zu werden, um ein Vielfaches erhöht.

Bei Betroffenen hat man Veränderungen bei Gehirnsubstanzen und im Hormonspiegel festgestellt. So sind offensichtlich die drei Neurotransmitter Dopamin, Serotonin und Noradrenalin nicht in ausreichender Menge vorhanden. Eine fehlerhafte Kommunikation zwischen den Gehirnzellen könnte eine Ursache für Depressionen sein.

UNTERSCHIEDLICHE SCHWEREGRADE

In der Psychiatrie unterscheidet man drei Grade von Depression:

Leicht Eine Depression, die das Alltagsleben begrenzt beeinträchtigt. Typische Symptome sind unter anderen Konzentrationsschwierigkeiten und/oder mangelnde Motivation.

Mittelschwer Eine Depression, deren Wirkung auf das Handeln des Patienten länger andauert. Zu den Symptomen zählen fast ständige Niedergeschlagenheit sowie Schwierigkeiten, zu Hause und am Arbeitsplatz zurechtzukommen. In diesem Fall ist eine ärztliche Behandlung angezeigt, um die Störung zu überwinden. Für eine zügige Heilung sind Selbsthilfemaßnahmen jedoch ebenso wichtig.

Schwer Schwere psychische Erkrankung, auch als klinische Depression oder schwere depressive Störung bezeichnet. Zu den Symptomen gehört die Schwierigkeit, mit dem Alltag zurechtzukommen – Essen, Schlafen und viele Routinearbeiten werden zu unüberwindlichen Aufgaben. Das Selbstmordrisiko ist hoch. Um eine schwere Depression zu heilen, sind in den meisten Fällen ein Krankenhausaufenthalt und eine langfristige Behandlung (Medikamente und Gesprächstherapien) unter Aufsicht eines Psychiaters erforderlich. Sobald die Behandlungsmethoden angeschlagen haben, können möglicherweise eine Umstellung der Ernährung und sportliche Betätigung zur weiteren Besserung beitragen.

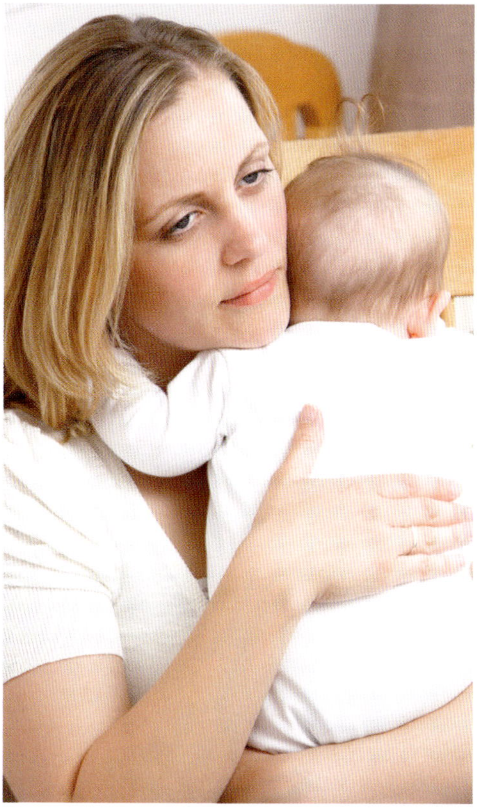

Stimmungskrisen der Wöchnerin

Ein sogenanntes postpartales Stimmungstief wenige Tage nach der Entbindung trifft viele Wöchnerinnen. Die meisten fühlen sich kurzzeitig einfach zum Heulen. Der sogenannte Baby-Blues wird durch hormonelle Veränderungen hervorgerufen und ist gewöhnlich nach 10–14 Tagen vorüber, hält manchmal allerdings auch länger an.

Eine postpartale Depression (PPD) oder auch Wochenbettdepression hingegen ist eine schwere Störung, die sich oft erst Wochen oder Monate nach der Entbindung entwickelt. Wenn Sie meinen, betroffen zu sein, brauchen Sie unbedingt Hilfe. Unbehandelt kann dieser Zustand die Beziehung zu Kind und Partner schwer beeinträchtigen. Zu Ihrer Unterstützung könnte Ihr Arzt zusätzliche Besuche einer Hebamme veranlassen. Eine Verhaltenstherapie oder Medikamente, wie sie auch für andere Depressionsarten eingesetzt werden, kämen ebenfalls in Frage. Für stillende Mütter gibt es Antidepressiva, die keine Auswirkungen auf die Gesundheit des Kindes haben.

Tragen Sie zur Besserung bei, indem Sie möglichst viele der Ratschläge in diesem Buch befolgen. Ernähren Sie sich gesund, betätigen Sie sich sportlich (siehe S. 258–261), schlafen Sie ausreichend. Bitten Sie Ihren Partner, dem Kind nachts das Fläschchen zu geben. Falls Sie stillen, könnten Sie abends abpumpen und hätten nachts eine längere Strecke Schlaf vor sich.

! ACHTUNG

Kein Alkohol

Der Griff zur Flasche stellt eine Flucht vor der Wirklichkeit dar, allerdings eine Flucht mit unglücklichem Ende. Denn:

- Alkohol vermag depressive Stimmungen kurzzeitig zu betäuben, doch wenn die Wirkung nachlässt, fühlen Sie sich elender als vorher.
- Die Flasche hält Sie davon ab, wichtige Probleme in Angriff zu nehmen und geeignete Hilfe zu suchen.
- Mit einer scheinbaren Selbstmedikation in Form von alkoholischen Getränken ruiniert man leicht seine Gesundheit.
- Alkohol kann die positive Wirkung von Antidepressiva beeinträchtigen.
- Übermäßiges Trinken wirkt sich auf Beruf und Beziehungen negativ aus.

Besondere Arten von Depressionen sind:

Bipolare Störung (früher: manisch-depressive Erkrankung) Gekennzeichnet durch Stimmungsschwankungen zwischen extremen Höhen (Manie) und Tiefen (Depression), bedarf sie üblicherweise einer medikamentösen Behandlung.

Postpartale Depression Depression nach Entbindung (siehe S. 245)

Psychotische Depression Eine Form der schweren Depression, die mit Medikamenten behandelt werden muss. Zu den depressiven Gefühlen gesellen sich Wahnvorstellungen.

Saisonal abhängige Depression (SAD) Wird durch zu wenig Sonnenlicht während der Wintermonate hervorgerufen. Die Symptome beinhalten Mattigkeit und Antriebslosigkeit sowie ein großes Verlangen nach Kohlenhydraten. Zur Behandlung gehören in der Regel Antidepressiva und Licht- sowie Verhaltenstherapie.

Die richtige Hilfe

Leiden Sie nicht still vor sich hin; teilen Sie Ihre Gefühle mit Familie, Freunden und medizinischen Fachkräften. Mit der richtigen Unterstützung und Behandlung lässt sich verhindern, dass die Depression schlimmer wird und von Ihrem Leben Besitz ergreift.

BEHANDLUNG DURCH DEN ARZT

Je nach Symptomen und Schweregrad kann der Arzt Selbsthilfemaßnahmen oder eine medikamentöse Behandlung zur Linderung der Symptome (siehe S. 256–257) sowie Gesprächstherapien (siehe S. 252–253) vorschlagen. Folgendes sollten Sie sich vor Augen halten:

- An Depressionen leidende Menschen werden oft vollständig geheilt.
- Nach Überwindung der Störung ist man ein anderer und eventuell sogar stärkerer Mensch.
- Eine Depression kann helfen, das eigene Leben klarer zu sehen.

MASSNAHMEN ZUR SELBSTHILFE

Falls Sie an einer leichten Depression leiden, befolgen Sie möglichst die Ratschläge zu Ernährung und Sport weiter unten in diesem Kapitel. Einen allgemeinen Selbsthilfeplan erhalten Sie von Ihrem Arzt. Er könnte folgende Vorschläge beinhalten:

Verschaffen Sie sich Klarheit über Ihre Gedanken Versuchen Sie das, was Ihnen durch den Kopf geht, aus einer Distanz heraus zu beobachten. Auf diese Weise entdecken Sie nutzlose Denkmuster, die depressive

Gefühle hervorrufen könnten. Verändern können Sie diese wahrscheinlich nicht ohne Hilfe. Seien Sie sich einfach nur darüber im Klaren.

Bleiben Sie mit anderen in Kontakt Gespräche mit Freunden und Verwandten können helfen, Ihre gedankliche Last zu verringern.

Schließen Sie sich einer Selbsthilfegruppe an Menschen mit ähnlichen Erfahrungen können eine große Unterstützung sein. Fragen Sie Ihren Arzt, und recherchieren Sie auch im Internet.

Lassen Sie sich nicht hängen Eine gesunde Ernährung und ausreichend Schlaf lindern in Verbindung mit sportlicher Bewegung oft schon leichte bis mittelschwere Depressionen (siehe S. 244–245).

Gönnen Sie sich etwas Gehen Sie shoppen, zum Friseur oder ins Kino, hören Sie Musik, sehen Sie sich einen Film an.

Gehen Sie unter Leute Gemeinsame Aktivitäten helfen, den Teufelskreis des Alleinseins und des ständigen Kreisens um die eigenen Gedanken („Grübelzirkel“) zu durchbrechen. Ein interessanter Abendkurs kann Wunder wirken.

In kleinen Schritten vorgehen Vieles lässt sich leichter bewältigen, wenn man die Aufgaben in kleinere Abschnitte unterteilt. Statt gleich die ganze Wohnung aufzuräumen, nehmen Sie erst einmal den Schreibtisch in Angriff und machen dann schrittweise weiter.

Sinnvolle Ergänzungen Oft helfen komplementäre Therapien. Nach einer Massage fühlen Sie sich auch emotional besser. Meditation hilft ebenfalls, innere Ruhe zu finden.

Bringen Sie Ihre Gedanken zu Papier Wenn Sie Ihre Empfindungen aufschreiben, werden diese Ihre Gedanken nicht so leicht beherrschen. Auf Papier lassen sie sich aus der Distanz heraus betrachten.

EINEM NAHESTEHENDEN HELFEN

Wenn Sie sich um einen depressiven Menschen, der Ihnen nahesteht, kümmern wollen, sollten Sie ein paar Grundregeln beachten:

- Hören Sie aufmerksam zu, aber seien Sie darauf gefasst, immer wieder das gleiche zu hören.
- Seien Sie vorsichtig, wenn Sie einen Ratschlag geben; tun Sie es so sanft und einfühlsam wie möglich.
- Verbringen Sie viel Zeit mit dem Betroffenen. Ermutigen Sie ihn, mit Ihnen zu reden und alltägliche Dinge nicht zu vernachlässigen.
- Weisen Sie stets darauf hin, dass sich die Störung bessern wird.
- Sehen Sie nach, ob der Vorratsschrank ausreichend mit hochwertigen Lebensmitteln gefüllt ist, damit sich der Betroffene gesund ernährt.
- Nehmen Sie es sehr ernst, wenn der Betroffene sagt, nicht mehr leben oder sich selbst Schaden zufügen zu wollen.

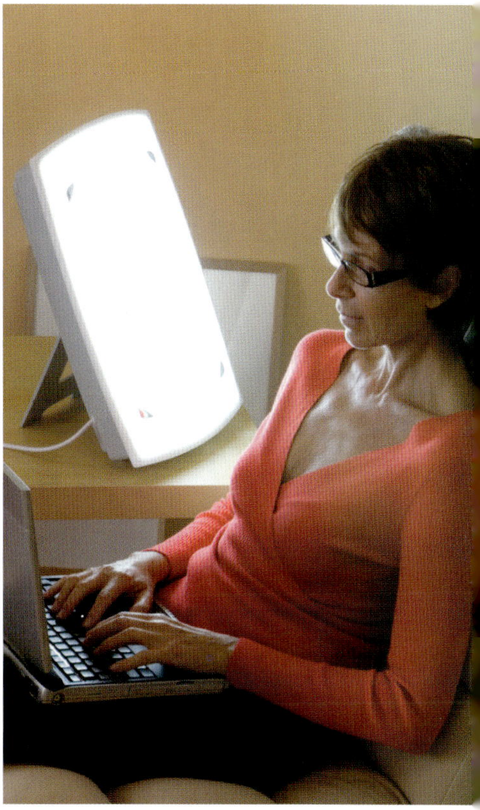

LICHT INS DUNKEL BRINGEN

Leichte Fälle einer durch Lichtmangel verursachten saisonalen Störung lassen sich mit einer Lichttherapie behandeln. Die Patienten setzen sich dazu etwa zwei Wochen lang mehrere Stunden am Tag hellem Licht aus, das von einem zur Behandlung von Winterdepressionen konzipierten Gerät ausstrahlt.

Ängste bannen

Angstgefühle reichen von allgemeiner Unsicherheit bis hin zu schweren Panikattacken und gehören neben Depressionen zu den häufigsten psychischen Störungen. Mit der richtigen Behandlung lässt sich dieses seelische Problem jedoch erfolgreich bekämpfen.

WAS IST ANGST?

Angst hilft, mit Bedrohungen fertig zu werden. In prähistorischer Zeit veranlasste sie die Menschen – als Teil der Kampf-oder-Flucht-Reaktion –, sich einer Gefahr zu stellen oder zu fliehen. Gefühle der Unsicherheit oder Furcht sind deshalb eine normale Reaktion auf schwierige Situationen wie Fahrprüfung, Examen, Geldsorgen oder für manche ein Zahnarztbesuch. Sobald aber die unmittelbare „Gefahr" vorüber ist, lässt die Angst üblicherweise nach. Wenn sie allerdings anhält oder ohne ersichtlichen Grund auftritt, kann dies zu einer erheblichen Beeinträchtigung des Alltagslebens führen.

Menschen, die unter Angstzuständen leiden, fühlen sich niedergeschlagen, matt und gereizt. Sie können sich nur schwer konzentrieren oder weisen Symptome auf wie Schwitzen, Herzrasen, Zittern, Schwindel und Ohnmacht. Es kommt zu Panikattacken, oder sie sind aus unerklärlichem Grund ständig in Sorge. Der Hang zur Angst ist oft genetisch bedingt, aber auch größerer Ärger, Alltagssorgen oder eine unglückliche Kindheit spielen vielfach eine Rolle. Ein weiterer Faktor könnte ein Ungleichgewicht bei den chemischen Botenstoffen im Gehirn sein. Eine Überfunktion der Schilddrüse kommt ebenfalls als Ursache für Angstanfälle infrage. Sie lässt sich medikamentös und operativ behandeln.

PRAXIS-KNOWHOW

Panikattacken und Hyperventilation

Sollten Sie von Panik befallen werden oder hyperventilieren, führen Sie je nachdem, wo Sie sich gerade befinden, eine der folgenden Maßnahmen durch, um sich besser zu fühlen:

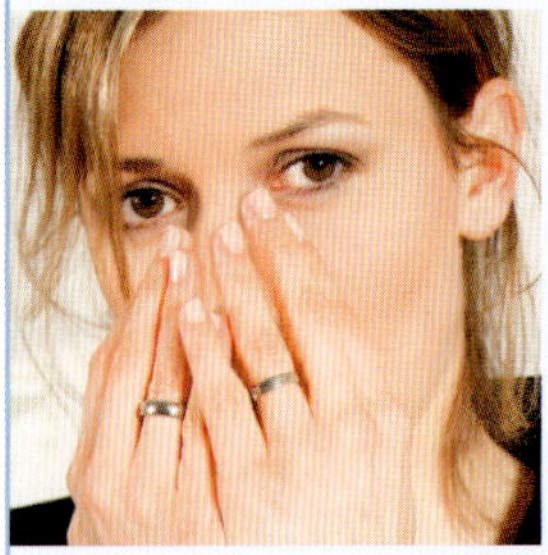

- Legen Sie die hohlen Hände 10 Minuten lang auf Mund und Nase, und atmen Sie dabei normal ein und aus. Der Kohlendioxidgehalt im Blut wird dadurch erhöht, was zu einer Linderung der Symptome beiträgt.
- Laufen Sie auf der Stelle.
- Lenken Sie sich ab, indem Sie sich auf irgendetwas, das gerade um Sie herum geschieht, konzentrieren.

UNTERSCHIEDLICHE ARTEN VON ANGST

Es gibt verschiedene Arten von Angst, die Ihr Leben beeinträchtigen können. Zu den häufigsten gehören:

Generalisierte Angststörung (GAS) Ein fast ständiges allgemeines Angstgefühl. In der steten Erwartung, etwas könne schief laufen, sind Sie ohne ersichtlichen Grund angespannt und nervös.

Panikattacken Unangekündigte Anfälle extremer Angst ohne ersichtlichen Grund. Symptome sind Herzrasen, Schwitzen, Schwindel und Ohnmacht.

Phobien Eine starke irrationale Furcht vor einer Situation, die in Wirklichkeit nur eine geringe oder gar keine Bedrohung darstellt und üblicherweise nicht als Furcht erregend empfunden wird. Häufige Phobien sind: Agoraphobie (Furcht vor öffentlichen Plätzen aus Angst, nicht schnell flüchten zu können – die eigentliche „Platzangst“); Klaustrophobie, meist fälschlich Platzangst, aber fachsprachlich Raumangst genannt (Angst vor engen Räumen wie z. B. dem Fahrstuhl); Sozialphobie (eine ständige Furcht, beobachtet und bewertet zu werden); spezifische Phobien wie Angst vor Spinnen und Höhenangst.

Posttraumatische Belastungsstörung (PTBS) Die Reaktion auf eine belastende Situation, die nach einem traumatischen Ereignis auftritt. In Gedanken durchlebt man das Erlebte immer wieder, träumt davon und erregt sich in ähnlichen Situationen.

Zwangsstörung Zwangsverhalten wie beispielsweise ständiges Händewaschen („Waschzwang“).

GEIST ÜBER MATERIE

Singen macht glücklich

Gemeinsam zu singen kann sich sehr positiv auf Gefühle auswirken. Bei Menschen mit leichten psychischen Störungen nimmt Chorsingen unbestritten einen hohen Stellenwert ein. Es stärkt Selbstwertgefühl und Selbstvertrauen, reduziert Stress, hellt die Stimmung auf, bringt Sie in Gesellschaft mit anderen Menschen und gibt das Gefühl, dazuzugehören. Darüber hinaus fördert Singen die Atmung und das Gedächtnis, sodass man sich wacher und allgemein positiver fühlt.

Sollte Ihnen diese Beschäftigung zusagen, informieren Sie sich, wo bei Ihnen in der Nähe der nächste Chor ist. Keine Angst, dass sie keinen finden. Sie werden erstaunt sein, wie viele Chöre es gibt.

Maßnahmen ergreifen

Lassen Sie sich helfen. Bleibt Angst unbehandelt, kann sie Ihr Leben ernsthaft beeinträchtigen. Gehen Sie zum Arzt, wenn Folgendes zutrifft:

- Sie haben die meiste Zeit Angstgefühle.
- Die Angst beginnt, Ihre Arbeit, Interessen und Beziehungen zu beeinträchtigen.
- Sie empfinden ausgeprägte Furcht, Handlungszwänge, Panikattacken oder Spannungszustände, die nicht abklingen.

WAS WIRD DER ARZT TUN?

Sollte Ihr Arzt feststellen, dass bei Ihnen eine Angststörung vorliegt, wird er die Behandlung auf die Symptome abstimmen. Im Falle einer generalisierten Angststörung helfen üblicherweise Medikamente (siehe S. 256–257) und Gesprächstherapien (siehe S. 252–253). Manchmal ist aber auch eine Überweisung an einen Spezialisten notwendig, der die Störung beurteilt und einen Behandlungsplan erstellt.

SELBSTHILFE

Atmen Sie ... Ihr Problem weg

Diese einfache Übung hilft bei Anspannung und Angstgefühlen. Achten Sie dabei auf eine fließende und regelmäßige Atmung:

1. Setzen oder legen Sie sich bequem hin, Arme und Beine unverschränkt, der Rücken gerade.
2. Atmen Sie langsam durch die Nase tief in den Bauch hinein, zählen Sie dabei bis fünf.
3. Halten Sie den Atem an, und zählen Sie dabei ebenfalls bis fünf.
4. Atmen Sie durch Mund oder Nase aus, und zählen Sie dabei wiederum bis fünf.
5. Sobald Sie vollständig ausgeatmet haben, machen Sie zwei Atemzüge in Ihrem normalen Rhythmus und wiederholen dann die Schritte 2–4.

Wenn Sie diese Übung mindestens 3–5 Minuten lang gemacht haben, sollten Sie sich besser fühlen.

WIE SIE SICH SELBST HELFEN KÖNNEN

Auch von Ihrer Seite aus lässt sich eine Menge tun, um Ihre Angst unter Kontrolle zu halten. Zwar kann es einige Zeit dauern, bis eine Besserung einsetzt, aber schon der Entschluss, sich dem Problem zu stellen, kann ein erster Schritt sein, den Teufelskreis der wiederkehrenden Angstschübe zu durchbrechen. Und so können Sie sich selbst helfen:

Schließen Sie sich einer Selbsthilfegruppe an In Selbsthilfegruppen können Betroffene über Ihre Probleme sprechen, woraufhin man gemeinsam Lösungsstrategien entwickelt. Viele Selbsthilfegruppen geben auch per Telefon Rat und Hilfe. Fragen Sie Ihren Arzt nach solchen Gruppen in Ihrer Umgebung.

Sprechen Sie über Ihre Gefühle Es kann helfen, mit Verwandten und Freunden darüber zu reden, wie Sie sich fühlen. Möglicherweise stellt sich heraus, dass es anderen schon ganz ähnlich ergangen ist.

Lesen Sie Bücher über Ihr Problem Manche bewältigen Angstgefühle leichter, wenn sie darüber lesen. Es gibt reichlich Literatur zu diesem Thema.

Bringen Sie Ihre Gedanken zu Papier Schreiben Sie auf, in welchen Situationen bei Ihnen negative Gedanken auftreten. Wenn Sie die Auslöser kennen, verlagern Sie Ihr Problem auf die rationale Ebene. Damit ist schon viel erreicht.

Lenken Sie sich ab Indem Sie Ihrer Umgebung Beachtung schenken, lenken Sie sich von Ihren Ängsten ab. Kommt bei Ihnen zum Beispiel ein Gefühl der Angst auf, wenn Sie eine belebte Straße entlanggehen, sollten Sie mit voller Konzentration die Schaufenster studieren.

Entkrampfen Sie sich Entspannungsübungen kommen Seele und Geist zugute und lassen die Sorgen in den Hintergrund treten. Wählen Sie eine ruhige Tageszeit und einen Ort, wo Sie ungestört sind. Setzen oder legen Sie sich hin, und arbeiten Sie sich bewusst von den Zehen bis zum Kopf hinauf, indem Sie eine Muskelgruppe nach der anderen zunächst anspannen und dann lockerlassen. Auch Yoga und Pilates eignen sich.

Probieren Sie eine Konfrontationstherapie Angstgefühle lassen mit der Zeit nachweislich nach, wenn man sich dem, das man fürchtet, in kleinen Dosierungen aussetzt, sei die Angst noch so groß. Bei Phobien wie Flugangst oder der Angst vor Spinnen hilft oft eine Konfrontationstherapie. Fragen Sie Ihren Arzt nach dieser Möglichkeit.

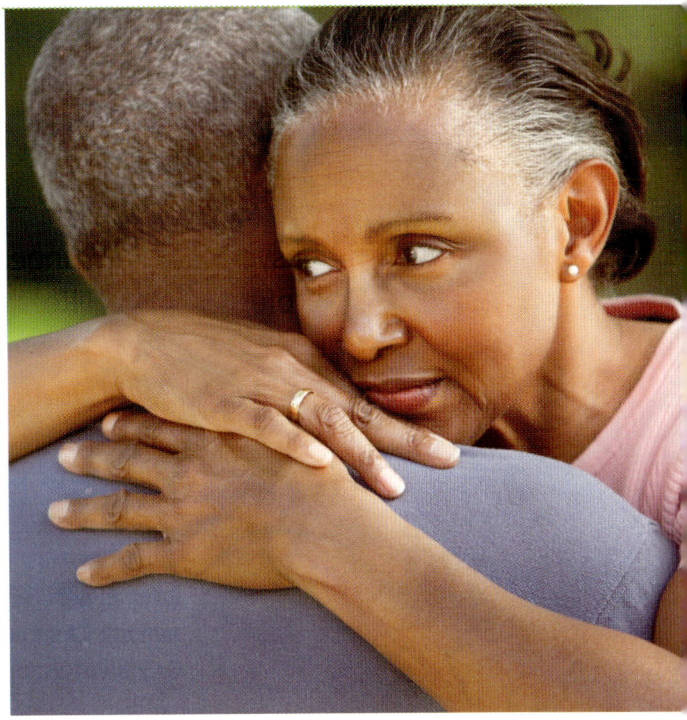

Nutzen Sie ergänzende Strategien Neben Yoga, Meditation und Massage sind auch Reflexzonenmassage und Aromatherapie geeignete komplementäre Maßnahmen, um sich zu entspannen und mit der Angst umzugehen.
Kapseln Sie sich nicht ab Lassen Sie nicht zu, dass Ihr Problem Sie von Freunden isoliert und Ihnen die Freude an sozialen Aktivitäten nimmt. Der gesellschaftliche Umgang mit anderen und die Pflege von Beziehungen lassen Ihre Ängste in den Hintergrund treten, sodass sie Ihre Gedanken nicht beherrschen.
Schreiben Sie alles auf Führen Sie ein Tagebuch, in dem Sie Ihre Ängste auf einer Skala von eins bis zehn bewerten. Unter welchen Umständen hatten Sie Angst? Woran dachten Sie, bevor die Angst auftrat?
Denken Sie positiv Versuchen Sie, ein negatives Selbstgespräch durch ein konstruktives zu ersetzen. Statt „Das kann ich nicht" oder „Das ist einfach zu schwierig" werden Sie positiv: „Das ist schwierig, aber ich denke, ich kann es schaffen."
Geben Sie auf sich acht Essen Sie gesund, achten Sie auf genügend Bewegung, halten Sie feste Schlafenszeiten ein. Lassen Sie die Finger von Alkohol und Drogen.

Manchmal bewirkt Körperkontakt mehr als kluge, tröstende Worte

JEMANDEM HELFEN, DER UNTER ANGST LEIDET

Halten Sie sich vor Augen, wie Sie sich fühlen, wenn Sie Angst haben – dann bringen Sie auch das nötige Verständnis auf, wenn ein Freund oder Verwandter eine ähnliche Erfahrung durchmacht. Schon kleine Gesten können helfen:
Achten Sie auf ein gesundes Gleichgewicht Seien Sie für ihn da, aber seien Sie nicht überfürsorglich. Dann kann der Betroffene Selbstvertrauen und das Gefühl entwickeln, sich im Griff zu haben.
Machen Sie ein Angebot Wenn sich Ihr Freund z. B. einverstanden erklärt, an einem Entspannungskurs teilzunehmen, bieten Sie an, ihn hinzubringen und auch wieder abzuholen.
Wählen Sie beruhigende Worte Erklären Sie dem Betroffenen, dass Sie Verständnis für ihn haben und es Ihnen wirklich nichts ausmacht, wenn er weint oder Wut zeigt.
Setzen Sie Körperkontakt ein Körperliche Nähe wie eine Berührung oder Umarmung können einen Menschen, der an einer Störung leidet, trösten. Eine sanfte Nacken- oder Schultermassage beruhigt. Aber denken Sie daran: Nicht jeder reagiert positiv auf Berührung.

Ihr Weg zur Heilung

Viele psychische Störungen lassen sich durch eine Kombination aus professioneller Hilfe und Selbsthilfe, die mit einer Veränderung der Lebensweise einhergeht, heilen. Der Schlüssel zum Erfolg liegt darin, die für den einzelnen Betroffenen richtige Strategie zu finden.

Gesprächstherapien

Dank Beratung und Psychotherapie lernen Menschen, die Faktoren, die ihrer Angst oder Depression zu Grunde liegen, zu verstehen. Gemeinsam mit Therapeuten entwickeln sie Strategien für den Umgang mit ihren Gefühlen, um diese richtig zu deuten und erträglicher zu machen.

Ihr Arzt wird Ihnen sagen können, welche Gesprächstherapien für Ihr spezielles psychisches Problem als Einzel- oder Gruppensitzung zur Verfügung stehen. Vielen fällt es schwer, über ihre schmerzlichen Erfahrungen zu sprechen, aber Fachkräfte bringen Verständnis dafür auf. Je offener Sie reden, desto besser kann Ihnen geholfen werden.

Dass andere ähnliche Erfahrungen haben, ist ein wertvoller Aspekt der Gruppentherapie

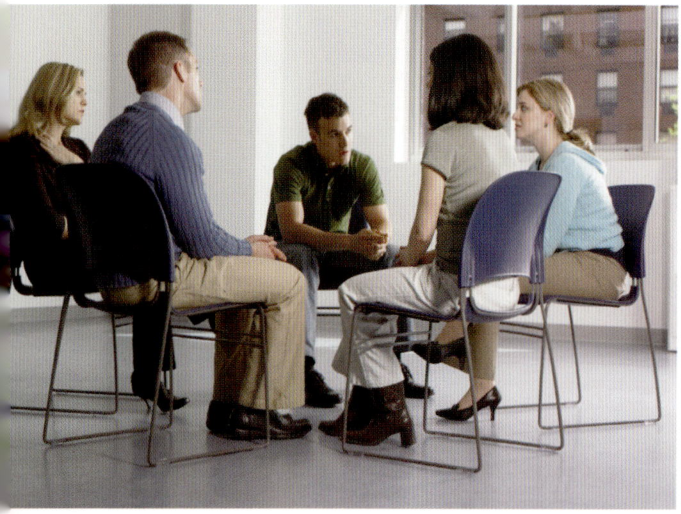

- Ihr Hausarzt kann für Sie eine psychologische Beratung organisieren. Eine kurzzeitige Beratung besteht zumeist aus sechs bis zwölf einstündigen Einzelsitzungen. Ein psychologischer Berater hört zu und stellt Fragen. Er gibt zwar keine Antworten, ermutigt aber, eigene Lösungen zu finden. In vielen Fällen empfiehlt sich im Anschluss eine Langzeitbehandlung. Eine kurzzeitige Therapie eignet sich bei leichter Angst und Depression und hilft bei Problemen wie Ärger, Beziehungsfragen, Todesfällen eines Nahestehenden, Panikattacken, einer generalisierten Angststörung und Sozialphobie.
- Die kognitive Verhaltenstherapie (KVT) beruht auf dem Erkennen unrealistischer Gedanken und zeigt, wie diese zu problematischen Gefühls- und Verhaltensmustern führen können. Sobald Sie solche Gedankengänge erkannt haben, können Sie lernen, diese durch realistischere zu ersetzen, sodass Sie schließlich in Situationen, die bei Ihnen Angst und Depressionen hervorrufen, gelassener und positiver reagieren. Die Behandlung erstreckt sich üblicherweise auf eine ein- bis zweistündige Sitzung pro Woche und eignet sich für Menschen, die an

Depression, Angstzuständen und anderen psychischen Störungen leiden. Sie kann als Einzel- oder Gruppentherapie durchgeführt werden.

- Die computergestützte kognitive Verhaltenstherapie eignet sich zur Behandlung leichter und mittelschwerer Depressionen. Inzwischen gibt es eine Reihe interaktiver KVT-Programme für zu Hause, die sich zu mediengestützten Fernbehandlungen eignen, sei es telefonisch oder per Internet.
- Die Psychotherapie befasst sich mit Erlebnissen in der Vergangenheit und will deren Bedeutung für Probleme in der Gegenwart herausfinden. Formen der Psychotherapie sind die interpersönliche Therapie (IPT), die sich auf Beziehungs- und Kommunikationsprobleme konzentriert, die Familientherapie, bei welcher der Therapeut mit der ganzen Familie arbeitet, und die Paartherapie, an der beide Partner beteiligt sind.

JEMANDEN FINDEN, DER EINEM HILFT

Fragen Sie Ihren Arzt, ob seine Praxis Hilfe bei psychischen Erkrankungen anbietet. Falls nicht, bitten Sie um die Überweisung an einen Therapeuten. Auch im Branchenverzeichnis oder im Internet können Sie nach einem geeigneten Therapeuten suchen. Ein Eintrag dort garantiert zwar noch keine Qualität, doch haben Sie zumindest eine erste Adresse, an die Sie sich mit Ihrem Problem wenden können. Vielleicht kennen Sie ja auch jemanden, der schon einmal eine Therapie gemacht hat. Dann bitten Sie ihn oder sie um eine Empfehlung.

Wer hilft bei psychischen Störungen?

Hausarzt Es kann sein, dass der Hausarzt aufgrund seiner Kenntnis des Patienten und dessen Vertrauen bei psychischen Problemen einen besseren Zugang hat als zunächst einmal anonyme Spezialisten.

Klinischer Psychologe Ein Diplompsychologe mit Studienschwerpunkt klinische Psychologie, der dann in diesem Bereich arbeitet. Darf psychische Störungen diagnostizieren, aber nicht therapieren.

Mitarbeiter im Sozialpsychiatrischen Dienst Teams aus Sozialpädagogen, Ärzten und Verwaltungskräften fungieren als Ansprechpartner u. a. bei seelischen Problemen, psychischen Erkrankungen und akuten Krisensituationen inklusive Suizidgefahr.

Psychiater Psychiater sind Ärzte mit psychiatrischer Fachausbildung. Ihr Arbeitsfeld überschneidet sich teilweise mit dem des Psychologen, aber als Ärzte können sie auch körperliche Ursachen von psychischen Störungen feststellen.

Psychologischer Berater Teilbereich der nichtheilkundlichen Psychologie, nach dem Psychotherapeutengesetz definiert als „psychologische Tätigkeiten, die die Aufarbeitung und Überwindung sozialer Konflikte oder sonstige Zwecke außerhalb der Heilkunde zum Gegenstand haben". Nur Beratung, keine Diagnose und Behandlung.

Psychotherapeut Psychotherapeuten haben Medizin, Psychologie und teilweise Pädagogik oder Sozialpädagogik studiert sowie anschließend eine Ausbildung zum Psychotherapeuten absolviert.

WAS GESCHIEHT ALS NÄCHSTES?

Schauen Sie sich ruhig mehrere Therapeuten an, bevor Sie sich entscheiden. Die wichtigste Frage, die Sie sich stellen sollten, lautet: „Vertraue ich dieser Person, und kann ich mich mit ihr verständigen?" Um einen Therapeuten einschätzen zu können, fragen Sie Folgendes:

- Können Sie erklären, welche Art von Gesprächstherapie Sie anbieten und wie diese mir Ihrer Meinung nach helfen könnte?
- Welche Qualifikationen haben Sie?
- Wie viel kostet die Therapie? (Sofern die Krankenkasse nicht zahlt)

FOKUS

Der Umgang mit Essstörungen

Wer von einer Essstörung betroffen ist, muss sich dem Problem stellen, denn die Krankheit ist äußerst bedrohlich. Es herrscht kein Mangel an Hilfsangeboten – es kann allerdings schwer sein, sich zu einer Therapie zu entschließen.

Gemäß der Bundeszentrale für gesundheitliche Aufklärung (BZgA) ist in Deutschland jeder fünfte Jugendliche gefährdet. Essstörungen wie Magersucht (Anorexia nervosa) und Bulimie (Bulimia nervosa) gehören zu den häufigsten und schwersten chronischen Krankheiten im Jugendalter. Die Betroffenen weisen ein gestörtes Verhältnis zu Nahrung, Gewicht, Konfektionsgröße und Figur auf. Der Gedanke an Essen verfolgt sie und bestimmt ihr ganzes Leben.

Essstörungen treten bei Frauen und Männern jeden Alters auf, besonders gefährdet sind aber junge Frauen zwischen 15 und 25 Jahren. Bei der Magersucht und der Bulimie handelt es sich um unterschiedliche Erkrankungen, die aber Überschneidungen aufweisen. Wichtigstes Merkmal der Magersucht ist das Streben nach einem superdünnen Körper, wobei der eigene Körper, wie dürr er auch sei, stets als zu dick wahrgenommen wird. Die Betroffenen essen kaum noch etwas und nehmen Appetitzügler sowie Abführ- oder harntreibende Mittel ein. Schließlich kommt es zu lebensbedrohlichem Untergewicht. Die Ursache ist in der Regel eine psychische Störung, aber auch das herrschende Schönheitsideal des superdünnen Körpers spielt eine Rolle. Etwa 15 % der Betroffenen sterben schließlich an Organversagen.

SELBSTHILFE

Sie glauben, bei Ihnen liegt eine Essstörung vor?

Dann gibt es verschiedene Wege zur Heilung. Hier einige Tipps, wie Sie dagegen angehen können:

- ✔ Akzeptieren Sie, dass ein Problem vorliegt, und bemühen Sie sich um professionelle Hilfe. Sprechen Sie mit jemandem, dem Sie nicht gleichgültig sind, und vereinbaren Sie einen Termin bei Ihrem Arzt.
- ✔ Finden Sie heraus, was die Essstörung Ihnen sagen will. Verbergen sich dahinter Ihre wahren Gefühle bezüglich eines Beziehungsproblems, einer Scheidung oder Ereignissen in der Vergangenheit, die Ihre Einstellung sich selbst gegenüber beeinträchtigt haben?
- ✔ Ändern Sie Ihre Denkweise. Erkennen Sie, dass Sie selbst sich für übergewichtig halten, andere das aber nicht tun. Andere mögen und akzeptieren Sie wegen Ihrer Persönlichkeit, nicht wegen Ihres Gewichts.
- ✔ Entwickeln Sie gesunde, abwechslungsreiche Essgewohnheiten. Eine Ernährungsberatung kann helfen, einen ausgewogenen Speiseplan zu erstellen.
- ✔ Akzeptieren und respektieren Sie Ihren Körper. Schätzen Sie sich unabhängig von Figur und Konfektionsgröße – Körper und Identität sind zwei unterschiedliche Dinge.

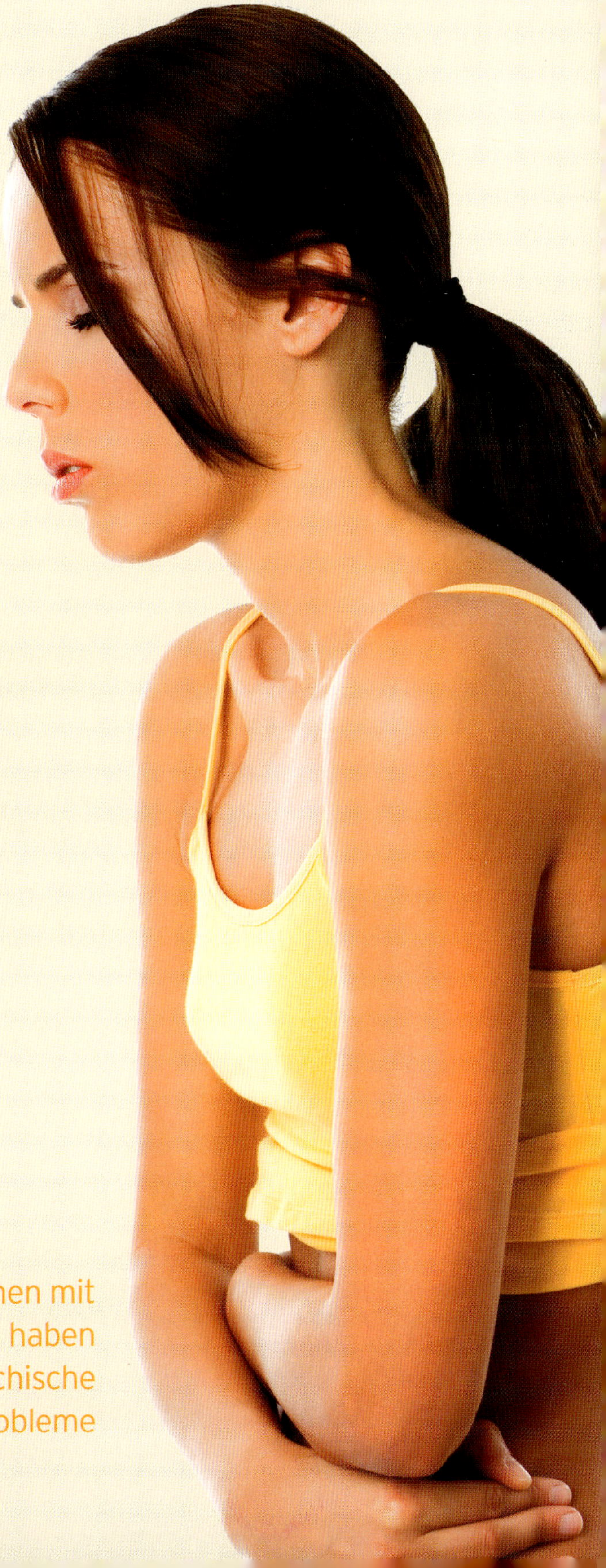

Die Bulimie ist durch Heißhungerattacken gekennzeichnet. Die Betroffenen stopfen sich mit Nahrungsmitteln voll, was hinterher als so quälend empfunden wird, dass sie ein Erbrechen herbeiführen. Zusätzlich nehmen sie Abführmittel ein oder treiben extrem viel Sport. Bulimie tritt manchmal eigenständig auf, aber auch manche Magersüchtige weisen phasenweise die Symptome der Ess-Brech-Sucht auf. Während eine Magersucht nicht unbemerkt bleibt, kann eine Bulimie über lange Zeit verheimlicht werden, denn das Gewicht bleibt meist normal – auch wenn die körperliche Gesundheit in vielerlei Hinsicht Schäden davonträgt.

Die Mitarbeiterin einer Hilfsorganisation kennt das Problem aus der täglichen Praxis: „Viele junge Menschen rufen unsere Hotline an und erzählen, Angst zu haben, dass etwas nicht stimmt. Sie möchten aber ihre Familien nicht beunruhigen. Dabei können wir den meisten, die um Hilfe bitten, dabei helfen, ein normales, gesundes Leben zu führen."

MAN MUSS ETWAS TUN

Wenn Sie bemerken, dass ein Ihnen nahestehender Mensch eine Essstörung entwickelt, dürfen Sie das keinesfalls ignorieren.

Schneiden Sie das Thema an Zeigen Sie, dass Sie sich über sein Essverhalten und seine Gesundheit Sorgen machen. Seien Sie aber gefasst darauf, dass der Betreffende abstreitet, ein Problem zu haben.

Nörgeln Sie nicht Schlagen Sie dem Betroffenen nicht vor, zu- oder abzunehmen.

Ermutigen Sie zu professioneller Hilfe Im Notfall müssen Sie selbst professionelle Hilfe organisieren.

Machen Sie mit Lob Mut Sätze wie „Das kannst du" oder „Das machst du richtig gut" zeigen, dass Sie die unternommenen Anstrengungen verstehen und unterstützen.

Lassen Sie sich nicht hineinziehen Passen Sie auf, dass das Problem nicht auch noch Ihr Leben dominiert.

Menschen mit Essstörungen haben schwere psychische Probleme

! ACHTUNG

Müdemacher

Manche Medikamente gegen psychische Störungen machen müde. Setzen Sie sich nicht ans Steuer, bevor Sie nicht die Wirkung auf Ihren Körper kennen.

Welche Medikamente?

Verschreibungspflichtige Arzneimittel spielen im Heilungsprozess eine bedeutende Rolle, vor allem wenn die psychischen Probleme schwer oder langwierig sind. Bei der großen Menge an Medikamenten kann es eine gewisse Zeit dauern, bis der Arzt das für Sie richtige findet. Auch wird eine Besserung nicht von heute auf morgen eintreten. Antidepressiva benötigen mindestens 2 Wochen, bis sie erste Resultate zeigen, und bis zu 6 Wochen, bis sie ihre volle Wirkung entfalten. Auch wenn der Patient vielleicht schon nach wenigen Tagen weniger Angst empfindet und besser schläft, muss er die verordnete Dosis weiterhin nehmen und darf das Medikament auf keinen Fall absetzen. Das könnte zu einem Rückfall führen. Falls Sie sich Sorgen machen, wie sich eine medikamentöse Behandlung in Ihrem Fall auf Gefühle und Denkweise auswirkt, hilft das Gespräch mit Ihrem Arzt. Reden Sie auch mit Freunden oder Verwandten über das Medikament, fragen Sie, ob ihnen etwas an Ihrem Verhalten auffällt. Weitere Informationen über Arzneimittel finden Sie auf S. 312–337 *Was man über seine Arznei wissen sollte.*

Mit Vorsicht zu genießen

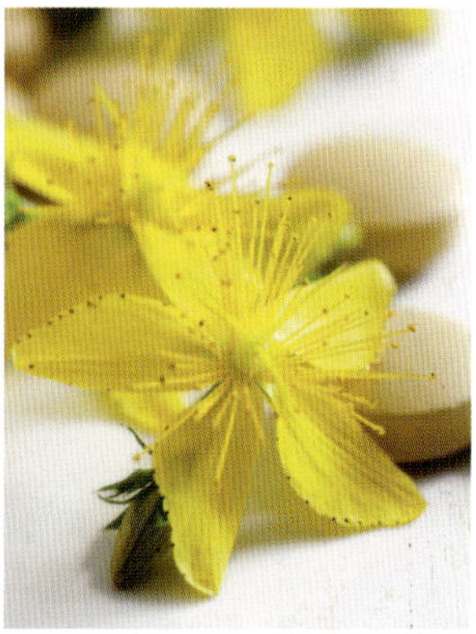

Johanniskraut (*Hypericum perforatum*) ist eine gelbe Blume, die bereits von den alten Griechen zur Linderung von Angst und Depression eingesetzt wurde. Auch moderne Studienergebnissse zeigen, dass Johanniskraut-Extrakte bei der Behandlung von Depressionen nützlich sind. Im Allgemeinen gilt Johanniskraut als gut verträglich, doch bei gleichzeitiger Einnahme von Medikamenten gegen Herz- und Kreislaufbeschwerden und Antidepressiva kann es zu Kreuzreaktionen kommen. Schwangere und Stillende sollten Johanniskraut ebenfalls meiden. Außerdem steigt die Lichtempfindlichkeit der Haut. Wenden Sie Johanniskraut-Präparate nie ohne Rücksprache mit Ihrem Arzt an.

ANTIDEPRESSIVA

Die vom Arzt verordneten Antidepressiva lassen sich in vier Gruppen unterteilen, jede für eine andere Form und Schwere von Depression:

Selektive Serotonin-Wiederaufnahmehemmer (SSRI) sind bei leichten Depressionen erste Wahl und werden bei Angststörungen wie Panikattacken, Sozialphobie und Zwangsvorstellungen eingesetzt.

Serotonin-Noradrenalin-Wiederaufnahmehemmer (SNRI) gehören zu den neuesten Antidepressiva. Ihr Arzt kann sie verschreiben, wenn SSRI innerhalb einer angemessenen Frist nicht die gewünschte Wirkung zeigen.

Trizyklische Antidepressiva (TZA) wurden früher am häufigsten verordnet, werden heute aber wegen der Gefahr ernsthafter Nebenwirkungen seltener eingesetzt. Mittelschwere bis schwere Depressionen allerdings werden nach wie vor damit behandelt.

Monoaminooxidase-Hemmer (MAO-Hemmer) verschreibt der Arzt nur, wenn andere Medikamente nicht wirken, denn in Verbindung mit bestimmten Nahrungsmitteln und Medikamenten kann es zu ernsthaften Komplikationen kommen. Wird Ihnen ein MAO-Hemmer verordnet, fragen Sie den Arzt nach den zu beachtenden Diätrichtlinien.

ANTIPSYCHOTIKA

In diese Gruppe gehören Arzneistoffe wie Haloperidol, ursprünglich entwickelt als Beruhigungsmittel für Patienten vor einer Operation. Sie werden hauptsächlich zur Behandlung schwerer Störungen eingesetzt, z. B. von Schizophrenie, psychotischer Depression und bipolarer Störung.

ANXIOLYTIKA

Diese Arzneimittel werden verordnet, um Ängste kurzfristig zu lindern, besonders wenn keine Hinweise auf eine Depression vorliegen.

Benzodiazepine wie Diazepam und Temazepam sind sehr wirksam, können aber abhängig machen und sollten nur vorübergehend bei schweren oder behindernden Angstzuständen angewandt werden.

Betablocker lindern einige durch Angst verursachte körperliche Symptome, beeinflussen die Angst selbst aber nicht. Beispielsweise nehmen Zittern (Tremor) und eine hohe Herzfrequenz ab.

Buspiron wird manchmal bei Angst, Anspannung und Furcht verordnet, doch kann es länger als bei anderen Medikamenten dauern, bis es wirkt.

MEDIKAMENTE ABSETZEN – WANN UND WIE?

Die Entscheidung, wann und wie eine medikamentöse Behandlung beendet werden soll, ist ein wichtiger Schritt im Heilungsprozess. Ohne Rücksprache mit Ihrem Arzt sollten Sie Medikamente nie absetzen, auch nicht die Dosis ändern. Da bei manchen, etwa den Benzodiazepinen, die Gefahr besteht, dass sie abhängig machen, reduziert man sie über mehrere Wochen oder Monate hinweg allmählich, um unerwünschte Nebenwirkungen zu vermeiden. Halten Sie ständig Kontakt zu Ihrem Arzt, wenn Ihre medikamentöse Behandlung beendet wird, damit er bei auftretenden Problemen sofort eingreifen kann.

Wie wirken Antidepressiva?

Experten sind sich noch uneins über die Wirkungsweise von Antidepressiva. Ein Großteil vertritt aber die Meinung, sie erhöhen die Menge eines oder mehrerer Neurotransmitter (chemischer Botenstoffe) im Gehirn und verbessern den Transport von Nachrichten zwischen den Neuronen (Gehirnzellen), sodass eine Depression schwächer wird. Über die Beziehung zwischen Neurotransmittern und Depression ist man sich nicht vollständig im Klaren. Eine Minderheit von Experten meint, die Wirkung dieser Arzneimittel habe nichts mit dem Agieren von Neurotransmittern zu tun – ihre Wirkung beruhe auf einem Placeboeffekt.

Halten Sie Ihren Arzt über die Wirkung von Medikamenten auf dem Laufenden

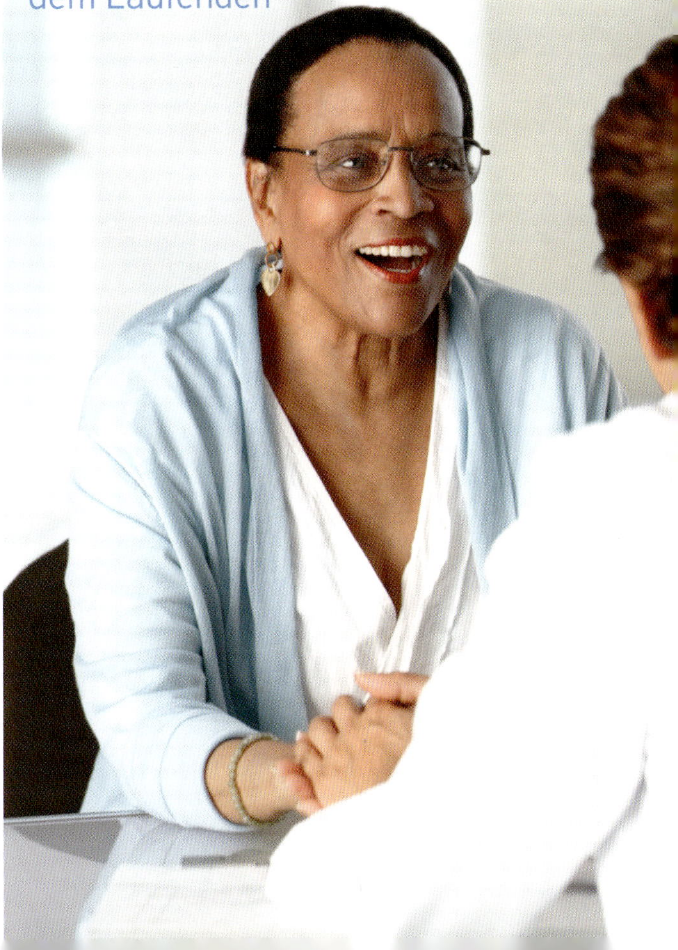

Beruhigend und krampflösend

Zitronenmelisse – als Tee getrunken, als Tinktur angewandt oder als ätherisches Öl auf der Haut verrieben – macht ruhig und gelassen und stärkt Gedächtnis- und Gehirnfunktionen. Studien ergaben, dass das Kraut Menschen hilft, die unter Angst und Depressionen leiden, und den emotionalen und psychischen Zustand von Demenzpatienten sogar bessern kann. Seit Jahrhunderten wird Zitronenmelisse als „Beruhigungskraut" geschätzt.

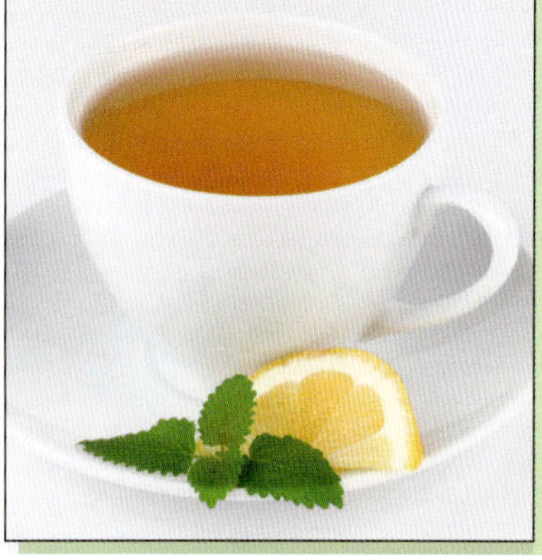

Essen hebt die Stimmung

Menschen, die Kummer haben, greifen zu „Essen für die Seele“, und zweifelsohne fühlen sie sich danach besser. Aber sind Lebensmittel tatsächlich in der Lage, unsere Stimmung zu heben? Die Antwort lautet wohl „Ja“, auch wenn das genaue Verhältnis von Ursache und Wirkung wissenschaftlich noch nachgewiesen werden muss. Studien zufolge besteht eine Verbindung zwischen ungesunder Ernährung und psychischen Problemen, darunter Depression, Angst, bipolare Störung und ADHS (**A**ufmerksamkeits**d**efizit-**H**yperaktivitäts**s**törung) bei Kindern.

Im Juni 2010 im *American Journal of Psychiatry* veröffentlichte Forschungsergebnisse haben ergeben, dass von einer zufällig gewählten Gruppe mit 1046 Frauen im Alter von 20 bis 93 Jahren die Gruppe, die sich typisch amerikanisch ernährte – viele Fertig- und Tiefkühlgerichte, Fertigmüslis, stark zuckerhaltige Lebensmittel und Bier – mit höherer Wahrscheinlichkeit von Depressionen, Angst und anderen Stimmungsproblemen betroffen war. Jene hingegen, die vorrangig Gemüse, Obst, Fleisch, Fisch und Vollkornprodukte aßen, waren psychisch weitaus gesünder. Zahlreiche andere Studien stützen diese Erkenntnis.

WESHALB DAS GEHIRN EINE GESUNDE KOST BENÖTIGT

Proteinhaltige Nahrungsmittel wie Fisch, Fleisch, Eier und Hülsenfrüchte liefern Aminosäuren, die Bausteine der chemischen Botenstoffe im Gehirn (Neurotransmitter) wie Serotonin und Dopamin. Eine gesunde Kost enthält Vitamine und Mineralstoffe, die Enzymreaktionen aktivieren, bei denen Aminosäuren in Neurotransmitter umgewandelt werden. Schlechte Essgewohnheiten können das Gehirn beeinträchtigen, niedrige Blutzuckerwerte psychische Störungen hervorrufen, und eine Lebensmittelunverträglichkeit kann eine Reihe von Verhaltensproblemen zur Folge haben.

ZEHN TIPPS, WIE ES FUNKTIONIERT

1 **Ernähren Sie sich ausgewogen** Eine gesunde, ausgewogene Kost bietet die Gewähr, dass der Körper alle Nährstoffe erhält, die er für eine gute psychische Gesundheit braucht.

2 **Reichlich Vollkornprodukte** Brauner Reis, Vollkornnudeln, Buchweizenmehl, Hafer und andere langsam agierende Kohlenhydrate versorgen Ihr Gehirn mit Glukose. Vollkornprodukte enthalten auch B-Vitamine, die für eine Besserung der Stimmung wichtig sind.

3 **Frühstücken Sie immer** Essen Sie zum Frühstück Eier mit Vollkorntoast und Obst oder eine Schale Vollkornmüsli mit Obst.

4 Essen Sie zu festen Zeiten Regelmäßige Mahlzeiten sind wichtig, damit der Blutzuckerspiegel nicht sinkt, was auf die Stimmung drückt.

5 Jede Mahlzeit sollte Protein enthalten Das in Fleisch, Fisch, Linsen, Bohnen oder Tofu enthaltene Protein liefert die Bausteine für die chemischen Botenstoffe im Gehirn, die Neurotransmitter.

6 Essen Sie reichlich fetten Fisch Essenzielle Omega-3-Fettsäuren, die in Lachs, Makrelen und Sardinen vorkommen, sind für ein gesundes Gehirn von elementarer Bedeutung.

7 „Fünfmal täglich“ Fünf Portionen Obst und Gemüse täglich liefern die wesentlichen Vitamine und Mineralien, die das Gehirn für Enzymreaktionen, die chemische Prozesse aktivieren, benötigt.

8 Meiden Sie Fertiggerichte In Keksen, Kuchen und Fertiggerichten enthaltene Transfette beeinträchtigen die Aufnahme gesünderer Fette.

9 Erhöhen Sie die Zufuhr von Tryptophan Bananen, Walnüsse und Truthahnfleisch sind reich an Tryptophan, das der Körper zur Herstellung von Serotonin einsetzt – einem Neurotransmitter, der die Stimmung positiv beeinflusst.

10 Trinken Sie reichlich Dehydrierung kann zu Konzentrationsmangel und Reizbarkeit führen. Trinken Sie viel, aber übertreiben Sie es nicht mit koffeinhaltigen Getränken wie Kaffee und Tee, da diese die Unruhe verstärken.

SELBSTHILFE

Wie wär's mit einem Ernährungstagebuch?

Wenn Sie glauben, dass Ihre Kost Ihre Stimmung negativ beeinflusst, sollten Sie mindestens eine Woche lang ein Ernährungstagebuch führen. Notieren Sie ganz genau, wann Sie was essen und trinken und wie Sie sich danach fühlen.

Suchen Sie nach Zusammenhängen Könnte zwischen Ihrer Stimmung und Ernährung eine Verbindung bestehen? Als typische Störfaktoren gelten Alkohol, Koffein, zuckerhaltige Nahrungsmittel, künstliche Zusatzstoffe und Lebensmittel, die – meistens aus Fertiggerichten stammende – Transfette enthalten (siehe Punkt 8, links).

Nahrungsmittelunverträglichkeit Falls nach dem Verzehr bestimmter Lebensmittel Verdauungsprobleme auftreten, könnte eine Nahrungsmittelunverträglichkeit vorliegen, die auch die Stimmung beeinträchtigt. Häufige Verursacher sind Weizen, Hefe, Milchprodukte, Mais, Eier, Orangen, Soja und Tomaten.

Mit einem vitaminreichen Frühstück gut gelaunt in den Tag

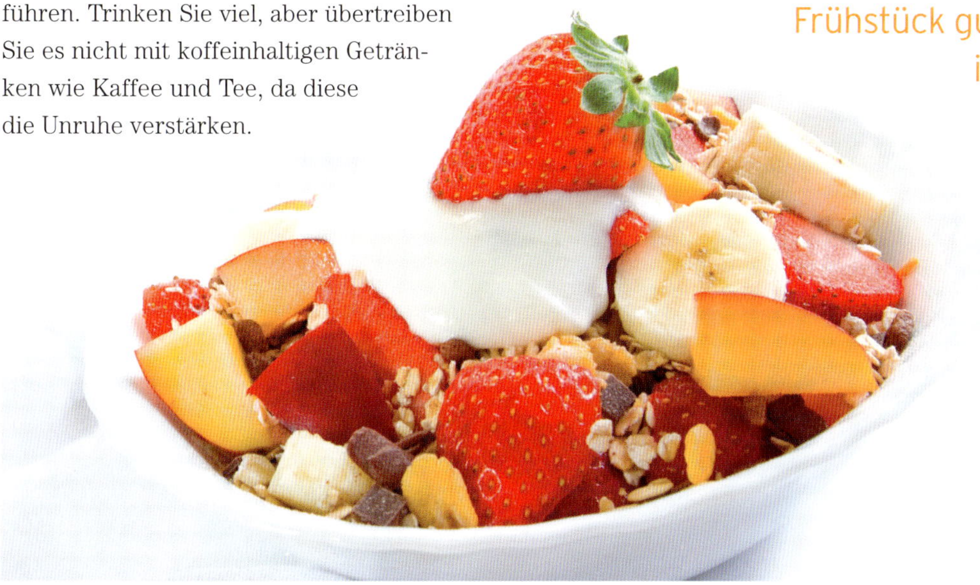

Richtig oder Falsch?

Hilft Yoga bei Schizophrenie?

Richtig Körperübungen und überhaupt Bewegung sind bei schweren oder lang anhaltenden psychischen Störungen wie Schizophrenie nützlich. Studien ergaben, dass sie die Wahrnehmung von „Stimmen" verringern, das Selbstwertgefühl stärken und das Schlafverhalten positiv beeinflussen. Eine 2010 veröffentlichte Studienauswertung stellte fest, dass Körperübungen die körperliche und geistige Gesundheit sowie das Allgemeinbefinden von Menschen mit Schizophrenie bessern. Yoga wirkte sich auf den psychischen Zustand und die Lebensqualität besonders positiv aus.

Sport weckt die Lebensgeister

Wer von psychischen Problemen gebeutelt ist, kommt wahrscheinlich nicht auf den Gedanken, Sport zu treiben. Dabei belegen Studien, dass regelmäßige körperliche Betätigung das Wohlbefinden steigern, Stress abbauen, depressive Stimmungen heben, Angst lindern und das Selbstwertgefühl positiv beeinflussen kann.

WESHALB AKTIVSEIN DIE STIMMUNG HEBT

Wenn Sie wissen, auf welche Weise Aktivsein zu einer Besserung der psychischen Gesundheit beiträgt, erhöht das vielleicht Ihre Motivation, Sport zu treiben. Im Folgenden finden Sie ein paar gute Gründe dafür:

Die Menge der Wohlfühl-Substanzen im Gehirn wird erhöht Jahrelang dachte man, beim Sporttreiben hebe sich die Stimmung, weil Endorphine (zur Entspannung beitragende chemische Substanzen) freigesetzt werden. Bei jüngere Untersuchungen stellte sich nun heraus, dass bei verstärkter körperlicher Betätigung im Gehirn mehr chemische Botenstoffe wie Serotonin, Dopamin und Noradrenalin verfügbar sind, die bei Depressionen und anderen Befindlichkeitsstörungen abnehmen.

Das Selbstwertgefühl wird gestärkt Studien zeigen, dass körperliche Betätigung das Selbstvertrauen stärkt und Depressionen lindert. Ein besserer Muskeltonus und Gewichtsverlust, die mit regelmäßigem Sport einhergehen, bewirken ebenfalls, dass Sie sich wohlfühlen.

Sport macht den Kopf frei Ablenkung durch körperliche Betätigung verbessert die Stimmung mehr als Beschäftigungen, bei denen Sie nach innen gekehrt sind, wie dem Führen eines Tagebuchs oder Lesen.

Sport erwärmt Ihren Körper Sport lässt die Temperatur in Muskeln, Organen und bestimmten Bereichen des Gehirns ansteigen. Die damit einhergehende Entspannung lindert Studien zufolge Angstgefühle.

Sie schlafen besser Regelmäßige sportliche Betätigung kann Schlaflosigkeit und andere Schlafprobleme, die oft mit psychischen Störungen einhergehen, lindern.

AUF GEHT'S!

Depressionen, Angst und andere psychische Störungen können die Motivation beeinträchtigen, sodass man sich nur schwer zu irgend etwas aufrafft. Entscheidend ist, eine Sportart zu wählen, an der man Spass hat und die man nicht gleich wieder aufgibt. Wie wäre es für den Anfang, dreimal in der Woche 20 Minuten lang einen strammen

Spaziergang zu machen oder schwimmen zu gehen? Wenn Sie das schaffen, erhöhen Sie Ihr Pensum auf 30 Minuten und probieren dann vielleicht auch einmal etwas anderes.

Wen das abschreckt, der sollte sich kurze Abschnitte von 10 Minuten vornehmen. Davon profitiert man immer noch. Und Tätigkeiten mit einer mittleren Intensität wie kräftige Haus- oder Gartenarbeit, zügiges Gehen, Schwimmen und Tanzen heben die Stimmung ebenso wie Aerobic, Jogging oder Radfahren.

Bei leichter bis mittelschwerer Depression sollten Sie vielleicht zu einem reduzierten Beitrag in ein Fitnessstudio gehen. Kurse in Fitnessstudios, Sportvereinen und Volkshochschule werden oft von Krankenkassen bezuschusst bzw. mit Bonuspunkten und Prämien honoriert.

KÖRPERLICHE BETÄTIGUNG IM GRÜNEN

Neueren Studien zufolge fördert Sport in der freien Natur Stimmung und Selbstwertgefühl ganz besonders. Der größte Nutzen wurde nach gerade einmal 5 Minuten Sport im Grünen festgestellt. Dabei wirkte sich leichte Betätigung am stärksten auf das Selbstwertgefühl aus, leichte oder kraftvolle Betätigung am stärksten auf die Stimmung. Laufen, Radfahren, Rudern, Reiten, Gartenarbeit und Schwimmen in Seen oder im Meer sind immer eine gute Wahl.

SELBSTHILFE

Kampf der Melancholie

Bleiben Sie dran

Damit Sport auch wirklich nützt, müssen Sie dranbleiben. Dazu hier ein paar Tipps:

Motivator Schrittzähler Das kleine Gerät lässt sich am Hosenbund befestigen und zählt Ihre Schritte. Messbare Fortschritte tragen dazu bei, Sie weiterhin zu motivieren.

Schreiben Sie alles auf Halten Sie in einem Notizheft fest, wann Sie wie lange Sport treiben. Versuchen Sie zu beschreiben, wie Sie sich danach fühlen.

Hören Sie dabei Musik Studien zufolge hebt sich Ihre Stimmung, und negative Gefühle werden schwächer, wenn Sie Musik hören, während Sie Sport treiben.

Leichter in der Gruppe Wenn Sie mit Freunden oder in einer Gruppe Sport treiben, bleiben Sie leichter dabei, vor allem wenn Sie depressiv sind. Zu diesem Ergebnis kam jedenfalls das britische Institut NICE (National Institute for Health and Clinical Excellence). Es empfiehlt bei leichten bis mittleren Depressionen Sport in der Gruppe.

Realistische Ziele Der Erfolg hängt auch vom Ziel ab, das Sie sich setzen – messbar und nicht unerreichbar hoch sollte es sein. Belohnen Sie sich, wenn Sie es schaffen.

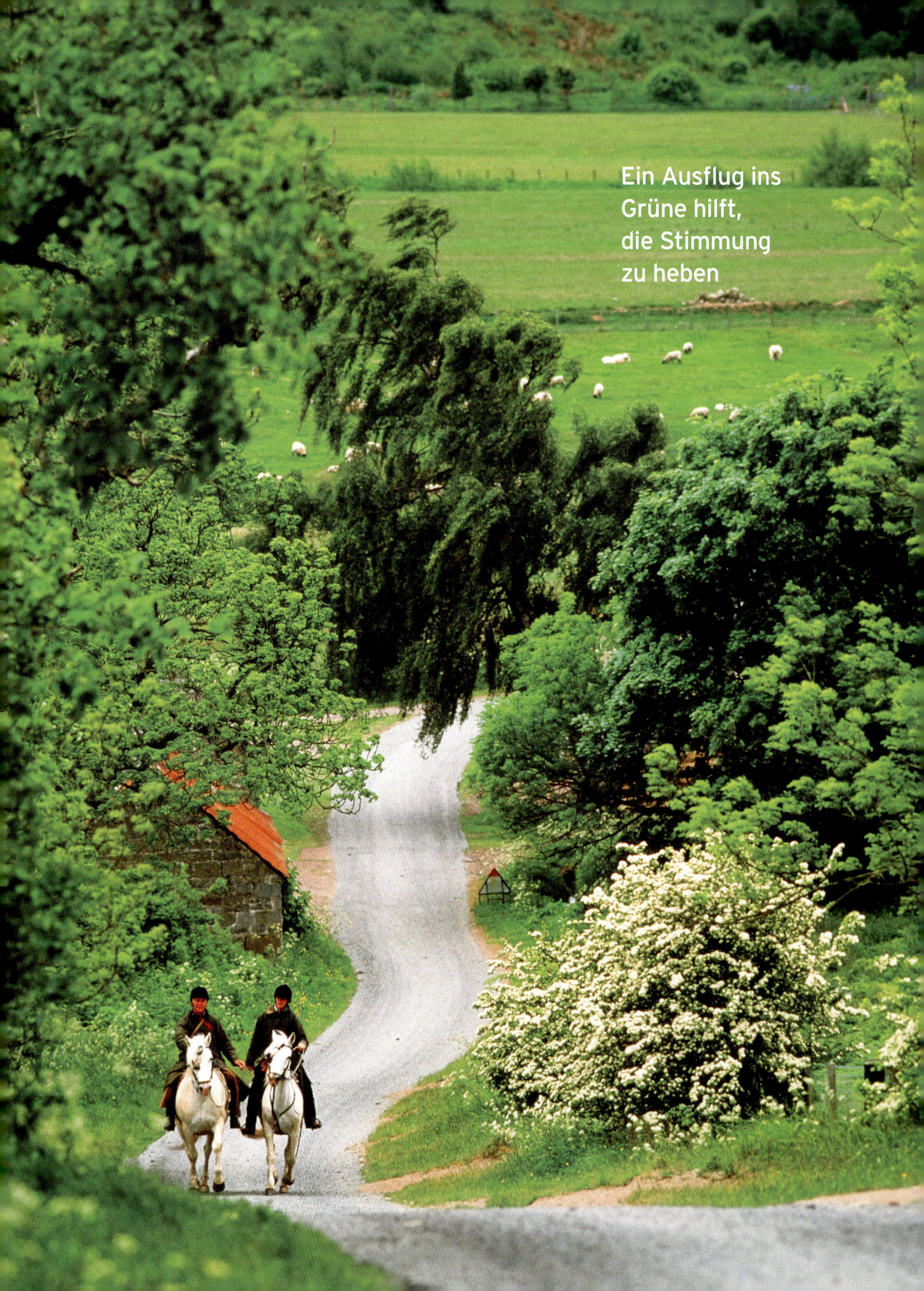

Ein Ausflug ins Grüne hilft, die Stimmung zu heben

Langfristige Perspektive

Wer an einer schweren psychischen Erkrankung leidet, sollte sich auf eine langfristige Behandlung einstellen. Wenn man aber dazu bereit ist, stehen die Chancen gut, denn die Erkenntnisse auf diesem Gebiet haben in den vergangenen Jahrzehnten gewaltig zugenommen.

Der Begriff „schwere psychische Erkrankung" bezeichnet üblicherweise eine seit Längerem bestehende gesundheitliche Störung, die in einem oder gleich mehreren Lebensbereichen beträchtliche Probleme verursacht. So kann es zum Beispiel schwerfallen, sich eigenständig zu versorgen, eine Beziehung aufrechtzuerhalten oder seiner Arbeit nachzugehen. Zu den schweren psychischen Erkrankungen zählen Schizophrenie, bipolare Störung (früher: manisch-depressive Erkrankung), schizoaffektive Störung (eine Kombination aus Schizophrenie und bipolarer Störung), schwere Stimmungsstörungen und Demenz. Wer an einer schweren psychischen Erkrankung leidet, sollte sich vor Augen halten, dass es trotz diverser Einschränkungen möglich ist, ein erfülltes Leben zu führen – mit Beruf, Beziehungen, Reisen, Sport, Kunst, Musik und Tanzen. Auch wenn es in vielen Fällen noch keine dauerhafte Heilung gibt, können Menschen mit diesen Krankheitsbildern enge Beziehungen zu Familie und Freunden unterhalten.

FÜHREN SIE EIN ERFÜLLTES LEBEN

Für die Heilung eines gestörten Geistes ist es wichtig, ein möglichst erfülltes Leben zu führen. Man darf nicht zulassen, dass die Tage von der psychischen Erkrankung beherrscht werden. Im Folgenden finden Sie einige Vorschläge, wie das gelingen könnte:

Akzeptieren Sie sich Wer sich eingesteht, zeitweilig Schwierigkeiten zu haben, kann sich notwendige Fähigkeiten und Bewältigungsstrategien aneignen, um sein Leben auf eine solidere Grundlage zu stellen.

Nehmen Sie Tabletten ein wie verordnet Bei einer schweren psychischen Störung muss man mit

Auf Veränderungen achten

In Schüben auftretende psychische Störungen sowie Rückfälle kündigen sich oft durch Veränderungen im Verhalten an, und zwar lange bevor die Symptome sichtbar werden. Sollten Sie an sich oder einem Ihnen Nahestehenden folgende Auffälligkeiten bemerken, könnte es an der Zeit sein, professionelle Hilfe in Anspruch zu nehmen:

- zunehmende Angst und/oder Gereiztheit
- Konzentrations- und Gedächtnisprobleme
- Depressionen oder Selbstmordgedanken
- zwanghafte, ungewöhnliche neue Ideen oder abstruse Ansichten
- zu viel, zu wenig oder überhaupt kein Schlaf
- ein verändertes Verhalten, wie übertriebene Freundlichkeit oder Zurückgezogenheit
- ausgeprägte Stimmungsschwankungen
- Unfähigkeit, Alltagsprobleme zu bewältigen
- übermäßiges Misstrauen
- soziale Isolierung
- kein Interesse mehr an Dingen, an denen man zuvor viel Spaß hatte.

! ACHTUNG

Selbstmordgefahr

An Schizophrenie Leidende und Menschen mit schweren Depressionen sind stark selbstmordgefährdet. Hier ein paar Ratschläge für den Fall, dass Sie Angst um eine Ihnen nahestehende Person haben müssen:

- Wenn der Betreffende mit Selbstmord droht, dürfen Sie nicht zögern, einen Arzt oder Therapeuten bzw. eine psychiatrische Beratungsstelle zu kontaktieren.
- Falls er Hoffnungslosigkeit gegenüber der Zukunft erkennen lässt und wohl auch keine Besserung in Sicht ist, fragen Sie, ob er Selbstmordgedanken hegt. Machen Sie sich keine Sorgen, ihn damit erst auf die Idee zu bringen. Hat er an Selbstmord gedacht, wird es ihn erleichtern, darüber sprechen zu können. Das rettet ihm vielleicht das Leben.
- Manchmal ist es sinnvoll, dem Betreffenden anzubieten, sich an seiner Stelle um Hilfe zu bemühen. Hilfsorganisationen können einer psychisch gestörten Person (mit deren Einverständnis) emotionale Unterstützung gewähren.

Medikamenten leben. Informieren Sie sich so gut wie möglich über die Ihnen verschriebenen Arzneimittel, und arbeiten Sie gemeinsam mit Ihrem Arzt den auf Ihr Problem abgestimmten Behandlungsplan aus.

Geben Sie die Hoffnung nicht auf Aus Hoffnungslosigkeit wird schnell Hilflosigkeit. Wenn es gelingt, Lebenssinn und Hoffnung wiederzugewinnen, bringt das voran.

Spiel und Spass Gemeinsame Spiele, Freude und Kreativität festigen die Bande zu jenen, die Ihnen in schwierigen Zeiten beistehen. Was genau Sie tun, ist ganz gleich: Spielen Sie Tischtennis oder lachen Sie mit einer Freundin über eine Komödie.

Werden Sie kreativ Musik, Malen und überhaupt jede Art von kreativer Beschäftigung lenken von Kummer ab, schaffen Lebenssinn und tragen dazu bei, Bewältigungsstrategien zu entwickeln.

Konzentrieren Sie sich auf Stärken Versuchen Sie sich an Dingen, zu denen Sie fähig sind, und nicht an etwas, das Ihre Kräfte übersteigt. Seien Sie stolz auf Ihre Fähigkeit, Rückschläge überstanden zu haben, und überlegen Sie, wie sich diese Erfahrungen nutzen lassen, um Probleme künftig noch besser zu bewältigen.

Suchen Sie Kontakte Die Verbindung zu anderen ist für den Heilungsprozess wichtig – nicht nur Freunde und Verwandte, sondern auch all jene, mit denen Sie tagtäglich zusammenkommen. Selbsthilfegruppen, in denen man seine Erfahrungen mit Menschen, die ähnliches durchlebt haben, teilen kann, sind von unschätzbarem Wert.

BERUFLICHE WIEDEREINGLIEDERUNG

Nach einer psychischen Erkrankung in Voll- oder Teilzeit in den Beruf zurückzukehren kann Selbstvertrauen und Selbstwertgefühl stärken. Man muss aber auch mit Rückschlägen rechnen. Die folgenden Tipps helfen, den Übergang möglichst sanft zu gestalten:

Schauen Sie mal vorbei Besuchen Sie Ihre Kollegen vorab, und machen Sie sich wieder mit Ihrem Arbeitsumfeld vertraut.

Erhöhen Sie schrittweise die Stundenzahl Fragen Sie Ihren Chef, ob es möglich wäre, zunächst nur Teilzeit zu arbeiten und dann Ihre Stundenzahl allmählich zu erhöhen.

Denken Sie über Veränderungen nach Erkundigen Sie sich, ob es sinnvoll sein könnte, in einen anderen Zuständigkeitsbereich zu wechseln.

Für den Fall, dass Sie an einen Stellenwechsel denken, sollten Sie sich über die folgenden Punkte im Klaren sein:

- Wo möchte ich arbeiten?
- Welche Art von Arbeit möchte ich tun?

- Welche Unterstützung werde ich benötigen?
- Wer kann mir bei der Arbeitssuche helfen?

Zuständiger Rehabilitationsträger ist in einem solchen Fall wahrscheinlich die Agentur für Arbeit oder eine Reha-Servicestelle der Rentenversicherung. Seien Sie darauf gefasst, Ihr Problem und dessen Auswirkungen auf die Arbeit offenlegen zu müssen.

HILFE FÜR EINE ANDERE PERSON SUCHEN

Wenn Sie vermuten, dass eine Ihnen nahestehende Person kurz vor einem Zusammenbruch steht, sollten Sie ihr gut zureden, unbedingt Hilfe zu suchen. Machen Sie deutlich, dass Stress, Angst oder andere Symptome es erschweren, den Alltag zu bewältigen, und bieten Sie an, zum Arzt mitzugehen. Falls der Betroffene zögert, professionelle Unterstützung in Anspruch zu nehmen, könnte es sinnvoll sein, das Heft selbst in die Hand zu nehmen. Hier nun einige Tipps:

- Bemühen Sie sich, Stress von dem Betroffenen fernzuhalten.
- Beachten Sie, dass der Betroffene sich verängstigt, verlegen oder bevormundet fühlen könnte.
- Hören Sie gut zu, und versuchen Sie zu verstehen, wie er sich fühlt.
- Maßen Sie sich kein Urteil an.
- Ermutigen Sie ihn, über seine Gefühle zu sprechen.
- Bieten Sie keine Lösungen an. Ermutigen Sie ihn vielmehr, die Besserung selbst herbeiführen zu wollen.
- Behalten Sie Ruhe, loben Sie jede Bemühung, Hilfe zu suchen.

IN EINER KRISE HILFE FINDEN

Sollten Sie den Eindruck haben, dass sich die Krise zuspitzt, können Sie sich an folgende Stellen wenden:

Hausärzte Sie besuchen Betroffene eventuell zu Hause.

Sozialpsychiatrische Dienste Ihnen gehören Psychiater, psychiatrische Pflegekräfte, Sozialarbeiter, Arbeitspsychologen, klinische Psychologen und andere Fachkräfte an, die Einzelpersonen Hilfe anbieten. Sie arbeiten oft mit Hausärzten zusammen oder in sozialpsychiatrischen Zentren.

Krisendienste Mit ihrer Hilfe lässt sich ein Klinikaufenthalt vermeiden, denn eine Beurteilung und Behandlung der Erkrankung kann zu Hause erfolgen. Falls nötig, organisieren sie die Einlieferung ins Krankenhaus.

Notaufnahmen Manchmal stehen in Notaufnahmen diensthabende Psychiater zur Verfügung.

Ehrenamtliche Einrichtungen Lokale Gruppen mit ehrenamtlichen Mitarbeitern können bei der Suche nach Unterstützung helfen.

Top-Tipps

Wege der Hoffnung

Mögen Sie sich noch so hoffnungslos fühlen – Millionen von Menschen mit ähnlichen Schwierigkeiten haben Wege gefunden, ihr Problem zu meistern. Hier einige Tipps, wie Sie Ihr Schicksal in den Griff bekommen:

Haben Sie Träume Malen Sie sich aus, wie Ihr zukünftiges Leben unabhängig von Ihrer momentanen Situation aussehen könnte.

Sehen Sie das Gute An einer psychischen Störung Leidende sehen zunächst nur die schlimmste Seite der Dinge. Hinterfragen Sie, ob diese Sichtweise realistisch ist.

Fordern Sie sich heraus Versuchen Sie, Ihre Grenzen weiter zu stecken. Machen Sie jeden Tag oder zumindest einmal pro Woche etwas anders als sonst.

Seien Sie ehrlich zu sich Führt der Weg, den Sie gehen, dorthin, wo Sie hin wollen, oder in eine Richtung, die jemand anderes vorgegeben hat?

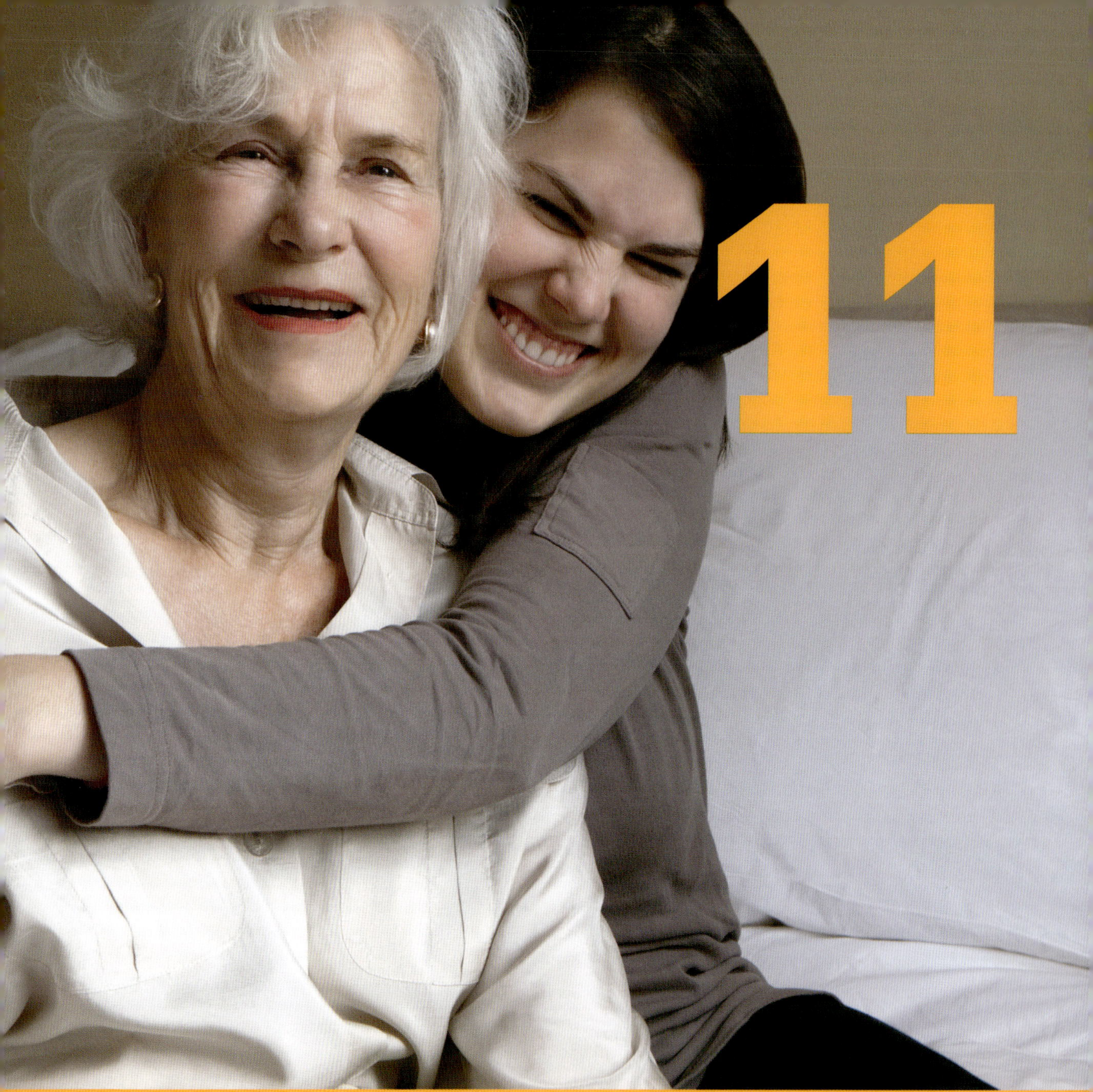

11

Einen Menschen pflegen

Jemanden zu pflegen ist nicht einfach. Doch mit der richtigen Hilfe gelingt es, die Genesung des Patienten voranzutreiben.

Verantwortung übernehmen

Irgendwann im Leben müssen wir wohl alle einmal für einen anderen Menschen sorgen. Das kann eine intensive Kurzzeitpflege sein, nach einem Unfall oder einer Krankheit, aber auch eine Pflege über einen längeren Zeitraum oder gar für immer. Zu wissen, dass Ihre Mühe jemandem hilft, wieder gesund zu werden und sich besser zu fühlen, wird Ihnen reichlich Belohnung sein. Wirksame Pflege erfordert aber Geduld und Optimismus sowie spezielle Kenntnisse, die Sie sich mit Unterstützung von Ärzten und medizinischen Fachkräften erst aneignen müssen. Sobald Sie eine Vorstellung davon haben, wie Sie vorgehen sollen und welche Unterstützung Sie bekommen können, werden Sie in der Lage sein, die vor Ihnen liegenden Schwierigkeiten zu bewältigen.

IHRE ZIELE

Je mehr man sich über das Ausmaß des Pflegeaufwands im Klaren ist, desto besser lässt sich planen. Sprechen Sie als Erstes mit dem zuständigen Arzt. Er wird wissen, wie viel Zeit die Pflege des Patienten beanspruchen wird und ob Sie ihn jemals allein lassen können. Auch wird er Ihnen wohl sagen, wie die Pflegetätigkeit Ihr eigenes Leben beeinflussen wird, vor allem, wenn Sie eine Familie zu versorgen haben. Hören Sie genau zu, auf welche Unterstützung Sie dann zurückgreifen können.

Die häusliche Pflege eines Angehörigen bringt allerdings auch unbestritten Vorteile – und zwar sowohl für den Patienten als auch für Sie:

Einen rekonvaleszenten Angehörigen zu pflegen bringt Menschen einander näher

Die Vorteile für den Pflegebedürftigen

- Eine durchschlagende Veränderung wie der Umzug in ein Pflegeheim, betreutes Wohnen oder eine andere Pflegeeinrichtung bleiben ihm erspart.
- Wer in seiner vertrauten Umgebung bei Menschen bleibt, die er kennt und liebt, wird sich nicht einsam fühlen.
- Es ist für ihn beruhigend, mit Ihnen sprechen zu können und Ihre tröstenden Worte zu hören.

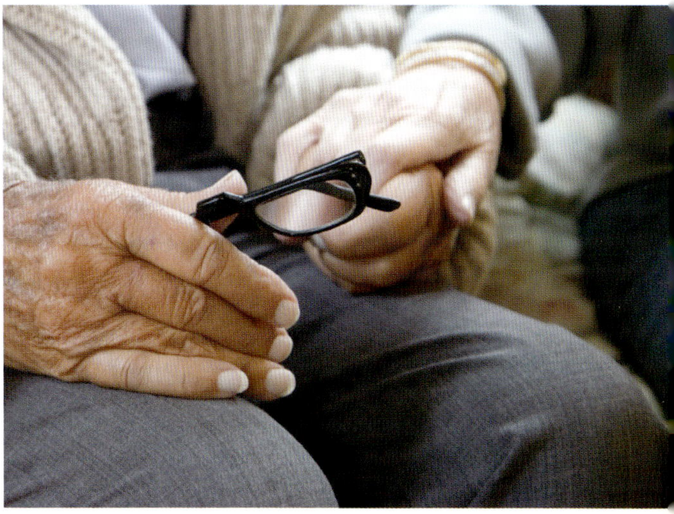

Die Vorteile für Sie

- Sie selbst machen sich weniger Sorgen.
- Sie beide kommen einander näher.
- Sie kennen den Patienten so gut wie kein anderer.
- Sie können ihn unter gewissen Gesichtspunkten besser versorgen als jede noch so gute Pflegekraft.

Pflegeplan erstellen

Wer langfristig Unterstützung in Anspruch nimmt, sollte einen Pflegeplan bereithalten, damit die Zuständigen wissen, was bereits getan wurde und was noch aussteht. In der Praxis werden Informationen dieser Art leider nicht immer an den Nächsten weitergereicht. Wenn eine Ihnen bisher unbekannte Pflegekraft an der Tür steht, sollten Sie vorsichtshalber die wichtigsten Punkte über Zustand und Bedürfnisse Ihres Angehörigen erläutern.

WAS BEI HÄUSLICHER PFLEGE ZU BEACHTEN IST

Im Folgenden einige nützliche Hinweise für all jene, die kurz- oder langfristig die Pflege eines Verwandten oder Freundes übernehmen.

Beziehen Sie Ihren Hausarzt mit ein Er kann bei Bedarf helfen, Kontakt zu Sozial- und Gesundheitsdiensten aufzunehmen. Für die Patienten, die nicht in die Praxis kommen können, bieten viele Ärzte Hausbesuche an.

Besorgen Sie sich ein Pflegegutachten Pflegebedürftige haben in Deutschland Anspruch auf Leistungen aus der Pflegeversicherung. Dazu erstellt der MDK (**M**edizinischer **D**ienst der **K**rankenversicherung) für die Pflegekasse ein Gutachten über die Pflegebedürftigkeit und deren Umfang. In Österreich bestimmt die Pensionsversicherung (PVA) die Pflegegutachter. In der Schweiz garantiert eine für KVG-Leistungen gesetzlich vorgeschriebene und kassenpflichtige Bedarfsabklärung, dass Betroffene weder unter- noch überversorgt werden.

Vereinbaren Sie die Pflege mit Ihrem Beruf Sowohl in Deutschland als auch in Österreich und der Schweiz gibt es ein Anrecht auf Freistellung zur Pflege eines Angehörigen. Erkundigen Sie sich, ob dies auch für Sie zutrifft (es gibt dafür bestimmte Bedingungen), und besprechen Sie die Situation mit Ihrem Arbeitgeber.

Schließen Sie sich einer Gruppe an Bei einer länger andauernden Pflege kommen Sie in einer Gruppe pflegender Angehöriger mit Menschen in Kontakt, die sich in einer ähnlichen Situation befinden.

Zeigen Sie Respekt Es hilft Ihnen, wenn Sie in dem Pflegebedürftigen einen Partner sehen, den Sie ermutigen, so selbstständig wie möglich zu sein und sich an Entscheidungen zu beteiligen.

Überlegen Sie genau, wie Sie schlechte Nachrichten überbringen Es ist nie einfach, der Überbringer unangenehmer Botschaften zu sein, z. B. einer schlimmen medizinischen Prognose oder eines unabwendbaren Umzugs in ein Pflegeheim. Unterstützung finden Sie beim zuständigen Arzt sowie bei Sozialstationen.

Unterschätzen Sie Ihre pflegerische Aufgabe nicht Nicht wenige betrachten die Pflege eines Angehörigen oder Freundes als Pflicht oder Selbstverständlichkeit („Das würde jeder tun"). Entscheidend ist aber zu erkennen, dass diese Aufgabe nicht eben einfach ist. Nehmen Sie die Hilfe von Freunden und Verwandten in Anspruch, und bitten Sie gegebenenfalls Ihren Hausarzt sowie eine Sozialstation um Rat und zusätzliche Unterstützung (siehe Seite gegenüber).

Seien Sie nicht rund um die Uhr im Einsatz Es ist wichtig, sich Zeit für sich selbst zu nehmen. Ihnen und dem Pflegebedürftigen ist nicht gedient, wenn Sie sich überfordern.

SELBSTHILFE

Machen Sie das Beste daraus
Angebote zur Bewältigung eines Pflegefalls

Die Liste an Leistungen, die Ihnen die Pflege erleichtern, ist groß. Vielleicht möchten Sie eine der folgenden Optionen in Anspruch nehmen:

- **Ärzte** Der Hausarzt ist die erste Anlaufstelle für die allgemeine Gesundheit Ihres Angehörigen. Er verschafft Zugang zu den Fachabteilungen eines Krankenhauses, z. B. Onkologie (Krebs), Kardiologie (Herz), Neurologie (Gehirn und Nervensystem), Geriatrie (alte Menschen) oder Psychiatrie.
- **Medizinische Fachkräfte** Zu den medizinischen Fachkräften, die wertvolle Hilfe anbieten, gehören: Arzthelferinnen, die in der Praxis Ihres Hausarztes zum Beispiel den Blutdruck messen und Blut abnehmen; Pflegekräfte von Sozialstationen, die in Absprache mit Ihrem Hausarzt pflegerische Aufgaben ausführen; Gesundheitsbeauftragte, die über lokale Pflegeangebote und deren Anbieter informieren. Medizinische Fachkräfte bieten bei diversen Erkrankungen wie Diabetes, psychischen Störungen (Demenz oder emotionalen Problemen) und der Rehabilitation nach einem Herzinfarkt Unterstützung an.
- **Physiotherapeuten** Sie zeigen Ihnen Übungen und geben Ratschläge, wie sich die Beweglichkeit des Pflegebedürftigen optimieren lässt.
- **Sprachtherapeuten** Sie helfen Sprachbehinderten, sich wieder verständlich auszudrücken.
- **Ergotherapeuten** Sie beraten über Hilfsmittel und Möglichkeiten, Ihr Zuhause unter Sicherheits- und Mobilitätsaspekten umzugestalten.
- **Podologen (Fußpfleger)** Sie behandeln Fußprobleme, die die Mobilität beeinträchtigen.
- **Sozialdienste** Sozialdienste unterstützen Sie bei der Beschaffung von Hilfsmitteln und der Umgestaltung Ihres Zuhauses. Sie helfen Ihnen bei Ihren Bemühungen um Leistungen wie beispielsweise Essen auf Rädern, ambulante Pflege, Kurzzeit- und Tagespflege und informieren über Pflegeheime.
- **Ambulante Pflegekräfte** Sie helfen bei der persönlichen Pflege – waschen Ihren Angehörigen, ziehen ihn an, wechseln die Bettwäsche, leeren den Toilettenstuhl aus, überwachen, ob der Patient richtig isst, und bringen ihn zu Bett.
- **Sonstige Fachkräfte** Ernährungsberater etwa informieren über geeignete Kost und wissen Bescheid über Themen wie Appetitlosigkeit, Gewichtsverlust oder -zunahme und Nahrungsergänzungsmittel; Kontinenzberater informieren über und behandeln Inkontinenz; Psychologen beurteilen Probleme beim Gedächtnis und Verstand und geben Ratschläge.
- **Private Pflege** Sie könnten jemanden einstellen, der bei Ihnen wohnt oder zu bestimmten Zeiten kommt, um Sie bei der Pflege Ihres Angehörigen zu unterstützen. Erkundigen Sie sich bei Bekannten, Ihrem Arzt, bei Sozialdiensten oder im Internet. Wer eine private Pflegekraft einstellen möchte, sollte sich vorher über gängige Honorare und notwendige Qualifikationen informieren.

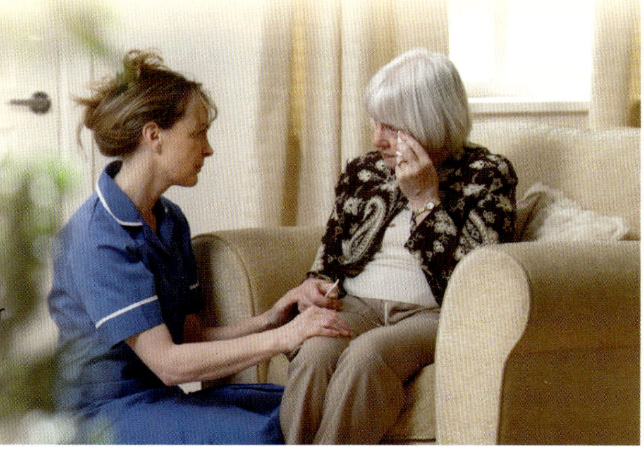

FOKUS

Räume umgestalten

Wer sich von einer Krankheit erholt, verbringt meist viele Tage im selben Raum, in der Regel dem Schlafzimmer. Schon kleinste Veränderungen, die eine wohltuende Atmosphäre schaffen, wirken sich positiv auf die Gemütsverfassung des Patienten aus und tragen somit zur Genesung bei.

ELF PRAKTISCHE TIPPS

In einem hellen, luftigen und aufgeräumten Zimmer fühlen sich die meisten Menschen wohl. Nachfolgend ein paar Ideen, wie sich ein Krankenzimmer mühelos zum „Genesungszimmer“ umwandeln lässt.

1 **Möglichst viel Licht** Ziehen Sie die Vorhänge zurück, und bringen Sie große Spiegel an, die den Eindruck von Helligkeit und Geräumigkeit fördern. Aber Vorsicht bei dementen oder psychisch kranken Patienten! Sie würden die Spiegel wahrscheinlich als störend empfinden.

2 **Ein Stück Natur im Haus** Schmücken Sie den Raum mit frischen Schnittblumen oder auch künstlichen Topfpflanzen, die heutzutage vielfach täuschend echt aussehen.

3 **Die Faszination von Wasser** Ein kleines Wasserspiel übt eine beruhigende Wirkung aus.

4 **Ein Augenschmaus** Farben beeinflussen die Stimmung. Blasse Töne wirken beruhigend, als Kontrast eignen sich kräftige für Kissen und Dekors.

5 **Sauberkeit hilft der Genesung** Teppiche sollte man mindestens einmal in der Woche saugen, harte Flächen täglich wischen.

6 **Entfernen Sie alles Überflüssige** Räumen Sie alle verzichtbaren Dinge aus dem Zimmer. So vermeidet man Stürze und schafft eine ungestörte Atmosphäre, in der sich der Patient gern aufhält.

7 **Hübsche Bilder an den Wänden** Lieblingsgemälde oder Familienfotos geben dem Raum eine persönliche Note und heben die Stimmung.

8 **Etwas wärmer als Zimmertemperatur** Es darf nicht zu warm sein und nicht zu kalt. Lüften Sie regelmäßig, aber denken Sie daran, dass jemand, der sich kaum bewegt, es lieber etwas wärmer hat.

9 **Einladende Möbel** Falls die Räumlichkeiten es zulassen, sollten ein Tisch und Stühle zur Bewirtung von Besuch nicht fehlen.

10 **Lassen Sie es duften** Verwenden Sie essenzielle Öle in einer Duftlampe oder als Spray. Lavendel beruhigt, Rosmarin, Thymian, Pfefferminze und Gewürznelken töten Keime ab.

11 **Zur Unterhaltung und Ablenkung** Bücher, ein tragbarer Fernseher, ein Radio oder ein Laptop – dafür reicht schon der Nachttisch.

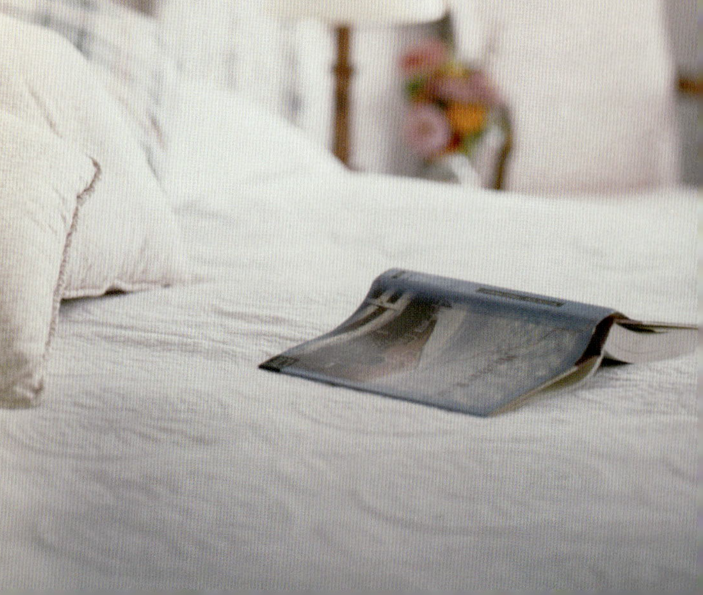

Die Grundpflege

Wenn Sie für einen von einer Krankheit oder Operation Genesenden sorgen, gibt es diverse Aspekte, die zu bedenken sind. Auf den folgenden Seiten finden Sie Informationen über grundsätzliche Themen wie die richtige Ernährung und die Körperhygiene Pflegebedürftiger.

Eine heilende Kost

Wer sich um einen Kranken kümmert, möchte ihm eine gesunde, ausgewogene Kost bieten, die sämtliche Nährstoffe enthält, die den Genesungsprozess fördern und langfristig Besserung bringen. Ansprechend dargereicht, regen kleine, wohlschmeckende und möglichst hausgemachte Mahlzeiten den Appetit an und fördern die Genesung. Bei der Art der Kost muss aber berücksichtigt werden, ob der Patient Beschwerden beim Kauen, Schlucken und Verdauen hat.

IM PRINZIP WIE FÜR EINEN GESUNDEN

Grundlage für die optimale Ernährung eines Genesenden oder älteren Menschen, der langfristig gepflegt werden muss, bilden die gemeinhin gültigen Empfehlungen für gesunde Ernährung (siehe S. 22–26). Ein Bettlägeriger benötigt allerdings nicht so viele Kalorien wie ein körperlich aktiver Mensch. Der Hausarzt wird wissen, ob Sie beim Speiseplan des Patienten auf Besonderheiten achten müssen. Für die meisten sind die folgenden Lebensmittel und Nährstoffe geeignet:

Stärkehaltige Lebensmittel und Ballaststoffe Brot – vorzugsweise Vollkornbrot – Reis, Nudeln, Getreide (Haferflocken) und Kartoffeln liefern wichtige Energie, Proteine, Vitamine, Mineralien sowie Ballaststoffe, die die Verdauung fördern und Verstopfung vorbeugen. Nicht lösliche Ballaststoffe in Form von Kleie behindern allerdings die Absorption von Kalzium und Eisen.

Eisen Mit rotem Fleisch, Innereien, fettem Fisch, Eiern, Brot, grünem Blattgemüse und angereicherten Frühstücksflocken lässt sich Eisenmangel vorbeugen. Vitamin C unterstützt die Absorption von Eisen. Reichen Sie zu jeder Mahlzeit ein Glas Fruchtsaft. Tee hingegen sollte man zu eisenreichen Mahlzeiten nicht anbieten, da er die Absorption dieses Minerals blockieren kann.

Vitamin C Dies ist ein wesentlicher Nährstoff zur Förderung der Infektionsabwehr und Wundheilung. Ermutigen Sie den Patienten,

Checkliste

Ältere Menschen und Kranke ziehen sich leichter Infektionen zu als Junge und Gesunde. Hygiene bei der Zubereitung von Speisen ist somit unerlässlich. Hier eine Checkliste:

- ✔ Waschen Sie sich die Hände, und reinigen Sie Arbeitsflächen, Geräte und Schneidebretter vor und nach der Zubereitung jeder Mahlzeit.
- ✔ Achten Sie auf Verfallsdaten.
- ✔ Erhitzen Sie Mahlzeiten aus Kühl- und Gefrierschrank so lange, bis sie durch und durch dampfend heiß sind.
- ✔ Bei einem geschwächten Immunsystem sind Bakterien ein Risikofaktor. Verzichten Sie deshalb auf rohe oder weich gekochte Eier. Tabu sind auch nicht durchgegartes Fleisch sowie Weichkäse (Camembert, Brie) und Blauschimmelkäse. Auch Leberwurst ist zu meiden.

! ACHTUNG

Gewichtsverlust

Veränderungen in Appetit und Gewicht sind oft erste Anzeichen physischer oder psychischer Probleme. Wenn die Person, für die Sie sorgen, ohne ersichtlichen Grund abnimmt, sollten Sie dies unbedingt dem Arzt mitteilen.

Vitamin-C-haltige Zitrusfrüchte, grünes Blattgemüse, Paprika, Tomaten, Kartoffeln und Fruchtsäfte zu sich zu nehmen. In Fällen, wo er noch keine feste Nahrung bekommt, sind Smoothies oder lösliche Vitamin-C-Tabletten eine Alternative, um zusätzlich Vitamin C zuzuführen.

Kalzium Molkereiprodukte wie Milch, Käse und Joghurt sowie Dosenfisch mit Gräten (z. B. Sardinen), Gemüse (z. B. Brokkoli und Kohl, aber kein Spinat), Sojabohnen und Tofu sind gute Kalziumlieferanten und tragen somit zur Stärkung der Knochen bei.

Vitamin D Wer nicht viel ins Freie kommt, hat oft zu wenig Vitamin D, das vom Sonnenlicht in der Haut gebildet wird. Es kommt auch in Lebensmitteln wie fettem Fisch (Lachs, Makrele) und Molkereiprodukten vor, die Sie in den Speiseplan Ihres Patienten aufnehmen sollten. Fragen Sie den Arzt, ob sich ein Nahrungsergänzungsmittel empfiehlt.

Top-Tipps

Zeitersparnis in der Küche

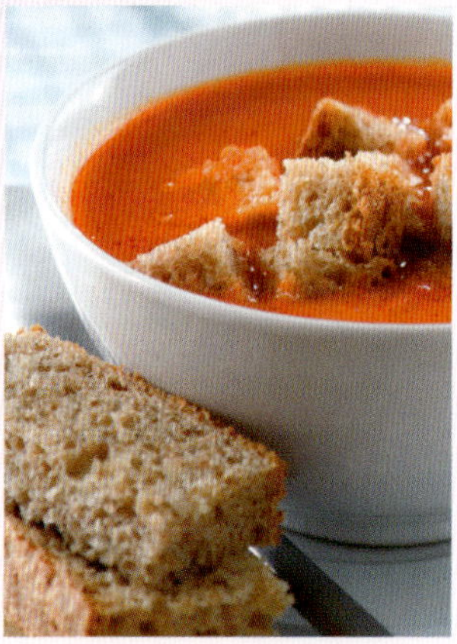

Nachfolgend einige Tipps, wie man weniger Zeit in der Küche verbringt, ohne dass Geschmack und Nährwert der Speisen darunter leiden.

- **Altbewährte Hits** Gewohnte Hausmannskost kommt oft besser an als aufwendige Gerichte. Suppen sowie belegte Brote oder Brötchen mit Dosenfisch oder Käse eignen sich hervorragend als leichtes Abendessen oder Zwischenmahlzeit. Oder wie wäre es mit einem überbackenen Toast? Der ist ebenfalls schnell zubereitet.
- **Damit immer etwas da ist** Legen Sie einen Vorrat an tiefgefrorenen und getrockneten Lebensmitteln sowie Konserven an, überhaupt Dinge, die sich lange halten. Frieren Sie portionierte Speisen für Tage ein, an denen Sie nicht zum Kochen kommen.
- **Wenn die Zeit drängt** Frisch zubereitete Mahlzeiten sind sicherlich am gesündesten, aber wenn die Zeit drängt, darf man auch einmal zu Fertiggerichten greifen. Dosenfisch wie beispielsweise Sardinen in Öl sowie Eier, Nudeln, Reis und Gemüsekonserven lassen sich allesamt schnell auf den Tisch bringen.

Wasser Reichlich Flüssigkeit ist wichtig, um die Zellen frisch zu halten, Tonus und Elastizität des Gewebes zu erhalten und die Absorption von Nährstoffen sicherzustellen. Ein Erwachsener sollte täglich 2 l Flüssigkeit zu sich nehmen, einschließlich der in der Nahrung enthaltenen – bei Fieber oder Brechdurchfall mehr. Falls Ihr Patient kein Wasser mag, bieten Sie ihm stattdessen Tee, Milch, Saft und Suppe an.

Krankengeschirr

Krankengeschirr erleichtert es dem Patienten, eigenständig zu essen und zu trinken. Becher mit zwei Henkeln, Schnabeltassen, gebogenes Besteck und Teller mit erhöhtem Rand wirken wahre Wunder.

WAS TUN BEI APPETITLOSIGKEIT?

Wenn sich jemand von einer Operation oder Krankheit zu erholen beginnt, sind herzhafte Speisen so ziemlich das Letzte, auf das er Appetit hat. Damit Ihr Patient dennoch mit Energie und den Nährstoffen, die den Heilungsprozess vorantreiben, versorgt wird, empfiehlt es sich, leichte Speisen und kleine Portionen zuzubereiten. Riesenportionen nehmen die Lust aufs Essen. Weiche Kost und Suppen sind sowohl nahrhaft als auch unproblematisch zu schlucken. Lassen Sie sich in Ihren Bemühungen um ein ausgewogenes Verhältnis von Proteinen, gesunden Fetten und Kohlenhydraten von den Vorlieben des Patienten leiten. Hier einige Vorschläge für leichte Krankenkost:

Frühstück Haferbrei mit Honig und frischen Beeren
Zwischenmahlzeit am Vormittag Milchshake oder Fruchtsaft
Mittagessen Kochfisch mit gedünstetem Gemüse; Bratapfel mit Vanillesauce
Zwischenmahlzeit am Nachmittag Fruchtjoghurt oder Smoothie
Abendessen Rührei auf Toast.

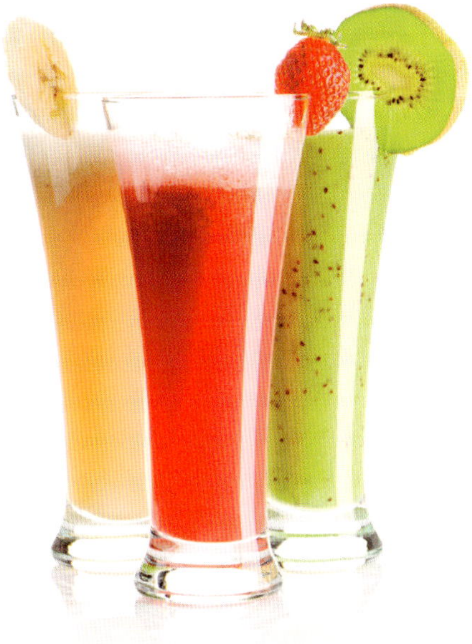

Smoothies sind ein vitaminhaltiger Genuss für alle mit wenig Appetit

GEWICHTSVERLUST VORBEUGEN

Es kann passieren, dass ein von langer Krankheit Genesender, der jetzt zunehmen muss, keinen Hunger verspürt. Rick Wilson, Ernährungswissenschaftler am King's College Hospital in London, hat eine Reihe bewährter Ernährungstipps parat, wie Genesende das Gewicht halten bzw., falls nötig, zunehmen können:

- Entgegen den allgemeingültigen Empfehlungen für gesunde Ernährung sollte jeder Bissen reichlich Kalorien und Eiweiß enthalten. Reichern Sie das Essen mit geschmolzener Butter, geriebenem Käse oder Sahne an. Streuen Sie fein gemahlene Nüsse oder Samen in Smoothies und Suppen oder über Gemüse. Milch und Zucker in Tee und Kaffee liefern zusätzliche Kalorien.
- Wählen Sie stark fetthaltige Nahrungsmittel, z. B. Sahnestücke und Vollmilch. Reichen Sie zu heißen Getränken Kekse.
- Vitamin C beschleunigt den Heilungsprozess. Fruchtsaft ist in diesem Fall besser als Obst, das bei wenigen Kalorien stark sättigt.

- Servieren Sie täglich sechs kleine Mahlzeiten statt drei große.
- Wenn der Patient weiterhin abnimmt, fragen Sie den Arzt, ob er Nahrungsergänzungsdrinks für ratsam hält oder ob Sie eventuell eine Ernährungsberaterin einschalten sollten.
- 30 Minuten vor dem Essen sollte der Patient kein Wasser mehr trinken, da Flüssigkeit den Magen füllt und dadurch sättigend wirkt.
- Fragen Sie den Arzt, ob Vitamine in Form von Ergänzungsmitteln sinnvoll sind. Menschen, deren Haut kaum dem Sonnenlicht ausgesetzt ist, weisen oft einen niedrigen Vitamin-D-Spiegel auf.

Körperhygiene

In Hinblick auf Körperhygiene sowie saubere Kleidung und Bettwäsche sind Bettlägerige beziehungsweise in ihrer Mobilität stark Eingeschränkte weitgehend auf Hilfe angewiesen.

TÄGLICHES WASCHEN

Sauberkeit und Frische stärken Wohlbefinden und Selbstwertgefühl. Dabei ist es nicht weiter schlimm, wenn der Kranke einmal nicht sein tägliches Bad nimmt oder duscht. Für ein paar Tage reichen Seife und ein feuchter Waschlappen, um Gesicht, Hände, Achselhöhlen und Genitalbereich zu waschen. Einen langfristig Bettlägerigen kann man sogar im Bett „baden“ (siehe Seite gegenüber). Sobald der Patient mobil genug und der Arzt einverstanden ist, kann er mit Ihrer Hilfe auch wieder ein Bad nehmen oder duschen. Anfangs sind dazu Sicherheitsvorkehrungen wie rutschfeste Matten und Haltegriffe erforderlich.

DER GANG ZUR TOILETTE

Ein Hauptthema bei der Pflege eines von Krankheit Geschwächten ist der Gang zur Toilette. Diese hochsensible Angelegenheit muss mit Taktgefühl und Respekt gehandhabt werden. Grundsätzlich Gesunde und nur aufgrund einer Erkrankung kurzzeitig Bettlägerige können üblicherweise aufstehen und zur Toilette gehen. Es sollte aber jemand ganz in der Nähe sein für den Fall, dass die Person noch sehr schwach ist.

Falls der Patient nicht in der Lage ist, mehr als ein paar Schritte zu gehen, bietet es sich vielleicht an, im Krankenzimmer einen Toilettenstuhl aufzustellen. Man kann ihn im Sanitätshaus oder bei einem Wohlfahrtsverband, z. B. dem Roten Kreuz, ausleihen. Vielleicht wollen Sie ja aber auch einen kaufen. Bei komplett ans Bett Gefesselten empfiehlt sich auch bei kurzfristiger Immobilität eine Bettpfanne.

EIN BAD IM BETT

Beim Waschen eines Bettlägerigen ist darauf zu achten, dass es im Zimmer warm ist. Sobald alles, was Sie benötigen, bereit liegt, gehen Sie folgendermaßen vor:

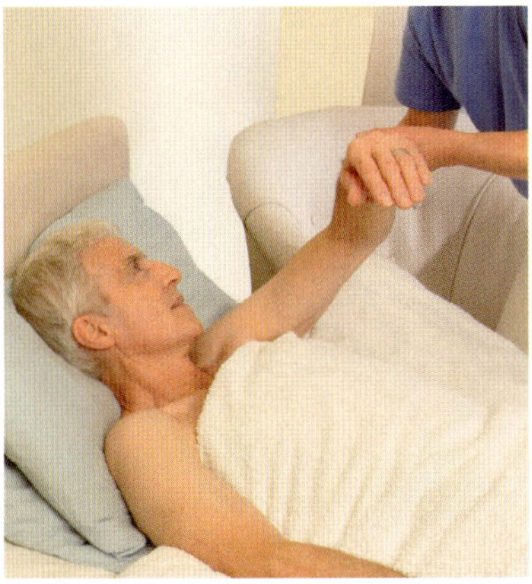

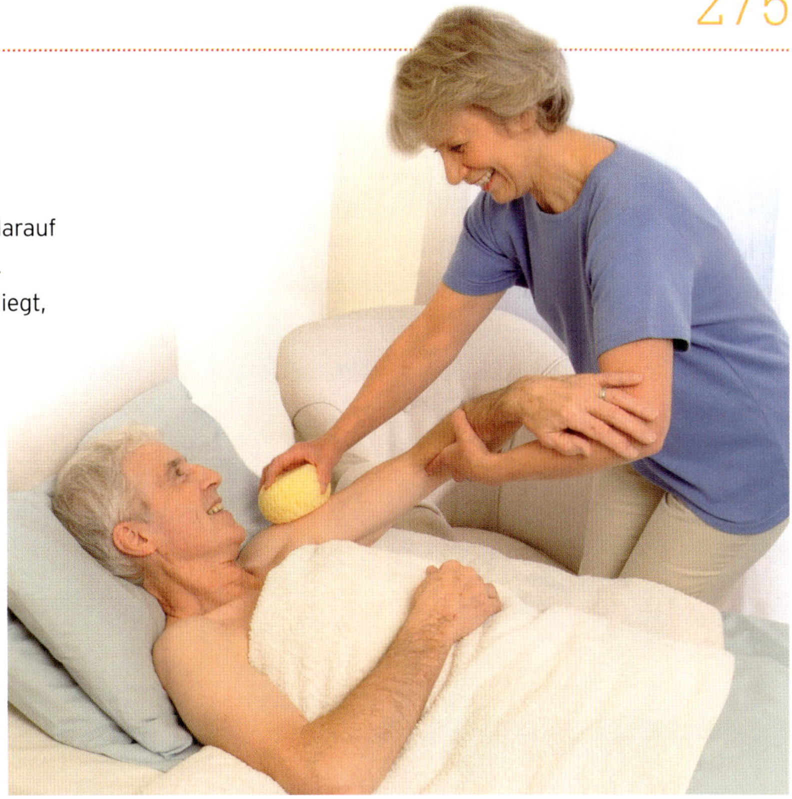

1 Entkleiden Sie den Oberkörper des Patienten. Laken bis in die Achselhöhlen hinaufziehen und ein Handtuch darüber legen.

2 Gesicht und Oberkörper mit einem gut ausgedrückten Schwamm oder Waschlappen waschen und anschließend abtrocknen. Jede Seite vom Arm abwärts bis zur Taille waschen, dabei Laken und Handtuch so zurechtziehen, dass die trockenen Teile bedeckt sind.

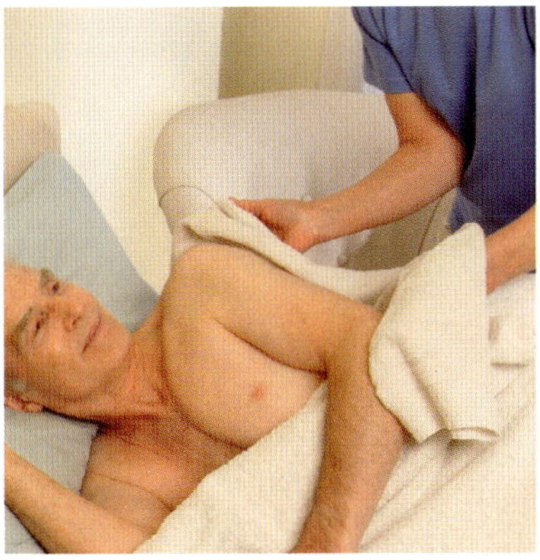

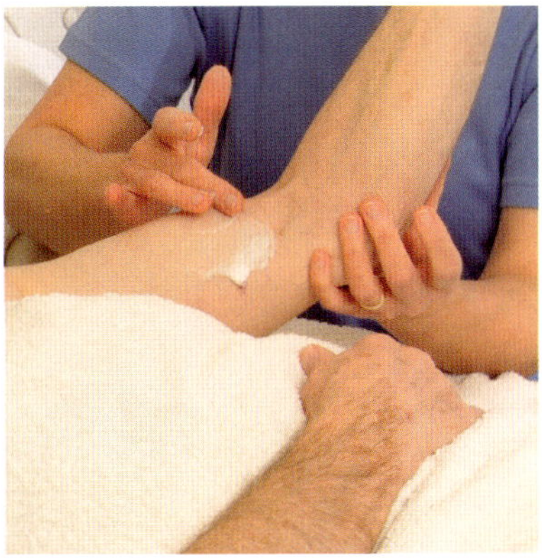

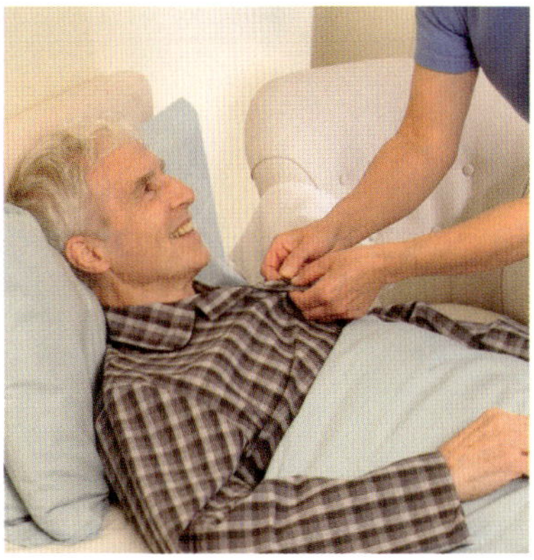

3 Entkleiden Sie nun den Unterkörper des Patienten, und drehen Sie ihn mit dem Rücken zu Ihnen auf die Seite. Schulter, Rücken und Gesäß waschen und abtrocknen. Den Genitalbereich können sich viele Bettlägerige mit Einmalwaschlappen und -handtüchern selbst reinigen.

4 Wenn Sie Ihren Patienten komplett gewaschen und abgetrocknet haben, tragen Sie eine rückfettende Creme oder Lotion auf, damit die Haut nicht austrocknet.

5 Zu guter Letzt helfen Sie ihm noch, einen frischen Schlafanzug anzuziehen, und knöpfen ihm die Jacke zu.

DIE BETTWÄSCHE WECHSELN

Das Bett eines schwer Pflegebedürftigen bezieht man frisch, während er darin liegt. Mit etwas Übung geht das relativ schnell. Folgen Sie dabei unserer Schritt-für-Schritt-Anleitung. Sollte sich der Patient kaum bewegen können, übernimmt der Pflegedienst diese Aufgabe zu zweit.

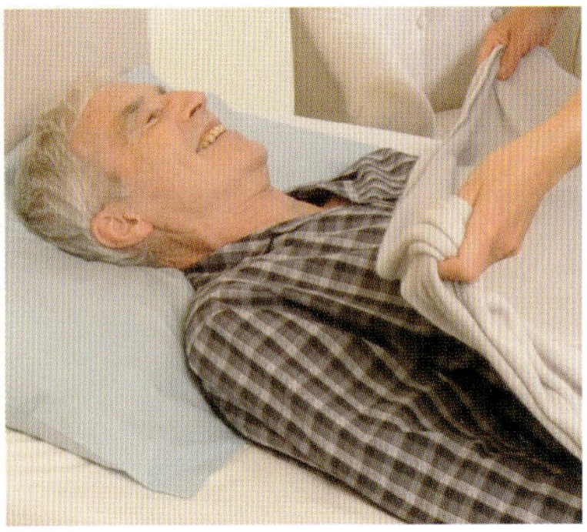

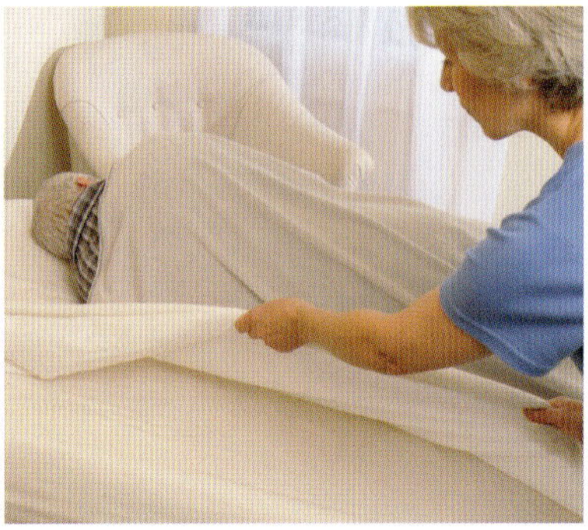

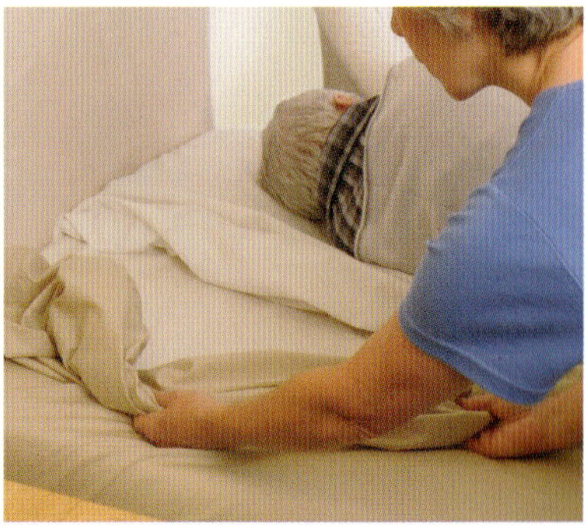

1 *Helfen Sie dem Patienten, sich auf den Rücken zu legen, und decken Sie ihn warm zu. Entfernen Sie Bettzeug (Federbett und Bezug beziehungsweise Laken und Decken), das gewaschen werden muss.*

2 *Nehmen Sie die Kopfkissen weg, und helfen Sie dem Bettlägerigen, sich so auf die Seite zu drehen, dass er Ihnen den Rücken zukehrt. Das Laken lösen und zum Rücken des Patienten hin aufrollen.*

3 *Das saubere Laken auf die freie Bettseite legen und unter die Matratze klemmen. Rollen Sie den restlichen Teil des frischen Lakens bis zum aufgerollten alten Laken.*

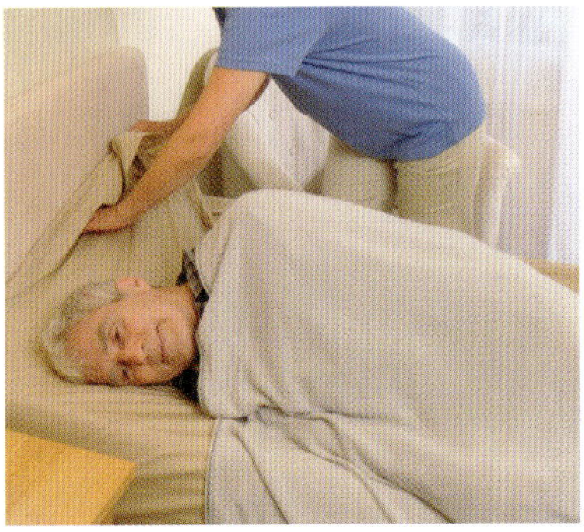

4 *Unterstützen Sie Ihren Patienten dabei, sich über beide Laken auf die andere Bettseite zu drehen. Dann nehmen Sie das alte Laken weg und rollen das verbleibende frische über die restliche Matratze. Festklemmen und glattstreichen.*

5 *Helfen Sie dem Patienten in die Bettmitte zurück, und decken Sie ihn mit sauberem Bettzeug zu. Anschließend werden die Kopfkissen frisch bezogen.*

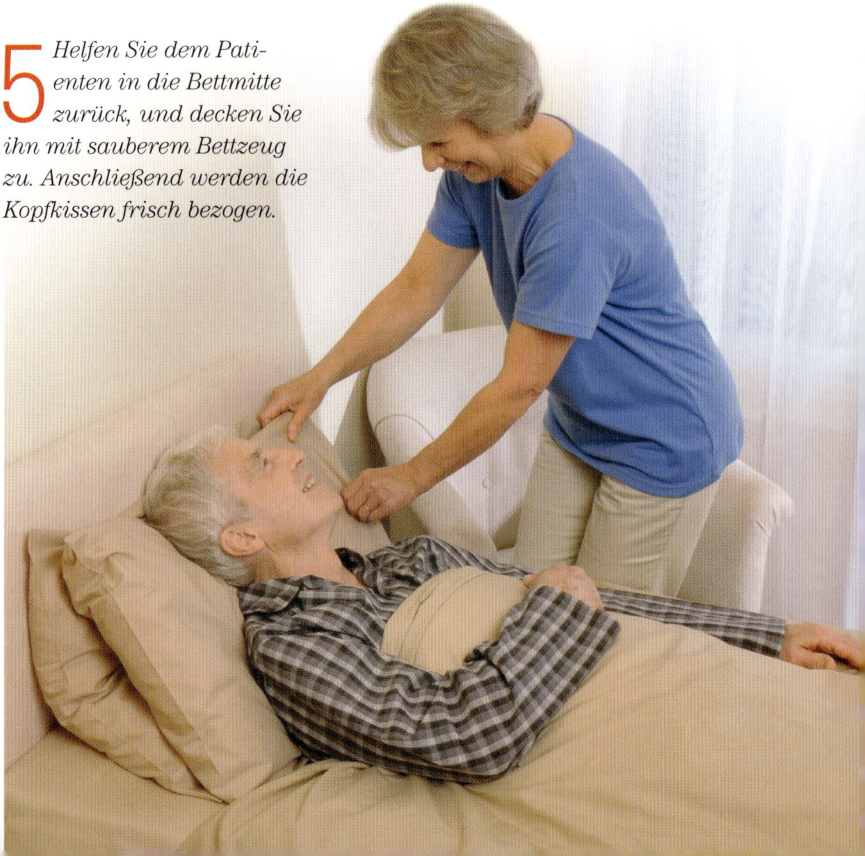

FOKUS

Die Kräfte einteilen

Bei der Pflege eines geliebten Menschen wächst häufig die Zuneigung noch, und es entsteht ein Gefühl der Zufriedenheit, weil Sie viel geleistet haben. Aber Pflege kann körperlich sehr anstrengend und auch seelisch belastend sein, vor allem wenn sie sich über einen längeren Zeitraum hinzieht. Umso wichtiger ist es, dass Sie auf sich selbst achtgeben.

SEIEN SIE EINE GESUNDE PFLEGEKRAFT

Wer sich um andere kümmert, darf seine eigenen Bedürfnisse nicht aus den Augen verlieren. Es wird Zeiten geben, in denen negative Gefühle aufkommen und man sich hilflos, unwillig, verärgert, schuldig, verängstigt und einsam fühlt. Solche Gefühle gewinnen aber nicht die Oberhand, solange Sie auf Ihre eigene Gesundheit und Ihr Wohlbefinden achten. Hier nun einige Tipps, die helfen, körperlich fit und seelisch stark zu bleiben:

Tun Sie nicht alles allein Sie sind kein Übermensch. Bitten Sie um Unterstützung. Freunde, Verwandte und Nachbarn möchten oft helfen, aber Sie müssen ihnen sagen, was sie tun sollen. Sie könnten in Haus oder Garten helfen, einkaufen gehen oder dem Patienten Gesellschaft leisten.

Nehmen Sie sich Zeit beim Essen Es geht sicher schneller, einen Happen vom Imbiss zu essen. Aber verzichten Sie nicht auf gesunde Mahlzeiten, um ein paar Minuten zu gewinnen.

Gönnen Sie sich genügend Schlaf Halten Sie beim Zubettgehen gewisse Rituale ein, um den Tag ausklingen zu lassen. Siehe dazu auch S. 30–33.

Achten Sie auf Ihre Gesundheit Haben Sie ein wachsames Auge auf Ihre Gesundheit. Nehmen Sie sich regelmäßig Zeit für sportliche Betätigung.

Schonen Sie Ihren Rücken Die Pflege eines Bettlägerigen beinhaltet reichlich Heben. Wenden Sie sich an Ihren Arzt, wenn Sie Hilfsgeräte benötigen.

Werden Sie kein Opfer von Stress Eine Massage, Tanzen, Yoga, ein Spaziergang im Park oder der Besuch einer Wellnesseinrichtung – alles großartige Mittel, um keinen Stress aufkommen zu lassen.

Reservieren Sie Zeit für sich Nehmen Sie sich jeden Tag etwas Zeit, um in einem Buch oder zumindest die Zeitung zu lesen, fernzusehen, Musik zu hören oder schlicht und einfach zu entspannen.

Suchen Sie nach emotionaler Unterstützung Freunde und Verwandte können Ihnen jeder auf seine Weise helfen. Manche mögen in praktischen Dingen völlig unbegabt sein, haben aber ein offenes Ohr. Suchen Sie sich einen aufgeschlossenen guten Zuhörer. Wenn Sie religiös sind, finden Sie solche Menschen sicher in Ihrer Glaubensgemeinschaft.

Bemühen Sie sich um Kurzzeitpflege Wenn Sie einmal verreisen wollen – was Sie unbedingt tun sollten –, empfiehlt sich eine Kurzzeitpflege, wie sie viele Pflegeheime anbieten.

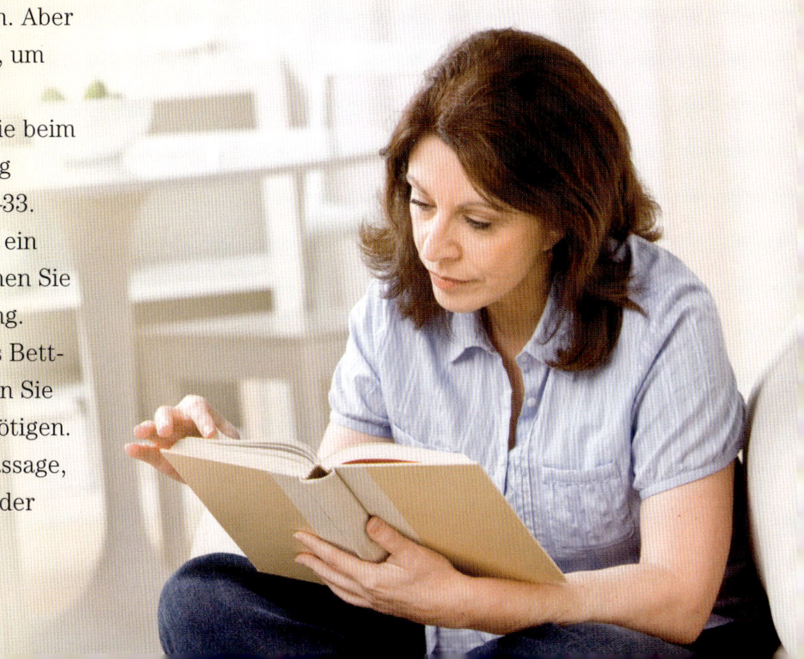

Die Genesung fördern

Wer einen Angehörigen pflegt, denkt nicht nur an gesunde Ernährung und Hygiene. Es ist ganz natürlich, wenn Sie aktiv dazu beitragen möchten, dass der Patient rasch wieder gesund wird, indem Sie auch die ärztliche Behandlung unterstützen.

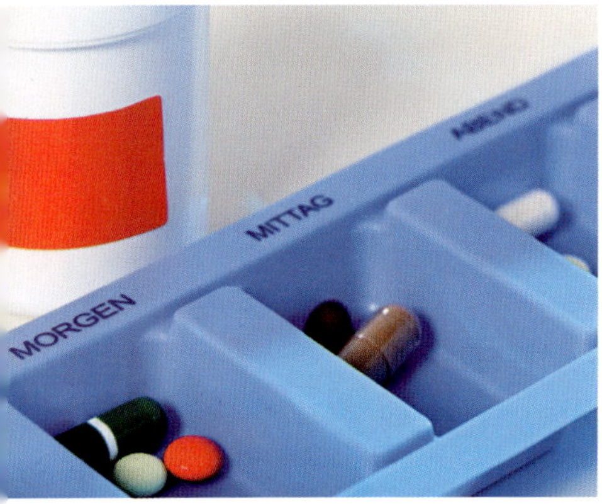

PILLENDOSE ZUR SICHERHEIT
Zu wissen, welche Tabletten wann und wie eingenommen werden müssen, ist nicht immer einfach. Leichter wird es mit einer Pillendose, bei der man die Tabletten in bestimmte Fächer einsortiert, je nachdem, wann sie genommen werden müssen.

Medikamente verabreichen

Zur Versorgung eines Bettlägerigen gehört meistens auch das Verabreichen von Arzneien – insbesondere, wenn der Patient leicht vor sich hin dämmert oder verwirrt ist. In diesem Fall sollten Sie mit dem Arzt sprechen und sich umfassend über die verordneten Medikamente informieren. Viele allgemeingültige Ratschläge dazu finden Sie in dem Kapitel *Was man über seine Arznei wissen sollte* auf den Seiten 312–339, und hier finden Sie ebenfalls einige praktische Tipps:

- Wenn Sie einen Angehörigen pflegen, empfiehlt es sich in aller Regel, sorgfältig die Packungsbeilage der Medikamente zu lesen, die der Arzt ihm verschrieben hat. Sie enthält oft praktische Hinweise, wie die Medikamente aufzubewahren sind und was zu tun ist, falls einmal eine Dosis vergessen oder zu viel eingenommen wurde.
- Schätzen Sie bei Flüssigkeiten die Menge nicht einfach ab. In der Apotheke erhalten Sie Tropfenzähler, Spritzen, Messbecher oder -löffel zum Abmessen – falls sie der Packung nicht schon beiliegen.
- Medikamente zeigen die beste Wirkung, wenn sie in regelmäßigen Abständen genommen werden. Falls dies einmal täglich ist, sollte es stets zur selben Zeit geschehen. Bei häufigeren Einnahmen fragen Sie den Arzt, ob es besser ist, den Patienten nachts zu wecken oder die Dosen über den Tag zu verteilen.
- Steht auf dem Beipackzettel „Tabletten unzerkaut hinunterschlucken“, darf man sie nicht zerbrechen, da die Magensäure ihre Wirksamkeit beeinträchtigen würde. Wer Schwierigkeiten mit dem Schlucken hat, benötigt bei der Einnahme des Medikaments Hilfe. Bleibt eine Tablette in der Luftröhre stecken, besteht Lebensgefahr. Am besten nimmt der Patient die Tablette stehend oder aufrecht sitzend ein mit einem Schluck kühler oder lauwarmer Flüssigkeit.
- Sollte der Patient ins Krankenhaus kommen, muss das dortige Personal Bescheid wissen, welche Medikamente ihm der Arzt verordnet hat. Nehmen Sie sie mit auf die Station.

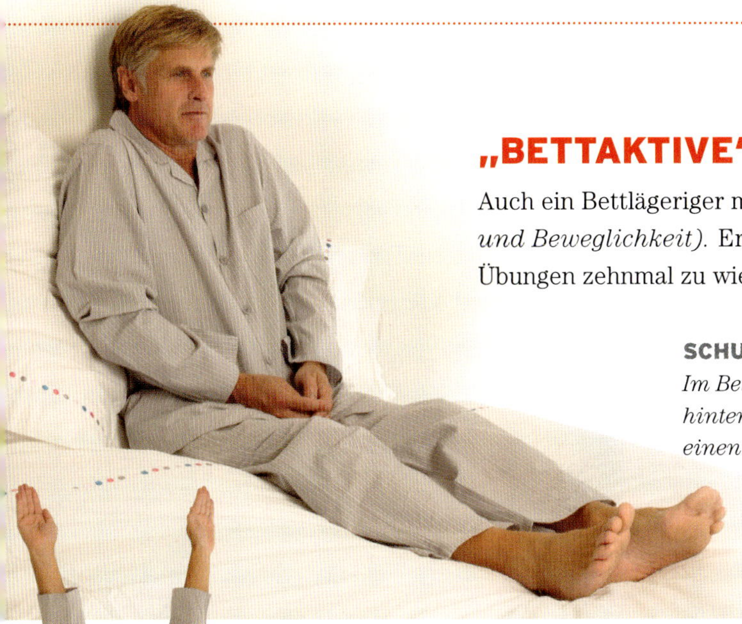

„BETTAKTIVE" ÜBUNGEN

Auch ein Bettlägeriger muss beweglich bleiben (siehe S. 281 *Kraft und Beweglichkeit*). Ermutigen Sie den Patienten, jede der folgenden Übungen zehnmal zu wiederholen:

SCHULTERN

Im Bett aufsetzen. Mit den Schultern erst nach hinten, dann nach vorne kreisen. Als Nächstes einen vollen Kreis beschreiben.

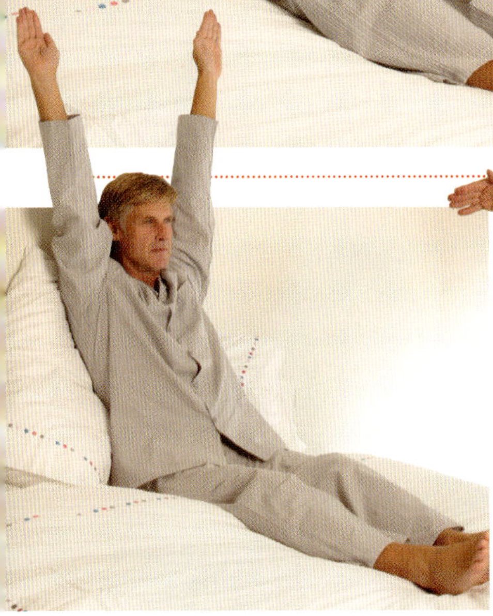

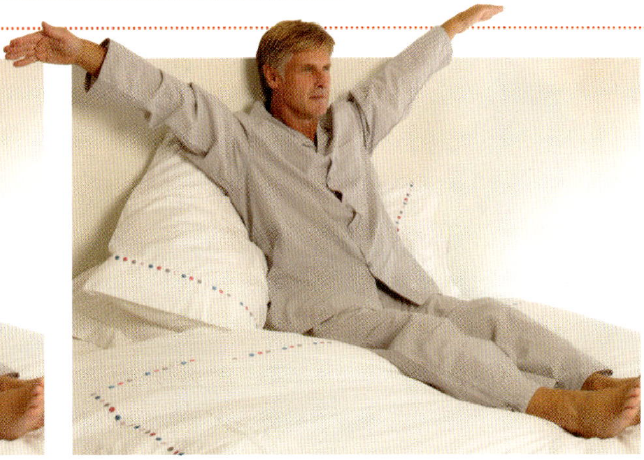

ARME

Aufsetzen und Arme nacheinander oder gleichzeitig nach vorn und dann nach oben über den Kopf strecken. Dann die Arme zur Seite halten und langsam anheben.

KNIE UND HÜFTEN

Auf dem Rücken liegend ein Bein ausstrecken. Die Zehen zu sich heranziehen und die Vorderseite des Oberschenkels anspannen. Das gestreckte Bein anheben und bis zehn zählen. Langsam absenken. Die Übung mit dem anderen Bein wiederholen.

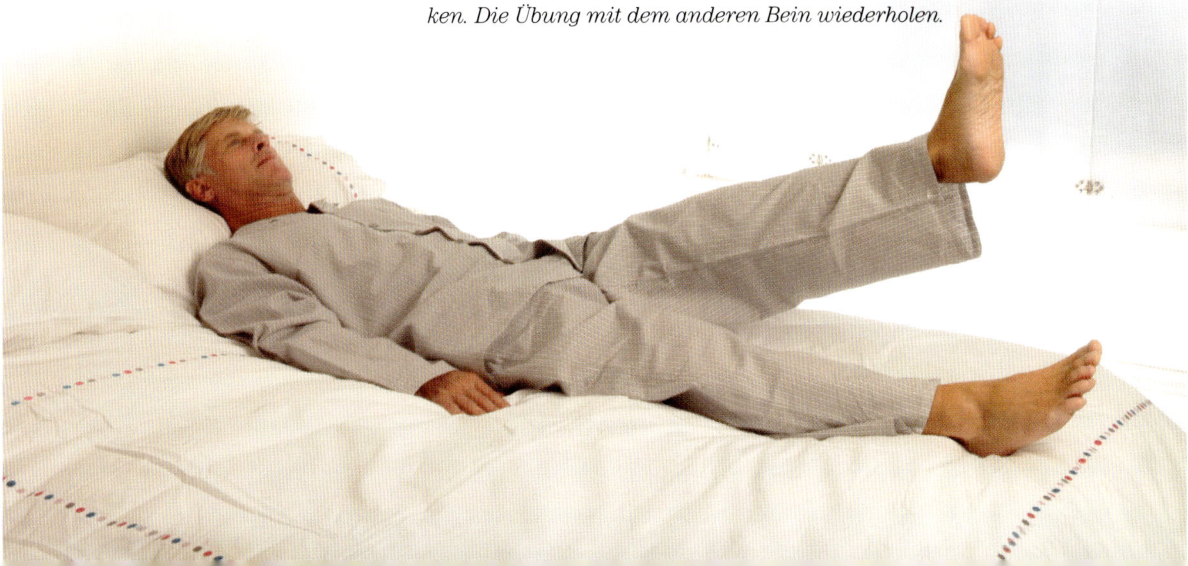

PRAXIS-KNOWHOW

Eine helfende Hand
Unterstützung beim Aufstehen

Wenn Sie jemanden pflegen, der längere Zeit ans Bett gefesselt sein wird, reden Sie ihm gut zu, hin und wieder aufzustehen, und sei es nur, um sich auf einen Stuhl zu setzen. Ist er zu schwach, um eigenständig aufzustehen, unterstützen Sie ihn dabei, wie unten beschrieben. Falls Sie es alleine nicht schaffen, lassen Sie sich helfen, oder Sie nutzen Aufstehhilfen wie Bettlifter, Haltegriffe, Beinlifter (ein verstärkter Gurt mit einer Schlaufe am Ende), Bettgalgen oder mechanische Hebevorrichtungen.

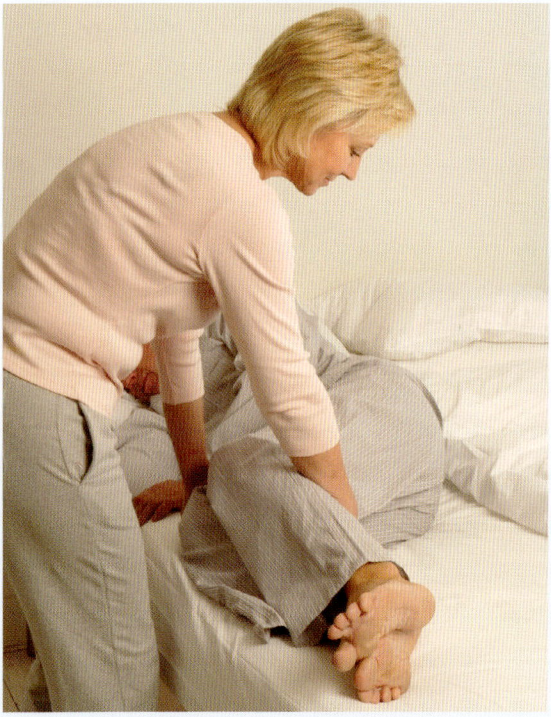

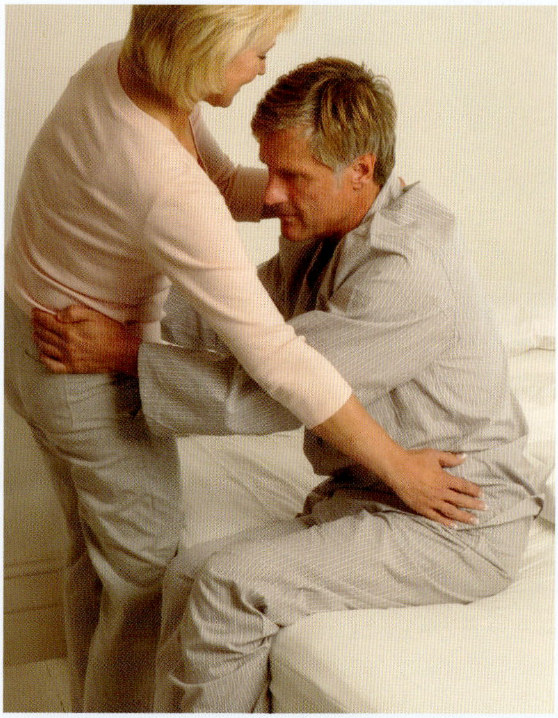

1 Stellen Sie sich ans Bett, und drehen Sie die Person zu sich auf die Seite. Legen Sie Ihre Hände hinter die Knie, und schieben Sie die Beine aus dem Bett.

2 Bitten Sie den Patienten, sich an Ihrer Taille festzuhalten. Legen Sie eine Hand auf seine Hüfte und die andere hinter seine Schulter.

3 Indem Sie nun fest auf seine Hüfte drücken und dabei Ihr Gewicht auf Ihre Ferse verlagern, helfen Sie ihm, sich aufzurichten.

4 Sobald der Patient sicher steht, können Sie ihn entweder loslassen oder ihm Halt geben, während er sich auf einen Stuhl setzt.

Kraft und Beweglichkeit

Gemäß einer 2007 im *Journal of the American Medical Association* veröffentlichten Studie schwindet bei gesunden Senioren schon nach zehn Tagen Bettruhe die Muskelmasse erheblich. Damit verringert sich die Fähigkeit, alltägliche Arbeiten zu verrichten. Darüber hinaus sind Menschen, die lange reglos im Bett liegen, anfällig für Lungenentzündung, Verstopfung und Wundliegen.

ERSTE ÜBUNGEN

Reden Sie Ihrem Patienten gut zu, sich möglichst bald zu bewegen. Fragen Sie jedoch zunächst seinen Arzt, ob der Bettlägerige ein Medikament nimmt, dessen Nebenwirkungen in Form von Müdigkeit, Muskelschwäche oder Schwindel die Fähigkeit zu gehen oder zu stehen beeinträchtigen könnten. Falls ja, kann der Arzt vielleicht etwas anderes verschreiben. Erkundigen Sie sich, welchen Verlauf der Gesundheitszustand nehmen und ob dies langfristig die Mobilität beeinträchtigen könnte.

Sobald der Arzt grünes Licht gibt, kann Ihr Patient die „bettaktiven" Übungen auf Seite 279 in Angriff nehmen. Sobald er sicher auf einem Stuhl sitzt, ist es Zeit, zum „Sitz-Aerobic" (Seite 282) überzugehen.

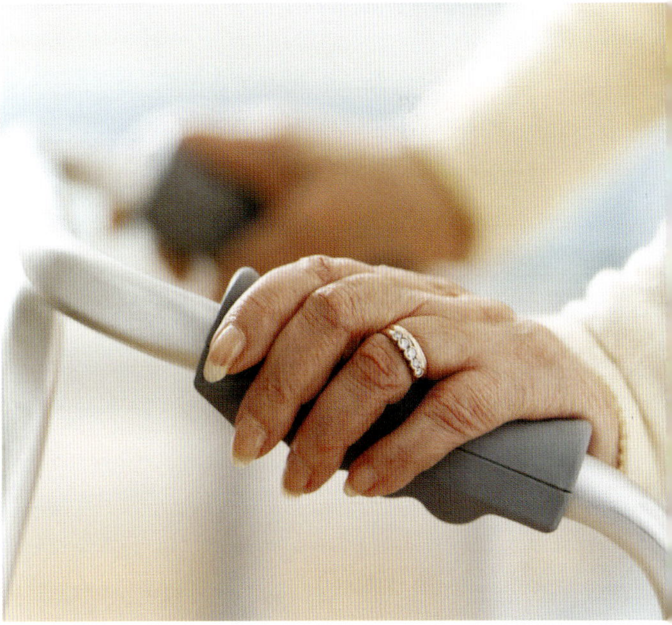

Mit den richtigen Hilfsmitteln gewinnt man nach einer Krankheit die Mobilität zurück

SELBSTVERTRAUEN DURCH GEHHILFEN

Falls Sie glauben, Gehhilfen könnten dem Gepflegten das Gefühl geben, sicherer auf den Beinen zu stehen, fragen Sie seinen Arzt oder seinen Physio- bzw. Ergotherapeuten, ob Gehhilfen, beispielsweise ein Rollator, nützlich sein könnten. Solche Hilfsmittel sind in der Regel über die Krankenkasse erhältlich.

BEWEGUNGSÜBUNGEN

Sobald der Patient sein Selbstvertrauen und eine gewisse Beweglichkeit wiedererlangt hat, kann die Teilnahme an einem Kurs in Tai Chi, sanftem Yoga oder Pilates die Core-Muskulatur, die tief liegenden Bauchmuskeln, stärken und den Gleichgewichtssinn verbessern. Erkundigen Sie sich in Internet, Bücherei oder Presse nach Kursen für Menschen mit eingeschränkter Mobilität. Volkshochschule, Fitnessstudios und Sportvereine bieten Kurse mit Übungen, die sich auf einem Stuhl sitzend oder im Stehen ausführen lassen.

SITZ-AEROBIC

Sobald der Patient auf einem Stuhl sitzen kann, bieten sich zur Kräftigung der Muskeln sanfte Übungen mit Gewichten an. Improvisieren Sie ruhig mit kleinen Konservendosen oder Wasserflaschen, und wählen Sie den Stuhl so, dass die Knie des darauf Sitzenden einen 90-Grad-Winkel bilden. Für eine gute Haltung ist es wichtig, dass der Patient während der Übung aufrecht sitzt und die Bauchmuskeln anspannt. Jede Übung sollte er zehnmal wiederholen.

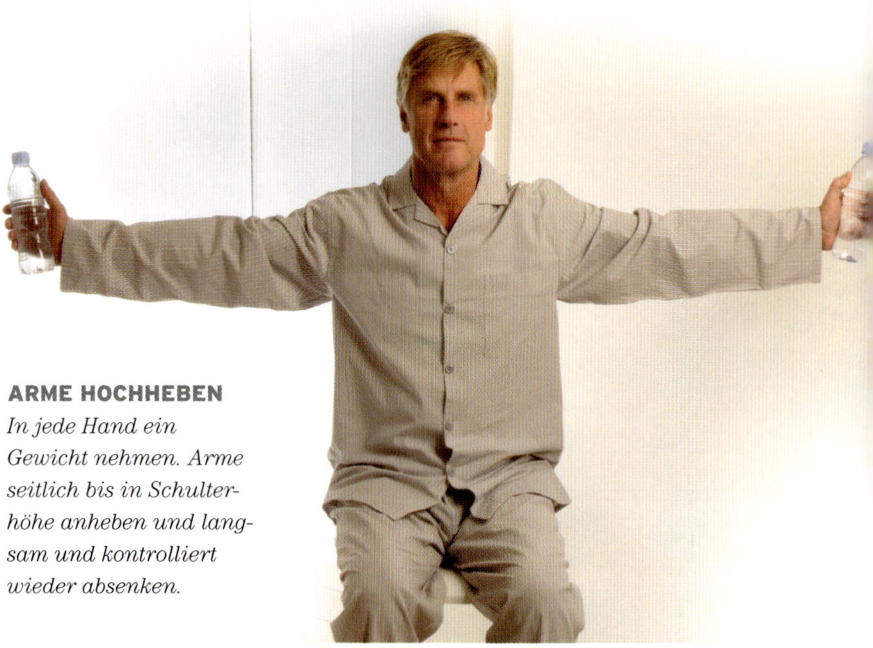

ARME HOCHHEBEN
In jede Hand ein Gewicht nehmen. Arme seitlich bis in Schulterhöhe anheben und langsam und kontrolliert wieder absenken.

NACH OBEN DRÜCKEN
Gewichte in beiden Händen mit angewinkelten Armen neben die Ohren halten. Arme nach oben durchdrücken und dann die Hände in ihre Ausgangsposition zurückbringen.

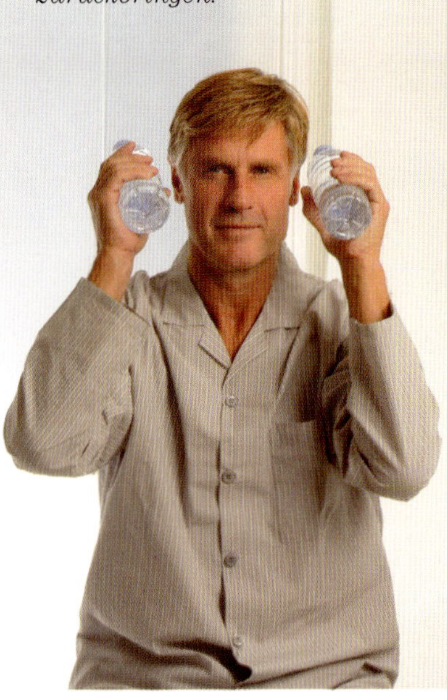

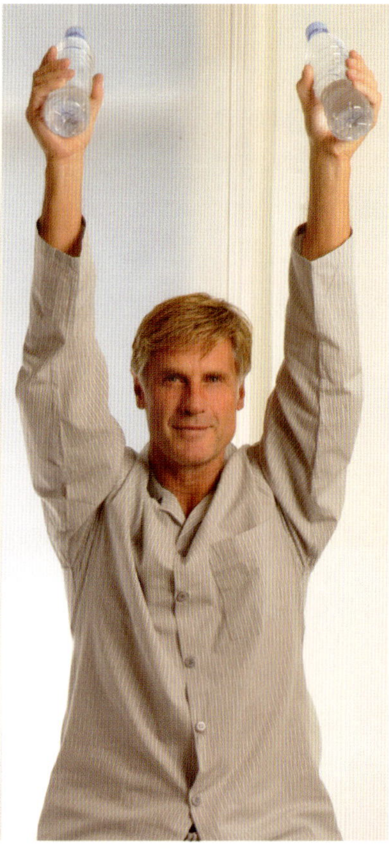

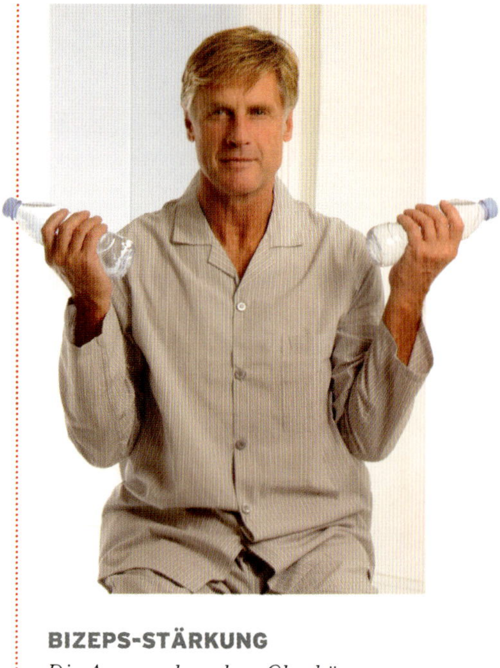

BIZEPS-STÄRKUNG
Die Arme neben dem Oberkörper herunterhängen lassen, die Handflächen mit den Gewichten weisen nach oben. Die Arme in Richtung Schulter anwinkeln und langsam wieder absenken.

Fallstudie

GESCHICHTE EINES PFLEGENDEN

Wie der gemeinsame Sinn für Humor einem Paar half, die Chemotherapie zu überstehen

Kai Günther ist Ende 50 und von Beruf Musiker. Im Folgenden beschreibt er, wie er sich während der Brustkrebsbehandlung seiner Partnerin Sarah um diese kümmerte.

“Im Januar 2009 wurde bei Sarah Brustkrebs diagnostiziert. Ich klammerte mich an die Worte: „Das lässt sich behandeln." Ich wusste, dass wir positiv bleiben und gemeinsam damit fertig werden mussten.

Am Morgen der Entfernung des Tumors im Februar besorgten wir uns eine blaue Plüschpuppe, um Sarah aufzuheitern. ‚Rita' brachte sie zum Lachen, und das gab den Ton der nächsten Monate an – wir lachten mehr als dass wir weinten. Die Ärzte waren von Sarahs positiver Einstellung enorm überrascht: ‚Man würde nicht glauben, dass Ihre Frau an Krebs leidet.'

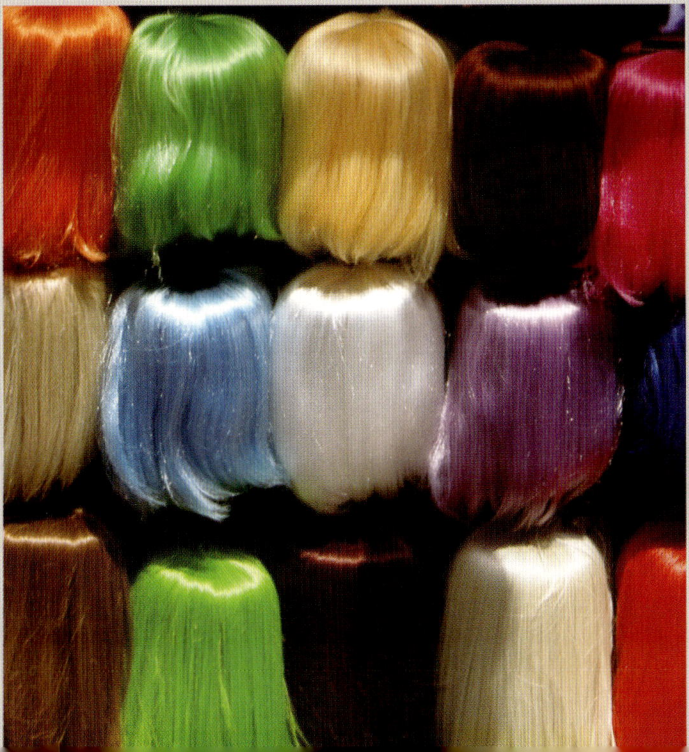

Nach der Operation hatte Sarah starke Schmerzen und musste zu Hause eine Reihe von Übungen machen, um die Beweglichkeit ihres Arms wiederzuerlangen. Tag für Tag übte ich mit ihr, auch wenn ihr nicht danach zumute war.

Eine traumatische Erfahrung war Sarahs Haarausfall. Direkt vor ihrer zweiten Chemotherapie begannen sie büschelweise auszufallen, was einfach schrecklich war. Als wir das erste Mal in einen Perückenladen gingen, lief Sarah tränenüberströmt wieder raus. Ich sagte: ‚Wie es weitergeht, bestimmst du. Aber wenn du jetzt nicht hineingehst, wirst du es nie tun.' An jenem Tag kauften wir zwei Perücken: einen stahlblauen und einen schwarzen Bubikopf. Sie sah unglaublich toll aus!

Auch ich hatte meine emotionalen Höhen und Tiefen. Es gab Zeiten während Sarahs Behandlung, da fühlte ich mich total niedergeschlagen und schlich mich zum Weinen davon. Aber ihretwegen musste ich stark bleiben. Zur Feier der letzten Chemotherapie ließ ich einen Dankesspruch in einen Pokal eingravieren. Den Gedanken an Krebs werden wir nie mehr loswerden, aber wir wissen, dass wir füreinander da sind, was immer geschieht.”

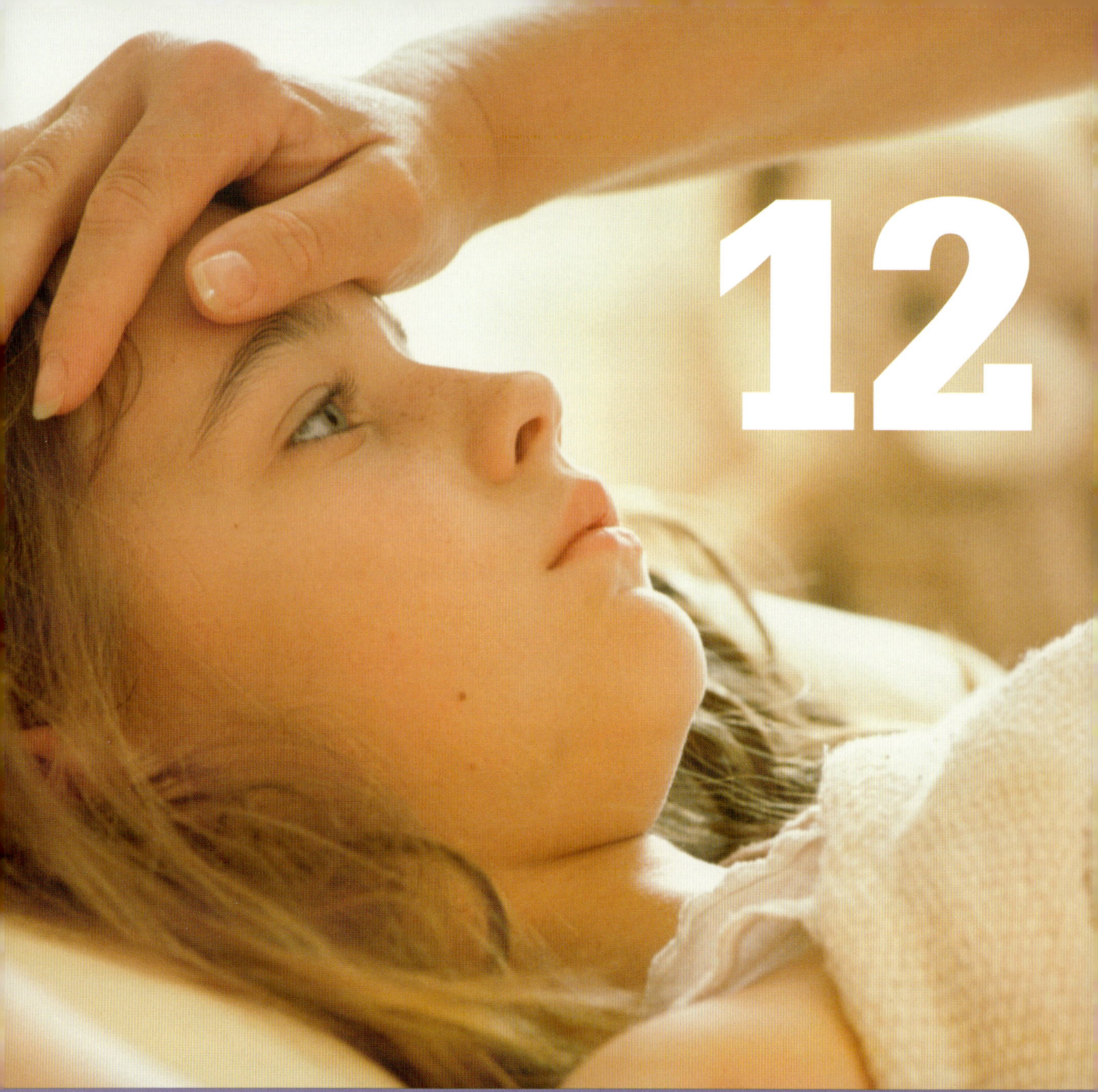

Alles wird gut

Ein krankes Kind bereitet Eltern große Sorgen. Aber man darf nicht vergessen, dass Kinder bei entsprechender Unterstützung über die Kraft verfügen, schnell wieder gesund zu werden.

Natürliche Abwehrkräfte

Eine nahrhafte Kost, ausreichend Schlaf, körperliche Betätigung und liebevoll umsorgt zu werden sind der Schlüssel zu einer gesunden, glücklichen Kindheit. Aber auch Krankheiten gehören zum Leben eines Kindes. Einige davon kommen plötzlich und klingen oft in kurzer Zeit von selbst wieder ab. Weil ihr Immunsystem noch nicht voll entwickelt ist, sind Kinder gegen akute, häufig relativ harmlose Krankheiten anfälliger als Erwachsene. Für sie ist es normal, in einem einzigen Jahr bis zu zwölfmal an einem Virusinfekt zu erkranken. Letztendlich helfen Infektionen Ihrem Kind aber, natürliche Abwehrkräfte zu entwickeln.

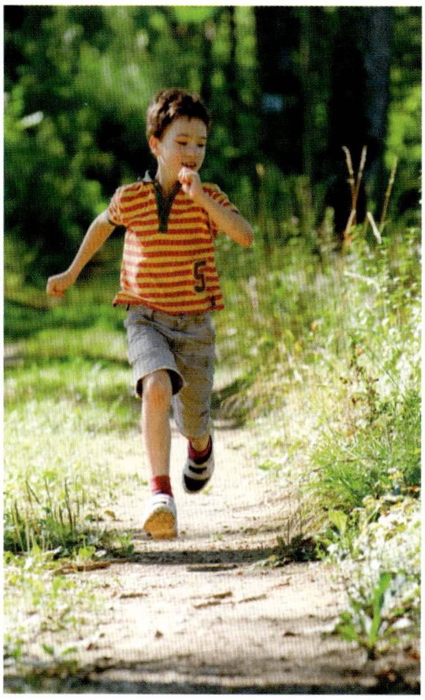

Mit ihren großen Kraftreserven sind Kinder imstande, sich schnell von einer Krankheit zu erholen

LANGWIERIGE ERKRANKUNGEN

Auch Kinder können chronische Gesundheitsprobleme wie Diabetes, eine Nahrungsmittelallergie, eine Aufmerksamkeitsdefizitstörung oder eine Depression entwickeln. Anfangs trüben solche Erkrankungen den Alltag, und es braucht Zeit, sich darauf einzustellen. Wenn Sie Ruhe und Nerven bewahren, hilft das Ihnen und dem Kind, sich auf die neue Situation einzustellen und so normal wie möglich zu leben. Die folgenden Tipps helfen in Zeiten, in denen Ihr Kind sich nicht wohlfühlt.

KRANKHEITEN VORBEUGEN

Es gibt reichlich Möglichkeiten, wie Eltern ihr Kind von Geburt an vor Krankheiten schützen können. Einige Maßnahmen entsprechen den allgemeinen Richtlinien für eine gesunde Lebensweise, andere, zum Beispiel Impfungen, bewahren ein Leben lang vor dem Ausbruch schwerer Erkrankungen. Lesen Sie, was Sie für die Gesundheit Ihres Kindes vom Säuglingsalter bis zur Pubertät tun können:

- Nutzen Sie die Vorsorgeuntersuchungen für Säuglinge und Kleinkinder. So lassen sich Probleme frühzeitig entdecken, und die Ärzte können rechtzeitig die entsprechenden Maßnahmen einleiten.
- Ernähren Sie Ihr Kind gesund. Kinder brauchen eine ausgewogene Kost, welche die im jeweiligen Entwicklungsstadium benötigten Nährstoffe enthält. Die Weltgesundheitsorganisation (WHO) empfiehlt, Kinder in den ersten sechs Monaten ausschließlich zu stillen. Ist dies nicht möglich oder gewünscht, stellt die moderne Flaschennahrung eine zufriedenstellende Alternative dar. Wenn Ihr Kind heranwächst, bieten Sie ihm Mahlzeiten mit reichlich frischem Gemüse, Obst und Protein an. Wählen Sie unraffinierte Kohlenhydrate (Vollkornbrot, Vollkornnudeln und ungeschälten Reis) sowie „gute" Fette (siehe S. 22–26 *Ernährung*).

Ihr Kind und sein Arzt

Mit etwas Glück muss Ihr Kind nicht oft zum Arzt – vielleicht sogar nur zu Routineuntersuchungen. Sollte ein Arztbesuch doch einmal erforderlich sein, weil sich das Kind unwohl fühlt, erklären Sie ihm, dass der Arzt ihm helfen möchte und es ihm bald wieder besser geht.

Einem Kleinkind fällt der Gang zum Arzt deutlich leichter, wenn man zum Beispiel einen Teddy oder eine Puppe mitnimmt, die vielleicht sogar einen Verband tragen. Ärzte verstehen es in aller Regel, mit Kindern in einer Weise zu sprechen, die ihnen die Scheu nimmt.

Erwarten Sie nicht, bei jedem Arztbesuch ein Rezept zu erhalten, und machen Sie das auch dem Kind verständlich. Die meisten leichteren Erkrankungen gehen von selbst vorüber. Es hilft, wenn das Kind begreift, dass sein Körper über die Kraft verfügt, sich selbst zu heilen.

- Die Wohnung sollte rauchfrei sein. Passivrauchen macht Kinder anfälliger für Ohr- oder Halsinfektionen sowie Asthma und plötzlichen Kindstod. Wer mit gutem Beispiel vorangeht, dient als Vorbild, wenn das Kind größer ist. Falls Sie rauchen und die Zigaretten aufgeben möchten, finden Sie Rat auf Seite 136–137 im Abschnitt *Rauchfrei werden.* Falls es Ihnen oder Ihrem Partner nicht gelingt, mit dem Rauchen aufzuhören, sollten Sie zumindest die Räume, in denen sich das Kind aufhält, unbedingt rauchfrei halten.
- Achten Sie darauf, dass Ihr Kind alle empfohlenen Impfungen erhält. Impfprogrammen ist es zu verdanken, dass diverse gefährliche Kinderkrankheiten selten geworden sind.
- Stellen Sie sicher, dass Ihr Kind genug Schlaf bekommt. Säuglinge benötigen bis zu 18 Stunden Schlaf täglich und selbst ältere Kinder 10–12 Stunden, die Nickerchen tagsüber mitgerechnet.
- Kinder benötigen reichlich Bewegung, wenn möglich täglich mindestens eine Stunde an der frischen Luft. Das ist der Schlüssel zu einem gesunden Gewicht und Herzen in der Zukunft. Kinder sollten nicht stundenlang vor dem Computer oder Fernseher sitzen.
- Kontrollieren Sie das Gewicht Ihres Kindes. Fettleibigkeit in frühestem Alter nimmt immer mehr zu und geht mit einem erhöhten Risiko für Diabetes, Herzerkrankungen, Krebs, Arthritis und anderen Krankheiten einher. Wenn sich Kinder viel bewegen und normal essen, kann die Mehrzahl ein gesundes Gewicht halten.

In Alarmbereitschaft

Eltern müssen davon ausgehen, dass eine Reihe kleinerer Leiden und einige ernstere Erkrankungen irgendwann auch ihr Kind treffen. Die folgenden Probleme treten im Kindesalter häufig auf:

Erkältungen und Husten (siehe S. 292).

Kinderkrankheiten (siehe S. 296)

Entwicklungsstörungen Sprechen Sie mit dem Kinderarzt, wenn Sie meinen, Ihr Baby oder Kleinkind mache keine altersgemäßen Fortschritte (z. B. beim Krabbeln, Laufen oder Sprechen).

Hör- und Sehprobleme Diese werden oft bei Vorsorgeuntersuchungen entdeckt, können von Eltern aber leicht übersehen werden. Arrrangieren Sie einen Hörtest, wenn Ihr Kind offensichtlich Sprachprobleme hat oder oft nicht reagiert, wenn Sie mit ihm sprechen. Lassen Sie seine Augen untersuchen, wenn es offensichtlich Schwierigkeiten mit dem Sehen hat oder sich immer ganz nah vor den Fernseher setzt.

WELCHE IMPFUNG WANN?

Die folgende Aufstellung gibt einen Überblick über Schutzimpfungen, die von der Ständigen Impfkommission des Robert-Koch-Instituts (STIKO) für Kinder ab einem Alter von 2 Monaten empfohlen werden.

2 Monate

- Diphtherie, Tetanus (Wundstarrkrampf), Pertussis (Keuchhusten), Polio (Kinderlähmung) und Influenza Typ B, bakterielle Infektion, die zu Lungenentzündung oder Meningitis führen kann (DTaP/IPV/Hib-Fünffachimpfung), Hepatitis B (Grundimmunisierung)
- Pneumokokken, Rotaviren (Grundimmunisierung)

3 Monate

- DTaP/IPV/Hib, Hepatitis B (2. Impfung)
- Pneumokokken, Rotaviren (2. Impfung)

4 Monate

- DTaP/IPV/Hib (3. Impfung)
- Pneumokokken (3. Impfung)
- Hepatitis B (3. Impfung)

11–14 Monate

- Meningokokken (Grundimmunisierung)
- DTaP/IPV/Hib, Hepatitis B (4. Impfung)
- Masern, Mumps und Röteln, als MMR bezeichnete Dreifachimpfung (Grundimmunisierung)
- DTaP/IPV/Hib (4. Impfung)
- Windpocken (Grundimmunisierung)

15–23 Monate

- MMR (Nachholimpfung)
- DTaP/IPV/Hib, Hepatitis B, Windpocken (Nachholimpfung)

5–6 Jahre

- Diphtherie, Tetanus und Keuchhusten (Auffrischung), MMR, Windpocken und Meningokokken (Nachholimpfung)

9–17 Jahre

- Diphtherie, Tetanus, Keuchhusten und Polio (Auffrischung), HPV (Humane Papillomaviren, Standardimpfung für Mädchen)

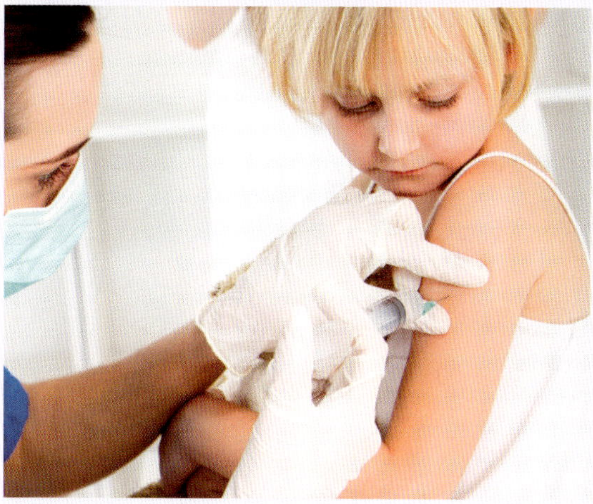

Psychische Gesundheitsprobleme Die Erklärung für ein verändertes Verhalten oder schulische Probleme kann ein äußerer Grund sein, vielleicht Mobbing, aber auch Depressionen treten schon in der Kindheit auf (siehe S. 308–311). Über Essstörungen wie Magersucht, von der vor allem Teenager betroffen sind, erfahren Sie mehr auf Seite 254.

Entwicklung in der Pubertät Teenager durchlaufen eine Phase großer körperlicher und emotionaler Veränderungen, in der sie oft die Eltern herausfordern. Scheuen Sie sich nicht, Ihren Hausarzt um Rat zu fragen, wenn Sie sich um das Wohlbefinden Ihres Sprösslings sorgen.

FOKUS

Der beste Start

Ein Neugeborenes im Haus ist mit gewaltigen und oft schwierigen Umstellungen verbunden. Doch mit Unterstützung medizinischer Fachkräfte und eines Netzwerks aus Verwandten und Freunden werden die ersten Wochen Ihres Babys zu einer wertvollen und unvergesslichen Erfahrung. In dieser Zeit werden die Weichen für eine gesunde Zukunft Ihres Kindes gestellt.

Jede junge Mutter sollte sich bewusst sein, wie eng in den ersten Tagen und Wochen ihr eigenes Wohlbefinden mit dem ihres Babys verknüpft ist. Auf sich selbst Acht zu geben ist ein notwendiger Teil der Sorge um das Neugeborene. Nach einer natürlichen Entbindung machen Ihnen vielleicht die Stiche der Dammnaht und Hämatome zu schaffen, nach einem Kaiserschnitt eine schmerzende Wunde. Ihre Gefühle werden aufgrund der hormonellen Umstellung in Aufruhr sein. Und wenn das Kind gesundheitliche Probleme hat, vielleicht ein Frühchen ist, werden Sie sich um seine Gesundheit sorgen. Gerade dann aber dürfen Sie sich selbst nicht vergessen. Packen Sie jede Gelegenheit zum Ruhen beim Schopf, und reservieren Sie Ihre Kraft für Probleme, die auch tatsächlich auftreten.

STILLEN – JA ODER NEIN?

Eine der größten Entscheidungen, die eine junge Mutter treffen muss, ist die Ernährung ihres Babys. Experten für Kinderheilkunde haben keinen Zweifel daran, dass Stillen optimal ist. Jede Mahlzeit ist perfekt ausgewogen und stärkt die Abwehr gegen diverse Infektionen. Im Lauf der Wochen passt sich die Muttermilch an die sich verändernden Bedürfnisse des Kindes an. Selbst wer nur wenige Tage oder Wochen stillen kann, tut dem Baby viel Gutes.

Wenn Sie zu Beginn Schwierigkeiten mit dem Stillen haben, bitten Sie Ihre Hebamme um Rat. Für weitere Unterstützung zu allen Fragen des Stillens

PRAXIS-KNOWHOW

Wunde Stellen heilen

Hämatome oder kleine Risse im Scheidenbereich sind nach einer Entbindung keine Seltenheit und können in den ersten Tagen wund und unangenehm sein. Auch die Dammnaht kann schmerzen. Lesen Sie, wie sich die Beschwerden lindern lassen und wie die Heilung beschleunigt werden kann:

- Achten Sie auf Anzeichen einer Infektion, z. B. gerötete, geschwollene oder eiternde Stellen. Wenden Sie sich bei Problemen an Ihren Gynäkologen oder an Ihre Hebamme.
- Rezeptfreie Schmerzmittel lindern die Beschwerden, aber wenn Sie stillen, müssen Sie Ihren Arzt oder Apotheker fragen, welche Medikamente Sie einnehmen dürfen.
- Setzen Sie sich vorsichtig hin, und legen Sie sich eher auf die Seite. Ein Kissen oder Sitzring auf dem Stuhl verringert beim Sitzen den Druck.
- Haben Sie aufgrund der wunden Stellen Angst, Wasser zu lassen? Dann setzen Sie sich zum Urinieren in ein warmes Bad bzw. eine Schüssel mit lauwarmem Wasser oder lassen eine warme Dusche über die Stelle laufen. Trinken Sie viel, um den Urin zu verdünnen. Dann brennt er weniger.
- Viel frisches Obst und Gemüse beugt Verstopfung und hartem Stuhl vor, der unter Umständen beim Gang auf die Toilette auf die Dammnaht drückt.

sind in Deutschland, Österreich und der Schweiz unter anderem die Berater der La Leche Liga, einer weltweiten gemeinnützigen Organisation für Schwangere und stillende Mütter, rund um die Uhr zu erreichen. Falls Sie nicht stillen, brauchen Sie sich nicht schuldig zu fühlen – Babys gedeihen auch prächtig mit Flaschennahrung.

AUFRUHR DER GEFÜHLE

Es ist ganz normal, sich in den ersten Tagen nach der Entbindung elend und den Tränen nahe zu fühlen. Eine „Wochenbettdepression" befällt jede zweite junge Mutter und wird wohl von hormonellen Umstellungen verursacht. Nach 6–8 Wochen hat sich der Gefühlszustand meist stabilisiert, auch wenn manche noch immer empfindlich reagieren. Verschlimmern sich solche Gefühle allerdings oder halten sie längere Zeit an, könnten Sie an einer postpartalen Depression (PPD) leiden (siehe S. 245) und sollten Ihren Hausarzt aufsuchen.

TEILEN SIE IHRE KRÄFTE EIN

In den ersten Wochen nach der Entbindung sollten Sie sorgsam mit sich umgehen – das wird auch Ihrem Baby zugute kommen:

Ruhen Sie sich oft aus Übernehmen Sie den Rhythmus des Babys; wenn es schläft, schlafen auch Sie.

Bemühen Sie sich um Hilfe Überlassen Sie die Hausarbeit Ihrem Partner, Freunden, Verwandten oder einer Haushaltshilfe.

Essen Sie gut Achten Sie auf eine ausgewogene Kost und regelmäßige Mahlzeiten.

Verzichten Sie auf Koffein Die innerliche Unruhe nach dem Genuss von Koffein überträgt sich beim Stillen auf das Baby.

Halten Sie Kontakt zu anderen Müttern Treffen Sie sich beispielsweise mit Frauen, die Sie in Schwangerschaftskursen kennengelernt haben.

Schließen Sie Ihren Partner nicht aus Verbringen Sie täglich Zeit miteinander. Nehmen Sie sich einen Babysitter, wenn Sie zusammen ausgehen möchten.

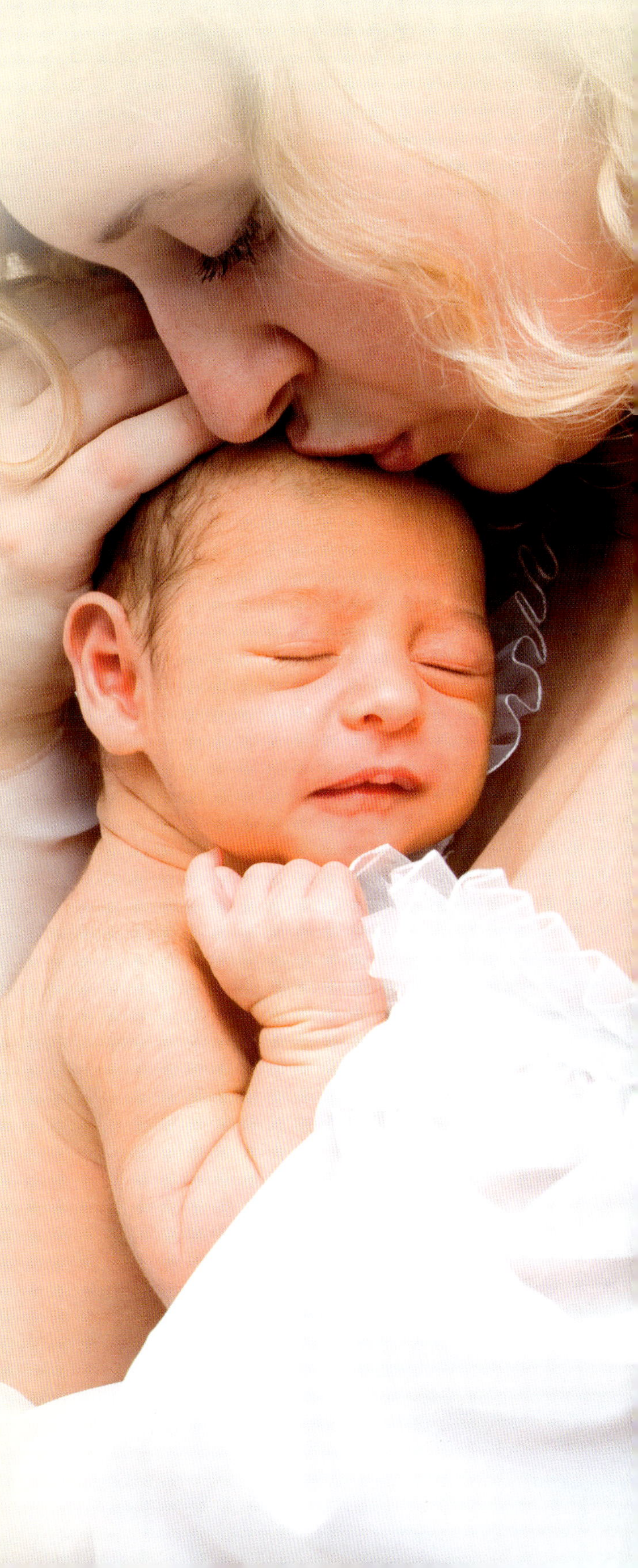

Die Sorge um Ihr Baby

Junge Eltern sorgen sich beim geringsten Anzeichen einer möglichen Erkrankung ihres Babys. Nur der Rat eines Arztes kann sie beruhigen. Man gewinnt allerdings schnell an Sicherheit, wenn man weiß, wie einfach sich ein Kind trösten und seine Genesung beschleunigen lässt.

! ACHTUNG

Alarmzeichen

Sie müssen unbedingt in der Lage sein zu erkennen, ob die Symptome Ihres Babys ein Notfall sind. Rufen Sie sofort die 112 an, wenn Ihr Baby

- nicht mehr atmet
- bewusstlos ist
- Atemnot hat oder schneller als gewöhnlich atmet
- blass anläuft oder die Haut um die Lippen blau oder dunkel ist
- einen Krampf (Anfall) hat
- kalte Hände oder Füße, aber gleichzeitig Fieber (über 38 °C) hat
- sich (vielleicht beim Knuddeln) schlapp oder schlaff anfühlt
- eine erhabene, gespannte oder wulstige weiche Stelle mitten auf der Schädeldecke (an der Fontanelle) hat.

VERRÄTERISCHE SYMPTOME

Zu erkennen, welche Symptome wirklich Anlass zur Sorge geben, ist für junge Eltern nicht immer einfach. Falls Sie unsicher sind, folgen Sie Ihrem Instinkt und gehen zum Arzt oder rufen den ärztlichen Notdienst. Über die in der Liste links enthaltenen Anzeichen eines Notfalls hinaus sollten Sie auf folgende Alarmsignale achten:

- Ihr Baby schluckt den Speichel nicht hinunter, sondern sabbert stark.
- Seine Haut zeigt blaue bzw. blasse Flecken oder einen Ausschlag.
- Das Kind ist ungewöhnlich matt und reagiert kaum.
- Sein Weinen ist stöhnend, wimmernd oder schrill, beruhigendes Zureden hilft nicht.
- Es zeigt kein Interesse an Brust oder Fläschchen.
- Seine Beine schmerzen oder sind schlaff.
- Das Kind mag nicht angefasst werden.
- Es hat Fieber (über 38 °C).
- Urin und Stuhl sind nicht normal.

Vor allem im Schlaf schniefen und schnauben Neugeborene oft. Dies ist häufig nur ein Anzeichen dafür, dass sich in den Nasengängen Schleim angesammelt hat, weil das Baby auf dem Rücken liegt. Anhaltendes Schniefen kann jedoch auf eine Erkältung hindeuten (siehe S. 292).

VIELLEICHT EINE KOLIK?

Schreien ist das Kommunikationsmittel Ihres Babys. Es will mitteilen, dass es Hunger hat, ihm zu warm bzw. zu kalt ist, es Zähne bekommt oder sich unwohl fühlt. Wenn kleine Kinder zu einer bestimmten Tageszeit lang andauernde Schreiattacken haben, nicht aufhören wollen zu weinen, die Knie anziehen oder sich strecken und versteifen, könnte es sich um eine Kolik handeln. Die Gesundheit des Babys ist dadurch langfristig jedoch nicht gefährdet. Folgende Tipps werden Ihnen helfen, das verstörte Kind zu beruhigen:

Massage Eine sanfte Bauchmassage in kreisförmigen Bewegungen im Uhrzeigersinn lässt überschüssige Luft aus dem Darm entweichen.

Spaziergang Legen Sie Ihr Baby in den Kinderwagen, und los geht's.

Füttern Wenn Sie stillen, achten Sie darauf, dass das Kind richtig anliegt. Bei Flaschenkindern haben sich Anti-Kolik-Sauger bewährt.

„Bäuerchen“ Lassen Sie Ihr Baby während und nach einer Mahlzeit ein Bäuerchen machen, damit Luft entweicht.

NIE MEHR EIN WINDELEKZEM

Ein Windelekzem kommt häufig vor, aber schnelles Handeln verhindert, dass es schlimmer wird. So lässt sich erneutem Auftreten vorbeugen:

- Lassen Sie das Baby möglichst lange ohne Windel. Wechseln Sie die Windel häufig und sofort, wenn sie nass oder voll ist.
- Reinigen Sie den Popo Ihres Babys gründlich mit lauwarmem Wasser oder Öltüchern, und lassen Sie ihn vor dem Anlegen einer sauberen Windel gut trocknen.
- Verwenden Sie eine Schutzcreme oder Babypuder.
- Ein Teelöffel Natron im Badewasser beruhigt wunde Haut. Verwenden Sie keine Seifen und Schaumbäder.

DURCHFALL UND ERBRECHEN

Wenn Babys nach dem Trinken ein „Bäuerchen“ machen, kommt oft ein kleiner Schwall Milch hoch. Das darf man aber nicht mit echtem Erbrechen verwechseln, das auf einen Infekt hinweisen kann. Hat das Kind außerdem Durchfall und Fieber oder erbricht es den Mageninhalt stoßweise, sollten Sie aber sofort zum Arzt gehen.

Geduldsprobe

Ein Baby, das fast unaufhörlich schreit, stellt die Geduld auf eine harte Probe, vor allem, wenn man nachts nicht durchschlafen kann und tagsüber erschöpft ist. Wenn Sie meinen, Ihre Belastungsgrenze sei erreicht, brauchen Sie Hilfe.

Sollten Sie das Gefühl haben, das Schreien nicht länger ertragen zu können, geben Sie Ihr Baby jemand anderem auf den Arm. Falls Sie allein sind, legen Sie es in den Kinderwagen oder ins Bettchen. Am liebsten würden Sie dann vielleicht die Tür hinter sich schließen und in ein anderes Zimmer gehen. Bleiben Sie aber bei Ihrem Kind, und warten Sie, bis es sich beruhigt. Irgendwann schläft es ein, und dann können Sie neue Kraft schöpfen.

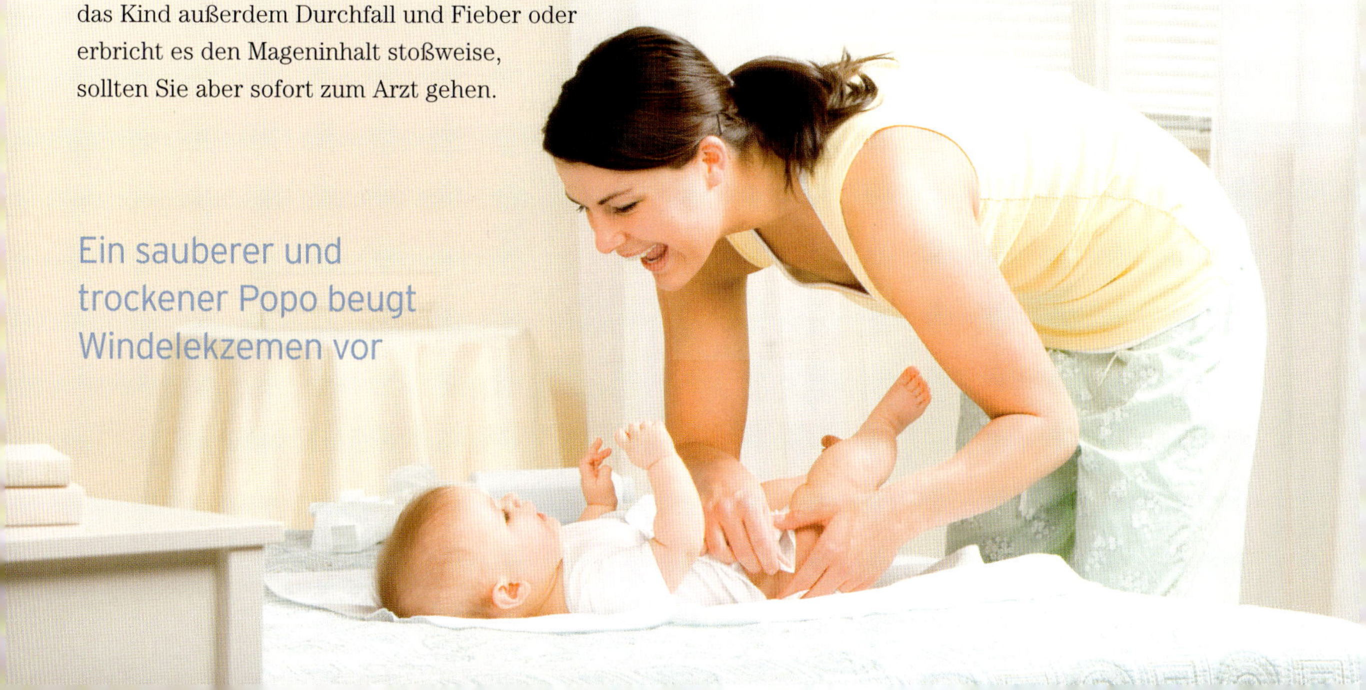

Ein sauberer und trockener Popo beugt Windelekzemen vor

Von häufigen Krankheiten genesen

Ganz gleich, ob Sie Ihrem Kind helfen möchten, eine leichte Erkrankung wie einen grippalen Infekt zu überwinden oder sich von einer schwereren Krankheit wie Mumps oder Windpocken zu erholen – auf den folgenden Seiten finden Sie die passenden Ratschläge dazu.

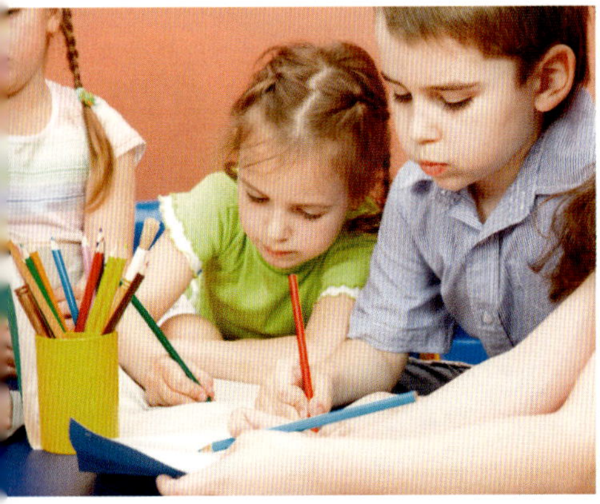

Der Umgang mit anderen Kindern stärkt das Immunsystem

Bei kleinen Kindern ist das Immunsystem gegen zahlreiche Infektionskrankheiten noch nicht entwickelt. Wenn sie dann auch noch einen Kindergarten besuchen oder ältere Geschwister aus der Schule Bazillen mit nach Hause bringen, kann es passieren, dass sie bis zu zwölfmal im Jahr an Husten und Schnupfen leiden.

Eine Erkältung verläuft selten schwer, kann aber bei Babys zu Schwierigkeiten beim Trinken, einer Nasennebenhöhlenentzündung oder einem Bronchialinfekt führen und kann bei dafür anfälligen Kindern sogar Asthma-Anfälle auslösen.

MITTEL GEGEN EINEN GRIPPALEN INFEKT

Da grippale Infekte durch Viren hervorgerufen werden, gibt es keine wirksamen Medikamente, aber trotzdem lässt sich einiges tun:

- Zwingen Sie ein appetitloses Kind nicht, feste Speisen zu essen. Aber achten Sie darauf, dass es genügend Flüssigkeit zu sich nimmt: klares Wasser, verdünnte Fruchtsäfte und warmes Wasser mit Honig und Zitrone. Honig aber nicht bei Kindern unter 1 Jahr! Aufgrund ihrer

PRAXIS-KNOWHOW

Hilfe bei verstopften Atemwegen

Wenn Babys oder Kleinkinder eine verstopfte Nase haben, können sie nachts oder beim Trinken nur schwer atmen. Ein oder zwei Tropfen Salzlösung vor den Mahlzeiten oder vor dem Schlafengehen in jedes Nasenloch macht die Nase frei.

Um bei einem älteren Kind den Hustenschleim zu lösen, setzen Sie es auf Ihre Knie, beugen es leicht nach vorn und klopfen ihm auf den Rücken.

noch nicht voll entwickelten Darmflora sind sie stärker anfällig für Infektionen, und in Honig kann ein Erreger enthalten sein, der ein Toxin freisetzt, das bei ihnen zu Lähmungserscheinungen führen könnte.

- Stellen Sie das Kopfende der Matratze höher, damit das Kind nachts leichter atmen kann.
- Halten Sie mit einem Luftbefeuchter oder mit über den Heizkörper gelegten nassen Handtüchern die Raumluft feucht.
- Haben Sie Geduld, wenn sich das Kind fester als sonst an Sie klammert. Ungeteilte Aufmerksamkeit bewirkt mehr als jede Arznei.

Wann Sie den Arzt aufsuchen sollten

Es ist nicht immer leicht zu entscheiden, wann man mit einem Baby, das Husten und Schnupfen hat, zum Arzt gehen soll. Generell empfiehlt es sich, bei einem der folgenden Symptome ärztlichen Rat zu suchen:

- Das Baby kann nicht trinken, weil seine Nase verstopft ist.
- Es hustet insbesondere nachts sehr stark.
- Eine scheinbare Erkältung hält länger als 10 Tage an.
- Die Temperatur Ihres Kindes bleibt länger als 3 Tage erhöht.

EINEN INFEKT RAUSHUSTEN

Auf eine Entzündung oder Störung der Atemwege reagiert der Körper mit Husten. Bei Kindern ist Husten gewöhnlich nur Symptom einer Erkältung, da Schleim von der Nase in den Hals hinunterläuft. Ursache ist eine Überproduktion von Schleim in Nase und Nasennebenhöhlen. Ein hartnäckiger Husten kann Folge einer Infektion in den unteren Atemwegen, von Asthma oder einer anderen Erkrankung sein. Achten Sie darauf, dass Ihr Kind viel trinkt, denn bei Flüssigkeitsmangel können die Sekrete zäh werden.

Es gibt rezeptfreie Hustensäfte für Kinder, doch kann auch schon ein Getränk mit Honig und Milch einem (über 1 Jahr alten) Kind Linderung bringen. Gehen Sie zum Arzt, wenn Ihr Kind Atembeschwerden hat, sich elend fühlt oder hustet, ohne erkältet zu sein.

EVENTUELL PSEUDOKRUPP?

Ursache für Pseudokrupp oder Krupphusten ist eine üblicherweise durch ein Virus hervorgerufene Entzündung des Kehlkopfs (Larynx). Betroffen sind vor allem Kinder von 6 Monaten bis 4 Jahren. Das für Krupp typische bellende Husten mit dem pfeifenden Ton beim Einatmen tritt oft nachts auf.

Bei einem Krupphustenanfall helfen in aller Regel die folgenden Mittel:

- Bringen Sie das Kind ins Badezimmer. Drehen Sie zum Luftbefeuchten den Heißwasserhahn auf.
- Wenn Sie seinen Rücken gerade halten, kann das Kind leichter atmen.

Aber: Wenn Lippen, Zunge oder Haut des Kindes gräulich oder bläulich anlaufen, bringen Sie das Kind sofort ins Krankenhaus!

SELBSTHILFE

Gegenmittel bei Schluckauf

Ein Schluckauf ist bei weitem nichts Lebensbedrohliches, kann allerdings ausgesprochen lästig sein, und Kinder bekommen ihn wirklich oft. Es gibt ein einfaches Gegenmittel: Das Kind steckt sich in jedes Ohr einen Finger, Sie drücken ihm die Nase zu und helfen ihm gleichzeitig, aus einem Glas einen Schluck Wasser zu trinken. Hält der Schluckauf länger als 24 Stunden an, oder hat Ihr Kind häufig wiederkehrende Schluckauf-Attacken, gehen Sie mit ihm zum Arzt, damit die Ursache abgeklärt wird.

FOKUS

Helfen Sie dem Kind, gesund zu werden

Ganz gleich, ob Ihr Kind sich von einem leichten grippalen Infekt oder einer schweren Krankheit erholt – Eltern möchten, dass ihre Sprösslinge schnell wieder gesund werden und sich dabei gut aufgehoben und wohl fühlen.

Es gibt viele Möglichkeiten, ein Kind bei der Genesung von einer leichten oder vielleicht auch schwereren Krankheit zu unterstützen. Indem Sie möglichst ruhig und sachlich bleiben, vermeiden Sie, dass sich Angst und Unruhe auf das Kind übertragen. Hier dazu ein paar Tipps:

- Organisieren Sie Ihren Alltag neu, und streichen Sie alles nicht unbedingt Nötige, damit Sie Ihrem Kind die Zeit und Aufmerksamkeit widmen können, die es jetzt braucht.
- Halten Sie die Temperatur im Kinderzimmer konstant, und lüften Sie regelmäßig. Wechseln Sie häufig die Bettwäsche.
- Seien Sie nicht überrascht, wenn das Kleine sich wieder wie ein Baby verhält. Haben Sie Geduld, und lassen Sie es einfach zu.
- Machen Sie sich keine Sorgen, wenn Ihr Patient nicht viel essen möchte. Trinken ist viel wichtiger.
- Legen Sie Lieblingsspielsachen von früher in eine „Schatztruhe". Vielleicht bekommt das Kind Lust, damit zu spielen.
- Eine Fernsehsendung oder DVD kann den kleinen Patienten kurzzeitig beschäftigen – und Ihnen eine Pause verschaffen.
- Lange können sich kranke Kinder allerdings nicht konzentrieren. Sie brauchen bald Abwechslung. Legen Sie eine Liste für Spiele und Spielzeug an, die Sie Ihrem Kind anbieten können.
- Wenn es so aussieht, als ob das Kind länger als ein oder zwei Tage lang krank sein wird, halten Sie telefonisch zu Ihren Freunden Kontakt. Wenn Sie unbedingt wegmüssen, engagieren Sie einen Babysitter.
- Sobald sich das Kind besser fühlt, kann es bei schönem Wetter wieder ins Freie. An kühlen Tagen, womöglich mit Nieselregen, sollte es allerdings im Haus bleiben.

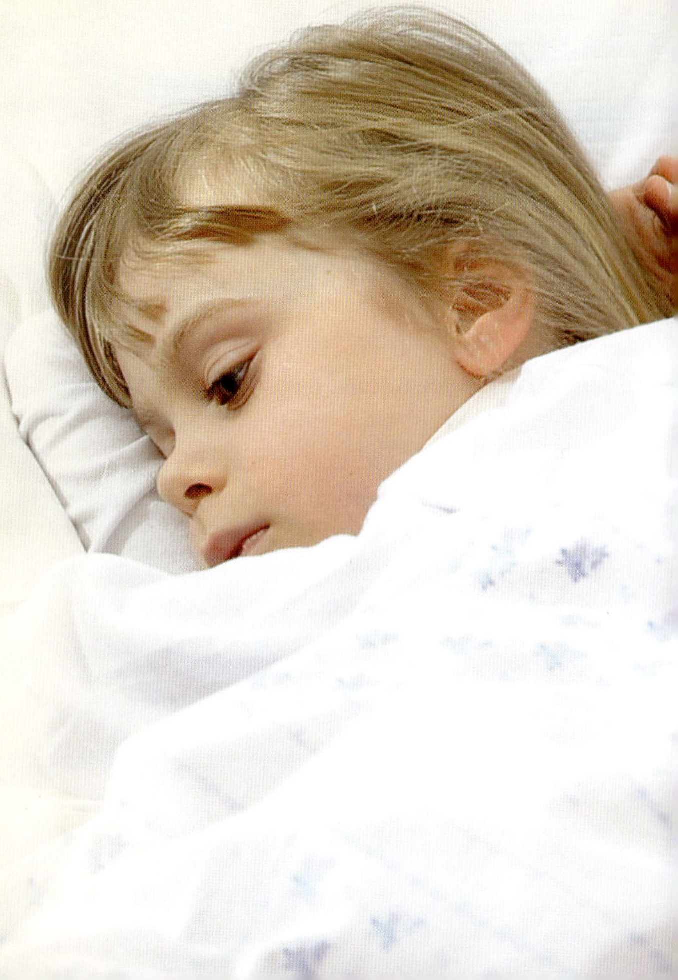

Umgang mit fiebrigen Erkrankungen

Die normale Körpertemperatur eines Kindes liegt zwischen 36,5 °C und 37,5 °C. Eine höhere Temperatur gilt als Fieber und weist üblicherweise auf einen Infekt hin. Nun ist Fieber Teil der natürlichen Abwehr und des Heilungsmechanismus des Körpers, weshalb einige Experten ein Eingreifen strikt ablehnen. Bei Kleinkindern kann hohes Fieber allerdings zu Krämpfen führen (siehe unten). Mit folgenden einfachen Maßnahmen lässt sich die Temperatur Ihres Kindes senken:

- Feuchten Sie einen Waschlappen mit lauwarmem Wasser an, und wischen Sie dem Kind damit über die Stirn – nicht über den ganzen Körper, das kann zu Schüttelfrost und Gänsehaut führen.
- Lassen Sie Ihr Kind reichlich trinken; durch das starke Schwitzen verliert es viel Flüssigkeit.
- Geben Sie dem kleinen Patienten Paracetamol oder Ibuprofen für Kinder, aber nicht beides zusammen und stets nur in der auf der Verpackung angegebenen Dosierung.
- Ziehen Sie Ihrem Kind leichte Kleidung an, und halten Sie die Raumtemperatur unter 18 °C.

! ACHTUNG

Absolut tabu: ASS

Geben Sie Kindern unter 16 Jahren niemals ASS (Aspirin). Das könnte zu dem sehr seltenen, aber extrem gefährlichen Reye-Syndrom führen, das u. a. mit einer akuten Schädigung des Gehirns einhergeht und in bis zu 25 % der Fälle tödlich verläuft.

FIEBERKRÄMPFE

Fieberkrämpfe treten bei Kleinkindern relativ häufig auf. Das ist zwar ein schrecklicher Anblick, aber selten lebensbedrohlich oder Hinweis auf eine schwere Erkrankung wie Epilepsie. Der Krampf ist die Folge einer Überhitzung und üblicherweise nach wenigen Minuten vorüber. Manche Kinder sind für Fieberkrämpfe anfälliger als andere, ab dem Alter von 5 Jahren ist es damit aber meistens vorbei.

Hier nun ein paar Tipps, was Sie tun können, wenn Ihr Kind einen Fieberkrampf bekommen sollte:

- Bleiben Sie ruhig.
- Legen Sie das Kleine auf die Seite, am besten auf einer weichen Unterlage auf dem Boden.
- Das Kind darf nichts im Mund haben und muss leicht atmen können. Neigen Sie seinen Kopf leicht zurück.
- Rufen Sie den Rettungsdienst, wenn das Kind noch nie einen Fieberkrampf hatte.

Fieber messen

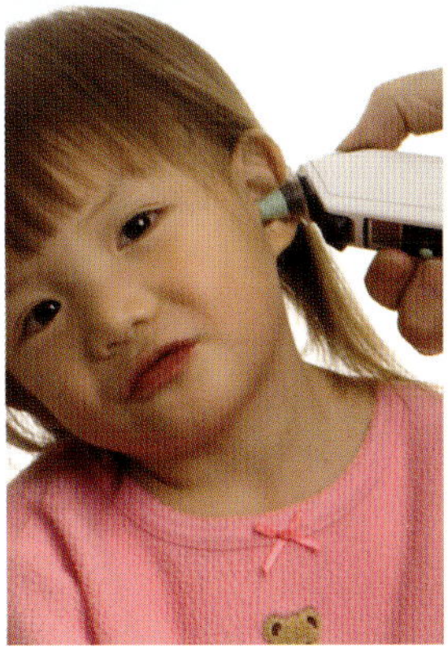

Ein Ohrthermometer ist für Kinder optimal. In der Gebrauchsanleitung steht, wie Sie es benutzen. Sie können aber auch ein Sondenthermometer mit Digitalanzeige verwenden. Klemmen Sie es dem Kind in die Achselhöhle, und halten Sie seinen Arm 5 Minuten lang über der Brust fest.

Messen Sie die Temperatur bei einem Kleinkind nicht mit einem Mundthermometer. Es besteht die Gefahr, dass es darauf beißt und das Thermometer zerbricht. Von einem Quecksilberthermometer ist ebenfalls abzuraten. Falls es kaputt geht, könnte das giftige Flüssigmetall in den Körper eindringen.

MIT FIEBER EINHERGEHENDE KINDERKRANKHEITEN

Die gängigen Kinderkrankheiten gehen mit Fieber einher. Sonstige Symptome sowie Hausmittel, die lindernd wirken und die Heilung beschleunigen, sind in dieser Tabelle aufgeführt, ebenso Angaben, wie lange Ihr Kind ansteckend ist. In jedem Fall muss der Kinderarzt hinzugezogen werden.

Krankheit	Weitere Symptome	Maßnahmen	Ansteckungsgefahr
Windpocken	● Halsweh; juckende Flecken werden zu Bläschen und verkrusten. 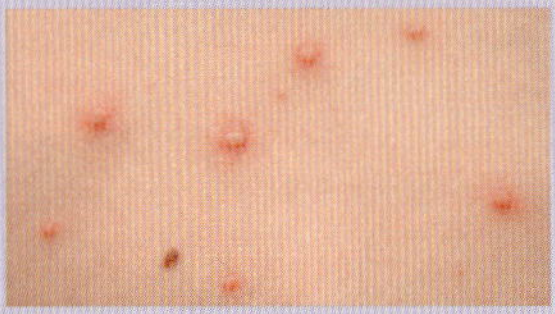	● Ruhe bewahren ● lauwarme Natronbäder nehmen; eine Galmei-Lotion auftragen; die Fingernägel kurz halten	● 1–2 Tage vor Auftreten der Flecken bis zur Verkrustung
Röteln	● Halsweh; laufende Nase; Lymphknotenschwellung, rosa Hautausschlag 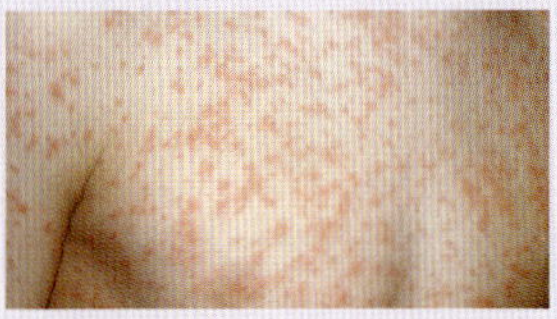	● keine Behandlung, aber das kranke Kind von öffentlichen Orten und Schwangeren fernhalten	● solange der Ausschlag besteht
Masern	● Husten; gerötete Augen; weiße Flecken auf Mundschleimhaut; nach 3–4 Tagen Flecken hinter den Ohren, die sich auf den ganzen Körper ausdehnen 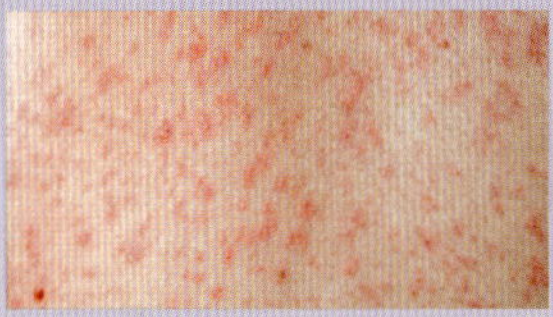	● Paracetamol oder Ibuprofen für Kinder; Verkrustungen an den Augen mit einem feuchten Wattebausch (für jedes Auge einen!) entfernen	● etwa 5 Tage vor bis 5 Tage nach Auftreten des Ausschlags
Mumps	● Schwellungen vor oder unter den Ohren 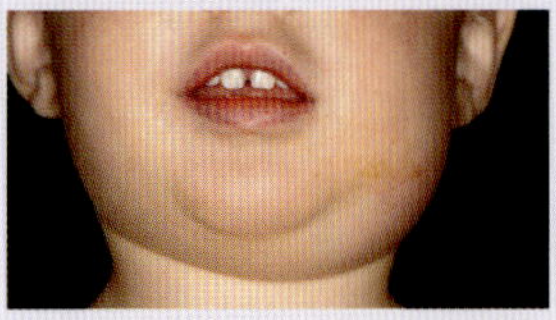	● viel Flüssigkeit und weiche, kalte Speisen; keine säurehaltigen Speisen und Getränke	● 2 Tage vor Auftreten der Schwellungen bis zu deren Verschwinden

ANIMIEREN SIE IHR KIND, ZU TRINKEN UND ZU ESSEN

Kinder mit Fieber haben meistens keinen Appetit. Für eine rasche Genesung ist es jedoch wichtig, dass Ihr Kind reichlich trinkt (1–1,5 Liter am Tag), auch wenn es nur wenig isst. Geben Sie ihm Wasser oder eine Rehydrationslösung aus der Apotheke. Falls es sich weigert, aus einer Tasse zu trinken, flößen Sie ihm die Flüssigkeit mit einer oralen Spritze ein, und zwar alle 10 Minuten 10 ml. Im Folgenden finden Sie Vorschläge, wie Sie Ihr Kind mit fester und flüssiger Nahrung versorgen können:

Bieten Sie ihm abgestandene Brausegetränke an Durch den Zucker wird der kraftspendende Blutzucker angekurbelt; da die Kohlensäure entwichen ist, wird die Verdauung nicht beeinträchtigt.

Machen Sie das Trinken zu etwas Besonderem Servieren Sie die Getränke mit lustigen Strohhalmen oder gar als Fruchteis am Stiel. Veranstalten Sie eine „Teeparty" mit Puppentassen, und bieten Sie kleine Portionen der Lieblingsspeisen auf Puppentellern an.

Vermeiden Sie Milch (außer Muttermilch oder Flaschennahrung), wenn das Kind sich erbrochen hat.

Kreieren Sie lustige Mahlzeiten Ordnen Sie Sandwiches mit etwas Obst und Gemüse so an, dass sie wie ein Gesicht oder ein Tier aussehen.

Servieren Sie Snacks Bereiten Sie häufig kleine, leicht verdauliche Gerichte wie Suppen oder Quarkspeisen zu.

KÖNNTE ES MENINGITIS SEIN?

Meningitis (Hirnhautentzündung) ist mit das Schrecklichste, was sich die Eltern eines fiebernden Kindes vorstellen können. Dabei ist es keineswegs immer leicht, die Symptome zu erkennen. Anfangs ähneln sie oft denen ganz normaler Krankheiten wie Grippe. Ärzte raten daher immer zur Vorsicht. Wenn Verdacht auf Meningitis besteht, müssen Sie umgehend einen Arzt hinzuziehen. Ein Kind mit Meningitis macht einen kranken Eindruck und zeigt auch noch andere Symptome, unter anderem:

- Fieber
- Kopfweh
- Übelkeit oder Erbrechen
- Muskelschmerzen sowie kalte Hände und Füße
- Schwindel und Teilnahmslosigkeit
- Ausschlag (siehe Kasten *Der Test mit dem Glas*)

Informationen über Meningitis bei Babys und Kleinkindern finden Sie auch unter www.netdoktor.de.

PRAXIS-KNOWHOW

Der Test mit dem Glas

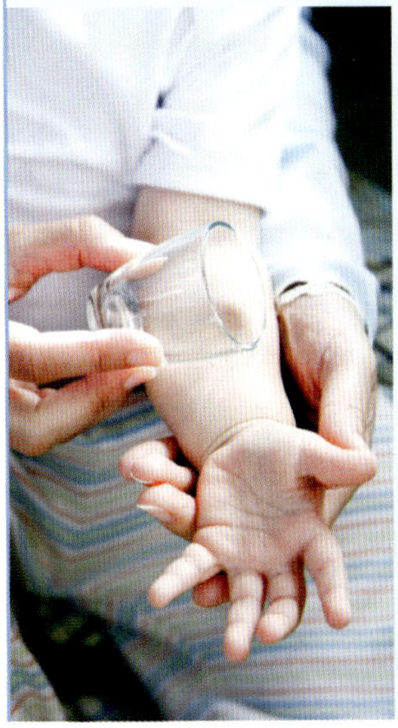

Ein Ausschlag, der unter Druck nicht blass wird, ist Zeichen einer Blutvergiftung und kann Symptom einer Meningokokkenmeningitis sein. Falls Ihr fiebriges Kind einen Ausschlag hat, pressen Sie die Seite eines Glases fest auf die Haut. Werden die Flecken dann nicht blass, bringen Sie das Kleine sofort zum Arzt.

Wieder zu Hause

Ein Krankenhausaufenthalt kann für das Kind traumatisch sein und für Sie anstrengend. Die Tatsache allein ist schon besorgniserregend, und durch die Trennung wird Ihre Angst um das Kind noch verstärkt. Eines ist klar: Ein kleiner Patient, der aus dem Krankenhaus zurückkommt, braucht besondere Fürsorge, Sicherheit und Verköstigung.

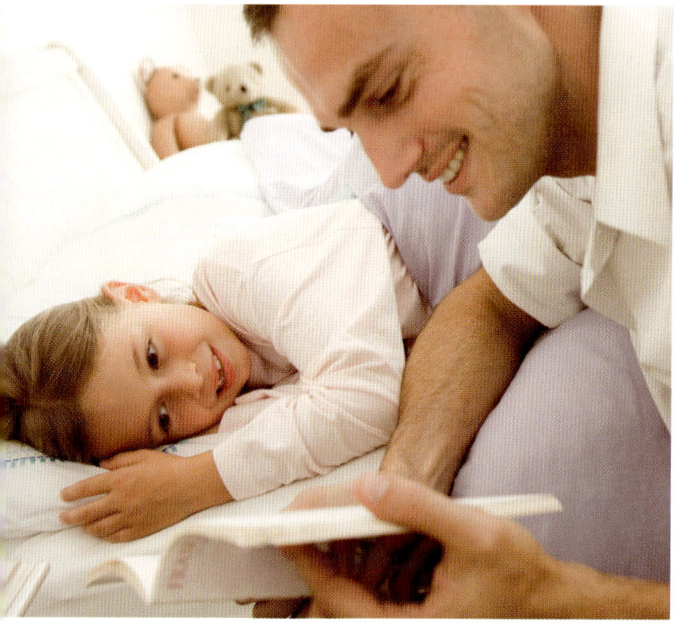

Nach einem Krankenhausaufenthalt ist die Gefühlswelt von Kindern oft durcheinander, sodass sie zusätzliche emotionale Sicherheit benötigen. Ein sehr anhängliches Kleinkind ist vielleicht böse auf Sie. Größere Kinder verhalten sich häufig wieder wie Babys; auch wenn sie schon trocken waren, können sie plötzlich wieder einnässen. Haben Sie Geduld und sorgen Sie dafür, dass Ihr Kleines weiß, dass es nichts zu fürchten hat und umsorgt wird. Das rückfällige Verhalten geht bald vorüber.

Sie können Ihrem Kind auf vielerlei Weise helfen, schnell wieder gesund zu werden und zur Normalität zurückzukehren. Hier nun ein paar bunt gemischte Tipps, unter denen Sie je nach Alter und Interessen Ihres Kindes etwas Geeignetes finden sollten:

In der Erholungsphase mögen Kinder Beschäftigungen, die ihre Fantasie anregen

Spielen Spielzeug und Brettspiele, Filme und kreative Beschäftigungen mit Baukasten, Bastelmaterial, Knetgummi und Malkasten beugen der Langeweile vor und bewahren das Kind davor, über die Krankheit zu grübeln.

Lesen Bücher zum Thema Krankenhaus helfen größeren Kindern, mit ihrer Erfahrung zurechtzukommen.

Geselligkeit Kinder müssen sich umsorgt und mit der Normalität verbunden fühlen. Laden Sie Freunde und Verwandte ein, aber achten Sie auf feste „Besuchszeiten“, damit Ihr Patient nicht überanstrengt wird.

Nähe Sprechen, schmusen und singen Sie mit dem Kleinen, damit es sein Selbstbewusstsein zurückgewinnt, das es im Krankenhaus vielleicht verloren hat.

Kontakt zur Schule Wenn Ihr Kind schon zur Schule geht, sollten Sie mit dem Lehrer über Aufgaben sprechen, die es zu Hause erledigen kann, sobald es sich gut genug fühlt. Das wird ihm die Rückkehr in den Alltag deutlich erleichtern.

KNOCHENBRÜCHE

Knochenbrüche sind mit der häufigste Grund, weshalb Kinder ins Krankenhaus müssen. Nachdem der Bruch mit Gips oder Schiene ruhiggestellt wurde und das Kleine das Krankenhaus wieder verlassen hat, kann es weitgehend zur Normalität zurückkehren. Manchmal braucht man aber doch einen Arzt:

- Schmerzen sind normal. Sie sollten jedoch den Arzt rufen, wenn sie zu stark werden: Er kann dann ein Schmerzmittel verordnen.
- Suchen Sie einen Arzt auf, wenn Finger oder Zehen des Kindes weiß, lila oder blau anlaufen. Der Gips könnte zu eng sitzen.
- Rufen Sie den Arzt, wenn die Haut um den Gips herum gerötet oder wund ist. Durch Schweiß oder Wasser könnte der Gips innen nass geworden sein.

Es ist wichtig, dass ein Kind seinen Alltag möglichst selbstständig bewältigt. Doch abhängig vom Alter und der Art des Bruchs müssen Sie dem Kind helfen, alltägliche Dinge zu erledigen und sich zu bewegen.

SCHMERZEN IN GRENZEN HALTEN

Wenn der Grund für den Krankenhausaufenthalt eine Operation oder Verletzung war, kann das Kind zu Hause noch Beschwerden haben. Studien belegen, dass Schmerzen meist umso schlimmer sind, je kleiner ein Kind ist. Vielleicht versteht es noch nicht, was geschieht. Bevor Ihr Kind das Krankenhaus verlässt, sollten Sie sich genau informieren, ob und wann Sie schmerzstillende Mittel geben müssen. Hier einige Tipps, wie Sie Ihrem Kind helfen können, die Schmerzen zumindest unter Kontrolle zu halten:

- Verabreichen Sie Schmerzmittel anfangs in regelmäßigen Dosen, damit die Schmerzen nicht unerträglich werden.
- Kinder streiten oft ab, Schmerzen zu haben, wenn ein Medikament widerwärtig schmeckt. Achten Sie auf Anzeichen wie Zappeln, Stille, Weinen, Blässe oder flaches Atmen.
- Belohnungen können die Arznei schmackhaft machen.
- Kontaktieren Sie Ihren Arzt, wenn das empfohlene Schmerzmittel offenbar keine Wirkung zeigt.

Top-Tipps

Wenn die Mandeln raus sind

Nach Möglichkeit sollten einem Kind die Mandeln so lange wie möglich als „Abwehrstation" erhalten bleiben. Für den Fall, dass sie aber doch operativ entfernt werden mussten, hier ein paar nützliche Tipps für die Erholungsphase:

- Reichlich Eis essen ist ein altbewährtes Hausmittel. Geben Sie dem Kind viel zu trinken, aber keine säurehaltigen Säfte.
- In der ersten Woche nehmen die Schmerzen oft zu, um dann in der zweiten Woche allmählich abzuklingen. Falls nötig, geben Sie ein Schmerzmittel.
- Wenn sich Ihr Kind krank fühlt, Fieber bekommt oder der Atem übel riecht, könnte das auf eine Infektion hinweisen. Wenden Sie sich an Ihren Hausarzt, oder bringen Sie das Kleine in die HNO-Notaufnahme.
- Bei Bluten im Hals rufen Sie unter 112 den Notarzt oder fahren in die nächste Notaufnahme.
- Schicken Sie das Kind 2 Wochen nicht zur Schule, um das Risiko einer Ansteckung zu verringern.
- Achten Sie darauf, dass es sich regelmäßig die Zähne putzt. Das beugt einer Infektion vor.
- Ohrenschmerzen treten nach einer Mandeloperation häufig auf. Dies ist kein Grund zur Sorge, doch ist manchmal ein Schmerzmittel nötig.

Mit Allergien leben

Eine von vier Personen ist irgendwann im Leben von gesundheitlichen Problemen wie Asthma und Ekzemen betroffen. Wahrscheinlich die Hälfte davon entwickelt die Symptome in der Kindheit. Viele Kinder überwinden sie mit der Zeit, aber eine rechtzeitige Diagnose und Behandlung kann die Lebensqualität deutlich verbessern.

> **! ACHTUNG**
>
> **Problem Asthma**
>
> Wenn ein Kind dreimal oder öfter pro Woche einen Inhalator benutzen muss, ist sein Asthma möglicherweise nicht richtig unter Kontrolle. Bitten Sie Ihren Arzt in einem solchen Fall vorsichtshalber um eine erneute Untersuchung.

Verhalten bei Asthma

Asthma tritt bei einem dafür anfälligen Kind auf, wenn es mit in der Luft vorhandenen Allergenen in Berührung kommt, was zu den bekannten Symptomen wie Keuchen, Husten oder Atemnot führt. Zu den häufigsten Asthma-Allergenen gehören Pollen, diverse Lebensmittel und Medikamente sowie Tierhaare. Erkältungen und Grippe können ebenfalls einen Anfall auslösen. Auch wenn sich Asthma nicht vollständig heilen lässt, kann die Kindheit mit den richtigen Medikamenten und einer Verringerung oder gar Vermeidung der Auslöser durchaus ohne Komplikationen verlaufen. Erstellen Sie gemeinsam mit Ihrem Arzt einen Aktionsplan. Unter www.kinder-asthma.com finden Sie im Internet eine Menge nützlicher Informationen über Asthma bei Kindern.

ANFÄLLE AUF EIN MINIMUM REDUZIEREN

Ein wichtiger Schritt, um Asthma-Anfälle auf ein Minimum zu reduzieren oder gar ganz zu vermeiden, besteht darin, sich genau über die Krankheit und deren Auswirkungen auf Ihr Kind zu informieren. Hierbei helfen ein paar allgemeine Hinweise:

- Lernen Sie, Warnzeichen wie Niesen oder eine laufende Nase zu erkennen. Wenn Sie das geeignete Medikament zur Hand haben, lässt sich einem Anfall vorbeugen.
- Führen Sie ein Asthma-Tagebuch, um herauszufinden, welche Faktoren und Situationen einen Anfall auslösen.
- Schützen Sie Ihr Kind so gut es geht vor bekannten Allergenen.
- Beseitigen Sie Staubfänger im Haus, und halten Sie insbesondere das Kinderzimmer staubfrei (siehe S. 47 *Kampf den Allergien*).
- Achten Sie darauf, dass sich das Kleine bewegt, z. B. läuft oder schwimmt. Allerdings kann jede Anstrengung einen Anfall auslösen.
- Kontrollieren Sie das Gewicht Ihres Kindes. Übergewicht strapaziert die Lungen stärker.

- Halten Sie Stress von Ihrem Kind fern. Stress ist ein häufiger Auslöser für Asthma-Anfälle.
- Suchen Sie regelmäßig den Arzt auf, um sicherzustellen, dass der Asthma-Plan den aktuellen Bedürfnissen des Kleinen entspricht.
- Behüten Sie Ihr Kind nicht zu sehr. Es soll ein möglichst normales Leben führen.

Andere Allergien

Eine allergische Rhinitis (vor allem Heuschnupfen) und Hautreaktionen (insbesondere Ekzeme) gehören zu den häufigen allergischen Reaktionen in der Kindheit. Auch reagieren Kinder immer öfter auf Lebensmittel, wobei es sich allerdings nicht immer um Allergien im eigentlichen Sinne handelt.

HILFE BEI HEUSCHNUPFEN

Da die Symptome bei Heuschnupfen durch eine allergische Reaktion auf Pollen hervorgerufen werden, tritt dieses Problem im Frühling und Sommer auf. Zeigt Ihr Kind das ganze Jahr hindurch Anzeichen von Heuschnupfen, leidet es vielleicht infolge einer Staubmilbenallergie an chronisch allergischer Rhinitis. Die folgenden Tipps sollen zu einer Linderung der Symptome beitragen:

Führen Sie ein Tagebuch Wenn die Symptome im Frühling schlimmer sind, könnten Baumpollen die Ursache sein. Reagiert das Kind am stärksten nach Rasenmähen, sind vielleicht Graspollen schuld.

Achten Sie auf Infos zum Pollenflug Diese werden in Frühling und Sommer täglich in Zeitung, Fernsehen, Radio und Internet veröffentlicht.

Lassen Sie Pollen nicht ins Haus Schließen Sie frühmorgens und am späten Nachmittag sowie Abend die Fenster, denn dann ist der Pollenstand am höchsten.

Holen Sie fachmännischen Rat ein Erkundigen Sie sich bei Ihrem Arzt nach Antihistamintabletten, und fragen Sie, ob eine Desensibilisierung Abhilfe schaffen könnte.

Meiden Sie Staub Falls Sie glauben, dass eine Hausstaubmilbenallergie die Symptome hervorruft, befolgen Sie die Ratschläge auf Seite 47.

SELBSTHILFE

Was tun bei einem Asthma-Anfall

Sie und alle anderen Personen, die sich regelmäßig um Ihr Kind kümmern – Familienangehörige, Tagesmutter, Erzieher oder Lehrer – müssen wissen, was bei einem Asthma-Anfall zu tun ist. Hier sind einige wichtige Hinweise:

- Inhaliergeräte und Medikamente nach Anweisung des Arztes anwenden.
- Das Kind muss aufrecht sitzen.
- Bei ihm bleiben, bis der Anfall vorüber ist.
- Den Notarzt rufen, wenn die Symptome innerhalb von 5 bis 10 Minuten nicht abklingen.

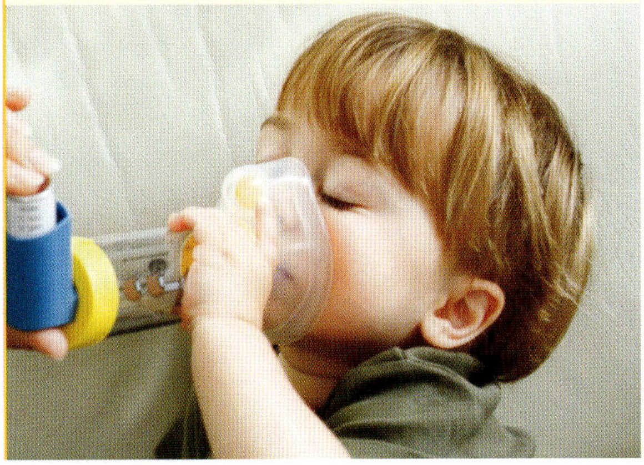

! ACHTUNG

Allergieschock

Bei Kindern mit schweren Lebensmittelallergien kann es nach dem Verzehr bestimmter Nahrungsmittel zu einer Anaphylaxie kommen, einer starken Verengung der Atemwege und Schock. Rufen Sie dann umgehend unter 112 einen Notarzt, oder bringen Sie Ihr Kind in die nächste Notaufnahme.

VERHALTEN BEI EKZEMEN

Ein Ekzem ist ein Hautausschlag, der oft mit einer Allergie einhergeht und häufig erstmals im Säuglingsalter auftritt. Zu den Symptomen gehört ein trockener, rötlicher, schuppiger Ausschlag, der im Gesicht und am Kopf oder an den Unterarmen und Unterschenkeln beginnen kann. Oft kommen und gehen die Symptome; Faktoren wie Kälte, Wind, Stress und bestimmte Lebensmittel verstärken sie mitunter. Bei vielen Kindern verschwinden die Anzeichen, sobald das Immunsystem gelernt hat, mit den „fremden" Substanzen umzugehen. Falls Ihr Kind an einem Ekzem leiden sollte, können Sie Folgendes tun:

- Verwenden Sie eine rezeptfreie Feuchtigkeitscreme bzw. Salbe, oder lassen Sie sich von Ihrem Arzt eine milde steroidhaltige Creme oder Salbe verschreiben. Halten Sie sich genau an die Packungsanweisung.
- Mit oralen Antihistaminika lassen sich Symptome wie Juckreiz lindern. Außerdem machen sie müde, sodass das Kind leichter einschläft.
- Fragen Sie den Arzt, ob sich im Fall Ihres Kindes Hautpräparate mit Immunmodulatoren (Entzündungen eindämmenden und Reaktionen des Immunsystems verringernden Wirkstoffen) eignen.
- Achten Sie darauf, dass die Haut des Kindes nicht mit Reizstoffen wie Seife und Badeschaum in Berührung kommt.
- Halten Sie sein Schlafzimmer kühl. Verwenden Sie Leinentücher und ein leichtes Federbett.
- Lassen Sie keine Haustiere ins Kinderzimmer.
- Überheizen Sie die Wohnung nicht, auch kein heißes Bad. Baumwollkleidung ist am besten, möglichst keine Wolle direkt auf der Haut.
- Einem Baby schneiden Sie die Fingernägel kurz und ziehen ihm Fäustlinge an. Einem älteren Kind reden Sie gut zu, sich nicht zu kratzen.
- Finden Sie die Auslöser heraus. Werden Sie nicht nervös, wenn Sie einen bestimmten Faktor nicht bestimmen können.
- Bei an einem Ekzem Leidenden ist der Spiegel an Gamma-Linolensäure niedrig. Diese Substanz kommt im Öl der Nachtkerze, des Siebensterns und der Schwarzen Johannisbeere vor. Fragen Sie Ihren Arzt, ob Sie dem Kind ein Nahrungsergänzungsmittel geben sollen.

HÄUFIGE AUSLÖSER EINER LEBENSMITTELALLERGIE

Nicht alle Reaktionen auf Lebensmittel sind echte Allergien. Davon spricht man erst, wenn das Immunsystem nach dem Verzehr bestimmter Nahrungsmittel IgE-Antikörper produziert. Häufige Auslöser sind Milch, Eier, Fisch, Nüsse, Zitrusfrüchte, Tomaten, Sesam und Soja. Ein Drittel aller Eltern verbannt bestimmte Lebensmittel vom Speiseplan ihres Kindes, aber nur in 3 % der Fälle handelt es sich um eine echte

NEGATIVE REAKTIONEN AUF LEBENSMITTEL

Diese Tabelle liefert Hinweise auf den Typ der negativen Reaktion auf Lebensmittel, von der Ihr Kind bei bestimmten Symptomen betroffen sein könnte.

Krankheit	Lebensmittelallergie	Lebensmittelintoleranz	Zöliakie
Symptome	• Ekzem – bei Babys vor allem im Gesicht • Ausschlag um den Mund herum • unebener, juckender Ausschlag • Schwellungen • Erbrechen • Atemprobleme	• Gereiztheit, Schreien, Schlafstörungen • Bauchschmerzen • Erbrechen • Durchfall • Kopfschmerzen	• Müdigkeit • Blähungen • Bauchkrämpfe • Durchfall • Verstopfung
Alter bei Ausbruch	• unter 2 Jahren	• altersunabhängig	• altersunabhängig
Maßnahmen	• absolutes Meiden identifizierter Allergene	• Ernährungsumstellung mithilfe einer Diätassistentin oder einer Ernährungsberaterin	• glutenfreie Ernährung

Allergie. Eine Diagnose ermöglicht ein Pricktest beim Arzt: Ein Extrakt des verdächtigten Lebensmittels wird auf die Haut getropft und diese leicht angeritzt, um zu sehen, ob es zu einer Reaktion kommt. In Blutuntersuchungen lassen sich IgE-Antikörper bestimmen, und durch eine Eliminationsdiät lässt sich die Reaktion überprüfen.

Lebensmittelintoleranz und -empfindlichkeit sind durch Zusatzstoffe sowie durch natürliche chemische Substanzen in der Nahrung hervorgerufene Reaktionen. Zöliakie ist eine Autoimmunkrankheit, bei der das Gluten im Nahrungsmittel Entzündungen im Darm hervorruft. Mögliche Symptome solch negativer Reaktionen auf Lebensmittel sind in der Tabelle oben aufgelistet.

Eine Lebensmittelallergie muss nicht den Appetit verderben

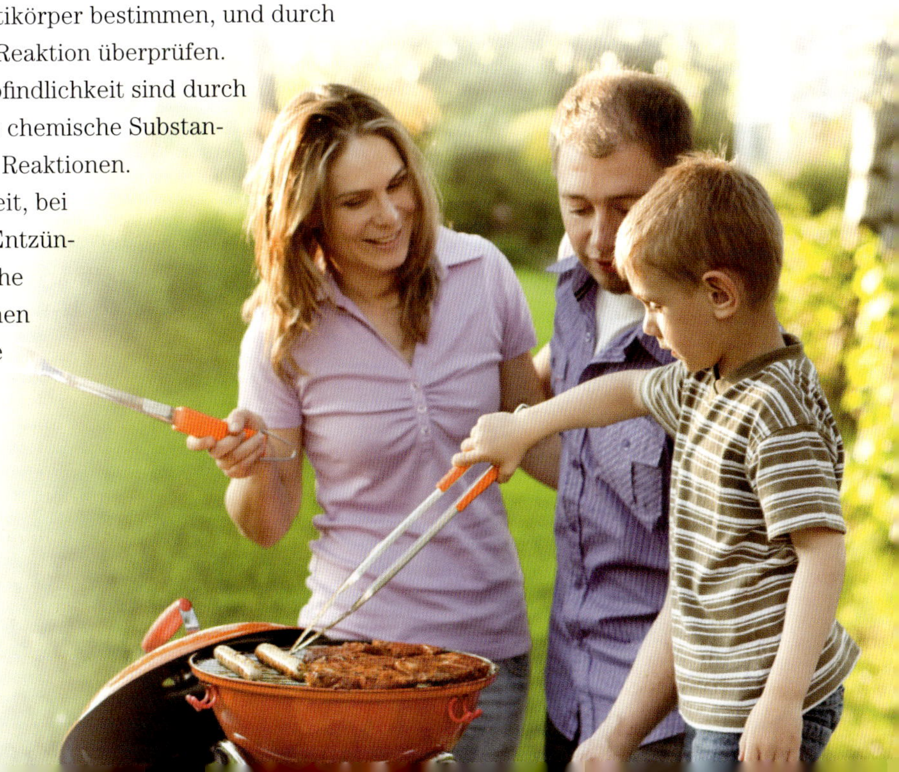

Wenn Ihr Kind Diabetiker ist

In Deutschland leiden rund 25 000 Kinder und Jugendliche an Diabetes Typ 1 und etwa 15 von 1000 an Diabetes Typ 2. Wenn Ihr Kind mit Ihrer Hilfe lernt, diese Krankheit zu bewältigen, leisten Sie damit einen unschätzbaren Beitrag für seine gesundheitliche Zukunft.

SELBSTHILFE

Einem Kleinkind oder Baby Insulin spritzen

Während des Spritzens sollte das Baby oder Kleinkind sicher auf Ihrem Schoß sitzen. Wechseln Sie die Einstichstellen – Bauch, Po, Oberschenkel und Arme (siehe S. 305 *Unterschiedliche Einstichstellen*). Insulin-Pens lassen sich am einfachsten handhaben, und einige können auch halbe Einheiten abgeben.

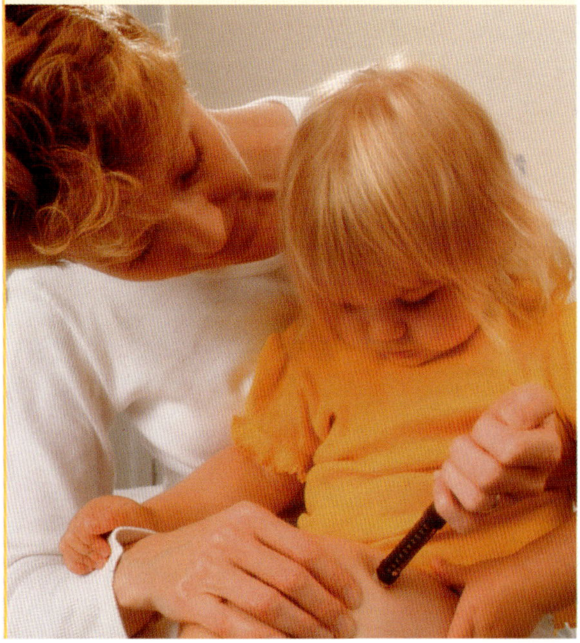

Typ 1 ist der in der Kindheit am häufigsten ausbrechende Diabetes. Bei einer zunehmenden Zahl von Kindern und Teenagern wird aber auch Diabetes Typ 2 diagnostiziert, wahrscheinliche weil immer mehr Kinder übergewichtig sind (siehe auch S. 100–119 *Leben mit Diabetes*). Zusätzlich gibt es noch MODY (**M**aturity **O**nset **D**iabetes of the **Y**oung), den Erwachsenendiabetes, der bei Jugendlichen auftritt. Dieser genetisch bedingte Diabetes entwickelt sich vor dem 25. Lebensjahr.

Die Diagnose, dass Ihr Kind Diabetes hat, kann eine Reihe von Emotionen auslösen – von Schuldgefühlen bis hin zu Angst. Sie fragen sich, wie Sie und Ihr Kind jemals mit Spritzen, Messen des Blutzuckerspiegels und anderen Dingen fertig werden sollen. Hier helfen ein paar Tipps:

- Informieren Sie sich so genau wie möglich über Diabetes, auch im Internet. Ratschläge finden Sie im deutschsprachigen Raum u. a. bei www.deutsche-diabetes-gesellschaft.de, www.diabetes-austria.com und www.diabetesgesellschaft.ch.
- Es gibt eine Website speziell für Diabetes bei Kindern. Wenn Ihres alt genug ist, kann es sich bei www.diabetes-kids.de auch selbst einklicken.
- Beziehen Sie Ihr Kind in die Behandlung des Diabetes ein. So wird es mit den Dingen vertraut, die es später einmal allein tun muss.
- Fragen Sie Ihren Arzt nach Lernprogrammen, um den Umgang mit Diabetes zu meistern.

- Unterstützung finden Sie auch bei Eltern anderer Diabetes-Kinder. Fragen Sie Ihren Arzt oder die Diabetesberaterin, ob sie Selbsthilfegruppen für Familien oder Kinder kennen.
- Besprechen Sie mit Lehrern, Freunden und Verwandten, wie mit der Krankheit Ihres Kindes in der Schule umgegangen werden soll. Vergewissern Sie sich, dass jeder weiß, was zu tun ist, wenn es bei Ihrem Kind zur Unterzuckerung kommt.

DIABETES IN VERSCHIEDENEN ALTERSSTUFEN

Unabhängig vom Alter des Kindes kann der Umgang mit Diabetes schwierig sein. Besondere Probleme ergeben sich bei Kleinkindern, die den Sinn des Spritzens und der Blutentnahmen noch nicht verstehen, und bei Halbwüchsigen in der Pubertät. Diese wollen nicht anders sein als ihre Freunde und hadern mit den unvermeidlichen Einschränkungen, die der Diabetes ihrem Leben auferlegt. Nicht selten rebellieren sie gegen die Bemühungen der Eltern, ihnen mit Rat und Tat beizustehen. Auch machen es die körperlichen Veränderungen in der Pubertät oft schwierig, den Diabetes unter Kontrolle zu halten.

INSULIN UND IHR KIND

Ebenso wie Erwachsene mit Diabetes Typ 1 benötigen Kinder täglich Insulin, das ihnen mit einer Spritze oder einer Insulinpumpe verabreicht wird. Die ersten Spritzen mögen eine Qual sein, aber wenn Sie und Ihr Kind sich daran gewöhnt haben und entspannter sind, geht es leichter von der Hand. Und so können Sie Ihrem Kind die Angst nehmen:

Seien Sie positiv Geben Sie dem Kind zu verstehen, dass Spritzen eine notwendige Tatsache sind, und loben Sie es danach.

Akzeptieren Sie keine Ausreden Seien Sie gegenüber Ausreden unnachgiebig. Ihr Kind mag murren – aber erst nach der Spritze.

Sprechen Sie Ängste an Reden Sie mit der Diabetesberaterin, falls Ihr Kind große Angst vor Nadeln hat. Eine Insulinpumpe (siehe S. 306) könnte in einem solchen Fall die geeignete Alternative sein.

UNTERSCHIEDLICHE EINSTICHSTELLEN

Es ist wichtig, die Einstichstelle zu wechseln, damit sich unter der Haut keine Schwellungen bilden und die Aufnahme des Insulins behindern. Die Gestalt eines menschlichen Körpers, auf dem ein Gitter mit den entsprechenden Einstichstellen eingezeichnet ist, erleichtert diesen Wechsel. 1996 stellte eine Studie der University of Florida auch fest, dass Kinder von sechs bis elf Jahren die richtigen Stellen leichter fanden, wenn sie auf einem Teddybären markiert waren.

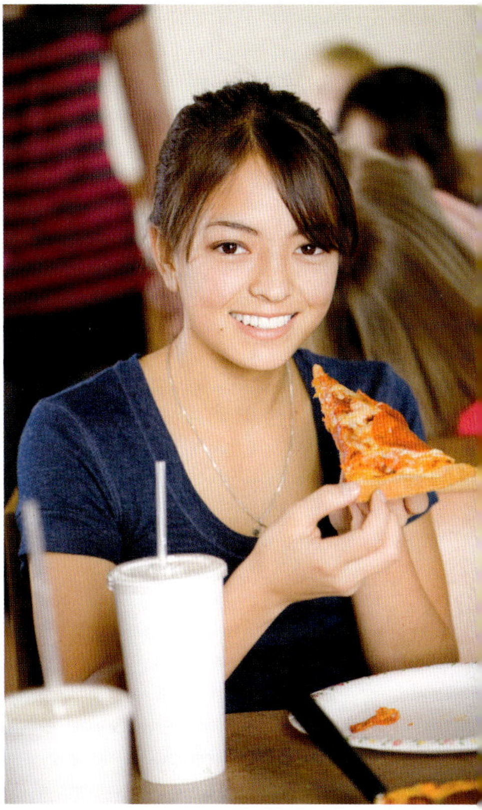

Teenager können lernen, verantwortungsvoll mit ihrem Diabetes umzugehen

Bei einem Baby den Blutzucker messen

Babys können nicht sagen, ob sie Hunger oder Durst haben. Deshalb müssen Sie den Blutzuckerspiegel öfter kontrollieren als bei einem schon größeren Kind. Bei einem Baby ist es leichter, Blut aus Ferse oder Zehen zu entnehmen. Die Diabetesberaterin zeigt Ihnen, wie das geht. Notieren Sie die Werte, um ein Schema der Blutzuckerwerte zu erhalten. Auf diese Weise lässt sich die Anzahl der Kontrollen verringern.

IHR KIND KANN ES JETZT ALLEIN

Ältere und selbstständigere Kinder möchten sich vielleicht schon selbst Insulin spritzen. Aber geben Sie Ihrem Kind die notwendige Zeit, um zu entscheiden, wann es so weit ist. Die Diabetesberatung hilft, doch Sie müssen den Prozess überwachen. Hier sind ein paar Tipps:

Helfen Sie dem Kind, die benötigte Insulinmenge zu berechnen.

Lassen Sie es die Einstichstelle selbst wählen.

Zeigen Sie ihm, wie es die Insulinspritze aufzieht und das Insulin spritzt. Sie können das an einer Orange üben.

BENUTZUNG EINER INSULINPUMPE

Die kontinuierliche subkutane Insulintherapie mit Insulininfusionspumpen (Insulinpumpentherapie) erleichtert die Steuerung des Blutzuckers und gibt dem Kind mehr Flexibilität. Sie eignet sich für Babys, Kleinkinder und Teenager. Krankenkassen verlangen in der Regel ein Gutachten, ob ein Kind die Kriterien für eine Insulinpumpe erfüllt.

KONTROLLE DES BLUTZUCKERS

Um den Blutzucker zu steuern, muss sein Wert regelmäßig kontrolliert werden (siehe S. 105). Die Diabetesberaterin kann Ihnen zeigen, wie Sie den Blutzucker messen (siehe auch Kasten links) und Geräte empfehlen, um auch an anderen Körperstellen als den Fingern Blut zu entnehmen.

BEI EINEM KRANKEN KIND

Da bei kranken Kindern der Blutzuckerspiegel steigen oder sinken kann, ist eine Kontrolle in einem solchen Fall besonders wichtig. Achten Sie darauf, stets die richtigen Messgeräte zur Hand zu haben. Hier ein paar Tipps, wie Sie den Diabetes eines kranken Kindes unter Kontrolle halten:

- Messen Sie häufig seinen Blutzuckerspiegel.
- Fällt es dem Kind schwer, feste Kost zu essen oder bei sich zu behalten, können Sie auf Getränke mit Kohlenhydraten

PRAXIS-KNOWHOW

Tipps zum Blutzuckermessen

Das Kind sollte möglichst ausgeruht und gut gelaunt sein. Die Kontrolle darf nicht in einen Kampf ausarten. Hier finden Sie ein paar Tipps:

- Achten Sie darauf, dass Ihr Kind warme Hände hat. Aus kalten Händen lässt sich nur schwer Blut entnehmen, und es tut mehr weh.
- Waschen Sie Ihre Hände und die Ihres Kindes vorher mit Wasser. Keine Feuchttücher! Das Glyzerin darin könnte das Ergebnis verfälschen.
- Der Einstich tut nicht so weh, wenn Sie seitlich in die Fingerspitze pieksen und nicht in die Mitte.
- Benutzen Sie nach Möglichkeit eine Stechhilfe, die den meisten Blutzuckermessgeräten beigegeben ist. Das tut dann wirklich nicht weh.
- Sollte sich die Blutentnahme schwierig gestalten, bitten Sie das Kind, die Hand nach unten zu halten, damit das Blut in die Finger fließt.
- Das Kind darf helfen, den Bluttropfen auf den Teststreifen zu streichen.

oder weiche Speisen wie Joghurt ausweichen. Bei ernsteren Erkrankungen helfen der Hausarzt oder die Diabetesberatung.

- Bei einem Kind mit Diabetes Typ 1 muss man Urin oder Blut auf Ketone untersuchen, um zu verhindern, dass der Diabetes außer Kontrolle gerät. Teststreifen erhalten Sie auf Rezept.
- Geben Sie Insulin und Tabletten weiter wie bisher, aber je nach Ergebnis des Blutzuckertests muss die Dosis angepasst werden.

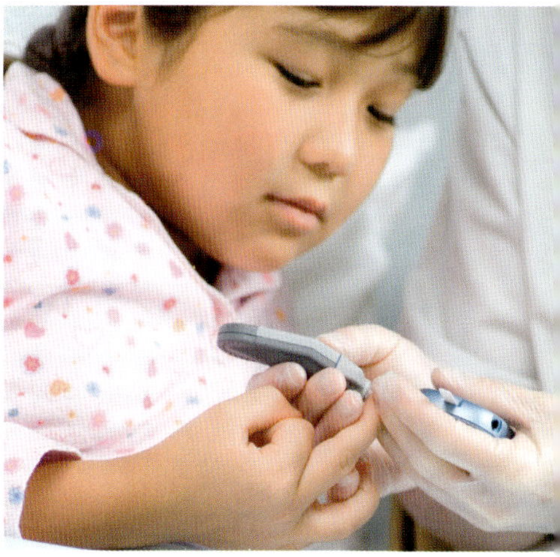

Wecken Sie das Interesse Ihres Kindes an seinen Blutzuckerwerten

EINE DIABETESFREUNDLICHE KOST FÜR IHR KIND

Kinder mit Diabetes brauchen keine Spezialdiät. Die Kost muss nur gesund und ausgewogen sein. Erstellen Sie gemeinsam mit einer anerkannten Ernährungsberaterin für Kinder einen Menüplan. Weitere Informationen hierzu finden Sie ab Seite 108 im Abschnitt *Bessere Ernährung*. Hilfreich sind vielleicht auch folgende Tipps:

Regelmäßige Mahlzeiten Achten Sie darauf, dass Ihr Kind zu festen Zeiten isst.

Niedriger GI Verwenden Sie stärkehaltige Nahrungsmittel mit einem niedrigen GI (siehe S. 110 *Glykämischer Index),* und servieren Sie viel Obst und Gemüse.

Weniger Fett Verzichten Sie auf gesättigte (tierische) Fette und Transfette (in Fertiggerichten).

Möglichst wenig Zucker Kaufen Sie Kuchen und Kekse mit wenig Zucker und Fett oder backen Sie selbst. Wählen Sie Getränke ohne oder mit wenig Zucker, da dieser in Flüssigkeit schnell absorbiert wird und den Blutzuckerspiegel nach oben treibt.

SPORT IST WICHTIG

Regelmäßiger Sport ist für Kinder generell wichtig, und kleine Diabetiker machen da keine Ausnahme. Sorgen Sie dafür, dass Ihr Kind täglich mindestens eine Stunde intensiv Sport treibt. Aber denken Sie daran, dass der Blutzucker durch körperliche Betätigung sinkt und Sie durch Ausprobieren das richtige Verhältnis zwischen Kost, Insulin und Bewegung herausfinden müssen.

Wenn Ihr Kind aktiver als geplant ist, besteht die Gefahr von Unterzuckerung (siehe S. 107). Gehen Sie folgendermaßen vor:

Kontrollieren Sie den Blutzucker vor und nach dem Sport.

Vergrößern Sie die Portion, die Ihr Kind vor dem Sport isst.

Verringern Sie die Insulindosis Ihres Kindes vor dem Sport.

Machen Sie Ihrem Kind verständlich, dass es größere Anstrengungen vermeiden muss, wenn die Insulinwirkung ihren Höchststand erreicht – bis zu 2 Stunden nach dem Spritzen.

Hilfe bei psychischen Störungen

Man geht davon aus, dass bei etwa einem von zehn Kindern im Alter zwischen einem und 15 Jahren ein psychisches Problem vorliegt. In der Pubertät treten diese Störungen oft noch verstärkt auf. Die Chance auf eine vollständige Heilung ist am größten, wenn die gesamte Familie in die Behandlung einbezogen wird.

Ob Ihr Kind sich körperlich unwohl fühlt, lässt sich ziemlich leicht erkennen. Deutlich schwieriger ist es hingegen, psychische Probleme zu entdecken. Bleiben diese unbehandelt, führen sie oft zu Schulversagen, Alkohol- und Drogenmissbrauch, Familienstreitigkeiten, Gewalt oder gar Selbstmord. Die Heilungschancen sind umso größer, je aktiver die Eltern in den Prozess einbezogen werden, so seltsam dies auch klingen mag.

Ein Kind mit ADHS kann mithilfe speziell ausgebildeter Lehrkräfte Fortschritte machen

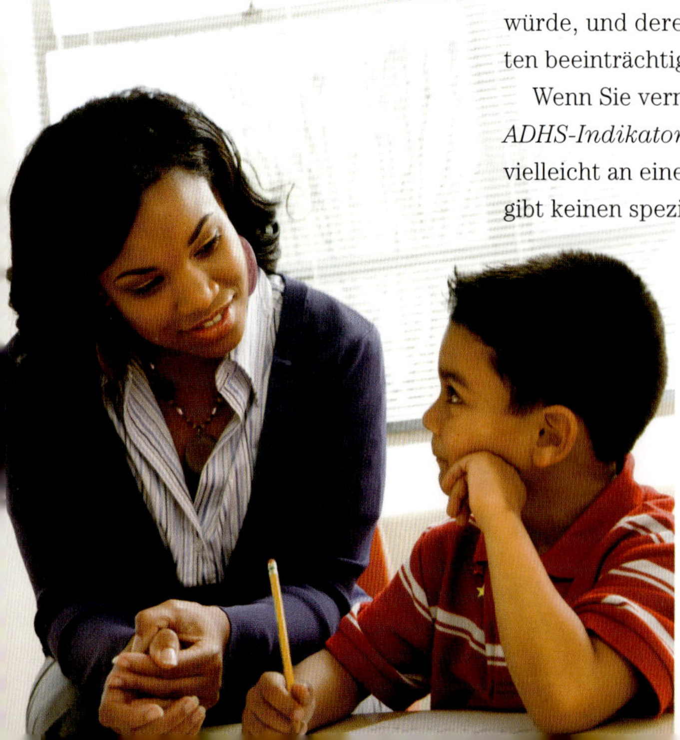

HAT MEIN KIND ADHS?

Die Begriffe Aufmerksamkeitsdefizit-Hyperaktivitätsstörung (ADHS) oder hyperkinetische Störung beschreiben Kinder, die weitaus aktiver und/oder impulsiver sind als man es aufgrund ihres Alters erwarten würde, und deren Verhalten ihre Beziehungen sowie ihr Lernverhalten beeinträchtigt.

Wenn Sie vermuten, dass Ihr Kind an ADHS leidet (siehe S. 309 *ADHS-Indikatoren*), wenden Sie sich an Ihren Hausarzt, der es vielleicht an einen Kinderpsychologen zur Beurteilung überweist. Es gibt keinen speziellen Test. Der Psychologe wird das Kind beobachten, und Sie können ihm helfen, indem Sie das Verhalten Ihres Kleinen beschreiben. Der Arzt wird Sie wahrscheinlich auch um einen Bericht der Schule bitten.

EINEM HYPERAKTIVEN KIND HELFEN

Eltern können viel tun, um sich und ihrem Kind das Leben leichter zu machen. Einige Kinder mit ADHS werden medikamentös (Methylphenidat oder Dexamphetamin) behandelt, aber das ist keinesfalls die einzige Möglichkeit. Die folgenden Maßnahmen können Sie zu Hause und in Zusammenarbeit mit der Schule sowie dem Hausarzt umsetzen:

Achten Sie auf Zusatzstoffe Manche Kinder mit ADHS reagieren empfindlich auf Zucker und Koffein. Auch bestimmte Zusatzstoffe in Lebensmitteln verschlimmern die Symptome. Führen Sie ein Ernährungstagebuch, und sprechen Sie mit einer Ernährungsberaterin.

Könnte vielleicht Fischöl helfen? Seit mehreren Jahrzehnten werden Studien durchgeführt, um herauszufinden, ob Omega-3-Ergänzungsstoffe Kindern mit ADHS helfen könnten. Sprechen Sie vor einer Umstellung der Kost Ihres Kindes stets mit einer Ernährungsberaterin.

Strukturieren Sie das Umfeld Klare Anweisungen, welches Verhalten akzeptabel ist und welches nicht, gibt Ihrem Kind Sicherheit.

Kooperieren Sie mit der Schule Besprechen Sie die Möglichkeit zusätzlicher Unterstützung in bestimmten Fächern oder bei bestimmten Fertigkeiten. Ein Schulpsychologe, der Ihr Kind beobachtet, könnte Vorschläge für das weitere Vorgehen machen.

Seien Sie offen für eine Therapie Ihr Arzt oder der Psychiater Ihres Kindes schlägt vielleicht eine Gesprächstherapie vor, um Symptome wie Impulsivität zu meistern. Auch eine Familientherapie könnte helfen.

AUTISMUS

Kinder mit ASS (**A**utismus-**S**pektrum-**S**törungen) verfügen nicht über die gleichen sozialen und kommunikativen Fähigkeiten wie andere und haben Schwierigkeiten, mit anderen Personen in Beziehung zu treten. Die Störungen umfassen ein breites Spektrum von Problemen mit der Kommunikation, der sozialen Entwicklung und dem Sozialverhalten. Ist der Autismus voll ausgeprägt, kommt es zu massiven Schwierigkeiten bei der Kommunikation und Interaktion mit anderen und möglicherweise zu Lernproblemen. Das Asperger-Syndrom ist eine weniger schwere autistische Störung. Kindern mit Asperger fällt es zwar schwer, sozial zu interagieren und zu kommunizieren, sie haben aber bessere sprachliche Fertigkeiten, eine durchschnittliche bis überdurchschnittliche Intelligenz und keine Lernschwächen.

WIE MAN AUTISMUS ERKENNT

Diagnostizieren kann Autismus nur ein Arzt, aber die Eltern erkennen ein Problem als Erste. Folgende Symptome weisen auf Autismus hin:

- Sprache und nonverbale Kommunikationsfertigkeiten (z. B. Fingerzeigen, Händeklatschen oder Winken) sind nicht altersgerecht entwickelt. Älteren Kindern fällt es schwer, die Bedeutung von Gesagtem und Witze zu verstehen oder Körpersprache zu „lesen".

ADHS-Indikatoren

Die folgenden Verhaltensweisen könnten auf ADHS hinweisen, vor allem wenn sie länger anhalten und verstärkt auftreten:

- Unruhe, Gezappel und Hyperaktivität
- unablässiges Reden und Unterbrechen anderer
- Konzentrationsschwierigkeiten (sich leicht ablenken lassen und Aufgaben nicht beenden)
- Impulsivität (unbedachtes Handeln)
- bei Spielen, Gesprächen oder Anstehen nicht warten können, bis man an der Reihe ist
- aggressives und störendes Verhalten
- Ungeschicklichkeit
- Rücksichtslosigkeit
- Gereiztheit
- emotionale Unreife.

- Das Kind hat Probleme, sich anzufreunden. Es kann sich nicht in andere Menschen einfühlen und an neue Situationen anpassen.
- Es versteht Regeln nur schwer, was zu schulischen Problemen führt.
- Das Kleine ist nicht in der Lage, mit seinen Gefühlen, darunter auch plötzlichen Wutausbrüchen und Aggressionen, umzugehen, und lehnt Zuneigung ab.
- Autistische Kinder zeigen oft wenig oder gar kein Interesse an Fantasiespielen („Stell dir vor …"). Sie beschäftigen sich lieber mit fast schon zwanghaften Tätigkeiten wie Briefmarken sammeln und Kleinigkeiten horten.
- Sie haben Schwierigkeiten, bestimmte Entwicklungsstufen zu meistern, z. B. sich aufzusetzen, zu krabbeln oder zu laufen. Sie reagieren über- oder unterempfindlich auf Töne, Berührung, Geruch und Geschmack und zeigen Verhaltensauffälligkeiten (vorwärts und rückwärts schaukeln, mit dem Kopf aufschlagen, auf Zehenspitzen gehen).

WIE SIE EINEM AUTISTISCHEN KIND HELFEN KÖNNEN

Ein Kind mit ASS ist für Eltern sehr anstrengend. Bemühen Sie sich daher um so viele Informationen wie möglich. Viele praktische Ratschläge finden Sie unter www.autismus.de bzw. www.autismus.ch.

Halten Sie zu Ihrem Kind Strukturieren Sie sein Umfeld so, dass schwieriges Verhalten auf ein Minimum reduziert wird. Loben Sie gutes Benehmen, bleiben Sie positiv, und verlangen Sie nicht zu viel.

Holen Sie sich Hilfe Mit der Angewandten Verhaltensanalyse (ABA, **A**pplied **B**ehavior **A**nalysis), die meist vor dem 5. Lebensjahr beginnt, werden grundlegende soziale, schulische und alltägliche Verhaltensweisen erlernt, um problematisches Benehmen abzuschwächen. Bitten Sie Ihren Arzt um die Überweisung an einen Kinderpsychologen.

Seien Sie Spielpartner Finden Sie heraus, wie Sie mit Ihrem Kind am besten kommunizieren können. Lassen Sie ihm beim Spielen oder Erledigen alltäglicher Aufgaben zusätzlich Zeit, damit es über das, was es sagen soll, nachdenken kann. Eine Sprachtherapie kann hilfreich sein.

Nutzen Sie finanzielle Unterstützung Eltern eines autistischen Kindes haben Anspruch auf finanzielle Leistungen für Behinderte, um die Zusatzkosten abzudecken. Ihre Krankenkasse kann Auskunft geben.

Strukturiertes Unterrichten

Eine pädagogische Beurteilung sollte klären, ob Anspruch auf schulische Unterstützung in einer normalen oder einer Sonderschule vorliegt. Viele europäische Schulen verfolgen mittlerweile den Ansatz des in den USA entwickelten TEACCH-Programms zur Behandlung und pädagogischen Förderung autistischer und in ähnlicher Weise kommunikationsbehinderter Kinder. Eltern stellen dabei das Bindeglied zwischen Zuhause und Schule dar.

WIE SIE EINEM DEPRESSIVEN KIND HELFEN

Alle Kinder haben Hochs und Tiefs, aber wenn Ihres über längere Zeit niedergeschlagen ist, sich zurückzieht, zu viel oder zu wenig isst, die ganze Zeit schläft oder andere Veränderungen zeigt, die zwei Wochen oder länger andauern, könnte es sich um eine Depression handeln.

Wenden Sie sich an Ihren Arzt, er überweist das Kind vielleicht an einen Kinderpsychologen. Im Folgenden einige Tipps, wie Sie selbst Ihrem Kind helfen können:

Seien Sie ehrlich War der Auslöser für die Depression vielleicht ein traumatisches Ereignis in der Familie, z. B. eine Scheidung? Sagen Sie ehrlich, was geschieht. Vertuschen macht die Dinge nur schlimmer.

Helfen Sie mit Worten Ein kleines Kind verfügt oft nicht über den Wortschatz, um Gefühle wie Traurigkeit, Ärger oder Bestürzung auszudrücken. Sie können ihm helfen, seine Gefühle zu beschreiben.

Hören Sie gut zu Lassen Sie das Kleine wissen, dass es sich bei Ihnen ausweinen und aussprechen kann. Für den Fall, dass es nicht mit Ihnen reden möchte, bietet sich vielleicht Ihr Partner, ein Lehrer oder ein Freund der Familie als guter Zuhörer an.

Sorgen Sie für Bewegung Sport fördert die Freisetzung von Wohlfühlhormonen und kann helfen, angestaute Gefühle loszuwerden.

Achten Sie auf ein verändertes Essverhalten In der Pubertät treten häufig Essstörungen wie Magersucht auf (siehe S. 254).

Schaffen Sie Bücher an Für Kinder ist es oft hilfreich zu lesen, wie andere Kinder in einer vergleichbaren Situation zurechtkommen.

Zeit für eine Pause

Es strengt an, für ein Kind mit dauerhaften emotionalen oder psychischen Problemen zu sorgen. Um sich nicht komplett zu verausgaben, legen Sie regelmäßige Pausen ein. Wenn Sie gelegentlich eine längere Ruhepause benötigen, erkundigen Sie sich bei den Sozialdiensten nach Hilfsangeboten.

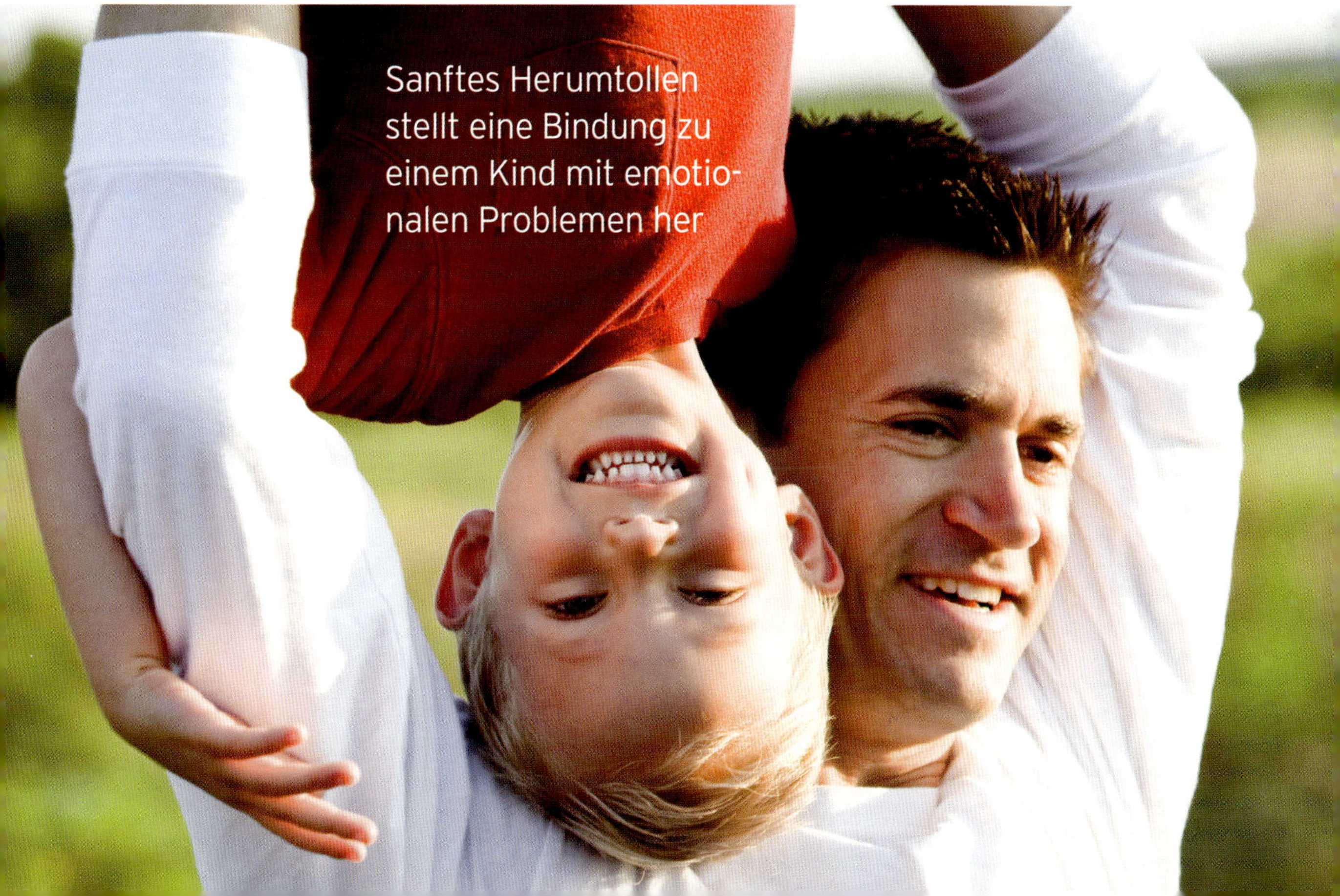

Sanftes Herumtollen stellt eine Bindung zu einem Kind mit emotionalen Problemen her

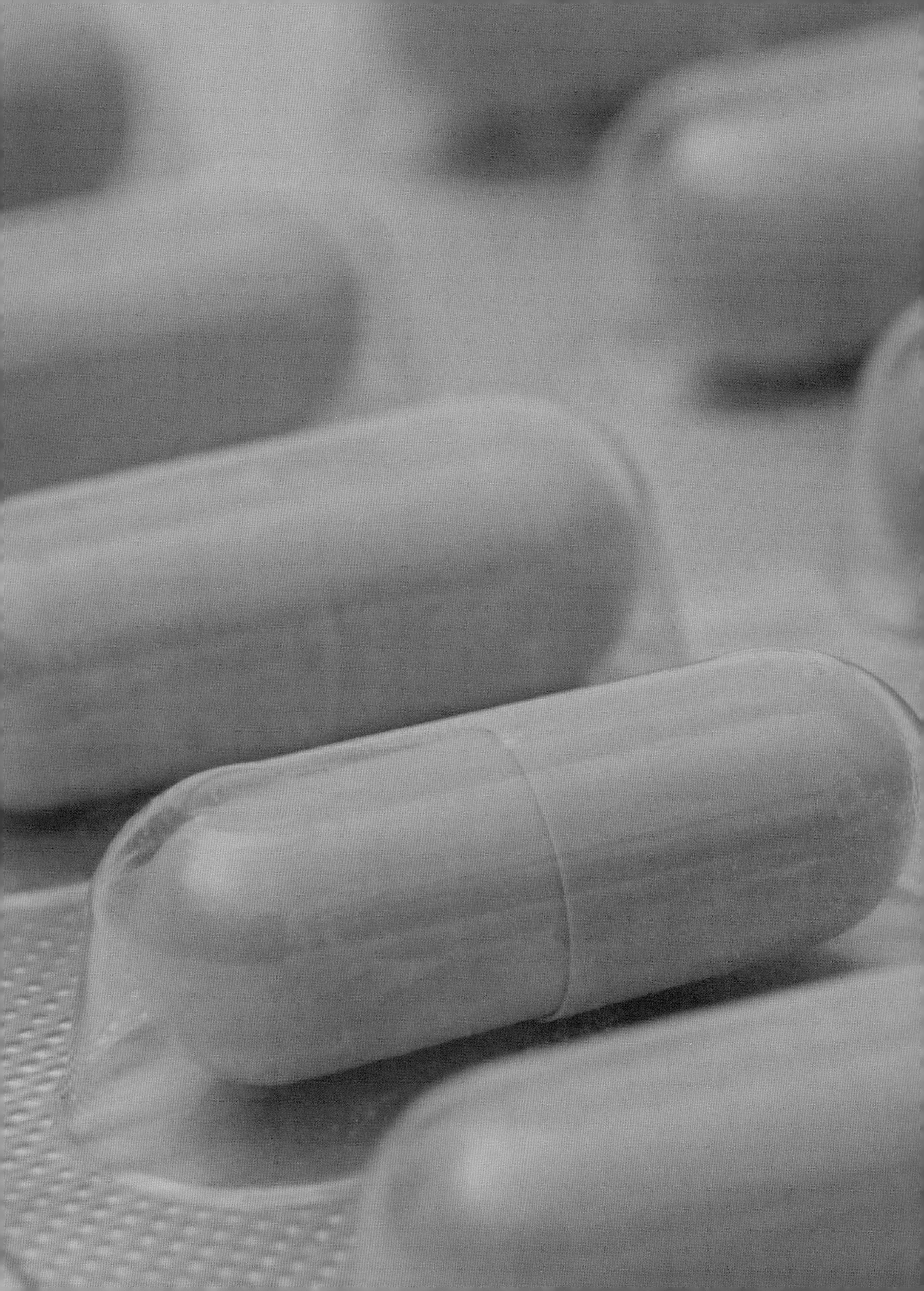

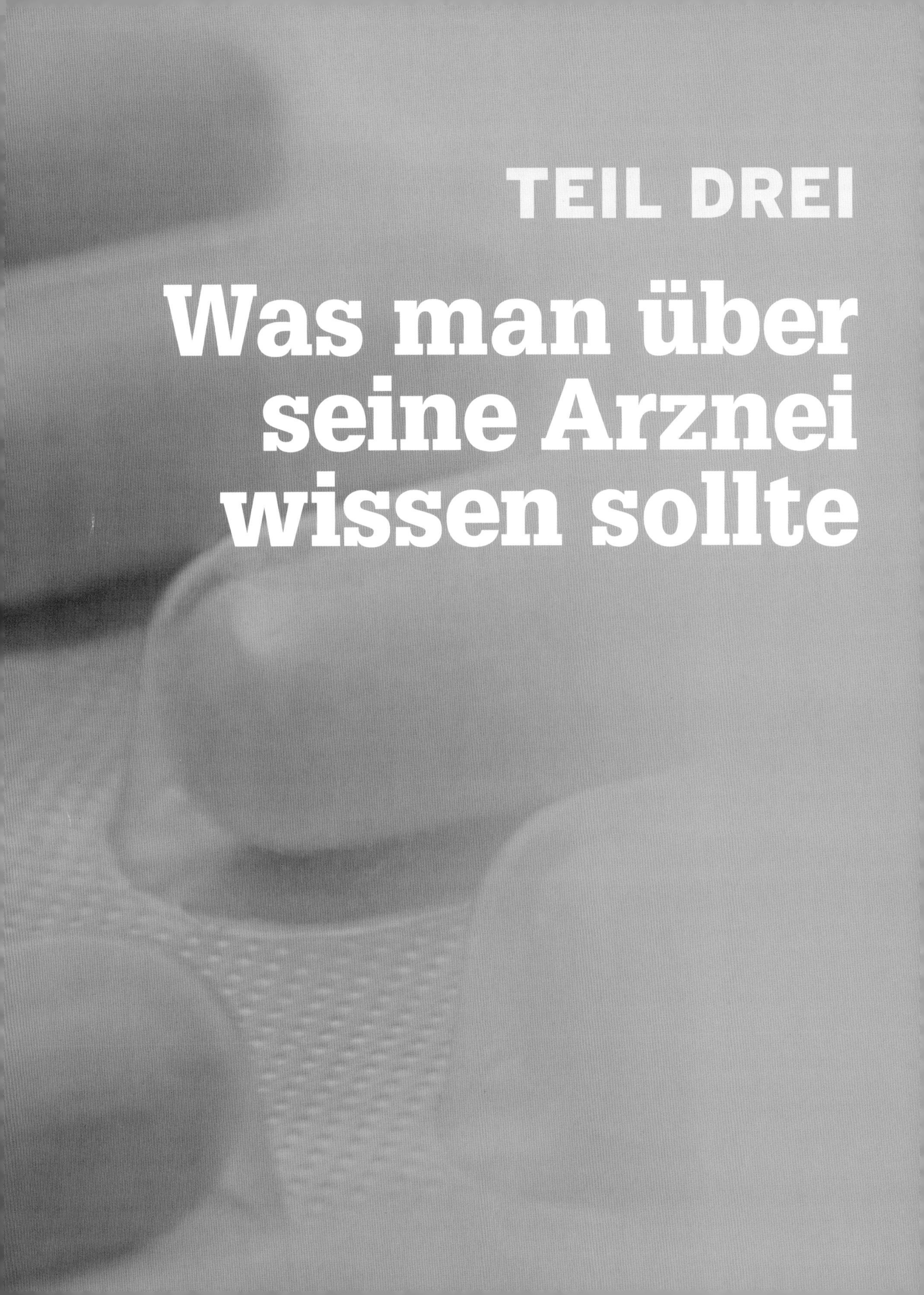

TEIL DREI

Was man über seine Arznei wissen sollte

Auf welche Weise Ihr Medikament wirkt

Sie haben ein Medikament verschrieben bekommen oder vielleicht auch rezeptfrei gekauft. Jetzt benötigen Sie einige grundlegende Informationen, damit die Arzneistoffe zuverlässig wirken können und Sie möglichst schnell wieder auf die Beine kommen.

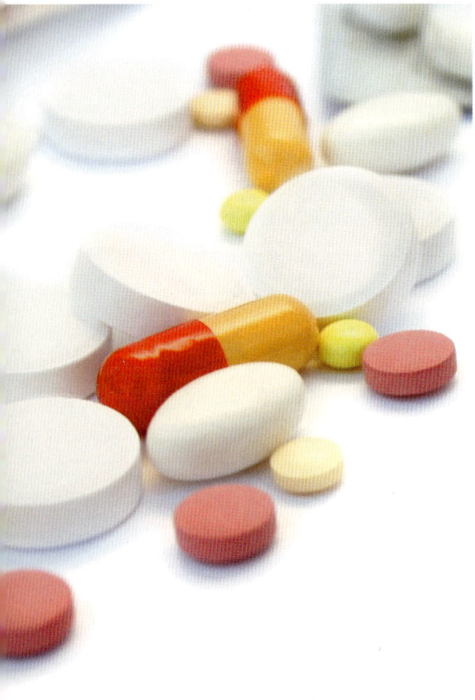

Medikamente lassen sich einteilen in verschreibungspflichtige Präparate und rezeptfreie, aber apothekenpflichtige (auch als OTC-Medikamente bekannt, von englisch „over the counter“ = über die Ladentheke). Meist sind verschreibungspflichtige Mittel stärker, und ihre Einnahme muss sorgfältig überwacht werden.

Auf den folgenden Seiten finden Sie rosa und blaue Tabellen mit Auflistungen von rezeptfreien (rosa) und verschreibungspflichtigen (blau) Wirkstoffen gegen häufige Beschwerden. Neben einem Wirkstoff stehen Beispiele für handelsübliche Medikamente im deutschsprachigen Raum, die diesen Wirkstoff enthalten. Sie sind durch Strichpunkt nach Ländern (Deutschland, Österreich, Schweiz) getrennt. Medikamente ohne die Kürzel D, A oder CH sind in allen drei Ländern zugelassen, zahlreiche Monopräparate (enthält einen einzigen Wirkstoff) auch unter dem Namen des Wirkstoffs. Zu beachten ist, dass es bezüglich Rezeptfreiheit und Verschreibungspflicht Unterschiede in den drei Ländern gibt. So kann z. B. ein bestimmtes Schmerzmittel in der Schweiz rezeptfrei sein, in Deutschland verschreibungspflichtig. Zudem sind manche Wirkstoffe nicht in jedem der drei Länder zugelassen.

GLEICHER WIRKSTOFF, ANDERE APPLIKATIONSFORM

Die meisten Medikamente für den Hausgebrauch werden in Form von Tabletten oder Kapseln sowie als Flüssigkeit angeboten. Arzneimittel gegen Hautprobleme werden meist als Creme, Gel oder Lotion aufgetragen. Andere Formen üblicher Wirkstoffe sind Hautpflaster, Nasentropfen und -sprays, Mundsprays, Augentropfen, Darm- und Scheidenzäpfchen. Manche Medikamente sind auch in mehreren Darreichungsformen erhältlich. So können Patienten, die Beschwerden beim Schlucken haben, ihre Medikation in aller Regel auch in einer anderen Form bekommen, beispielsweise als Zäpfchen.

DIE RICHTIGE DOSIERUNG

Bei allen Medikamenten finden Sie die Details zur Dosierung auf dem Beipackzettel beziehungsweise der Verpackung. Möglicherweise steht dort auch, ob das Medikament vor, mit oder nach einer Mahlzeit eingenommen werden soll. Es ist wichtig, sich präzise an solche Vorgaben zu halten, damit die Arznei zuverlässig greifen kann und Nebenwirkungen, insbesondere in Hinblick auf die Verträglichkeit, vermieden werden.

Falls Sie einmal vergessen sollten, Ihr Mittel zu nehmen, lesen Sie die Packungsbeilage oder sprechen mit Ihrem Arzt bzw. Apotheker. Sollten Sie versehentlich zu viel von einem Präparat nehmen, wenden Sie sich bitte ebenfalls an Ihren Arzt oder Apotheker. Beim Auftreten bedrohlich erscheinender Symptome sollten Sie sich unverzüglich in die nächste Notaufnahme begeben. Ein verschriebenes Mittel ohne Rücksprache mit Ihrem Arzt abzusetzen wäre ein unverantwortliches Risiko. Die Krankheit würde womöglich neu aufflackern, oder als Reaktion auf das Absetzen der Medikation könnten Komplikationen auftreten.

MÖGLICHE WECHSELWIRKUNGEN

Die meisten Präparate werden von der Ernährung nicht beeinflusst. Es gibt allerdings gewisse Wirkstoffgruppen, bei denen die Gefahr von Wechselwirkungen mit Substanzen in diversen Lebensmitteln und Getränken besteht. Auf dem Beipackzettel finden Sie dann entsprechende Hinweise, was genau Sie bei Einnahme des Präparats nicht essen oder trinken dürfen.

Alkohol kann bei bestimmten Mitteln die Wirkung hemmen oder verstärken. Vergewissern Sie sich, ob sich Ihr Präparat mit Alkohol verträgt, bevor Sie ein alkoholisches Getränk zu sich nehmen. Denken Sie in diesem Zusammenhang auch daran, dass der Wirkstoff Ihres Medikaments noch ein oder zwei Tage nach dem Absetzen in der Blutbahn vorhanden sein kann.

Wechselwirkungen von Medikamenten untereinander sind ebenfalls ein wichtiger Gesichtspunkt. Wenn Sie noch weitere Mittel einnehmen, müssen Sie Ihren Arzt darauf hinweisen. Vor allem ältere Menschen müssen häufig mehrere Arzneien einnehmen.

PROBLEMFÄLLE SPEZIELL BEI FRAUEN

Wenn Sie schwanger sind oder stillen, können viele Medikamente über den Blutstrom zu dem Ungeborenen bzw. über die Muttermilch zu dem Baby gelangen. Deshalb darf eine Schwangere oder Stillende kein Medikament ohne den Rat ihres Arztes einnehmen. Wenn Sie schwanger

Top-Tipps

Worauf Sie vor allem achten sollten

Wenn Ihr Arzt Ihnen ein Medikament verschreibt, kommt eventuell einiges auf Sie zu:

- Lesen Sie den Beipackzettel.
- Die Dosierung für Flüssigkeiten darf man nicht einfach schätzen. Benutzen Sie eine Dosierhilfe (Löffel, Pipette, Messbecher) zum Abmessen.
- Manche Arzneien muss man in festen Abständen einnehmen – auch nachts.
- „Vor dem Essen" oder „auf leeren Magen" heißt: mindestens eine Stunde oder länger vor einer Mahlzeit.
- Im Ganzen zu schluckende Tabletten dürfen nicht zerkleinert werden.
- Präparate, die man zu einem beliebigen Zeitpunkt einnehmen kann, vergisst man fast nie, wenn man sie stets genau zur gleichen Zeit schluckt.
- Nehmen Sie nie eine Arznei, die jemand anderem verschrieben wurde.

werden möchten und aus diesem Grund planen, ein Verhütungsmittel abzusetzen, müssen Sie den Arzt informieren, ob Sie aufgrund einer chronischen Erkrankung ständig Medikamente nehmen. Die Medikation muss dann möglicherweise umgestellt werden, um Sie oder das Ungeborene nicht zu gefährden.

Falls Sie orale Verhütungsmittel nehmen, sollten Sie dies Ihrem Arzt oder Apotheker gegenüber erwähnen, wenn Ihnen ein neues Medikament verschrieben wird. Es könnte zu einer Wechselwirkung kommen, die die Wirksamkeit der Verhütung vermindert. Man wird Ihnen möglicherweise raten, für die Dauer der medikamentösen Behandlung eine andere Methode der Schwangerschaftsverhütung anzuwenden.

VORSICHT BEI CHRONISCHEN KRANKHEITEN

Bestimmte länger andauernde (chronische) Gesundheitsprobleme – insbesondere Leber- und Nierenerkrankungen – können sich darauf auswirken, wie der Körper bestimmte Arzneistoffe verarbeitet oder auf sie reagiert. Dadurch könnte deren Wirksamkeit reduziert bzw. das Risiko von Nebenwirkungen erhöht werden. Falls Sie an einer derartigen Krankheit leiden, könnte dies ein Grund sein, weshalb Ihr Arzt Ihnen ein bestimmtes Medikament nicht verschreiben möchte. Denken Sie unbedingt daran, andere Ärzte, die mit Ihrem Fall nicht vertraut sind – zum Beispiel im Urlaub –, zu informieren, dass Sie an einer chronischen Krankheit leiden.

UNERWÜNSCHTE FOLGEN

Arzneistoffe sind stark wirkende chemische Substanzen, die keineswegs immer nur auf das anvisierte Organ oder System wirken, sondern auch andere Teile Ihres Körpers beeinflussen. Die meisten Nebeneffekte lassen mit der Zeit nach; das betrifft vor allem Medikamente gegen chronische Erkrankungen, die naturgemäß über lange Zeit eingenommen werden. Ziel ist es stets, eine Medikation zu finden, die den Ursachen bzw. Symptomen optimal entgegenwirkt und die wenigsten lästigen Nebenwirkungen hat. In vielen Fällen lässt sich ein solches Medikament nur durch Ausprobieren finden.

Schwere und plötzliche Reaktionen auf Arzneimittel sind in den meisten Fällen allergisch bedingt und müssen umgehend im Krankenhaus behandelt werden. Manche Menschen reagieren extrem auf bestimmte Arzneien, zum Beispiel auf Penicillin. Falls Sie ins Krankenhaus kommen und gegen ein Medikament allergisch sind, müssen Sie das dortige Personal unbedingt darauf hinweisen, auch wenn man Sie nicht ausdrücklich danach fragt.

Wirkstoffgruppen

Auf den folgenden Seiten finden Sie Listen mit den wichtigsten Wirkstoffgruppen und eine Auswahl an Medikamenten, die bei der Behandlung einer Vielzahl von Krankheiten zu Hause eingenommen werden. Die Überschriften weisen auf die Art der Beschwerden bzw. die Körperpartie hin, auf welche die Behandlung abzielt. Krebsmedikamente sind nicht aufgeführt, weil sie unter Aufsicht des onkologischen Teams im Krankenhaus verabreicht werden; Ratschläge zum Umgang mit den Nebenwirkungen von Krebstherapien finden Sie auf den Seiten 168–195 in Kapitel 7 *Dem Krebs trotzen*.

Antibakterielle Mittel

Antibakterielle Mittel oder Bakterizide (inklusive Antibiotika) töten Bakterien ab, die Infektionen verursachen, oder sie verhindern, dass sich die Bakterien vermehren, sodass die natürliche Abwehr des Körpers einschreiten und sie beseitigen kann. Diese Wirkstoffe töten allerdings lediglich Bakterien ab und lassen sich somit nicht zur Bekämpfung von Erkältungen oder Grippe einsetzen, weil diese durch Viren verursacht werden (siehe S. 319 *Antivirale Mittel*). Ursprünglich gewann man Antibiotika – oft als Synonym für antibakterielle Mittel gebraucht – aus Schimmelpilzen und Pilzen. Heute stellt man fast alle synthetisch her.

ARTEN

Von den verschiedenen antibakteriellen Mitteln zielt jedes auf eine andere Art von Bakterien ab. Amoxicillin etwa aus der Gruppe der Penicilline wird gegen Infektionen in Ohr, Nase, Kehle, Atemwegen und auf der Haut, in Nieren, Harn- und Geschlechtskanälen sowie in den Knochen und Gelenken angewandt. Nitrofurantoin dient vor allem zur Behandlung von Harnwegsinfekten.

Zunächst verschreiben Ärzte meist nach dem Ort der Infektion sowie der Art und Schwere der Symptome. Die Wahl des antibakteriellen Antibiotikums hängt aber auch vom Gesundheitszustand des Patienten ab – vielleicht hat er eine eingeschränkte Nieren- oder Leberfunktion, oder eine Frau ist schwanger. Nicht selten wird das Präparat im Verlauf der Behandlung gewechselt, wenn die genaue Ursache bekannt ist oder das zuerst angewandte Mittel nicht die erhoffte Wirkung zeigt.

APPLIKATIONSFORM

Zu Hause nimmt der Patient das Antibiotikum üblicherweise oral als Tablette oder Kapsel ein; für hohe Dosierungen kommen eher Injektionen zur Anwendung. Manche können nur intravenös über einen Tropf im Krankenhaus verabreicht werden. Für Kinder gibt es viele solcher Mittel in flüssiger Form (Suspension). Bakterizide sind oft auch ein Inhaltsstoff bei topischen (örtlichen) Anwendungen, wie Cremes oder Tropfen gegen Infektionen von Haut, Augen und Ohren.

MÖGLICHE NEBENWIRKUNGEN

Manche Menschen reagieren allergisch auf Antibiotika, meistens auf Penicillin. Falls Sie allergisch auf ein antibakterielles Mittel reagieren, muss Ihr Arzt das unbedingt wissen. Diverse Wirkstoffe können schwere Nebenwirkungen hervorrufen:

Aminoglykoside möglicherweise Gehörschädigungen, vor allem bei älteren Menschen;

Antituberkulotika Kopfschmerzen, Hautausschlag, Übelkeit und Durchfall;

Cephalosporine allergische Reaktion (vor allem bei Menschen, die allergisch auf Penicillin reagieren), Durchfall, Übelkeit und Kopfschmerzen;

Chinolone Übelkeit, Verdauungsstörungen, Durchfall, Gelenk- und Muskelschmerzen;

Makrolide Übelkeit und Erbrechen, Bauchschmerzen und Durchfall;

Penicilline Risiko einer schweren allergischen Reaktion, darunter Hautausschlag, Atembeschwerden, Durchfall und in Extremfällen Kollaps;

Tetracycline Benommenheit und Schwindel, Übelkeit, Durchfall, Schluckbeschwerden und Hautausschlag.

F&A

Mir geht es schon viel besser. Muss ich weiterhin mein Antibiotikum nehmen?

Damit eine Infektion ganz ausgemerzt wird, müssen Antibiotika so lange eingenommen werden wie vom Arzt verordnet. Sollten Sie das Präparat vorzeitig absetzen, besteht die Gefahr, dass die Infektion erneut und heftiger auftritt.

VERSCHREIBUNGSPFLICHTIG

Aminoglykoside
Amikacin: Biklin (A)
Gentamicin: Gencin (D); Garamycin (CH)
Neomycin: Myacyne (D)

Antituberkulotika
Ethambutol: Myambutol
Isoniazid: Isozid (D); INH „Agepha" (A); Rimifon (CH)
Pyrazinamid: Pyrafat (D, A)
Rifampicin: Eremfat (D), Rifa (D); Rimactan (A)

Cephalosporine
Cefaclor: Ceclor retard (CH)
Cefadroxil: Cefadroxil Hexal (D)
Cefalexin: Keflex (A), Ospexin (A), Sanaxin (A)

Chinolone
Ciprofloxacin: Ciloxan
Norfloxacin: Firin (D); Floxacin (A); Norsol (CH)

Makrolide
Azithromycin: Zithromax
Clarithromycin: Klacid
Erythromycin: Eryaknen (D, CH)
Telithromycin: Ketek (D, A)

Penicilline
Amoxicillin: Amoxibeta (D); Clamoxyl (A, CH)
Ampicillin: Unacid (D); Standacillin (A)
Clavulansäure: Augmentan (D)
Flucloxacillin: Floxapen (A, CH)
Phenoxymethylpenicillin: Ospen (A, CH)

Tetracycline
Demeclocyclin: Ledermix Paste (D, A)
Doxycyclin: Doxyderma (D); Vibramycin (A, CH)
Minocyclin: Udima (D, A)
Oxytetracyclin: Unguentum Oxytetracyclini (D)
Tetracyclin: Tefilin (D)

Andere
Chloramphenicol: Posifenicol (D); Halomycetin (A); Spersadex (CH)
Clindamycin: Basocin (D); Dalacin (A, CH)
Cotrimoxazol: Eusaprim (D, A); Lagatrim (CH)
Metronidazol: Flagyl (D, CH); Anaerobex (A)
Nitrofurantoin: Furadantin (D, CH)

Antivirale Mittel

Antivirale Arzneistoffe (Virostatika) können Schwere und Dauer von Grippesymptomen mindern. Am besten nimmt man sie wenige Stunden nach den ersten Anzeichen einer Infektion ein. Des Weiteren werden Virostatika gegen Herpes-simplex-Infektionen (Mund, Lippen, Augen und Genitalbereich) sowie Herpes-Zoster-Virusinfektionen (Gürtelrose oder Windpocken) verschrieben. Auf virenhemmende Mittel zur Behandlung einer HIV-Infektion einzugehen, würde den Rahmen dieses Buches sprengen.

ARTEN

Oseltamivir und Zanamivir kommen gegen Grippe zur Anwendung, Aciclovir gegen Herpes-simplex-Infektionen (Lippenbläschen), Famciclovir gegen Herpes-Zoster-Infektionen (Gürtelrose) oder genitalen Herpes.

APPLIKATIONSFORM

Virostatika werden meist als Tablette, Creme oder Augensalbe verabreicht, Zanamivir per Inhalator.

MÖGLICHE NEBENWIRKUNGEN

Oral eingenommen können Aciclovir, Famciclovir und Oseltamivir Übelkeit, Erbrechen, Bauchweh, Durchfall und Kopfschmerzen verursachen, Zanamivir Atembeschwerden und Hautausschlag.

VERSCHREIBUNGSPFLICHTIG

Antivirale Medikamente
Aciclovir: Virzin (D); Virucalm (CH)
Famciclovir: Famvir
Oseltamivir: Tamiflu
Zanamivir: Relenza

REZEPTFREI

Antivirale Medikamente
Aciclovir: Zovirax Lippenherpescreme (D)

Bronchodilatatoren

Diese Gruppe von Arzneistoffen erleichtert das Atmen, indem sie die Muskulatur um die Atemwege entspannt. Bronchodilatatoren kommen bei Erkrankungen zum Einsatz, die mit einer Verengung oder Entzündung der Atemwege einhergehen, darunter Asthma und die chronisch obstruktive Lungenerkrankung (COPD), die durch Husten, Auswurf und Atemnot bei Belastung gekennzeichnet ist.

ARTEN

Bronchodilatatoren sind entweder kurz wirkend (zum Zweck der sofortigen Symptomlinderung bei Atemnot) oder lang wirkend (regelmäßig angewendet, um Symptomen auf Dauer vorzubeugen). Die drei Hauptgruppen sind:

Beta-2-Agonisten Man verwendet sie hauptsächlich zur Linderung von Asthma-Anfällen. Kurzfristig wirkende verschaffen 4–6 Stunden Erleichterung beim Atmen, langfristig wirkende lindern die Atemwegsverengung bis zu 12 Stunden lang.

Anticholinergika oder **Antimuskarinika** (auch Muskarin-Antagonisten genannt) Diese Arzneistoffe werden oft zur Behandlung von COPD verschrieben.

Xanthine Zur Behandlung von COPD und Asthma werden Xanthine üblicherweise nur in Fällen verschrieben, wenn andere Bronchodilatatoren nicht wirken. Zu hoch ist das Risiko der damit einhergehenden Nebenwirkungen (siehe oben rechts).

F&A

Woran lässt sich erkennen, ob meine Asthma-Medikation vielleicht umgestellt werden sollte?

Wenn Sie feststellen, dass Sie Ihr Asthma-Spray öfter als dreimal in der Woche brauchen, könnte der Grund dafür tatsächlich darin liegen, dass Ihr Asthma nicht gut eingestellt ist. Dann sollten Sie auf jeden Fall Ihren Arzt darauf ansprechen.

Asthma-Prävention

Bronchodilatatoren sind bei der Behandlung von Asthma-Anfällen Teil der Basistherapie, auch wenn oft andere Präparate verschrieben werden, um Anfälle zu verhindern. Die üblichsten vorbeugenden Mittel gegen Asthma sind über einen Inhalator verabreichte Corticosteroide (siehe S. 325), die Entzündungen in den Atemwegen verringern und Anfällen entgegenwirken sollen.

APPLIKATIONSFORM

Bronchodilatatoren werden meist per Inhalator oder als Spray verabreicht, einige auch als Tablette, Sirup oder Injektion.

MÖGLICHE NEBENWIRKUNGEN

Beta-2-Agonisten Nervosität, Ruhelosigkeit und Zittern sowie eine trockene, gereizte Kehle; **Anticholinergika** trockener Mund, Verstopfung, anormaler Herzrhythmus und Kopfschmerzen; **Xanthine** schneller Puls, erhöhter Blutdruck, Ruhelosigkeit, Schlafprobleme und Krampfanfälle.

VERSCHREIBUNGSPFLICHTIG

Kurz wirkende Beta-2-Agonisten
Salbutamol: Sultanol (D, A); Dospir (CH)
Terbutalin: Bricanyl

Lang wirkende Beta-2-Agonisten
Formoterol: Foradil, Oxis
Salmeterol: Serevent

Anticholinergika
Ipratropiumbromid: Atrovent
Tiotropium: Spiriva (D, A)

Xanthine
Aminophyllin: Theophylline-Ethylenediamine (D)
Theophyllin: Afonilum (D); Unifyl (A, CH)

Hustenmittel

Diese Gruppe umfasst Präparate zur Behandlung von trockenem Reizhusten sowie von Husten, bei dem Schleim produziert wird. Schon ein einfaches Hustenmittel auf der Basis von Honig und Zitrone kann bei trockenem Husten lindernd wirken. In schwereren Fällen benötigen Sie eventuell ein Präparat aus der Apotheke.

ARTEN

Hustenreiz stillende Mittel gegen trockenen Husten sollen auf den Gehirnbereich einwirken, der den Hustenreflex aktiviert. Einen Husten, der mit dem Auswurf von Schleim einhergeht, behandelt man mit einem schleimlösenden Mittel.

APPLIKATIONSFORM

Üblicherweise als Saft oder Sirup

MÖGLICHE NEBENWIRKUNGEN

Müdigkeit und Benommenheit

REZEPTFREI

Hustenreiz stillende Präparate
Dextromethorphan: Wick Husten Pastillen (D, A); Tussastopp (A); Bexin (CH)
Diphenhydramin: Benocten (CH)
Pholcodin: Phol-Tussil (CH)

Schleimlöser
Guaifenesin: Wick Husten-Löser (D); Resyl (A, CH)
Ipecacuanha: Hustensaft auf Brechwurzel-Basis

F&A

Stellt der Zuckergehalt in Hustenmitteln für mich als Diabetiker ein Problem dar?

Als Diabetiker sollten Sie zuckerfreie Präparate nehmen, von denen es mehrere gibt. Achten Sie aber darauf, dass es sich um ein für Ihre Art Husten geeignetes Mittel handelt.

Dekongestiva

Das sind Arzneistoffe mit abschwellender Wirkung auf die Schleimhäute der Atemwege. Schleimbildung in Nase, Hals und Brustraum ist ein Symptom für Erkältungen, Heuschnupfen und andere Allergien, und die abschwellenden Substanzen erleichtern das Abhusten des Schleims. Es gibt eine große Zahl an Markenpräparaten zur Linderung.

ARTEN

Rezeptfreie Dekongestiva zur Reduzierung der Entzündung im betroffenen Bereich lassen sich zur Linderung der Symptome einsetzen.

APPLIKATIONSFORM

Diese Präparate werden topisch (örtlich) in Form von Nasentropfen oder -sprays angewandt oder oral eingenommen, meist in Form von Kombinationspräparaten gegen Erkältungskrankheiten.

MÖGLICHE NEBENWIRKUNGEN

Viele dieser Mittel wirken stimulierend und sollten nicht abends eingenommen werden. Wer Bluthochdruck, ein schwaches Herz oder Schilddrüsenprobleme hat, sollte den Apotheker fragen, bevor er ein solches Mittel einnimmt. Eine längere (mehr als eine Woche) oder zu häufige Anwendung kann ein erneutes Anschwellen hervorrufen. Zu den möglichen Nebenwirkungen von Nasensprays gehören eine Reizung der Nasenschleimhaut, Kopfschmerzen sowie Übelkeit.

REZEPTFREI

Dekongestiva
Phenylephrin: Doregrippin (D); Vibrocil Nasentropfen (A, CH)
Pseudoephedrin: Aspirin Complex; Rinoral (CH)
Xylometazolin: Schnupfen Endrine 0,1 % (D), Otriven (D); Otrivin (A, CH)

ALLERGIEN

Antihistaminika

Antihistaminika verwendet man gegen zahlreiche allergische Beschwerden, darunter Heuschnupfen, Hautallergien, allergische Bindehautentzündung, Insektenstiche und Lebensmittelallergien. Auch gegen Übelkeit (siehe rechts) und Schlafstörungen (siehe S. 337) kommen sie zum Einsatz.

ARTEN

Diese Mittel blockieren die Wirkung des Proteins Histamin. Zwar unterstützt die Produktion von Histamin den Körper bei der Bekämpfung von Infektionen, aber Histamin kann Schwellungen oder rote, geschwollene und juckende Haut verursachen.

APPLIKATIONSFORM

Oral als Tabletten oder in flüssiger Form, als Creme, Nasenspray oder Augentropfen

MÖGLICHE NEBENWIRKUNGEN

Antihistaminika der ersten Generation machen oft müde. Weitere häufige Nebenwirkungen von Antihistaminika der ersten Generation sind ein trockener Mund und Benommenheit. Mittel der zweiten Generation zeigen nur in seltenen Fällen ähnliche Wirkungen.

VERSCHREIBUNGSPFLICHTIG

Antihistaminika der ersten Generation
Promethazin: Atosil (D), Closin (D), Proneurin (D)

REZEPTFREI

Antihistaminika der ersten Generation
Chlorphenamin: Balkis Schnupfenkapseln Neu (D)

Antihistaminika der zweiten Generation
Cetirizin: Cetirizin Stada Saft (D); Triofan Allergie (CH)
Loratadin: Loraderm (D); Claritine Pollen (CH), Lora-Mepha Allergie (CH)

VERDAUUNGSTRAKT

Antiemetika

Übelkeit und Erbrechen sind in den meisten Fällen die Folge gastrointestinaler Beschwerden. Ursache kann aber auch eine Störung des Gleichgewichtssystems im Innenohr (Bewegungskrankheit) sein. Migräneanfälle gehen ebenfalls oft mit Übelkeit und Erbrechen einher.

ARTEN

Übelkeit und Erbrechen, die durch eine Bewegungskrankheit ausgelöst werden, behandelt man meist mit Antihistaminika (links). Sind sie durch Medikamente (zum Beispiel Krebsmittel) verursacht, lassen sich Präparate verschreiben, welche die Weiterleitung von Nervensignalen im Gehirn verändern.

APPLIKATIONSFORM

Meist oral als Tabletten, bei Brechreiz teilweise auch als Zäpfchen oder Injektion

MÖGLICHE NEBENWIRKUNGEN

Mittel, die auf das Gehirn wirken, können bei Einnahme über einen langen Zeitraum unkontrollierte Mund- und Zungenbewegungen verursachen.

VERSCHREIBUNGSPFLICHTIG

Mittel zur Beeinflussung der Neurotransmitter
Domperidon: Motilium; Oroperidys (A)
Granisetron: Kevatril (D); Granisetron Actavis (D, A)
Metoclopramid: Paspertin; Cerucal (D), Gastrosil (D)
Ondansetron: Zofran; Axisetron (D)

Antihistaminika
Promethazin: Atosil (D), Closin (D), Prothazin (D)

REZEPTFREI

Antihistaminika
Cinnarizin: Stugeron Tabletten (CH)

Verdauungsmittel

Sodbrennen, Übelkeit und Aufstoßen sind Anzeichen dafür, dass Säure aus dem Magen in die Speiseröhre gelangt ist und dort Reizungen verursacht (Säurereflux). Medikamente gegen Magenverstimmung hemmen die Produktion von Magensäure oder neutralisieren sie oder schützen die Schleimhaut des Verdauungstrakts. Arzneimittel dieser Gruppe kommen auch bei der Behandlung eines Magengeschwürs (Ulkus) zum Einsatz.

Viele dieser Präparate sind in der Apotheke frei verkäuflich, einige stärkere Mittel sind allerdings rezeptpflichtig. Falls Sie unter wiederkehrenden Magenverstimmungen leiden, sollten Sie sich auf jeden Fall von Ihrem Arzt untersuchen lassen, um eine sichere Diagnose zu bekommen. Selbst wenn sich die Beschwerden durch rezeptfreie Mittel lindern lassen, besteht die Möglichkeit, dass diesen Symptomen eine Erkrankung zugrunde liegt, die einer Behandlung bedarf. Auch die Einnahme bestimmter Medikamente kann die Ursache sein.

VERSCHREIBUNGSPFLICHTIG

H2-Blocker
Cimetidin: CimLich (D); Neutromed (A), Ulcostad (A)
Famotidin: Famotidin Stada (D, A)

Protonenpumpenhemmer
Lansoprazol: Agopton
Omeprazol: Ulnor (D); Omec (A); Omezol-Mepha (CH)

Ulkusheilende Medikamente
Misoprostol: Cyprostol (A); Cytotec (CH)

REZEPTFREI

Antazida (Säureblocker)
Aluminiumhydroxid: Maalox Kautabletten (A)

H2-Blocker
Ranitidin: Ranitic 75 akut (D); Ranimed 75 antacid (CH)

Alginate
Natriumalginat und Kaliumhydrogenkarbonat: Gaviscon Advance Pfefferminz Beutel Suspension (D)
Natriumalginat, Natriumbikarbonat und Kalziumkarbonat: Gaviscon Lemon Kautabletten (D)

F&A

Könnte der Grund für meine Magenverstimmung ein Medikament sein?

Diverse Arzneimittel können Magenverstimmungen hervorrufen oder verschärfen, darunter ASS und NSAR (siehe S. 335). Wenn in den Tagen oder Wochen nach Beginn einer neuen Medikation Symptome auftauchen, die auf Verdauungsstörungen hinweisen, sollten Sie mit Ihrem Arzt sprechen, der dann möglicherweise die Medikation umstellen wird.

ARTEN

Die gegen diese Beschwerden zumeist eingesetzten Medikamente fallen in zwei Hauptgruppen:

Säureblocker Dazu gehören Antazida (die überschüssige Magensäure neutralisieren), eine als H2-Blocker bezeichnete Medikamentengruppe, sowie Protonenpumpenhemmer (PPI), die die Produktion von Magensäure unterdrücken.

Alginate Sie bilden im Magen einen dicken Schaum, der wie ein Floß auf dem Mageninhalt treibt und so ein Aufsteigen der Säure in die Speiseröhre verhindert. Diese Präparate sind meist mit einem Antazid kombiniert.

APPLIKATIONSFORM

Oral. Viele dieser Präparate werden in flüssiger Form oder als Kautabletten eingenommen.

MÖGLICHE NEBENWIRKUNGEN

Ernsthafte Nebenwirkungen sind bei Verdauungsmitteln selten. Sie könnten aber eventuell folgende Symptome auslösen: Bauchschmerzen, Durchfall, Verstopfung, Kopfschmerzen, Benommenheit, Müdigkeit und Hautausschlag.

Durchfallmittel

Bei Durchfall kommt es vorrangig darauf an, verloren gegangene Flüssigkeit durch viel Trinken zu ersetzen. Zur Behandlung kleiner Kinder sind Durchfallmittel (Antidiarrhoika) nicht zu empfehlen.

ARTEN

Behandelt wird meist mit Motilitätshemmern. Diese verlangsamen die Darmtätigkeit, sodass dem Körper mehr Zeit bleibt, Flüssigkeit aufzunehmen. Antispasmodika (krampflösende Mittel), können in Fällen von chronischem Durchfall verordnet werden, der manchmal lang andauernde Beschwerden. z. B. ein Reizdarmsyndrom, begleitet.

APPLIKATIONSFORM

Diese Medikamente werden meist oral als Tabletten, Kapseln oder in flüssiger Form aufgenommen.

MÖGLICHE NEBENWIRKUNGEN

Als Nebenwirkungen können Bauchschmerzen, Benommenheit, Hautreaktionen und Blähungen auftreten. Im Übermaß verwendet, können Antidiarrhoika Verstopfung verursachen. Codein- und morphinhaltige Mittel dürfen nicht über einen längeren Zeitraum eingenommen werden.

VERSCHREIBUNGSPFLICHTIG

Motilitätshemmer
Codeinphosphat

Antispasmodika
Dicycloverinhydrochlorid
Mebeverinhydrochlorid: Colofac (A)

REZEPTFREI

Motilitätshemmer
Kaolin- und-Morphin-Mischung
Loperamid: Imodium

Abführmittel

Typisch für eine Verstopfung ist ein harter, trockener Stuhl, weniger häufig als normal.

ARTEN

Quellende Abführmittel vergrößern das Stuhlvolumen, stimulierende Mittel beschleunigen die Passage des Stuhls durch den Darm. Stuhlweichmacher lassen ihn leichter gleiten, osmotische Abführmittel halten Wasser im Dickdarm zurück.

APPLIKATIONSFORM

Oral als Tabletten oder in flüssiger Form. In Verbindung mit der Einnahme von Abführmitteln ist es wichtig, reichlich zu trinken. Manche Mittel wirken erst nach 48 Stunden; sie sollten maximal 3 Tage verwendet werden, weil der Körper sich sonst daran gewöhnen könnte.

MÖGLICHE NEBENWIRKUNGEN

Abführmittel können Übelkeit, Erbrechen, Magenkrämpfe und Bauchschmerzen auslösen.

REZEPTFREI

Quellende Abführmittel
Flohsamenschalen: Mucofalk Orange Beutel (D)
Methylcellulose: Cellobexon (A)
Sterculia: Colosan (CH), Normacol (CH)

Stimulierende Abführmittel
Bisacodyl: Dulcolax-Dragees (A); Muxol (CH)
Docusat-Natrium: Norgalax Miniklistier Gel (D, CH)
Senna: Darmol Abführkapseln (CH)

Stuhlweichmacher
Flüssiges Paraffin

Osmotische Abführmittel
Laktulose: Bifiteral (D); Rudolac (CH)
Magnesiumhydroxid: In Wasser aufgeschwemmtes Magnesiumhydroxid (Magnesiummilch)

Antirheumatika

Bei rheumatoider Arthritis, umgangssprachlich Rheuma, greift das Immunsystem den Knorpel von Gelenken an, sodass diese sich entzünden. Heilbar ist die Krankheit nicht, deshalb ist es Ziel der Behandlung, Schmerzen, Schwellungen und Steifheit in den betroffenen Gelenken zu lindern, weiteren Schäden vorzubeugen und die Behinderungen im täglichen Leben möglichst gering zu halten. Je eher eine medikamentöse Behandlung beginnt, desto effektiver wird sie sein.

ARTEN

Lang wirkende Antirheumatika oder auch DMARD (**d**isease **m**odifying **a**nti**r**heumatic **d**rugs) helfen, die Symptome zu lindern und das Fortschreiten der Krankheit zu verlangsamen. Es kann 4–6 Monate dauern, bevor sich eine Wirkung zeigt. Manchmal muss man drei oder vier Medikamente ausprobieren, um herausfinden, welches am besten wirkt. Andere Präparate, die verschrieben werden können, sind: Schmerzmittel (siehe S. 334), darunter nichtsteroidale Entzündungshemmer (NSAR) (siehe S. 335) und Corticosteroide (rechts).

APPLIKATIONSFORM

Meistens Tabletten; Etanercept wird injiziert.

MÖGLICHE NEBENWIRKUNGEN

Appetitlosigkeit, Magenschmerzen und Verdauungsstörungen, Magengeschwür und Durchfall

VERSCHREIBUNGSPFLICHTIG

Lang wirkende Antirheumatika
Etanercept: Enbrel (D, CH)
Methotrexat: Lantarel (D); Metoject (A, CH)
Penicillamin: Metalcaptase (D); Artamin (A)
Sulfasalazin: Colo-Pleon (D); Salazopyrin (A, CH)

Corticosteroide

Corticosteroide oder auch einfach Steroide sind Derivate oder synthetische Varianten von Hormonen, die in den Nebennieren gebildet werden. Man setzt sie ein, um Entzündungen zu reduzieren, allergische Reaktionen zu unterdrücken und die Aktivität des Immunsystems zu mindern.

Corticosteroide wirken hemmend auf Entzündungen, indem sie in bestimmte Zellen eindringen und Mechanismen „abstellen“, die für die Freigabe von Entzündungsstoffen verantwortlich sind. Sie werden im Allgemeinen bei allergischen Erkrankungen verschrieben, die Entzündungen verursachen, z. B. bei Asthma, allergischer Rhinitis (Heuschnupfen) und Nesselsucht (Urticaria). Viele entzündliche Hauterkrankungen, etwa Ekzeme, lassen sich ebenfalls mit Corticosteroiden behandeln.

Des Weiteren nutzt man diese Mittel zur Behandlung von Autoimmunerkrankungen, bei denen das Immunsystem gesundes Gewebe angreift und dieses sich entzündet. Zu diesen Krankheiten gehören: rheumatoide Arthritis, Morbus Crohn (befällt den Verdauungstrakt) und Colitis ulcerosa (Entzündung des Dickdarms). Orale Corticosteroide können auch im Fall einer verminderten Funktion der Nebenniere verabreicht werden, um die natürlichen Hormone zu ersetzen beziehungsweise zu ergänzen.

ARTEN

Corticosteroide lassen sich danach unterscheiden, ob ihre Wirkung mehr der des natürlichen Hormons Cortisol (Glucocorticoide) oder der des natürlichen Hormons Aldosteron (Mineralocorticoide) ähnelt. Mittel mit starker glucocorticoider Wirkung sind wesentlich entzündungshemmender, sodass man schwere Krankheitsbilder eher mit ihnen behandelt.

APPLIKATIONSFORM

Tabletten, Sprays, Inhalatoren, Cremes, Lotionen und Injektionen

MÖGLICHE NEBENWIRKUNGEN

Corticosteroide können zahlreiche Nebenwirkungen haben, je nach Art des Mittels und Dauer der Behandlung. Bei kurzfristiger Gabe können sie den Appetit steigern und eine Gewichtszunahme sowie Wasseransammlungen im Gewebe auslösen, ebenso Schlaflosigkeit, Angstattacken und Psychosen.

Werden oral einzunehmende Corticosteroide länger als etwa 2 Monate genommen, verursachen sie möglicherweise Akne, ein Vollmondgesicht (durch die Umverteilung von Fett), brüchige Knochen (Osteoporose), Bluthochdruck, Diabetes, erhöhte Infektanfälligkeit, Schädigungen der Augen, Hautverdünnung und Muskelschwäche.

Bei Inhalation oder kurzfristiger Anwendung, z. B. zur Linderung einer Entzündung in Lunge oder Atemwegen, sind Nebenwirkungen selten und mild. Bei langfristiger Inhalation kann eine Neigung zur Pilzinfektion im Mund (Mundfäule) entstehen.

Zu den Nebenwirkungen von Corticosteroiden, die auf die Haut aufgetragen werden, gehören eine Verdünnung der Haut, manchmal mit dauerhaften Dehnungsstreifen, rote Flecken oder Linien (verursacht durch erweiterte Blutgefäße), rote oder purpurne Verfärbungen, Prellungen und Neigung zu Hautinfektionen. Mit Ausnahme von Dehnungsstreifen verschwinden diese Nebenwirkungen üblicherweise nach Beendigung der Behandlung. Um die Wahrscheinlichkeit von Beeinträchtigungen möglichst gering zu halten, wird der Arzt die geringstmögliche Stärke verschreiben. Wenn das Mittel schon eine Weile verwendet wurde, kann er langsam die Dosierung reduzieren, damit dem Körper genügend Zeit bleibt, sich anzupassen.

In Gelenke oder Muskeln gespritzte Corticosteroide können dort Schmerzen und Schwellungen hervorrufen. Auch erhöhter Puls, Magenverstimmung, Übelkeit und Schlafprobleme sind möglich.

F&A

Ich nehme seit mehr als 3 Wochen orale Corticosteroide und würde sie gern absetzen. Muss ich deshalb zum Arzt?

Bei längerer Anwendung unterdrücken diese Mittel die Produktion des natürlichen Hormons. Man sollte den Körper daher langsam und unter ärztlicher Aufsicht entwöhnen, damit ihm Zeit bleibt, die Produktion wieder hochzufahren. Ein abrupter Entzug könnte zu einem lebensbedrohlichen Kollaps führen.

! ACHTUNG

Langzeitbehandlung

Wer orale Steroide länger als 3 Wochen nimmt, sollte einen Ausweis mit sich führen, der darauf hinweist, dass er sich in einer Langzeitbehandlung mit Corticosteroiden befindet. Im Fall einer notärztlichen Versorgung kann dieser Hinweis von elementarer Bedeutung sein.

Da diese Mittel die Aktivität des Immunsystems unterdrücken, ist die Gefahr einer Ansteckung hoch. Wer noch nie Windpocken hatte, sollte unbedingt zum Arzt gehen, wenn er meint, mit jemandem, der diese Krankheit oder Gürtelrose hat (beides verursacht durch Herpes-Viren), in Berührung gekommen zu sein.

VERSCHREIBUNGSPFLICHTIG

Corticosteroide
Beclometason-Dipropionat: Cyclocaps Beclometas (D); Beclo Orion Easyhaler (CH)
Budesonid: Entocort, Pulmicort; Miflonide (D, CH)
Dexamethason: Fortecortin; Monodex (D)
Hydrocortison: Hydrogalen Lotion (D); Locoid (CH)
Prednisolon: Ultracortenol (D, A); Premandol (CH)

REZEPTFREI

Corticosteroide
Hydrocortison: Hydrocortison Creme 0,5 % (D)

BLUTZUCKERREGULIERUNG

Medikation bei Diabetes

Diabetes (Diabetes mellitus) ist eine chronische Erkrankung mit einem zu hohen Glukosegehalt im Blut (siehe S. 100–119). Ursache ist ein Mangel an dem Hormon Insulin bzw. ein vermindertes Ansprechen auf dessen Wirkung (Insulinresistenz). Es gibt zwei Arten von Diabetes: Typ 1 und Typ 2.

ARTEN

Typ 1 Diabetiker mit Typ 1 müssen ihr Leben lang Insulin nehmen. Es gibt kurz, mittel und lang wirkende Insuline.

Kurz wirkendes Insulin wird üblicherweise 15–30 Minuten vor einer Mahlzeit gespritzt und deckt den Anstieg des Blutglukosespiegels, zu dem es bei der Verdauung kommt, für 6–8 Stunden ab. Intermediär bzw. mittel und lang wirkende Insuline halten mit 16–35 Stunden deutlich länger vor; oft wird eine Kombination von kurz und intermediär wirkenden Insulinen verwendet.

Typ 2 Zu den wichtigsten bei Typ 2 verschriebenen Mitteln, oft Kombinationen, gehören Metformin, Gliptine (DPP-4-Hemmer), Glitazone (oder Thiazolidindione, TZD) und Sulfonylharnstoffe.

Metformin hemmt die Glukose-Neubildung in der Leber und bewirkt darüber hinaus, dass mehr Glukose von den Körperzellen aus dem Blut entnommen wird und die Zellen besser auf Insulin ansprechen. Sulfonylharnstoffe und Gliptine erhöhen die Freisetzung des von der Bauchspeicheldrüse erzeugten Insulins. Glitazone verbessern die Insulinempfindlichkeit.

APPLIKATIONSFORM

Insulin wird gespritzt, in der Regel vom Patienten selbst. Die meisten Mittel für Diabetes Typ 2 werden als Tabletten eingenommen. Exenatid, ein neues Medikament für Typ 2, wird injiziert.

MÖGLICHE NEBENWIRKUNGEN

Die unerwünschten Nebeneffekte von Insulin umfassen Unterzuckerung (Hypoglykämie), zu der es kommt, wenn der Glukosespiegel zu sehr absinkt (siehe S. 107), und Lipohypertrophie, das sind verhärtete Bereiche im Unterhautgewebe an Stellen, wo zu häufig der Einstich erfolgte.

Metformin zeigt in manchen Fällen schwache Nebenwirkungen, beispielsweise Übelkeit und Durchfall. Zu den unerwünschten Beschwerden bei der Einnahme von Sulfonylharnstoffen gehören Gewichtszunahme, Übelkeit und Erbrechen. Auch können diese Mittel einen zu niedrigen Blutzuckerspiegel verursachen.

VERSCHREIBUNGSPFLICHTIG

Kurz wirkende Insuline
Insulin aspart: NovoRapid
Insulin glulisin: Apidra
Insulin lispro: Humalog; Liprolog (D)

Intermediär wirkende Insuline
NPH-Insulin oder Isophan-Insulin

Lang wirkende Insuline
Insulin detemir: Levemir
Insulin glargin: Lantus
Protamin-Zink-Insulin: Hypurin Bovine Protamine Zinc (FA Wockhardt/GB)

Gliptine
Sitagliptin: Januvia
Vildagliptin: Galvus

Glitazone (TDZ)
Pioglitazon: Actos

Sulfonylharnstoffe
Glibenclamid: Euglucon (D, A); Daonil (CH)
Gliclazid: Diamicron
Glimepirid: Amaryl

Andere Medikamente für Typ 2
Exenatid: Byetta (D, CH)
Metformin: Glucophage

Blutdrucksenker

Von Bluthochdruck (Hypertonie) spricht man, wenn der Druck, mit dem das Blut durch die Adern strömt, übermäßig erhöht ist. Obwohl eine Großzahl der Betroffenen lange nichts davon merkt, kann Bluthochdruck zu massiven Gesundheitsproblemen führen, darunter ein erhöhtes Risiko für Herzinfarkt, Schlaganfall und Nierenschädigung.

ARTEN

Eine oder mehrere Gruppen von Arzneistoffen bilden die Basistherapie, indem sie entweder die Blutmenge reduzieren, die Kraft des Herzschlags senken oder die Blutgefäße erweitern. Zu den blutdrucksenkenden Arzneien gehören Diuretika und Betablocker (siehe gegenüberliegende Seite), ACE-Hemmer (Angiotensin-konvertierende Enzymhemmer), Angiotensin-II-Rezeptorblocker (ARB) sowie Sartane und Kalziumkanalblocker. ACE-Hemmer und Sartane wirken den Substanzen im Blut entgegen, welche die Kontraktion der Blutgefäße regulieren, Kalziumkanalblocker entspannen die Muskeln der Blutgefäße.

Die Wahl der Therapie hängt davon ab, wie hoch der Blutdruck ist und ob eventuell noch andere gesundheitliche Probleme vorliegen.

APPLIKATIONSFORM

Oral als Tabletten oder Kapseln

MÖGLICHE NEBENWIRKUNGEN

Bei Beginn der Behandlung lassen sich als Symptome eines Blutdruckabfalls möglicherweise Benommenheit oder sogar Ohnmachtsanfälle beobachten. Die spezifischen Nebenwirkungen von Diuretika und Betablockern sind auf der gegenüberliegenden Seite beschrieben. Andere Medikamente können aufgrund von Wasseransammlungen geschwollene Knöchel zur Folge haben. ACE-Hemmer lösen bei manchen Patienten einen trockenen Reizhusten aus. In manchen Fällen kommt es zu Übelkeit, Magenverstimmung, Durchfall oder Verstopfung. Verdauungsstörungen, Kopfschmerzen sowie Muskel- und Gelenkschmerzen als Nebenwirkungen von ARB-Mitteln sind in aller Regel mild. Kalziumkanalblocker verursachen manchmal Herzklopfen oder anormale Herzrhythmen, Verdauungsstörungen, Kopfschmerzen und Schlafstörungen.

F&A

Ich habe gelesen, Medikamente gegen Bluthochdruck können impotent machen. Stimmt das wirklich?

Manche Männer, die Blutdrucksenker nehmen, klagen tatsächlich über Erektionsstörungen. Andererseits ist ein unbehandelter Bluthochdruck eine Hauptursache für Impotenz und weitere schwere gesundheitliche Schäden. Sollten Sie bei sich Erektionsstörungen feststellen, dürfen Sie Ihr Medikament aber nicht absetzen. Vielleicht kann Ihr Arzt Ihnen ein anderes Mittel verschreiben.

VERSCHREIBUNGSPFLICHTIG

ACE-Hemmer
Captopril: Adocomp (D); Capozide (A)
Cilazapril: Dynorm (D); Inhibace (A, CH)
Enalapril: Enalapril 1A Pharma (D, A); Reniten (CH)
Lisinopril: Lisidigal (D); Acemin (A); Lisitril (CH)

Sartane (ARB)
Candesartan: Atacand
Eprosartan: Teveten
Losartan: Lorzaar (D); Cosaar (A, CH)

Kalziumkanalblocker
Diltiazemhydrochlorid: Dilzem (D, CH)
Nifedipin: Adalat; Aprical (D); Corotrend (CH)
Verapamil: Isoptin; Veroptinstada (D, A)

Andere Antihypertensiva
Methyldopa: Dopegyt (D); Aldometil (A); Aldomet (CH)
Minoxidil: Lonolox (D); Loniten (A, CH)

Diuretika

Diuretika oder „Wassertabletten“ werden vielfach in Zusammenhang mit Bluthochdruck verordnet (siehe gegenüberliegende Seite) oder bei Ödemen – zu viel Flüssigkeit im Gewebe – als Folge von Herzinsuffizienz (siehe S. 331). Diuretika reduzieren das Volumen des Blutes, wodurch der Druck sinkt und das Herz entlastet wird.

ARTEN

Man unterscheidet zwischen Thiaziden, Schleifendiureka und kaliumsparenden Mitteln. Letztere halten Kalium im Körper zurück, das bei anderen Diuretika vielfach ausgeschwemmt wird.

APPLIKATIONSFORM

Oral als Tabletten oder Kapseln

MÖGLICHE NEBENWIRKUNGEN

Die unmittelbare Wirkung ist eine Zunahme der Urinmenge, sodass man häufiger auf die Toilette muss. Insbesondere bei höheren Dosierungen lassen sich manchmal Schwindel, Magenschmerzen, Verstopfung, Durchfall, Kopfschmerzen, Muskelkrämpfe sowie Schwäche, Hautausschlag und Erektionsstörungen beobachten.

VERSCHREIBUNGSPFLICHTIG

Thiazide

Bendroflumethiazid: Dociretic (D), Pertenso N (D), Tensoflux (D)
Hydrochlorthiazid: Disalunil (D); Esidrex (CH)

Schleifendiuretika

Bumetanid: Burinex (D, A)
Furosemid: Lasix; Diurapid (D); Furon (A)

Kaliumsparende Diuretika

Amilorid: Diaphal (D); Moduretic (A, CH)
Spironolacton: Aldactone; Osyrol (D); Xenalon (CH)

Betablocker

Diese Arzneistoffe blockieren die Wirkung von Noradrenalin, einem dem Adrenalin verwandten Neurotransmitter und Hormon, an bestimmten Stellen in den Arterien, am Herzmuskel und an diversen anderen Muskeln und Organen. Noradrenalin führt zu einer Verengung der Arterien und lässt das Herz schneller schlagen. Wenn die Betablocker seine Wirkung hemmen, weiten sich die Arterien, das Herz schlägt langsamer und zieht sich weniger kräftig zusammen. Der Blutdruck sinkt, das Herz wird entlastet.

Betablocker werden gegen Herz- und Kreislaufprobleme, Angina pectoris, Herzrhythmusstörungen und Herzinsuffizienz verordnet. Seltener greift man auf sie zurück, um Migräneattacken vorzubeugen und Symptome einer Schilddrüsenüberfunktion, Angstzustände, Zittern und Glaukom zu behandeln.

ARTEN

Die verschiedenen Betablocker unterscheiden sich in ihrer Wirkdauer; einige müssen dreimal täglich genommen werden, andere nur einmal am Tag.

APPLIKATIONSFORM

Oral als Tabletten oder Kapseln

MÖGLICHE NEBENWIRKUNGEN

Müdigkeit, kalte Hände und Füße, Schlaflosigkeit, Schwindel und Erektionsstörungen. Das Absetzen von Betablockern sollte allmählich („ausschleichend“) und unter ärztlicher Aufsicht erfolgen.

VERSCHREIBUNGSPFLICHTIG

Betablocker

Atenolol: Tenormin; Tenoretic (A, CH)
Metoprolol: Lopresor (D, CH); Seloken (A)
Propranolol: Obsidan (D); Inderal (A, CH)

Medikation bei Angina pectoris

Angina pectoris ist Symptom einer koronaren Herzkrankheit und tritt ein, wenn sich Herzkranzgefäße verengen. Typisch ist ein anfallartiger Schmerz in der Brust. Die Medikamente dienen dazu, unmittelbare Symptome sowie die Erkrankung insgesamt zu behandeln.

ARTEN

Mittel gegen Angina pectoris lassen sich in vier Gruppen aufteilen: Betablocker, Nitrate, Kalziumkanalblocker und Kaliumkanalaktivatoren. Betablocker (siehe S. 329) senken den Blutdruck und verlangsamen den Herzschlag; die anderen drei Arten weiten die Koronararterien, sodass das Herz leichter Blut pumpen kann.

Sofortige Behandlung Das bei einem akuten Angina-pectoris-Anfall eingesetzte Glyceroltrinitrat wirkt sofort entspannend auf die Koronararterien, sodass mehr Blut den Herzmuskel erreicht.

Vermeidung von Anfällen Um Angina-pectoris-Anfällen langfristig entgegenzuwirken, werden Ihnen wahrscheinlich folgende Medikamente verschrieben: Betablocker, lang wirkende Nitrate, Kalziumkanalblocker und Kaliumkanalaktivatoren. Mehrere dieser Mittel senken den Blutdruck, aber in manchen Fällen können noch weitere blutdrucksenkende Mittel (siehe S. 328) erforderlich sein. Des Weiteren werden bei Angina pectoris vielfach verschrieben: ASS (siehe S. 333 *Gerinnungshemmer)* sowie Statine (siehe S. 332), welche die Wahrscheinlichkeit von Blutgerinnseln und einer Ansammlung von Fettablagerungen in den Arterien verhindern und auf diese Weise das Risiko eines Herzinfarkts vermindern sollen.

F&A

Seitdem ich Mittel gegen Angina pectoris nehme, fühle ich mich schlaff und müde. Kann das an dem Medikament liegen?

Mehrere Angina-pectoris-Mittel, darunter Betablocker, machen unter Umständen lethargisch und müde. Möglicherweise kann Ihr Arzt ein anderes Medikament verschreiben, das ebenso gut wirkt, ohne Ihr Wohlbefinden derart zu beeinträchtigen.

APPLIKATIONSFORM

Glyceroltrinitrat wird als Spray in den Mund gesprüht oder in Tablettenform unter die Zunge gelegt. Langzeitnitrate gibt es als Tabletten, Sprays oder Pflaster. Weitere Medikamente werden als Tabletten oder Kapseln eingenommen.

MÖGLICHE NEBENWIRKUNGEN

Glyceroltrinitrat kann u. a. den Blutdruck senken, die Herzfrequenz erhöhen und pochende Kopfschmerzen oder Schwindel auslösen. Andere Mittel in dieser Kategorie rufen z. B. Verdauungsstörungen, ein Absinken des Blutdrucks, Ödeme, Herzrhythmusstörungen, Kopfschmerzen, Schwindel und Lethargie hervor.

VERSCHREIBUNGSPFLICHTIG

Kurzzeitnitrate
Glyceroltrinitrat: Deponit, Nitroderm, Nitrolingual; Rectogesic (A, CH)

Langzeitnitrate
Isosorbiddinitrat: Isoket; Jenacard (D); Isomack (A)
Isosorbidmononitrat: Corangin (D, CH); Monoket (A)

Kalziumkanalblocker
Diltiazemhydrochlorid: Dilzem (D, CH)
Nifedipin: Adalat; Nifical (D); Cardipin (CH)
Verapamil: Isoptin; Veroptinstada (D, A)

Kaliumkanalaktivatoren
Ivabradin: Procoralan
Nicorandil: Nicorandil Easypharm (D); Dancor (A, CH)

Medikation bei Herzinsuffizienz

Im Fall einer Insuffizienz, die durch eine Schädigung des Herzmuskels verursacht wurde, hat das Herz Schwierigkeiten, Blut in der benötigten Menge durch den Kreislauf zu pumpen.

ARTEN

Bei der Behandlung einer Herzinsuffizienz kommen Diuretika und Betablocker (siehe S. 329) sowie aus Fingerhutgewächsen (Digitalis) gewonnene Herzglykoside zur Verwendung. Letztere lassen das Herz kräftiger und regelmäßiger schlagen. Angiotensin-konvertierende Enzymhemmer (ACE-Hemmer) und Angiotensin-II-Rezeptorblocker (ARB) oder auch Sartane können bei sehr hohem Blutdruck ebenfalls verschrieben werden (siehe S. 328 *Blutdrucksenker).*

APPLIKATIONSFORM

Üblicherweise oral als Tabletten oder Kapseln

MÖGLICHE NEBENWIRKUNGEN

Schwindel aufgrund eines niedrigen Blutdrucks und ein trockener Husten (ACE-Hemmer). Die häufigste Nebenwirkung von Digoxin ist Übelkeit.

VERSCHREIBUNGSPFLICHTIG

Herzglykoside
Digoxin: Lenoxin (D); Digoxin-Sandoz (CH)

ACE-Hemmer
Captopril: Jucapt (D); Debax (A); Captosol (CH)
Cilazapril: Dynorm (D); Inhibace (A, CH)
Enalapril: Enalapril 1A Pharma (D, A); Reniten (CH)

Sartane (ARB)
Candesartan: Atacand
Eprosartan: Teveten
Losartan: Lorzaar (D); Cosaar (A, CH)

Antiarrhythmika

Die Therapie einer Arrhythmie oder Herzrhythmusstörung hängt ab von der Art des Problems (siehe S. 124–125 *Wieder in den Rhythmus kommen).*

ARTEN

Mittel, die zur Regulierung des Herzschlags verwendet werden, lassen sich in zwei Gruppen einteilen. Die erste Gruppe, die z. B. Herzglykoside (siehe links *Medikation bei Herzinsuffizienz)* und Verapamil (ein Kalziumkanalblocker, siehe S. 328 *Blutdrucksenker)* umfasst, wirkt bei supraventrikulären Rhythmusstörungen. Die zweite Gruppe wirkt sowohl bei supraventrikulären als auch bei ventrikulären Rhythmusstörungen. Betablocker (siehe S. 329) wirken gegen beide Arten von Arrhythmien.

APPLIKATIONSFORM

Üblicherweise oral als Tabletten oder Kapseln

MÖGLICHE NEBENWIRKUNGEN

Antiarrhythmika haben potenziell ernste Nebenwirkungen. Sie können Herzrhythmusstörungen verschlimmern oder unter bestimmten Umständen auslösen. Deshalb muss die Medikation fachmännisch überwacht werden. Besondere Vorsicht gilt, wenn Arzneistoffe dieser Art kombiniert werden.

VERSCHREIBUNGSPFLICHTIG

Mittel gegen supraventrikuläre Arrhythmien
Adenosin: Adrekar (D); Adenoscan (D, A); Krenosin (CH)
Digoxin: Lenoxin (D); Digoxin-Sandoz (CH)
Verapamil: Isoptin; Veroptinstada (D, A)

Mittel gegen supraventrikuläre und ventrikuläre Rhythmusstörungen
Amiodaron: Cordarex (D), Cordarone (CH)
Flecainid: Tambocor (D, CH); Aristocor (A)
Propafenon: Rytmonorm (D, CH); Rytmonorma (A)

Blutfettsenker

Ein erhöhter Spiegel an Blutfetten (Lipiden), einschließlich einiger Formen von Cholesterin und Triglyzeriden, ist ein Hauptrisikofaktor für Herz-Kreislauf-Erkrankungen. Fette können sich an den Wänden der Blutgefäße ablagern und gefährliche Verengungen verursachen. In seltenen Fällen lassen sich erhöhte Blutfettwerte allein durch eine Umstellung der Ernährung reduzieren, aber meist empfiehlt sich auch eine medikamentöse Behandlung.

ARTEN

Statine sind die am häufigsten verordneten Lipidsenker. Sie können gegeben werden, um:

- einen hohen Cholesterinspiegel im Blut als Folge von fettreicher Ernährung und zu wenig Bewegung (primäre Hypercholesterinämie) zu senken;
- bei genetisch zu einem hohen Cholesterinspiegel neigenden Menschen (familiäre Hypercholesterinämie) die Blutfettwerte zu senken;
- bei Patienten mit Angina pectoris oder solchen, die bereits einen Herzinfarkt hatten, das Risiko eines Herzinfarkts oder Schlaganfalls zu senken.

Statine mindern die Bildung von körpereigenem Cholesterin durch die Leber – insbesondere die des „schlechten" Cholesterins (LDL), das sich in den Arterien ablagert und sie verengt.

Vor einer Behandlung mit Statinen wird Ihr Arzt einen Bluttest durchführen lassen, um sicher zu sein, dass die Leberfunktion nicht auf irgendeine Weise beeinträchtigt ist. Wahrscheinlich prüft er auch Ihre Muskelfunktion.

Als Gallensäure-Sequestranten bezeichnete Blutfettsenker fördern in der Leber die Umwandlung von Cholesterin im Blut in Gallensäuren. Ezetimib hemmt die Resorption von Cholesterin aus der Nahrung im Darm.

APPLIKATIONSFORM

Oral als Tabletten oder Kapseln

MÖGLICHE NEBENWIRKUNGEN

Alle Arzneimittel in dieser Kategorie können Übelkeit, Verstopfung, Durchfall, Magenverstimmungen und Blähungen verursachen. Zu den spezifischen Nebenwirkungen von Statinen gehören Kopfschmerzen und schlechter Schlaf. Muskelschmerzen und Schwäche sind für empfindliche Menschen eine ernste Nebenwirkung. Wenn Sie derartige Symptome an sich feststellen, sollten Sie sofort mit Ihrem Arzt sprechen.

F&A

Ich habe einen zu hohen Cholesterinspiegel. Lohnt sich der Versuch, durch eine Ernährungsumstellung die Blutfettwerte zu verbessern?

Wahrscheinlich nicht. In den meisten Fällen senken Ernährungsmaßnahmen allein die Blutfette nicht ausreichend. Das liegt daran, dass keine direkte Verbindung zwischen dem Fett in der Nahrung und dem Cholesteringehalt des Blutes besteht. Wenn Ihr Arzt Ihnen Medikamente verschrieben hat, wird er gute Gründe dafür haben.

VERSCHREIBUNGSPFLICHTIG

Statine
Atorvastatin: Sortis; Atoris (D)
Fluvastatin: Locol (D); Lescol (A, CH)
Pravastatin: Prava-Teva (D); Panchol (A)
Rosuvastatin: Crestor (A, CH)
Simvastatin: Zocor (D, CH); Zocord (A)

Gallensäure-Sequestranten
Colestipol: Colestid (CH)
Colestyramin: Lipocol-Merz (D)

Andere Medikamente
Ezetimib: Ezetrol

Gerinnungshemmer

Medikamente in dieser Gruppe sollen die Bildung von Blutgerinnseln im Blutkreislauf (Thrombose) verhindern. Eine Unterbrechung der Blutzufuhr durch einen Thrombus kann zu Herzinfarkt, Schlaganfall oder Lungenembolie führen.

ARTEN

Thrombozytenaggregationshemmer setzen die Fähigkeit der Blutplättchen, sich zu verklumpen und Gerinnsel zu bilden, herab. ASS ist das häufigste Mittel dieser Gruppe. Da aber die Gefahr innerer Blutungen besteht, verordnen Ärzte ASS als Dauermedikation nur bei bereits bestehenden Herzproblemen.

Antikoagulanzien blockieren die Aktion von Gerinnungsfaktoren, die Blutplättchen aneinanderheften. Heparin ist ein körpereigener Gerinnungshemmer, und heparinähnliche Mittel werden injiziert, um Blutgerinnsel aufzulösen. Orale Antikoagulanzien werden vorbeugend auch nach bestimmten Operationen verabreicht.

APPLIKATIONSFORM

Thrombozytenaggregationshemmer und Antikoagulanzien zur Behandlung zu Hause werden oral als Tabletten oder Kapseln eingenommen.

Gerinnungszeit bestimmen

Bei der Einnahme gerinnungshemmender Medikamente ist eine regelmäßige Kontrolle erforderlich, um zu sehen, ob die Medikation wirkt. Der Test orientiert sich an dem labormedizinischem Parameter INR (**I**nternational **N**ormalized **R**atio). Sollte Ihr INR-Wert zu niedrig sein, verklumpt das Blut immer noch zu schnell, und die Dosis muss erhöht werden. Ist Ihr INR-Wert zu hoch, verklumpt das Blut zu langsam, sodass sich das Risiko innerer Blutungen erhöht. Dann muss die Medikation möglicherweise herabgesetzt werden.

MÖGLICHE NEBENWIRKUNGEN

Starkes Bluten ist bei allen gerinnungshemmenden Mitteln ein Risiko. Schnittwunden brauchen länger, um zu heilen, Blutergüsse werden langsamer abgebaut. Wer Thrombozytenaggregationshemmer nimmt, kann unter Bauchschmerzen, Durchfall, Schwindel und Kopfschmerzen leiden. Zu den möglichen Nebenwirkungen oraler Antikoagulanzien gehören Durchfall, Übelkeit und Gelbsucht sowie, bei Einnahme über einen längeren Zeitraum hinweg, Osteoporose und Haarausfall.

! ACHTUNG

Immer Ausweis mitführen

Falls bei Ihnen eine Operation ansteht oder Sie einen Zahn gezogen bekommen sollen, müssen Sie darauf hinweisen, dass Sie Gerinnungshemmer nehmen. Am sichersten ist es, wenn Sie einen „Ausweis zur Gerinnungskontrolle" stets mit sich führen (bekommen Sie von Ihrem Arzt). Darin sind Ihre INR-Werte und Ihre Medikation eingetragen.

VERSCHREIBUNGSPFLICHTIG

Thrombozytenaggregationshemmer (TAH)
Clopidogrel: Plavix
Dipyridamol: Persantin (A)

Orale Antikoagulanzien
Acenocumarol: Sintrom (A, CH)
Phenprocoumon: Marcumar (D); Marcoumar (A, CH)
Warfarin: Coumadin (D)

REZEPTFREI

Thrombozytenaggregationshemmer (TAH)
Acetylsalicylsäure (ASS): Aspirin 100

Schmerzmittel

Medikamente zur Schmerzlinderung (Analgetika) finden sich in den Arzneischränkchen der meisten Haushalte. Zahlreiche Präparate zur Linderung leichterer Beschwerden wie Kopfschmerzen sind frei verkäuflich, Medikamente zur Linderung stärkerer Schmerzen meist verschreibungspflichtig. Siehe auch S. 214–239 *Schmerzen lindern.*

ARTEN

Schmerzmittel lassen sich grundsätzlich unterteilen in opioide und nichtopioide Mittel.

Opioide Mittel blockieren Schmerzrezeptoren im Gehirn; vom Körper ausgesendete Schmerzsignale werden nicht wahrgenommen.

Nichtopioide Mittel unterbinden die Produktion von Prostaglandinen, die mit der Entstehung von Schmerz, Entzündungen und Fieber einhergehen.

- **Acetylsalicylsäure (ASS)** ist ein Nichtopioid, das sich zur Behandlung von Kopf-, Zahn- und Halsschmerzen sowie Fieber eignet.
- **Nichtsteroidale Antirheumatika (NSAR)** sind besonders nützlich bei schmerzhaften Entzündungen wie Arthritis oder Zahnschmerzen.
- **Paracetamol** wirkt anders als andere nichtopioide Mittel: Es reduziert nicht die Entzündungen, sondern der schmerzstillende Effekt kommt im Gehirn zustande.
- **Trizyklische Antidepressiva (TZA)** und **Antiepileptika** werden zur Behandlung von Epilepsie verwendet, manchmal aber auch gegen Nervenschmerzen (neuropathische Schmerzen).
- **Triptane** sind eine Gruppe von Wirkstoffen, die speziell gegen Migräneschmerzen wirken.

APPLIKATIONSFORM

Opioide Schmerzmittel können oral, mit der Spritze oder mittels Pumpe in den Blutstrom verabreicht werden. Nichtopioide werden üblicherweise oral eingenommen, meist als Tabletten.

MÖGLICHE NEBENWIRKUNGEN

Zu den Nebenwirkungen opioider Schmerzmittel gehören Übelkeit und Erbrechen, Verstopfung und Mundtrockenheit. In manchen Fällen kommt es zu Benommenheit, Muskelstarrheit, niedrigem Blutdruck und Atemproblemen. Die Langzeiteinnahme von Opioiden kann zu Abhängigkeit führen.

Acetylsalicylsäure (ASS) und Nichtsteroidale Antirheumatika (NSAR) können eine Entzündung der Magenschleimhaut hervorrufen, was sie für Magenkranke ungeeignet macht. Allerdings kann gepuffertes ASS magenschonend wirken. Bei einer Überdosis Paracetamol besteht die Gefahr eines potenziell tödlichen Leberschadens.

Trizyklische Antidepressiva, Antepileptika und Triptane haben unter Umständen Müdigkeit und Benommenheit zur Folge.

ASS darf niemals Kindern verabreicht werden; man gibt stattdessen, falls nötig, Paracetamol.

VERSCHREIBUNGSPFLICHTIG

Opioide
Codeinphosphat: Optipyrin (D); Co-Becetamol (CH)
Dihydrocodein: Paracodin (D, CH); Dehace (A)
Morphin: Sevredol (D, CH); Substitol (A)
Tramadol: Tramal; Amadol (D)

Antidepressiva
Amitriptylin: Saroten

Antiepileptika
Carbamazepin: Tegretal (D); Tegretol (A, CH)

Triptane
Sumatriptan: Imigran
Zolmitriptan: AscoTop (D); Zomig (A, CH)

REZEPTFREI

Nicht-Opioide
Acetylsalicylsäure (ASS): Aspirin
Paracetamol: Octadon P (D); Mexalen (A); Panadol (CH)

Nichtsteroidale Antirheumatika

Diese große Medikamentengruppe, kurz NSAR genannt, zählt zu den am häufigsten verwendeten Schmerzmitteln. Sie lindern auch Entzündungen in den Gelenken, z. B. bei rheumatoider Arthritis, und Entzündungen nach Verletzungsschäden.

ARTEN

NSAR hemmen ein Enzym, das die Bildung des für Entzündungen verantwortlichen Hormons Prostaglandin fördert. Sie werden nach dem Grad der Selektivität für dieses Enzym eingeteilt.

APPLIKATIONSFORM

Meist oral als Tabletten oder Kapseln. Hohe Dosierungen, z. B. von Diclofenac, sind verschreibungspflichtig. Einige NSAR lassen sich als Creme oder Spray auf die schmerzende Stelle auftragen.

MÖGLICHE NEBENWIRKUNGEN

Bei oral aufgenommenen NSAR besteht die Gefahr einer Magenschleimhautentzündung, einer Verschlimmerung von Asthma und eines erhöhten Risikos von Blutgerinnseln (selektive NSAR).

VERSCHREIBUNGSPFLICHTIG

Selektive NSAR
Celecoxib: Celebrex
Etoricoxib: Arcoxia; Exinef (D)

REZEPTFREI

Nichtselektive NSAR
Diclofenac: Voltaren Dolo 25 mg (D); Tonopan 12,5 mg (CH), Voltaren Dolo Forte 25 mg (CH)
Ibuprofen: Spalt Kopfschmerz (D); Algifor (CH), Dolormin (CH)
Piroxicam: Felden Gel (CH)

Antidepressiva

Eine medikamentöse Therapie von Depressionen erfolgt meist erst, nachdem Selbsthilfemaßnahmen und Gesprächstherapien wie beispielsweise psychiatrische Beratung keinen Erfolg gezeigt haben. Medikamente kommen üblicherweise zur Behandlung einer mittelschweren oder einer schweren Depression zum Einsatz; bei einer leichten Depression nur dann, wenn sie seit mindestens 2 Jahren besteht. Siehe auch S. 244–247 *Depressionen meistern*.

ARTEN

Alle Arten von Antidepressiva wirken über eine Veränderung des Spiegels exzitatorischer Neurotransmitter, das sind Substanzen im Gehirn, die für Stimmungen verantwortlich sind. Dazu gehören Serotonin und Noradrenalin, die beide mit Gefühlen des Wohlbefindens verbunden sind.

Selektive Serotonin-Wiederaufnahmehemmer (SSRI) sind meist die erste Wahl bei der medikamentösen Behandlung einer Depression, da sie gut helfen und weniger Nebenwirkungen als andere Antidepressiva hervorrufen. Sie hemmen die Wiederaufnahme von Serotonin in seine Speicher und erhöhen so seinen Spiegel im Gehirn.

F&A

Ich will nicht länger Antidepressiva einnehmen. Was soll ich tun?

Wenn Sie diese Medikamente absetzen möchten, sprechen Sie unbedingt erst mit Ihrem Arzt, damit die Entwöhnung im richtigen zeitlichen Rahmen abläuft. Antidepressiva machen nicht abhängig, doch wenn man sie plötzlich absetzt, können unangenehme Symptome auftreten, z. B. starke Angstzustände. Ihr Arzt wird Ihre Dosis wahrscheinlich ganz allmählich herabsetzen, über Wochen, vielleicht sogar Monate hinweg.

MAO-Hemmer und Nahrung

MAO-Hemmer vertragen sich nicht mit Lebensmitteln, die Tyramin enthalten. Bei gleichzeitiger Aufnahme kann Tyramin einen plötzlichen und gefährlichen Anstieg des Blutdrucks verursachen. Tyramin ist normalerweise in Nahrungsmitteln enthalten, die fermentiert oder gegoren werden, z. B. in Käse, eingelegten Fleisch- und Fischwaren, Hefeextrakten und Alkohol. Ihr Arzt wird Ihnen sagen, was Sie essen dürfen und was nicht.

Trizyklische Antidepressiva (TZA) erhöhen den Spiegel von Serotonin und Noradrenalin im Gehirn. Zahlreiche Medikamente dieser Gruppe wirken beruhigend und sind vielleicht die effektivsten bei Patienten, deren Depression von Angstgefühlen begleitet wird.

Monoamino-Oxidase-Hemmer (MAO-Hemmer) hemmen die Wirkung eines Enzyms, das exzitatorische Neurotransmitter aufspaltet. Diese Wirkstoffe werden nicht häufig verschrieben, weil sie schwere Komplikationen hervorrufen können, wenn sie gemeinsam mit bestimmten Lebensmitteln (siehe Kasten oben) aufgenommen werden. Sie kommen eigentlich nur zur Anwendung, wenn die Behandlung mit anderen Antidepressiva nicht anschlägt.

APPLIKATIONSFORM

Antidepressiva werden meist oral als Tabletten oder Kapseln eingenommen. Einige Wirkstoffe sind auch in flüssiger Form erhältlich.

MÖGLICHE NEBENWIRKUNGEN

Die positiven Wirkungen von Antidepressiva benötigen möglicherweise Zeit, bis sie sich bemerkbar machen, aber unerwünschte Nebenwirkungen können schon eher auftreten. Manche Menschen stellen fest, dass sich ihre Symptome in den ersten Wochen der Therapie mit Medikamenten sogar verschlechtern. Jede Gruppe von Antidepressiva hat ihre charakteristischen Nebenwirkungen, und wie ausgeprägt diese empfunden werden, ist individuell ganz unterschiedlich.

Zu Beginn der Behandlung mit SSRI kann es zu Übelkeit, Kopfschmerzen, Schlafstörung und Angstzuständen kommen. Mit der Zeit bessern sich solche Symptome meist.

Häufige Beschwerden bei der Einnahme von TZA sind Mundtrockenheit, Schwierigkeiten beim Wasserlassen, leichte Sehtrübungen und Müdigkeit. Sie lassen in den meisten Fällen nach ein paar Wochen nach.

Die möglichen Nebenwirkungen von MAO-Hemmern schließen Sehtrübungen, Schwindel, Benommenheit, Zittern und Schlafstörungen ein. Einige schwerwiegende unerwünschte Symptome (steifer Nacken, starke Kopfschmerzen, Brustschmerzen, Erbrechen und Übelkeit sowie ein beschleunigter Herzschlag) erfordern eine umgehende notärztliche Behandlung.

VERSCHREIBUNGSPFLICHTIG

SSRI
Citalopram: Cipramil (D); Seropram (A, CH)
Fluoxetin: Fluctine
Paroxetin: Seroxat (D, A); Paronex (CH)
Sertralin: Zoloft (D, CH); Adjuvin (A)

TZA
Amitriptylin: Saroten; Limbitrol (CH)
Clomipramin: Anafranil
Dosulepin: Idom (D)
Imipramin: Tofranil (D, CH)
Trimipramin: Stangyl (D), Trimineurin (D); Surmontil (CH)

MAO-Hemmer
Isocarboxazid
Phenelzin

Mittel gegen Angst und Schlaflosigkeit

Angstzustände und Schlafprobleme hängen oft eng miteinander zusammen und werden vielfach mit ähnlichen Arzneistoffen behandelt.

ARTEN

Die wichtigsten in diesem Zusammenhang verordneten Mittel lassen sich unterteilen in Benzodiazepine und Non-Benzodiazepin-Tranquilizer (Benzodiazepin-ähnliche Wirkstoffe). Beide Gruppen verlangsamen die Tätigkeit des Gehirns, indem sie die Wirkung der Gamma-Aminobuttersäure (GABA) erhöhen, eines verlangsamenden Neurotransmitters, der Schlaf fördert und Angst reduziert.

Benzodiazepine können eine sedierende (beruhigende) und eine anxiolytische (angstlösende) Wirkung haben. Da die Gefahr einer Abhängigkeit groß ist, verschreibt man sie nur für sehr kurze Zeiten.

Non-Benzodiazepin-Tranqualizer werden zur Behandlung von Schlaflosigkeit ebenfalls nur für kurze Dauer verordnet.

Melatonin ist ein natürlich vorkommendes Hormon, das den Schlaf-Wach-Rhythmus reguliert. Es wird manchmal zu einer kurzfristigen Behandlung von Schlaflosigkeit verschrieben.

APPLIKATIONSFORM

Meist oral als Tabletten oder Kapseln. Einige Mittel gibt es auch in flüssiger Form.

MÖGLICHE NEBENWIRKUNGEN

Zu den potenziellen unerwünschten Beschwerden bei Einnahme von Benzodiazepinen zählen Verwirrtheit, Stottern, Gedächtnisverlust, Benommenheit und Aggressivität. Auch kann es vorkommen, dass man sich verkatert und schläfrig fühlt.

Medikamente dieser Gruppe bergen die Gefahr körperlicher und psychischer Abhängigkeit, wenn sie länger als ein paar Wochen oder manchmal sogar nur Tage eingenommen werden. Aus diesem Grund werden sie nur für begrenzte Zeiträume verschrieben. Die Entwöhnung kann mit Verwirrung, Schlaflosigkeit, Angstzuständen, Appetitlosigkeit und Gewichtsverlust, Zittern, Schwitzen und Ohrgeräuschen einhergehen. Des weiteren wird von einer Langzeitgabe möglichst abgesehen, weil Patienten eine Toleranz für das Medikament entwickeln können und dann immer mehr davon brauchen, um die gleiche Wirkung zu erzielen.

Non-Benzodiazepin-Tranqualizer zeigen weniger Nebenwirkungen, können aber Benommenheit, Übelkeit und Gedächtnisverlust auslösen. Seltener sind Verwirrtheit, Konzentrationsschwierigkeiten, Schwindel und eine Veränderung des Geruchs- und Hörsinns sowie des Sprach- und Sehvermögens.

Mittel, die das Hormon Melatonin enthalten, können reizbar und benommen machen und Migräne, Verstopfung, Magenschmerzen und Gewichtszunahme zur Folge haben.

VERSCHREIBUNGSPFLICHTIG

Benzodiazepine als Schlafmittel
Flurazepam: Staurodorm (D); Dalmadorm (D, CH)
Lormetazepam: Noctamid; Loramet (CH)
Nitrazepam: Mogadan (D); Mogadon (A, CH)
Temazepam: Planum (D), Remestan (D); Normison (CH)

Benzodiazepine gegen Angst
Alprazolam: Tafil (D); Xanor (A); Xanax (CH)
Diazepam: Stesolid; Psychopax (A, CH)
Lorazepam: Tavor (D), Tolid (D); Temesta (A, CH)
Oxazepam: Adumbran (D, A); Seresta (CH)

Non-Benzodiazepin-Tranqualizer
Zaleplon: Sonata
Zolpidem: Zoldem (A); Stilnox (CH)
Zopiclon: Somnal (A); Imovane (CH)

Hormone
Melatonin: Circadin

Antipsychotika

Antipsychotische Medikamente (Neuroleptika) werden zur Behandlung einer Psychose eingesetzt. Diese schweren psychischen Störungen (im Extremfall Schizophrenie und Paranoia) schränken die Fähigkeit des Kranken ein, klar zu denken, rational zu handeln oder die Realität wahrzunehmen. Die Medikamente steigern oder verringern die Wirkung chemischer Botenstoffe im Gehirn, die an der Regulierung des Verhaltens, der Erzeugung von Stimmungen und Gefühlen, der Kontrolle des Wach- und Schlafrhythmus sowie des Appetits beteiligt sind. Die von diesen Mitteln betroffenen Botenstoffe im Gehirn sind Dopamin, Serotonin, Noradrenalin und Acetylcholin.

ARTEN

Antipsychotika lassen sich im Allgemeinen in zwei Hauptgruppen aufteilen: typische oder konventionelle Antipsychotika der ersten Generation und atypische Antipsychotika der zweiten Generation.

Antimanische oder stimmungsstabilisierende Mittel kommen bei der Behandlung bipolarer Störungen zur Verwendung. Diese Erkrankung zeichnet sich durch extreme Stimmungsschwankungen aus (früher manisch-depressiv genannt). Bei der Therapie können auch Antidepressiva zum Einsatz kommen (siehe S. 335). Lithium ist ein stimmungsstabilisierendes Medikament, dessen Verwendung sorgfältig überwacht werden muss, damit der Patient stets die richtige Dosis bekommt.

F&A

Ein Freund hat Antipsychotika verschrieben bekommen. Ich befürchte nun, dass er gelegentlich vergisst, sie zu nehmen.

Falls möglich, besprechen Sie das Problem mit seinem Arzt. Lang wirkende Depotinjektionen des Medikaments könnten in einem solchen Fall die Antwort sein.

APPLIKATIONSFORM

Die meisten dieser Medikamente werden oral als Tabletten oder Kapseln eingenommen. Einige gibt es auch als flüssige Arznei. Für Menschen, die vergessen könnten, ihre Arznei zu nehmen, bieten sich Depotinjektionen an, die über längere Zeit hinweg wirken. Zu Gewalttätigkeit neigende Patienten kann man schnell ruhig stellen, indem man ihnen Antipsychotika spritzt.

MÖGLICHE NEBENWIRKUNGEN

Zu den Nebenwirkungen gehören unwillkürliche Bewegungen der Muskeln (weniger bei atypischen Antipsychotika), Unruhe, Mundtrockenheit, unscharfes Sehen, Verstopfung, Schwindel oder Benommenheit und Gewichtszunahme. Bei Personen mit erhöhtem Schlaganfallrisiko, also auch bei älteren Menschen mit Demenz, erhöht die Einnahme von Antipsychotika das Risiko.

Bei einer Überdosis Lithium kann es zu Übelkeit, Sprach- und Gehstörungen kommen. Weitere Beschwerden sind Gewichtszunahme, Zittern und starker Durst. Eine langfristige Anwendung kann einen späteren Nierenschaden zur Folge haben.

VERSCHREIBUNGSPFLICHTIG

Typische Antipsychotika
Flupentixol: Fluanxol
Haloperidol: Haldol

Atypische Antipsychotika
Amisulprid: Solian
Aripiprazol: Abilify
Olanzapin: Zyprexa
Risperidon: Risperdal

Stimmungsstabilisierer
Carbamazepin: Tegretal (D); Tegretol (A, CH)
Lamotrigin: Lamictal
Lithium: Lithium-Aspartat (D); Priadel (CH)
Valproinsäure: Convulex

Medikation der Schilddrüse

Die unterhalb des Kehlkopfs liegende Schilddrüse produziert die Hormone Thyroxin und Trijodthyronin, die ins Blut abgegeben werden und das Wachstum des Körpers und den Stoffwechsel kontrollieren. Unter Umständen wird die Schilddrüse jedoch über- oder unteraktiv (Hyper- bzw. Hypothyreose).

ARTEN

Die Behandlung einer Schilddrüsenüberfunktion hat zum Ziel, die Hormonausschüttung zu begrenzen und den Spiegel im Blut auf ein normales Maß zurückzuführen.

Thyreostatika benötigen etwa 4–6 Wochen, um den Spiegel der produzierten Schilddrüsenhormone auf das übliche Maß zu senken.

Betablocker (siehe S. 329) können Symptome einer Überfunktion der Schilddrüse lindern, zu denen Tremor (Zittern), beschleunigter Herzschlag und Unruhe gehören.

Radiojodtherapie nennt man eine Behandlungsform, bei der radioaktives Jod Schilddrüsengewebe zerstört, sodass diese schrumpft und die Menge der von ihr erzeugten Hormone sinkt.

Die Dosis der Radioaktivität im Radiojod ist sehr niedrig und nicht schädlich.

Eine Unterfunktion der Schilddrüse lässt sich mit Levythyroxin, einer synthetischen Form des Hormons Thyroxin, behandeln. Das Medikament muss lebenslang eingenommen werden.

APPLIKATIONSFORM

Die meisten Schilddrüsenmedikamente (Thyreostatika) werden oral als Tabletten oder flüssige Arznei eingenommen. Radiojod wird meist in flüssiger Form verabreicht. Bestimmte Patienten, darunter sehr Kranke und Neugeborene, bekommen Levothyroxin möglicherweise als Injektion.

MÖGLICHE NEBENWIRKUNGEN

Nebenwirkungen sind bei Thyreostatika eher selten und beschränken sich meist auf leichten allergischen Hautausschlag, Gelenkschmerzen, Übelkeit und Juckreiz. In Ausnahmefällen kann es zu Problemen mit den weißen Blutzellen kommen (siehe Kasten unten).

Im Fall einer zu hohen Dosierung von Levothyroxin ist es möglich, dass Beschwerden wie Durchfall, Erbrechen, Herzrhythmusstörungen, Unruhe, Schlaflosigkeit, Kopfschmerzen, Erröten, Schwitzen und Fieber auftreten, bis das Mittel richtig eingestellt ist. Zur Kontrolle muss einmal jährlich ein Blutbild erstellt werden.

! ACHTUNG

Schädigung des Immunsystems

Gelegentlich tritt bei Patienten, die Thyreostatika einnehmen, plötzlich eine Verminderung der weißen Blutzellen ein. Setzen Sie sich sofort mit Ihrem Arzt in Verbindung, wenn während der Einnahme von Schilddrüsenmitteln eines oder mehrere der folgenden Symptome auftreten:

- Fieber
- ein entzündeter Hals
- Geschwüre im Mund
- andere Anzeichen einer Infektion.

VERSCHREIBUNGSPFLICHTIG

Thyreostatika
Carbimazol: Néo-Mercazole (CH)
Propylthiouracil: Propycil (D, CH)

Betablocker
Propranolol: Obsidan (D); Inderal (A, CH)

Mittel gegen Hypothyreose
Levothyroxin: Euthyrox; Eferox (D); Eltroxin (CH)

Hilfreiche Adressen

ALKOHOL

Al-Anon/Alateen Hilfe für Angehörige/Kinder von Alkoholkranken. Telefon D: 0201-773007; A: 0664-73217240; CH: 0848-848 843. Website D: www.al-anon.de; A: www.al-anon.at; CH: www.al-anon.ch

Anonyme Alkoholiker Hilfe für Alkoholkranke im deutschsprachigen Raum. Einheitliche Rufnummer D: 19295. Rufnummern für A, CH und Südtirol auf der Website: www.anonyme-alkoholiker.de. 24-Stunden-Hotline in der Schweiz: 0848-848 885

Guttempler-Orden Rat und Hilfe für Alkoholkranke als humanitärer Auftrag. In D organisiert in Landesverbänden, Telefonnummern auf der Website: www.guttempler.de; Schweizer Guttempler: www.iogt.ch

DIABETES

Deutsche Diabetes-Hilfe Online-Ratgeber für Betroffene, eine Initiative u. a. der Deutschen Diabetes-Gesellschaft. Website: www.diabetesde.org

Deutscher Diabetiker Bund Selbsthilfeorganisation und Interessenvertretung. Website mit umfassenden Informationen für Betroffene: www.diabetikerbund.de

Österreichische Diabetikervereinigung Selbsthilfevereinigung. Website mit Infos und Hilfe: www.diabetes.or.at

Schweizerische Diabetes-Gesellschaft Bei Mitgliedschaft individuelle Beratung, Schulung, Tipps, Veranstaltungen. Website: www.diabetesgesellschaft.ch

ERNÄHRUNG

Deutsche Gesellschaft für Ernährung Unabhängige und wissenschaftlich fundierte Ernährungsaufklärung und Nahrungsmittel-Check online. Tipps zur Gewichtsreduktion. Bundesweite Adressen von Ernährungsberatern/innen. Website: www.dge.de

Österreichische Gesellschaft für Ernährung Ernährungsaufklärung in Seminaren und Kursen. Informationen über gute Ernährung online: www.oege.at

Schweizerische Gesellschaft für Ernährung Rat und Aufklärung sowie zahlreiche Broschüren zum Herunterladen: www.sge-ssn.ch

ERSTE HILFE

Deutsches Rotes Kreuz Kurse bei wohnortnahen Kreisverbänden; Adressen auf der Website: www.drk.de

Österreichisches Rotes Kreuz Wohnortnahe Kurse in allen Bundesländern, Adressen auf der Website: www.roteskreuz.at

Schweizerisches Rotes Kreuz Wohnortnahe Kurse zu erfahren über die Unterorganisation „Schweizerischer Samariterbund SSB", Link auf der Website: www.redcross.ch

HERZKRANKHEITEN

Deutsche Herzstiftung Umfassende Informationen über Herzkrankheiten, Medikamente und Therapien. Newsletter zum Abonnieren, Broschüren zum Herunterladen. Online-Sprechstunde und die Zeitschrift HERZ HEUTE für Mitglieder. Frage-und-Antwort-Archiv. Website: www.herzstiftung.de

Österreichischer Herzverband Information und Prävention durch Aufklärung online. Hilfsangebote, fachmedizinische Beratung, Organisation von Herzsportgruppen und Wanderungen. Website: www.herzverband.at

Schweizerische Herzstiftung Aufklärung online über Herzkrankheiten. Ärztliche Beratung über das „Herztelefon" (Nummer auf der Website) und die Internet-Sprechstunde, allerdings keine Diagnosen. Broschüren, Newsletter. Alles auf der Website: www.swissheart.ch

HILFSTHERAPIEN

Deutsche Ärztegesellschaft für Akupunktur Auf der Website der DÄGfA gibt es ein Patientenportal mit Informationen und Adressen von Ärzten, die in Akupunktur ausgebildet sind. www.daegfa.de

Österreichische Gesellschaft für Akupunktur Infos für Therapeuten und Patienten. Die ÖGA unterhält auch eine Akupunkturambulanz am Neurologischen Zentrum Rosenhügel (Wien), wo nach ärztlicher Überweisung kostenlos behandelt wird (einige Monate Wartezeit). Website der ÖGA: www.akupunktur.at

Assoziation Schweizer Ärztegesellschaften für Akupunktur und chinesische Medizin Ärzte-Suchfunktion für Patienten auf der Website: www.akupunktur-tcm.ch

Internetportal der deutschsprachigen Hypnosegesellschaften Allgemeine Patienteninformation sowie Links zu den Websites deutschsprachiger Hypnosegesellschaften sowie zu deren wissenschaftlichem Beirat: www.hypnose.de

KNOCHEN, MUSKELN, GELENKE

Aktion Gesunder Rücken Verein zur Bekämpfung des Volksleidens Nr. 1. Informationen aus relevanten Fachgebieten zu Ursachen und Prävention. Darstellung von Übungen zur Kräftigung des Rückens. www.agr-ev.de

Deutsche Rheuma-Liga Selbsthilfeorganisation und Interessenvertretung, informiert über Rheuma und seine vielen Krankheitsbilder, z. B. rheumatoide Arthritis und Arthrose. Umfassende Beratung, auch telefonisch und online, Medikamentenführer, Arztsuche, Hilfe bei psychologischen und sozialen Problemen: www.rheuma-liga.de

Österreichische Gesellschaft für Rheumatologie & Rehabilitation Informationen zu den Krankheitsbildern, Adressen von Selbsthilfegruppen und Rheumatologen. Kongresse und Veranstaltungen, auch für Patienten. www.rheumatologie.at

Rheumaliga Schweiz (Schweizerische Gesellschaft für Rheumatologie) Informationen u. a. zu Weichteilrheuma, Arthrose, Arthritis und Rückenschmerzen. Hinweise zu Hilfsmitteln, Kurse und Veranstaltungen für Patienten, Internetadressen von Selbsthilfegruppen. www.rheumaliga.ch

Deutsche Chiropraktoren-Gesellschaft Informationen über Therapien sowie Adressen von Chiropraktoren. www.chiropraktik.de

Schweizerische Chiropraktoren-Gesellschaft Infos über Chiropraktik, Adressen von Chiropraktoren, Hinweis auf eine Patientenorganisation. www.chirosuisse.info

Deutsche Gesellschaft für Orthopädie und orthopädische Chirurgie Informationen und Ratgeber-Broschüren (zum Herunterladen) für alle relevanten Krankheitsbilder. Hilfe bei der Arzt- und Kliniksuche. www.dgooc.de

Schweizerische Gesellschaft für Orthopädie und Traumatologie Informationen für Patienten, Liste von Fachärzten sowie Aufklärung darüber, was man als Patient alles tun kann, „wenn etwas schiefgeht". www.sgotssot.ch

KREBS

Krebsinformationsdienst Umfassende Informationen des Deutschen Krebsforschungszentrums Heidelberg über Krebs in Deutschland. Auch Adressen von Psychoonkologen in Deutschland. www.krebsinformationsdienst.de

Deutsches Krebsforschungszentrum Heidelberg Website mit Patientenbereich und telefonischer Hotline. Informationen und Vortragsreihen über den Stand der Wissenschaft. www.dkfz.de

Deutsche Krebshilfe und **Stiftung Deutsche Kinderkrebshilfe** Motto der beiden Stiftungen: „Helfen. Forschen. Informieren." Beratungsdienst für Betroffene, Infos zu Früherkennungsmaßnahmen. Härtefonds für finanziell in Not geratene Krebskranke und ihre Familien. Website: www.krebshilfe.de

Österreichische Krebshilfe Psychosoziale, diätologische und sozialrechtliche Beratung für Betroffene. Informationen zum Mammografie-Screening und zur Darmkrebsvorsorge. Website: www.krebshilfe.net

Krebsliga Schweiz Beratung, Broschüren und Hotline für Betroffene. Ein Schwerpunkt: Aufklärung über Präventionsmöglichkeiten. Zahlreiche Links zu weiteren Informations-Websites. www.krebsliga.ch

PATIENTENRECHTE

Patientenbeauftragter der Bundesregierung (D) Auf der Website zahlreiche Fragen und Antworten zu Patientenrechten sowie eine 78-seitige Informations- und Beratungsbroschüre zum Herunterladen. Website: www.patientenbeauftragter.de

PFLEGE UND PFLEGEVERSICHERUNG

Bundesministeriem für Gesundheit Informationen über die Gesetzeslage sowie lebenspraktische Beratung für Pflegende. Website des BMG: www.bmg.bund.de. Dort finden sich die Links: www.bmg.bund.de/pflege sowie www.bmg.bund.de/pflege/pflegeversicherung.

PSYCHISCHE GESUNDHEIT

Neurologen und Psychiater im Netz Informationsportal zur psychischen Gesundheit und Nervenerkrankungen. Adressen, Telefonnummern und Rat, was im Krisenfall zu tun ist. Informationen z. B. zu Themen der Kinder- und Jugendpsychiatrie und zur Demenz. Angehörigenberatung und juristische Informationen. www.neurologen-und-psychiater-im-netz.org

Deutsche PsychotherapeutenVereinigung Auf der Website: Links zu allen Berufs- und Fachverbänden, z. B. des Deutschen Fachverbandes für Verhaltenstherapie. Website: www.deutschepsychotherapeutenvereinigung.de

Diskussionsforum Depression Selbsthilfe-Blog für Betroffene und Angehörige: Fragen, Antworten, Rat und Hilfe von Betroffenen für Betroffene. Moderation durch zwei Fachleute. www.diskussionsforum-depression.de

Deutsche Alzheimer Gesellschaft/Selbsthilfe Demenz Informationen, Rat und Hilfe, vor allem für Angehörige, auf der Website: www.deutsche-alzheimer.de

Schweizerische Alzheimervereinigung Informationen zu Demenzkrankheiten, Beratung für Angehörige. www.alz.ch

PsyOnline.at Österreichs größtes Internetportal für Psychotherapie. Überblick über das Fachgebiet, Therapeutensuche, Veranstaltungen, Beratung. z. B. bezüglich der Kosten einer Therapie. www.psyonline.at

Telefon-Seelsorge Deutschland: Tel. 0800-111 0 111 sowie 0800-111 0 222. Die Website: www.telefonseelsorge.de; Österreich: Tel. 142; Website: www.telefonseelsorge.at; Schweiz: Tel. 143. Website: www.143.ch

Krisennotdienste in Deutschland, Österreich und der Schweiz Alle Telefonnummern für Hilfe in psychischen Notfällen, auch für Kinder, Jugendliche und Eltern: krisendienste.selbstmord-forum.at (dort finden sich die Links für Deutschland, Österreich und die Schweiz).

RAT UND HILFE FÜR ELTERN

Autismus Deutschland Website des Bundesverbandes mit Informationen zur Diagnose und hilfreichen Adressen: www.autismus.de

Dachverband österreichische Autistenhilfe Therapiezentrum, Familienberatung, Veranstaltungen (Bundesministerium für Soziales, Stadt Wien). www.autistenhilfe.at

Autismus Schweiz Elternverein, Dachverband. Link zu allen relevanten Websites mit Rat und Hilfe, auch zum Asperger-Syndrom. Website: www.autismusschweiz.ch

ADHS Infoportal Betrieben vom Zentralen ADHS-Netz. Informationen und Hilfen für Eltern. Alle Inhalte sind wissenschaftlich abgesichert. www.adhs.info

Siehe auch: **Neurologen und Psychiater im Netz; Krisennotdienste; MyHandicap**

RAUCHENTWÖHNUNG

Rauchfrei-Info Ausstiegsprogramm der Bundeszentrale für gesundheitliche Aufklärung (D), mit E-Mail-Coach, Tipps, wie man zum Erfolg kommt, und einem Blog für Teilnehmer am Programm. www.rauchfrei-info.de

Rauchertelefon Eine Initiative u. a. der österreichischen Sozialversicherungsträger. Beratung und Begleitung beim Rauchstopp unter der kostenlosen Nummer 0810-810 013. Weitere Infos: www.rauchertelefon.at

SmokeFree Kampagne des Schweizer Bundesamtes für Gesundheit. Hilfe per Telefon: 0848-000 181. Weitere Infos: www.smokefree.ch

SCHLAGANFALL

Deutsche Schlaganfall-Hilfe Wissenschaftliche und aktuelle Informationen, Beratung und Veranstaltungen. www.schlaganfall-hilfe.de

Österreichische Schlaganfall-Gesellschaft Info-Broschüren und Adressen von Selbsthilfegruppen und Netzwerken (Unterorganisationen) der Bundesländer. www.oegsf.at

Schweizerische Neurologische Gesellschaft Patienten-Infos über Krankheitsbilder. Adressen und Broschüren. www.swissneuro.ch

MyHandicap Forum, Infos und Adressen für Menschen mit Behinderung. Die Website unfasst nicht nur Schlaganfall, sondern vielfältige Erkrankungen, z. B. Allergien, Autismus, Asperger-Syndrom, Migräne und psychische Behinderungen. Ein Abschnitt behandelt Hilfen und Hilfsmittel, ein anderer stellt prominente Vorbilder mit Behinderungen vor. Websites: www.myhandicap.de und www.myhandicap.ch

SCHMERZ

Deutsche Schmerzliga Interessenvertretung und Ratgeber. Informationen zu Schmerzformen, Hilfe bei der Therapeuten- und Selbsthilfegruppensuche, Blog, Vorträge und Broschüren. www.schmerzliga.de

Österreichische Schmerzgesellschaft Adressen von Schmerzeinrichtungen in allen österreichischen Bundesländern. www.oesg.at

Register

C

D

T

Bildnachweis

2 iStockphoto/Lise Gagne **6** Ian Hooton/Science Photo Library **8** Getty Images/Hugh Whitaker **11** ShutterStock/Stuart Cobue **13** Thinkstock/Jupiterimages **14** iStockphoto/Chris Gramly **15** ShutterStock/Monkey Business Images **16** ShutterStock/Jan Danel **21** Thinkstock/iStockphoto **22** ShutterStock/Liv Friis-Larsen **24** ShutterStock/Denis Pepin, ShutterStock/Karen Struthers, ShutterStock/Morgan Lane Photography **25** ShutterStock/Morgan Lane Photography, ShutterStock/fotoglunta, ShutterStock/Olgysha **27** Thinkstock/iStockphoto **28** Getty Images/Tim Platt **29** Getty Images/Mike Powell **30** iStockphoto/Troels Graugaard **31** Getty Images/Ruth Jenkinson **32** Thinkstock/Stockbyte **34** iStockphoto.com/Relaxfoto.de **36** Getty Images/Sam Edwards **39** Getty Images/Larry Williams **40** ShutterStock/photomak **41** ShutterStock/ZTS **42** ShutterStock/Elena Elisseeva **43** ShutterStock/Nattika **47** Photolibrary.com/Manfred Kage **48** ShutterStock/Neeila **49** ShutterStock/Iakov Kalinin **51** ShutterStock/Karin Jaehne **52** ShutterStock/Herr Bullermann **53** ShutterStock/Ian A Jackson **54** Getty Images/William Reavell **55** ShutterStock/Donisvera **56** ShutterStock/Monkey Business Images **57** Getty Images/Tim Winter **58** ShutterStock/Michael C. Gray **59** Photolibrary.com/Manfred Kage **60** ShutterStock/Roberto Giobbi **61** ShutterStock/Anna Jurkovska **61** ShutterStock/Lev Olkha **63** ShutterStock/Shebeko 64 ShutterStock/Kletr **66** ShutterStock/Yuri Arcurs **69** Getty Images/David Joel **70** Science Photo Library/Science Photo Library **71** Mike Devlin/Science Photo Library **72** iStockphoto.com/Michelle Mithan **73** ShutterStock/Jacek Chabraszewski **73** ShutterStock/Nikola Bilic **75** ShutterStock/Andresr **76** ShutterStock/Andrew Bassett **79** Getty Images/Marcy Maloy **81** ShutterStock/Valentyn Volkov **82** Thinkstock/Kraig Scarbinsky **83** Science Photo Library GODONG/LISSAC/Science Photo Library **84** Getty Images/altrendo images **85** ShutterStock/ego Cervo **87** ShutterStock/Yuri Arcurs **88** Photolibrary.com/Jochen Tack **91** ShutterStock/Alexander Raths **92** Science Photo Library CNRI **92** Science Photo Library APOGEE, Science Photo Library/CNRI **93** ShutterStock/yampi **94** Photolibrary.com/SGO SGO **95** ShutterStock/hosphotos **97** Photolibrary.com **100** Getty Images **101** ShutterStock/vadim kozlovsky **102** ShutterStock/Monkey Business Images **106** ShutterStock/Alexander Raths **109** ShutterStock/tuulijumala **109** ShutterStock/Karen Struthers **109** ShutterStock/Morgan Lane Photography **109** ShutterStock/Tina Rencelj **109** ShutterStock/Denis Pepin **110** ShutterStock/Sapsiwai **111** ShutterStock/Fnsy **113** ShutterStock/Monkey Business Images **115 o.** ShutterStock/Val Thoermer **115 u.** Christina u. Michael Jung/Tinas Funshop **117** Photolibrary.com/A Huber/U Starke **118** ShutterStock/Wojciech Burda **119** Photolibrary.com/Sian Irvine **120** ShutterStock/HannaMonika **121** ShutterStock/Simone van den Berg **122** Science Photo Library Prof. P. Motta/G. Macchiarelli/Universität „La Sapienza", Rom/Science Photo Library **122** ShutterStock/Sven Hoppe **123** ShutterStock/Igor Leonov **123** ShutterStock/Igor Leonov **125** Getty Images/Kallista Images **125** ShutterStock/Bork **125** ShutterStock/R-photos **126** iStockphoto.com/Monkey Business Images **127** ShutterStock/fotogiunta **128** ShutterStock/Anna Sedneva **128** ShutterStock/Anna Sedneva **129** Photolibrary.com/Philip Wilkins **130** iStockphoto.com/DenisKot **131** iStockphoto.com/Robertus **133** ShutterStock/Wavebreakmedia ltd **134** Photolibrary.com/Chagnon Chagnon **135** ShutterStock/karen roach **136** Photolibrary.com/Collection CNRI **137** ShutterStock/Elena Elisseeva **138** ShutterStock/Monkey Business Images **139** Photolibrary.com/Jutta Klee **140** ShutterStock/Yuri Arcurs **141** ShutterStock/Monkey Business Images **142** Getty Images/Mike Harrington **145** Getty Images/Larry Williams **146** Science Photo Library/Simon Fraser/Newcastle Hospitals NHS Trust **147** Science Photo Library Zephyr/Science Photo Library **147** Science Photo Library Zephyr/Science Photo Library **148** ShutterStock/wavebreakmedia a ltd **149** ShutterStock/Yuri Arcurs **150** Photolibrary.com/HUMBERT/PN **151** ShutterStock/auremar **154** Getty Images/Jupiterimages **155** ShutterStock/Yuri Arcurs **157** Photolibrary.com/Stuart Pearce **159** Photolibrary.com/MEN L MEN L **160** Photolibrary.com/Jutta Klee **163** ShutterStock/Marc Dietrich **164** ShutterStock/PT Images **165** iStockphoto.com/Harald bolton **166** ShutterStock/Sorin Popa **166** ShutterStock/Sorin Popa **167** ShutterStock/Oystein Litleskare **168** Getty Images/Julia Fullerton-Batten **169** Science Photo Library/Moredun Animal Health Ltd **171** Photolibrary.com **173** ShutterStock/Monkey Business Images **174** ShutterStock/Nicholas Sutcliffe **175** ShutterStock/Yuri Arcurs **176** ShutterStock/Yellowj **177** Getty Images/Chris Clinton **179** ShutterStock/Monkey Business Images **180** ShutterStock/Wavebreakmedia ltd **182** iStockphoto.com/Monkey Business Images **183** Science Photo Library Radiation Protection vision/Health Protection Agency/Science Photo Library **186** ShutterStock/Li **187** ShutterStock/ZTS **187** ShutterStock/ZTS **189** ShutterStock/Monika Wisniewska **190** ShutterStock/Istvan Csak **192** ShutterStock/Tamelina **193** ShutterStock/Poznyakov **195** ShutterStock/Monkey Business Images **196** Getty Images/Fuse **198** Science Photo Library Mauro Fermeriello/Science Photo Library **201** ShutterStock/Guy Shapira **202** ShutterStock/Monkey Business Images **204** ShutterStock/prodakszyn **204** ShutterStock/prodakszyn **205** iStockphoto.com/thelinke **207** Science Photo Library BSIP LECA/Science Photo Library **209** ShutterStock/matka_Wariatka **210** ShutterStock/Patrizia Tilly **211** ShutterStock/Monkey Business Images **212** ShutterStock/Ben Bryant **213** ShutterStock/Lizard **214** Science Photo Library/Ian Hooton **215** CorbisImages/Darama **217** Photolibrary.com/Scott Camazine **219** Photolibrary.com/Greg Gerla **220** ShutterStock/Natalia Klenova **221** ShutterStock/Kaspri **222** Photolibrary.com/Bruno Boissonnet **224** Alamy/medicalpicture/Alamy **225** ShutterStock/Yuri Arcurs **228** ShutterStock/Rob Byron **229** ShutterStock/Sailorr, Photolibrary.com/Bartomeu Amengual **230** Photolibrary.com/Bruno Boissonnet **231** ShutterStock/Jason Stitt **233** ShutterStock/Robyn Mackenzie **234** Science Photo Library Claire Deprez/Reporters/Science Photo Library **235** Getty Images/John Howard **236** ShutterStock/Monkey Business Images **238** ShutterStock/matka_Wariatka **238** Photolibrary.com/Jochen Tack **239** ShutterStock/yurok **240** Getty Images/Thorsten Rother **241** ShutterStock/Alexander Raths **243** ShutterStock/wavebreakmedia ltd **245** ShutterStock/Monkey Business Images **247** Science Photo Library/Adrian Bicker **248** ShutterStock/Kzenon **251** Getty Images/Ariel Skelley **252** Getty Images/Barry Rosenthal **255** ShutterStock/Ana Blazic **256** Getty Images/Victoria Firmston **257** Getty Images/LWA **258** ShutterStock/Ingrid HS **259** ShutterStock/Inga Nielsen **262** Getty Images/Paul Harris **266** Getty Images/Clarissa Leahy **267** Getty Images/Richard Ross **269** Getty Images/Andrew Bret Wallis **270** Getty Images/Amy Neunsinger **272** ShutterStock/catlook **273** ShutterStock/haveseen **277** ShutterStock/AVAVA **278** iStockphoto.com/luchschen **281** Thinkstock/Digital Vision **283** Photolibrary.com/Jochen Tack **284** Getty Images/Arthur Tilley **285** ShutterStock/Christophe Rolland **287** ShutterStock/michaeljung **289** ShutterStock/niderlander **291** ShutterStock/VAVA **292** ShutterStock/Anatoliy Samara **294** ShutterStock/martascz **295** ShutterStock/Thomas M Perkins **296** ShutterStock/Kasiap, Science Photo Library/Pr. PH. Franceschini/CNRI, Science Photo Library/Dr P. Marazzi, Science Photo Library/Dr P. Marazzi **297** Science Photo Library/GustoImages **298** ShutterStock/Monkey Business Images **301** Science Photo Library/GustoImages **303** iStockphoto.com/kzenon **304** Science Photo Library/Saturn Stills **305** iStockphoto.com/LeggNet **307** ShutterStock/Anetta **308** ShutterStock/iofoto **311** ShutterStock/Susan Chiang **312** ShutterStock/Mettus **314** Thinkstock/iStockphoto

Umschlagvorderseite:
iStockphoto.com/Aldo Murillo (Frau), iStockphoto.com/Viorika (Apfel), Getty Images/Tamara Murray (Blüte), Getty Images/Ryan McVay (Paar)

Impressum

Dieses Werk entstand in Zusammenarbeit zwischen Reader's Digest Deutschland, Schweiz, Österreich – Verlag Das Beste GmbH und der ADAC Verlag GmbH & Co. KG, München

Deutsche Ausgabe
Übersetzung: Sabine Tessloff, Hildegard Rudolph
Producing: AFR text edition, Hamburg
Fachberatung: Dr. med. F.-U. Piechotta-Flemming

Reader's Digest
Redaktion: Falko Spiller (Projektleitung)
Grafik: Roland Sazinger
Bildredaktion: Sabine Schlumberger
Prepress: Frank Bodenheimer

Chefredakteurin Ressort Buch: Dr. Renate Mangold
Art Director: Susanne Hauser

Produktion
arvato print management: Thomas Kurz

Druckvorstufe
GroupFMG Print

Druck und Binden
Leo Paper Products Ltd., Hongkong

UK 2084/IC

Printed in China

ISBN 978-3-95619-020-9